临床实用医学诊疗与护理研究

武永芳 李鸿杰 李霞 主编

U0193961

汕头大学出版社

图书在版编目（CIP）数据

临床实用医学诊疗与护理研究 / 武永芳, 李鸿杰,
李霞主编. -- 汕头：汕头大学出版社, 2018.8
ISBN 978-7-5658-2923-9

Ⅰ. ①临… Ⅱ. ①武… ②李… ③李… Ⅲ. ①临床医
学－诊疗②护理学 Ⅳ. ①R4

中国版本图书馆 CIP 数据核字(2018)第 205849 号

临床实用医学诊疗与护理研究
LINCHUANG SHIYONG YIXUE ZHENLIAO YU HULI YANJIU

主　　编：武永芳　李鸿杰　李霞
责任编辑：宋倩倩
责任技编：黄东生
封面设计：刊　易
出版发行：汕头大学出版社
　　　　　广东省汕头市大学路 243 号汕头大学校园内　邮政编码：515063
电　　话：0754-82904613
印　　刷：廊坊市国彩印刷有限公司
开　　本：710mm×1000 mm　1/16
印　　张：30
字　　数：450 千字
版　　次：2018 年 8 月第 1 版
印　　次：2019 年 3 月第 1 次印刷
定　　价：150.00 元
ISBN 978-7-5658-2923-9

前　言

随着医学科学的快速发展，疾病从基础理论到临床诊疗的研究都在不断深入与完善，诊疗技术也在不断更新。疾病的诊断就像是法官断案一样，如何从患者提供的病史、医师的体格检查、辅助检查获得的信息中剔除无用的、甚至是假象的信息，通过符合逻辑的推理判断、得出正确的临床诊断，可以体现医师的诊断水平。疾病的治疗同样也遵循一定的原则，同一疾病的不同阶段、患者的年龄、并发症情况不同，治疗方案亦不同。

2010年国家卫生计生委提出在全国范围内开展优质护理服务，其实质是实施责任制整体护理模式，为病人提供全面、专业化的护理照顾。

为了帮助广大医务人员在临床工作时更好地掌握疾病诊疗指征，使疾病的诊断与治疗更趋于规范化、标准化；让临床护士更好地理解和掌握护理的基本知识、基本理论和基本技能，为病人提供更专业的护理服务，我们组织编写了本书。

本书收集并参阅了大量文献，汇集了前人在临床诊疗、临床护理领域的研究成果，并结合临床实际工作，详细介绍了各种疾病的病因、诊断要点、病情判断、治疗情况、护理措施以及对病人健康的指导，并对书稿内容反复推敲，力争内容的科学性、实用性和指导性，可作为医务人员临床应用的重要参考书。

本书共计9章，合计45万字。由于时间、精力和水平有限，方方面面的不足必然存在，诚挚地欢迎广大读者以及专家批评指正。

目　录

第一章　内科常见症状..1

　第一节　发热..1

　　一、概述..1

　　二、诊断思路及注意事项..1

　　三、鉴别诊断..2

　第二节　胸痛..3

　　一、概述..3

　　二、诊断思路及注意事项..3

　　三、鉴别诊断..3

　第三节　心悸..4

　　一、概述..4

　　二、诊断思路及注意事项..4

　　三、鉴别诊断..5

　第四节　呼吸困难..5

　　一、概述..5

　　二、诊断思路及注意事项..5

　　三、鉴别诊断..6

　第五节　发绀..7

　　一、概述..7

　　二、诊断思路及注意事项..7

　　三、鉴别诊断..7

　第六节　腹痛..8

　　一、定义..8

　　二、病因病机..8

　　三、诊断与鉴别诊断..9

　　四、辨证论治..10

　第七节　呕吐..14

　　一、概述..14

二、诊断思路及注意事项...14

三、鉴别诊断...15

第二章　肿瘤内科疾病护理...16

第一节　肿瘤基础知识...16

一、肿瘤的发病原因...16

二、恶性肿瘤的分级预防...18

三、肿瘤的诊断、分类、命名...21

第二节　常见肿瘤的化疗与护理...25

一、鼻咽癌化疗及护理...25

二、肺癌化疗及护理...29

三、甲状腺癌化疗及护理...33

四、食管癌化疗及护理...35

五、原发性肝癌化疗及护理...39

六、结直肠癌化疗及护理...45

七、肾癌化疗及护理...50

八、肾上腺皮质癌化疗及护理...53

九、恶性淋巴瘤化疗及护理...56

十、皮肤癌化疗及护理...61

十一、胸腺瘤化疗及护理...65

第三章　胸外科疾病诊疗与护理...69

第一节　创伤性血胸、气胸...69

一、诊断...69

二、治疗...72

三、病情观察...73

四、病历记录...73

五、注意事项...73

六、护理措施...74

七、健康指导...75

第二节　气管、支气管和肺疾病...75

一、气管疾病...75

二、支气管扩张症...77

三、肺结核外科...78

四、肺癌...81

第三节 食管癌 87

  一、贲门失弛缓症 87

  二、食管裂孔疝和反流性食管炎 88

  三、食管良性肿瘤 89

  四、食管癌及贲门癌 90

第四章 骨科疾病诊疗与护理 96

 第一节 骨关节常见疾病的诊疗 96

  一、肩部疾病 96

  二、肘部疾病 99

  三、腕部疾病 101

  四、髋部疾病 102

  五、膝部疾病 106

  六、膝部韧带及半月板损伤 108

  七、踝足部疾病 112

 第二节 常见四肢骨折护理 114

  一、骨折概述 114

  二、肱骨干骨折 123

  三、肱骨髁上骨折 124

  四、股骨颈骨折 124

  五、股骨干骨折 126

  六、胫腓骨干骨折 127

  七、颈椎病 128

  八、腰椎间盘突出症 131

  九、骨与关节感染 135

  十、骨肿瘤 141

第五章 妇产科疾病总论 146

 第一节 妇科诊断技术 146

  一、妇科检查 146

  二、生殖道分泌物检查 147

  三、生殖道细胞学检查 148

  四、生殖道活组织检查 150

  五、诊断性刮宫 151

  六、后穹隆穿刺 153

　　　　七、腹腔穿刺..153

　　第二节　产科诊断技术..154

　　　　一、产科检查..154

　　　　二、绒毛取样..157

　　　　三、妊娠中期羊水穿刺..158

　　　　四、脐带穿刺..159

　　　　五、胎心率电子监护..160

　　　　六、胎儿心电图..161

　　第三节　计划生育诊断技术..163

　　　　一、基础体温..163

　　　　二、输卵管通畅检查..163

　　　　三、精液检查..166

　　　　四、性交后试验..167

　　第四节　妇产科特殊检查..167

　　　　一、HCG 测定...167

　　　　二、垂体激素测定...168

　　　　三、卵巢激素测定...169

　　　　四、胎盘激素测定...170

　　　　五、甲胎蛋白测定...171

　　　　六、血浆内皮素的测定...171

　　　　七、CA125 测定...171

　　　　八、染色体检查..172

　　　　九、TORCH 感染的检测方法..176

　　　　十、性传播疾病检测..177

　　第五节　超声在妇产科的应用...178

　　　　一、超声在产科的应用...178

　　　　二、B 超在妇科的应用...193

　　　　三、B 超在计划生育的应用...198

　　　　四、多普勒超声对胎儿血流动力学的评估..200

第六章　妇产科常见疾病诊疗..203

　　第一节　正常妊娠..203

　　　　一、妊娠诊断..203

　　　　二、围生期保健及监护...204

　　　　三、正常分娩的处理..208

　　四、产褥期的处理 ……………………………………………………210

　　五、正常新生儿的监护、喂养及处理 …………………………………212

第二节　异常妊娠 ………………………………………………………………215

　　一、流产 ……………………………………………………………………215

　　二、早产 ……………………………………………………………………219

　　三、异位妊娠 ………………………………………………………………223

　　四、母儿血型不合 …………………………………………………………228

　　五、胎儿生长受限 …………………………………………………………231

　　六、前置胎盘 ………………………………………………………………234

　　七、胎盘早期剥离 …………………………………………………………237

　　八、羊水过多 ………………………………………………………………241

　　九、羊水过少 ………………………………………………………………244

　　十、胎膜早破 ………………………………………………………………246

　　十一、妊娠期高血压疾病 …………………………………………………249

　　十二、死胎 …………………………………………………………………256

　　十三、多胎妊娠 ……………………………………………………………257

　　十四、脐带异常（先露、脱垂）…………………………………………259

第三节　妊娠合并症 ……………………………………………………………260

　　一、妊娠合并心脏病 ………………………………………………………260

　　二、妊娠合并病毒性肝炎 …………………………………………………262

　　三、妊娠合并糖尿病 ………………………………………………………265

　　四、慢性肾炎 ………………………………………………………………268

　　五、妊娠合并甲状腺功能亢进症 …………………………………………269

　　六、妊娠合并阑尾炎 ………………………………………………………271

第四节　异常分娩 ………………………………………………………………273

　　一、产力异常 ………………………………………………………………273

　　二、产道异常 ………………………………………………………………278

　　三、持续性枕后位、枕横位 ………………………………………………283

　　四、臀先露 …………………………………………………………………286

　　五、肩先露 …………………………………………………………………289

第五节　异常产褥 ………………………………………………………………291

　　一、产褥感染 ………………………………………………………………291

　　二、晚期产后出血 …………………………………………………………294

第六节　女性生殖系统肿瘤 ……………………………………………………295

　　一、外阴良性肿瘤 …………………………………………………………295

二、外阴恶性肿瘤...297

三、子宫颈癌...301

四、子宫肌瘤...305

五、子宫内膜癌...308

六、输卵管恶性肿瘤...311

七、卵巢肿瘤...316

八、葡萄胎...321

九、绒毛膜癌...324

第七节　性传播疾病...329

一、淋病...329

二、梅毒...332

三、尖锐湿疣...334

四、生殖器疱疹...338

第七章　妇产科常见疾病护理.......................................341

第一节　妇科手术病人的护理.......................................341

第二节　妇科肿瘤病人的护理.......................................344

第三节　正常分娩妇女的护理.......................................347

一、第一产程妇女的护理...347

二、第二产程妇女的护理...348

三、第三产程妇女的护理...349

第四节　异常分娩妇女的护理.......................................350

一、产力异常的护理...351

二、产道异常的护理...355

三、胎位及胎儿发育异常的护理.....................................357

第八章　麻醉科诊疗...360

第一节　神经外科手术麻醉...360

一、神经外科麻醉中的一般问题.....................................360

二、麻醉药物和常用血管活性药对脑生理的影响.......................363

三、常见神经外科手术的麻醉.......................................364

第二节　耳鼻喉手术麻醉...369

一、耳鼻喉手术的麻醉特点...369

二、术前访视...370

三、耳鼻喉手术麻醉...370

四、耳鼻喉常见手术的麻醉..371

第三节 胸科手术麻醉..373
　　一、术前评估..373
　　二、胸科术中管理的共同原则..374
　　三、胸科常见手术的麻醉..376

第四节 骨科手术麻醉..377
　　一、术前评估与准备..378
　　二、骨科手术面临的特殊问题..380
　　三、骨科手术患者的围术期管理..383

第五节 妇产科手术麻醉..387
　　一、妇科手术的麻醉..387
　　二、产科手术的麻醉..391
　　三、新生儿复苏..393

第六节 麻醉监护室工作常规..394
　　一、麻醉后监护病房的设置和管理..394
　　二、麻醉后监护病房工作时间和人员安排..395
　　三、麻醉后监护病房常见并发症的处理..397

第九章　放射科诊疗..401

第一节 呼吸系统..401
　　一、基本病变的影像表现与分析..401
　　二、先天性支气管肺疾病..404
　　三、支气管疾病..406
　　四、肺结核..407
　　五、肺寄生虫病..408
　　六、肺血液循环障碍性疾病..409
　　七、肺间质病变..413

第二节 心脏大血管系统..414
　　一、基本病变的影像表现与分析..414
　　二、风湿性心脏病..415
　　三、冠心病..418
　　四、高血压和高血压性心脏病..419
　　五、心肌病..419
　　六、主动脉疾患..421
　　七、先天性心脏病..423

第三节　骨关节系统...425

　　一、基本病变的影像表现与分析...425

　　二、化脓性感染...427

　　三、骨肿瘤...429

　　四、关节疾患...433

第四节　消化系统...437

　　一、基本病变的影像表现与分析...437

　　二、食管疾患...440

　　三、胃部疾患...444

　　四、十二指肠...448

　　五、小肠疾患...449

　　六、结肠疾患...452

第五节　中枢神经系统...454

　　一、基本病变影像表现...455

　　二、脑血管疾病...456

　　三、颅脑外伤...458

　　四、颅内肿瘤...460

参考文献...464

第一章　内科常见症状

第一节　发热

一、概述

发热是指致热原作用于体温调节中枢或由于体温中枢本身功能紊乱等原因，导致体温超出正常范围，是内科急诊中最常见的症状。一般而言，当腋下、口腔或直肠内温度分别超过37℃、37.3℃和37.6℃，一昼夜体温波动在1℃以上，可称为发热。体温达37.1～38℃为低热；38.1～39℃为中度发热；39℃以上时为高热。急诊常见者多由感染所致，少数见于结缔组织病、恶性肿瘤、白血病、中暑等。

二、诊断思路及注意事项

（一）病史

1. 起病缓急，病程长短，发热程度及演变情况，有无寒战和大汗。

2. 主要症状和定位体征及其与发热情况演变的关系。

3. 有无传染病接触史。

4. 有无咽痛、鼻塞、流涕、打喷嚏等。

5. 有无咳嗽、咳痰、胸痛等。

6. 有无腹痛、腹泻。

7. 有无关节痛。

8. 是否曾出现过皮疹。

（二）体检

1. 体温与脉搏是否一致；血压是否降低；有无昏迷等。

2. 皮肤有无黄染及皮疹。

3. 有无淋巴结肿大，肝、脾大及出血。

4. 咽部情况、肺部体征、肝脏的大小及压痛、肾区叩痛及关节肿痛。

（三）其他检查

1. 做血常规，有幼稚细胞时考虑做骨髓检查。

2. 有呼吸道症状者做胸部 X 线检查。

3. 实用内科诊疗进展与临床实践

4. 有肾区叩痛，膀胱刺激症状者做尿常规检查。

5. 有腹泻者做粪常规检查。

6. 高热、寒战者，查疟原虫、做血培养。

7. 肝大且有叩痛者，做肝功能、B超检查。

8. 有脑膜刺激征者，查眼底，若视盘水肿时，做腰穿、头颅CT检查。

9. 有淋巴结肿大而白细胞分类正常者，考虑做淋巴结活检。

10. 发热时间较久，而又难以明确诊断，须摄X线胸片，查血沉，做肥达外斐、布氏杆菌凝集试验，骨髓检查等。

11. 有出血倾向者，除查血常规外，须查出、凝血时间。

三、鉴别诊断

1. 起病急而伴有寒战者，主要见于败血症、大叶性肺炎、急性肾盂肾炎、疟疾、急性胆囊炎、急性骨髓炎、药物热（注射异种蛋白）等。

2. 伴有皮疹者，常见于发疹性传染病。

（1）发热后1～6d出现皮疹者，依次见于水痘、猩红热、天花、麻疹、斑疹伤寒、伤寒。

（2）风湿热、败血症、风湿性疾病、流行性出血热、恶性淋巴瘤等疾病发热时可伴有皮疹，此外药疹亦应引起注意。

3. 局部淋巴结肿大常提示局部有急性炎症。全身性淋巴结肿大应特别注意有无急性白血病、淋巴瘤、恶性组织细胞病、淋巴结核的可能。

4. 伴有脾大者，除白血病外，应考虑传染性单核细胞增多症、疟疾、伤寒、细菌性心内膜炎、黑热病、粟粒结核、淋巴肉瘤等。

5. 伴有咳嗽、咳痰、胸痛者，应考虑肺炎。应注意早期肺炎常无明显体征。

6. 伴有右上腹疼痛及黄疸者，应考虑肝胆系统疾病，如急性胆囊炎、急性传染性肝炎、胆结石、肝脓肿。

7. 伴有肾区叩压痛，结合泌尿道刺激症状，应考虑肾盂肾炎、肾周围炎或肾脓肿等。

8. 伴有出血倾向者，应考虑血液病、流行性出血热、重症肝炎、登革热和钩端螺旋体病等。

9. 伴有结膜充血者，应考虑麻疹、斑疹伤寒、恙虫病、流行性出血热和钩端螺旋体病等。

10. 伴有口唇疱疹常见于流感、大叶性肺炎、疟疾等。

11. 伴有昏迷，先发热后昏迷者见于流行性乙型脑炎、流行性脑脊髓膜炎、伤寒、斑疹伤寒、中暑等；先昏迷后发热者应考虑脑出血、巴比妥类药物中毒等。

12. 伴多器官损害体征者常为全身性疾病或败血症。

13. 长期发热多见于风湿性疾病、结核、恶性肿瘤、细菌性心内膜炎、黑热病等。

第二节　胸痛

一、概述

胸痛是常见症状，病因复杂，胸壁局部病变以及胸腔和腹腔脏器的病变均可引起胸痛。胸痛的程度与病情的严重性不一定相关。起源于胸壁的局部病变如擦伤，则对病人生命影响不大，但若发生于心脏或胸主动脉的疾病则可危及病人的生命，因此对患者应进行细致地临床、实验室及各种辅助检查，以便找到引起胸痛的原因。

二、诊断思路及注意事项

（一）病史

1. 疼痛的部位、性质、程度、放射范围、持续时间、诱发因素、发作的缓急，以及与呼吸、咳嗽、吞咽有无关系。

2. 有无发热。

3. 有无咳嗽、咳痰、咯血和呼吸困难，咳痰量多少。

4. 是否伴有胸闷、憋气及心悸。

5. 既往有无类似发作，用何种方法能够缓解。

（二）体检

1. 胸壁检查，包括皮肤、肌肉、肋骨及肋间神经。

2. 胸廓、脊柱有无畸形、压痛及叩击痛。

3. 胸部有无啰音、胸膜摩擦音及胸腔积液体征。

4. 心脏是否扩大、心率快慢、心律齐否、有无病理性心脏杂音及附加音。

5. 有无休克体征。

（三）其他检查

1. 有发热者应查血常规，必要时查血沉。

2. 疑有胸膜或肺部病变者，应做胸部 X 线检查。必要时行痰液细胞学及纤维支气管镜检查。

3. 疑有心脏病者，做心电图，查 CK、CK-MB、AST 及肌钙蛋白 T 等。

4. 疑有胸椎病者，应做胸椎 X 线、CT、MRI 检查。

三、鉴别诊断

1. 胸壁疾病的疼痛局限于病变部位，有较明显的压痛，体检时可能在胸壁发现局部病变，如红肿、压痛、皮疹、畸形等。

2. 胸痛部位较局限，但深呼吸或体位改变时疼痛加剧，常伴有咳嗽、咳痰、呼吸困难等，应考虑肺、胸膜和纵隔疾病。

3．与劳累、饱食或情绪激动有关，大多有心血管疾病病史，疼痛位于胸骨后或心前区，并向左肩部放射，应考虑为冠心病。

4．与吞咽有关者应考虑食管或纵隔疾患。

5．表现为与身体转动、弯曲有关者，应考虑为胸椎疾病。

6．根据疼痛部位应考虑的疾病

（1）胸骨后痛：常见于心绞痛、心肌梗死，纵隔与食管病变。胃溃疡穿孔、急性胰腺炎等有时亦可引起胸骨后疼痛。

（2）心前区疼痛：主要见于心肌梗死、心绞痛、心包炎。

（3）一侧胸痛：常见于气胸、胸壁疾病、肺炎、肺栓塞、胸膜炎等。

7．根据放射痛的部位应考虑的疾病

（1）放射到胸背、颈部和左臂内侧者，常见于心绞痛、急性心肌梗死。

（2）放射到病变同侧胸部者，常见于膈下脓肿、肝脓肿、肝癌、阿米巴肝炎等。

8．突然发作的剧烈胸痛者，常见于急性心肌梗死、自发性食管破裂等。

9．胸痛伴有休克者，常见于急性心肌梗死、肺栓塞、夹层动脉瘤破裂、急性心脏压塞、心脏破裂等。

第三节　心悸

一、概述

心悸为病人自觉心跳或心慌，伴有心前区不适感。心率缓慢时常感心脏搏动强烈，心率加快时可感到心脏搏动。

二、诊断思路及注意事项

（一）病史

1．与劳累、情绪激动、精神因素等有关系。

2．有无呼吸困难、不能平卧、尿少、水肿等。

3．有无怕热、多汗、多食、消瘦等。

4．有无头晕、黑蒙、呕血、便血史等。

5．是阵发性还是持续性，发作时间长短，以及发作和终止情况。

（二）体征

1．注意心率、心律、血压、脉搏和呼吸。

2．有无发热、贫血体征。

3．有无甲状腺增大、杂音及震颤。

（三）其他检查

根据病人具体情况可考虑做以下检查：

1. 血常规。

2. 心电图。

3. 基础代谢，T3、T4、TSH。

4. 查血、尿儿茶酚胺及尿儿茶酚胺代谢产物（VMA）。

三、鉴别诊断

1. 窦性心动过速、心动过速型心房颤动、心房扑动。

2. 高度房室传导阻滞、房室交界性心律、自发性室性心律、病态窦房结综合征、迷走神经兴奋性过高等。

3. 期前收缩（早搏）、心房颤动、二度房室传导阻滞、窦性停搏等心律不齐。

4. 伴有呼吸困难、不能平卧，常见于心力衰竭。

5. 伴有出汗时，常见于甲状腺功能亢进症、低血糖、嗜铬细胞瘤等。

6. 伴有苍白、无力、头晕时，多见于各种类型的贫血和出血。

7. 伴有头痛、头晕、失眠、易疲劳、注意力不集中时，见于心脏神经官能症、焦虑症、绝经期综合征。

8. 劳累后加重可见于原发性心肌病、克山病。

9. 伴有血压高者常见于高血压性心脏病。

第四节　呼吸困难

一、概述

呼吸困难是指病人主观感到空气不足，呼吸费力；客观上常有呼吸频率、深度和节律的改变。因呼吸困难被迫采取坐位称为端坐呼吸。呼吸困难的同时带有响声者，称为哮喘或喘息。

二、诊断思路及注意事项

（一）病史

1. 发病缓急、病程长短、诱因，以往有无类似发作，与季节、体力活动等有无关系，减轻及加重的因素。

2. 有无发热、咽痛、咳嗽、咳痰、胸痛。

3. 是否伴有心悸。

4. 既往有无心、肺、肝、肾、糖尿病等疾病史。

5. 有无精神创伤及其他神经疾病史。

（二）体检

1. 是吸气性、呼气性还是混合性呼吸困难。

2. 病人的体位变化，是端坐呼吸还是平卧呼吸困难。

3. 呼吸困难的特征、类型、频率、节律、深度，有无胸锁三凹征现象。

4. 呼出的气体有无特殊的气味。

5. 有无发绀及杵状指（趾）。

6. 有无肺及胸膜病变的体征。

7. 有无心脏病及心力衰竭的体征。

8. 有无脱水及水肿情况。

（三）其他检查

1. 胸部透视、胸部 X 线片或肺 CT。

2. 疑有心脏病者，做心电图检查。

3. 血常规、尿常规（包括尿糖）检查。

4. 必要时查血糖、血气、肾功能。

三、鉴别诊断

1. 吸气性呼吸困难，常见于喉、气管狭窄（炎症、水肿、异物和肿瘤）。

2. 呼气性呼吸困难，常见于支气管哮喘及其他慢性阻塞性肺病。

3. 混合性呼吸困难，常见于广泛肺炎、肺纤维化、大量胸腔积液和气胸。

4. 潮式呼吸，常见于中枢神经系统疾病以及糖尿病酸中毒。

5. 快而浅的呼吸，常见于癔症、小叶性肺炎等。

6. 端坐呼吸，常见于左心衰竭所致的心源性肺水肿，严重哮喘及自发性气胸。

7. 夜间阵发性呼吸困难，为左心衰竭的典型症状。

8. 急骤而严重的呼吸困难，见于自发性气胸、气管内异物、声门水肿和肺栓塞。

9. 伴有胸痛，常见于自发性气胸、大叶性肺炎、胸膜炎、肺癌及心肌梗死。

10. 伴发热，常见于肺炎、肺脓肿、胸膜炎、肺结核、心包炎、咽后壁脓肿及扁桃体周围脓肿。

11. 伴咳嗽、咳痰，常见于慢性支气管炎、肺气肿继发感染；伴泡沫痰，见于急性左心功能不全及有机磷中毒；伴有大量脓痰，见于慢性支气管炎、支气管扩张、肺脓肿、肺结核空洞及肺癌继发感染，脓胸并发支气管瘘。

12. 伴昏迷见于脑出血、脑膜炎、肺性脑病、肝性脑病及急性中毒。

13. 呼吸困难伴有哮鸣音，常见于支气管哮喘、喘息性支气管炎、急性左心衰竭早期。

14. 伴有局限性哮鸣音，应考虑是否为肺肿瘤压迫支气管所致。

第五节　发绀

一、概述

发绀指皮肤和黏膜出现不同程度的青紫色。在口唇、鼻尖、颧部、耳郭和甲床等处较明显，分为中心性发绀、周围性发绀和混合性发绀。

二、诊断思路及注意事项

（一）病史

1. 发病年龄、缓急、加重或缓解因素。
2. 发绀的特征、部位、程度。
3. 有无心、肺疾病史。
4. 发病现场情况，有无药品或化学物质接触史。

（二）体检

1. 注意心率、心律、脉搏、呼吸和血压。
2. 有无肺气肿、肺部啰音。
3. 心脏有无杂音，有无心律不齐。
4. 皮温，周围小动脉搏动情况。

（三）其他检查

1. 血常规。
2. 血气分析。
3. X线胸片、心电图、彩色多普勒超声检查，有指征者做心导管及心血管造影检查。

三、鉴别诊断

1. 伴有突然发作的重度呼吸困难常见于呼吸道梗阻、肺栓塞、气胸。
2. 伴有明显呼吸困难见于各种原因的心力衰竭及肺疾患。
3. 伴杵状指（趾）者，主要见于发绀型先天性心脏病与某些慢性肺部疾病。
4. 肢端发绀常由于局部循环障碍所致，可见于血栓性脉管炎、雷诺病等。
5. 面部、上胸部及两上肢发绀常见于纵隔肿瘤或主动脉压迫上腔静脉所致。
6. 伴有衰竭状态和意识障碍常见于药物或化学物质急性中毒、休克、急性肺部感染。
7. 自幼出现发绀者，多提示为发绀型先天性心脏病或先天性高铁血红蛋白血症。

第六节 腹痛

一、定义

腹痛是指胃脘以下，耻骨毛际以上部位发生的疼痛。凡外邪侵袭、劳倦内伤、饮食积滞、痰瘀内停等均可导致气血运行不畅而发生腹痛。

二、病因病机

（一）病因

1. 六淫侵袭　感受寒邪内侵腹中，伤及中阳，凝滞气机，经脉气血运行受阻，络脉绌急，不通而痛；夏月酷暑，外感暑热之邪，暑热夹湿，内结于腹中肠间，湿热内蕴，气机阻滞不通而痛。

2. 情志因素　七情过极，脏腑气机逆乱，气化失常，使腹部经络气血运行不利；或气病及血，血行不畅，血瘀络脉闭阻不通而痛。

3. 饮食不节　暴饮暴食使食物内停于肠道滞而不化，腑气阻滞不通，或食物停积不化，酿成湿热结于肠，腑气不通；或过食生冷瓜果、饮料，中阳受戕，运化失司，寒积于中，使气机不和运行受阻，腹部脏器之经脉气血运行失畅；恣食辛辣之品，助阳生火，或过食膏粱厚味，助湿生热，致火热、湿热之邪壅遏肠道，气机阻滞不通。以上因素均可引起腹痛。

4. 劳逸失度　劳力、劳神、房劳过度，日久则阴血不足，精气衰少，腹部经络血脉失养，不荣而发生疼痛。

5. 正虚　由于禀赋不足，素体阳虚，中阳衰惫，阴寒内盛，气血生化不足，脏腑经络失其温煦、濡养，引起疼痛。

6. 其他　多由腹部手术以致经络受损，脏器之间粘连，使局部气血流行不畅或瘀滞不通，不通而痛。

（二）病机

1. 发病　一般来说，由于感受外邪、饮食不节、情志因素等引起的不通而痛多起病较急；而正虚及劳逸失度引起的不荣而痛多起病较缓，常反复发作，术后瘀血引起的腹痛多持续不解。

2. 病位　在胃脘以下，耻骨毛际以上。与大小肠及肠间经脉、脾、胃、肝、胆关系密切。

3. 病性　不外虚、实及虚中夹实三类。实者为寒邪内阻，湿热积滞，气滞血瘀；虚者为中脏虚寒；虚中夹实者为正虚而感邪。

4. 病势　病之初多为实证，日久可向虚实夹杂证、虚证发展。

5．病机转化　因不通而痛的实证，日久不解，损伤正气，可以形成不荣而痛的虚证，同时虚证腹痛又可因复感诸邪，或痰浊、瘀血、食积、湿热等内留转为虚中夹实。

三、诊断与鉴别诊断

（一）诊断依据

1．以腹部疼痛为主要症状。

2．根据腹痛的部位、性质、强度、放射与转移、范围、过程及诱因、病史和其他伴随症状之间的相互关系而确诊。

3．腹部查体及必要的理化检查有助于确诊。

（二）鉴别诊断

1．胃脘痛　二者鉴别要点在发病部位的不同。胃居上脘，疼痛部位在上腹部胃脘近心窝处。而腹痛疼痛部位在胃脘以下，耻骨毛际以上的部位。

2．蛔厥　突发上腹部疼痛，呈阵发性钻顶样剧烈绞痛，并向背部放射，常常突发突止，反复发作，伴恶心、呕吐，呕吐物常为胆汁，也可吐出蛔虫，间歇期呈隐痛或完全不痛。多见于青少年，初次发病者多，反复发作者少，有吐蛔、驱蛔史。腹部查体多无阳性体征。便常规检查、肝胆B超检查、静脉胆道造影、钡餐十二指肠造影有助于确诊及鉴别。腹痛的疼痛部位与蛔厥不同，不难鉴别。

3．胆石症　右上腹季肋处疼痛，呈阵发性绞痛，向右肩或右肩胛下角放射，伴恶心呕吐、发热寒战、黄疸等症状。胆石症很少有痛及脐腹和小腹者，与腹痛不难鉴别。胆囊B超检查，X线胆道造影检查有助鉴别。

4．肠痈　初起为上腹部或脐周围疼痛，呈钝痛、胀痛，数小时至24小时后疼痛转移至右下腹，此时疼痛呈持续性，并逐渐加重，早期伴恶心呕吐、发热等症状。查体右下腹麦氏点或其附近的局限性固定点有压痛、反跳痛和肌紧张。血常规、腹部B超、X线检查有助于鉴别。

5．尿石症　腹部疼痛，呈阵发性绞痛，向小腹、外阴及大腿内侧放射，伴腰酸痛、腹胀、恶心呕吐等症状。多突然发作，但有反复发作病史。查体肾区叩击痛或少腹有压痛。尿常规检查可见大量红细胞及白细胞。X线腹平片或肾盂静脉分泌造影及肾、膀胱系B超有助于鉴别。

6．胸痹心痛　不典型者发病可以出现腹痛症状，但逐渐出现心前区疼痛表现，严重者可伴心律失常、心衰、休克。病人有胸痹心痛病史，服用治疗胸痹心痛的药物后腹痛症状可消失。心电图检查、心肌酶检查有助于鉴别。

7．腹腔内肿瘤瘕积　腹痛固定不移，并可于疼痛部位触及包块。多见于中老年人。腹部B超、CT、MRI检查及内窥镜检查有助于鉴别。

8．干霍乱　干霍乱除有腹中绞痛外，以欲吐不得吐、欲泻不得泻为特点。

9．妇科腹痛　妇科腹痛部位多在小腹，与经、带、胎、产有关。

四、辨证论治

（一）辨证要点

1. 辨急、慢性腹痛　急性腹痛起病急骤，疼痛剧烈，病程短，数小时至数天不等，需紧急处理；慢性腹痛起病缓慢，疼痛缠绵，或痛势不甚，病程长，可数月甚至数年之久，常反复发作。

2. 辨病位　外感六淫之邪、内伤饮食之初起所致腹痛，痛在脐腹，病位多在肠胃；痛在少腹，伴有肝气郁结之象，因情志而致或触发者，病位多在肝；腹痛绵绵，痛在小腹者，病位在肾、脾。

3. 辨病性　痛势急剧，呈暴痛拒按，伴腹胀、呕逆者，属实；痛势隐隐，或久痛，喜按或可按者，属虚；疼痛急迫阵作，口渴身热，喜凉，便秘或大便秽臭者，属热；疼痛拘急，腹鸣切痛，遇冷痛增，得热痛减者，属寒；疼痛时轻时重，攻冲走窜，伴胸胁不舒，嗳气腹胀，得矢气而后快，每因情志变动而疼痛加重，属气滞；疼痛呈刺痛拒按，痛处固定不移，甚者可扪及包块，舌质隐青，或有瘀点、瘀斑者，属血瘀；疼痛欲便，便后痛减，伴嗳腐苔腻者，属食积。

（二）治疗原则

腹痛以"通"立法，但决非单指攻下通利，而是根据寒热虚实不同，分别施以"实者攻之"，"虚者补之"，"寒者热之"，"热者寒之"，"滞者通之"，"积者散之"。同时注意通补关系。"不通而痛"，为实证疼痛的病机，治当通利祛邪；"不荣而痛"为虚证疼痛的病机，治当温补扶正。

另外，对于急性腹痛诊断尚未确定者，当禁食、胃肠减压，严禁滥用止痛剂、泻剂、灌肠或注射刺激肠道蠕动的药物。应静脉补充水、电解质、营养，有厥脱征象或有厥脱者，应积极抗厥脱治疗，若有感染者应给予抗生素治疗。

（三）分证论治

1. 寒邪内阻证

症舌脉：腹痛，痛势急暴，遇冷则重，得温则痛减，口淡不渴，怕冷蜷卧，小便清利，大便溏，苔白或白腻，脉沉紧或沉弦。

病机分析：外受寒邪或过食生冷，或寒邪直中于腹，使寒凝于腹内，腹中阳气不通，气血不畅络脉被阻，故腹痛，痛势急暴；遇冷助寒收引则痛势加重，得温暖则阳气通，寒气散，故痛势缓而减；阳气不能外达则怕冷蜷卧；寒为水之性，寒盛故口不渴；小便清，大便溏皆为寒凝内阻之象；苔白为寒，白腻为寒湿，脉象为寒凝内阻之象。

治法：温中散寒。

方药运用：

（1）常用方：附子理中汤加减。药用炮附子、干姜、人参、白术、砂仁、木香、甘草。

方中炮附子辛热温通，能温经逐阴散寒，干姜味辛性热，散脾胃之寒湿，暖中焦，能走能守，祛体内寒邪，两药合用相须配对，协同并用，使温中散寒的作用大为增强，共为君药；气充则阳生，故以人参补中益气健脾，白术健脾燥湿，以促进脾阳健运，两药合用相须配对，协同并用，使健脾益气作用增强，共为臣药，且人参与君药为相使合用，辛甘扶阳，人参得君药使补而能行，大气周流，君药得人参使行而不过，中气畅达，有相补相助之意，使阳气充足，寒邪祛除；砂仁性温，有温中调气作用，木香辛散，苦降温通，理三焦，尤善行肠道气滞，两药合用，芳香理气，使被寒邪遏阻之气机得以畅行而痛止，同时亦可防止人参、白术益气补中作用的呆滞、滋腻弊病的产生，两药共为佐药；甘草甘平，能缓和附子、干姜之热性，以防伤阴，与人参、白术同用，能缓和补力，作用持久，同白术与甘草相配，能促进白术健脾作用发挥，并和缓其刚燥之性，还有缓脾止痛之功，并调和诸药为使。诸药合用则寒邪除，疼痛止。

（2）加减：服药后疼痛仍不缓解者，加高良姜、荜茇、乌药以温中散寒，行气止痛；寒湿偏盛，伴见恶心呕吐，胸闷纳呆，倦怠身重，苔白腻者，加姜半夏、厚朴、藿香、苍术、吴茱萸以温中散寒，化湿降逆；兼风寒表证者，加桂枝、紫苏、白芷、防风，去人参、干姜以散表寒；夏暑之季感邪者，加香薷、藿香、苍术、佩兰等以芳香化湿；若大便不溏反秘结或大便不通者，此为寒邪夹积滞，加大黄以荡除积滞。

（3）临证参考：本证还可用天香正气散合良附丸或高良姜汤治疗。附子为本证必用药，医者可依地域及患者体质的不同而增减剂量，一般为15～30g，大剂量可重用至50g以上。但应注意，附子应先煎久煎以减其毒性，一般应煎60分钟以上。

2. 湿热壅滞证

症舌脉：腹痛腹胀，硬满拒按，身热，口干渴，小便黄赤，大便秘结，舌苔黄干或黄腻、或焦黄起刺，脉洪数或弦数、或沉实有力。

病机分析：本证常由平素嗜食厚味醇酒辛辣烤炙，外受暑季湿热熏蒸，致肠道积热，热郁结于肠中，腑气不通，故腹痛腹胀，硬满拒按，大便秘结不通；热积滞壅于肠胃，灼伤津液，故口干渴，身热，尿黄赤；舌苔、脉象均为肠胃实热之象。

治法：清热通腑。

方药运用：

（1）常用方：调胃承气汤加减。药用大黄、芒硝、炙甘草。

方中大黄苦寒，清热泻火，破积滞荡涤肠胃而通结为君药；芒硝咸寒，咸能软坚，寒能泻热，消除病因，芒硝善于润肠燥，软坚结而泻下通便为臣药，两者相须而用，起到清热通腑之功，并能除血分中之热邪；炙甘草甘缓和中，益气养胃，以缓大黄、芒硝之苦泄，使药力缓缓下行，为佐药。诸药合用，清热泻火通腑，则可泄尽肠胃中无形热结。

（2）加减：湿热者，伴见口渴不欲饮，身热，苔黄腻，加薏苡仁、豆豉、黄芩、栀子以清化湿热泻火；暑湿之季发病者，可用黄连香薷饮；肝郁化火引起者，加金铃子散。

（3）临证参考：本证腑通热结除疼痛止即应停用攻下，改投调理肠胃之剂，不可连用攻下而损伤正气。

3. 中脏虚寒证

症舌脉：腹痛绵绵，时作时止，得温则舒，按之痛减，气短怯寒，神疲乏力，大便溏薄，舌淡苔白，脉沉细。病机分析：中阳虚寒，脾阳不振，气血不能温养脏腑，腹部经脉失于温养，络脉不和，不荣而痛，故腹痛绵绵；正邪交争，正胜则痛止，邪盛则痛作，故时作时止；寒得温则散，故按之温之痛减；气短怯寒，神疲乏力乃阳气虚之征；中州阳气不足，不能温化寒湿，则大便溏薄；舌苔、脉象均为虚寒之象。

治法：温中补虚，缓急止痛。

方药运用：

（1）常用方：小建中汤加减。药用饴糖、芍药、肉桂、炙甘草、大枣、生姜。

方中饴糖甘温，入脾胃肺经，能温脾补虚以建中气，和缓里急而止痛，其用量重为君药；芍药酸寒，酸以收阴，阴收则阳归附，能收阴气而健脾敛中州阳气，倍用芍药，意在养血敛阴，启阴精以生阳气，与甘温之饴糖相合则酸甘化阴，缓急止痛，故芍药为臣；炙甘草甘温，补脾益气，缓急止痛，与饴糖合则温中补虚，缓急止痛之功增强，与芍药合用则酸甘化阴，抑木扶土，又能缓急止痛，肉桂大辛大热，气味俱厚，散寒温阳，温煦气血，与饴糖合，辛甘生阳，助饴糖温中补虚，散寒止痛，且肉桂性能杀木，合芍药以制肝，防寒夹木势来侮土，故可退寒邪，共为佐药；生姜味辛温，大枣味甘温，甘辛相合能健脾胃而和营卫气血，使经脉通畅，阳气所达，寒邪自除，为使药。

（2）加减：气虚偏重者，伴见倦怠懒言，头晕目眩，舌质淡，体胖大，有齿痕，加炙黄芪、党参、白术以补气健脾；血虚者，伴见面色萎黄或面色㿠白，心悸，加炙黄芪、当归；服药后腹痛仍不缓解，方中加熟附子、干姜，去生姜；若伴有恶心呕吐者，用千金吴茱萸汤。

（3）临证参考：阳气虚寒，气血不畅，络脉不和之腹痛，日久可致虚中夹实，络脉郁滞，治疗可温中寒虚，通络止痛并举，药选丹参、檀香、九香虫等。

4. 肝郁气滞证

症舌脉：腹胀闷痛，痛无定处，痛引两胁或少腹，暖气、矢气则舒，情绪变动而发作，舌苔薄白或白，脉弦。

病机分析：气机郁滞，升降失司，故腹胀闷痛；病在气分，气聚则痛而见形，气散则无痕迹，故痛无定处；肝主疏泄，气机郁滞则疏泄之职失司，肝郁气滞则有痛引两胁或少腹，暖气、矢气后则气滞有所通畅，故痛势稍减；情志变动则加重气滞，故疼痛发作；舌苔、脉象均为气机郁滞之象。

治法：行气解郁。方药运用：

（1）常用方：木香调气散加减。药用木香、香附、乌药、枳壳、青皮、陈皮、厚朴、川芎、苍术、砂仁、桂枝、甘草。

方中木香辛散苦降，芳香而燥，可升可降，通理三焦，擅长于调中宣滞，行气止痛，香附味辛能散，微苦能降，微甘能和，芳香走窜，为理气良药，利三焦，解六郁，专属开郁散气，乌药辛开温散香窜，能顺气畅中，并上可入肺脾，下可入肾与膀胱，既可行脾胃气滞，又可疏肝理气解郁，三药合用能增理气行滞之功，共为君药；枳壳苦泄辛散，破气导滞除胀，青皮辛散温通，苦泄下行，能疏肝胆，破气滞，陈皮辛苦性温气芳香，可降气宽膈，治七情之郁，厚朴疏利气机，行气除胀，四药辅君药加强理气解郁之功，共为臣药；佐以苍术燥湿健脾，砂仁温中醒脾，和气化湿，桂枝辛散温通，入肝能杀肝木，并可调和气血，川芎行气活血，开郁行散；使以甘草制约方中辛香温燥药伤阴，和诸药。

（2）加减：肝郁较重，痛连两胁者，加延胡索、川楝子以舒肝解郁理气止痛；内有郁热，舌红苔黄者，加黄芩、栀子、知母、黄柏。

（3）临证参考：本方药多辛香温燥，不宜久服，有阴虚症状者更不宜用。本证在临床上还可选用枳朴香砂汤。因恼怒伤肝引起腹痛者，可用柴胡清肝饮；气结痰凝者，用二陈四七汤；气结便秘，脉数者，用厚朴大黄汤。

5．瘀血阻滞证

症舌脉：腹痛拒按，呈刺痛，痛处固定，经久不愈，舌质紫黯或有瘀斑，脉沉细或涩。

病机分析：瘀血阻滞腹部血脉故腹痛，呈刺痛，痛处固定；血瘀为有形之实证故痛而拒按，经久不愈；舌、脉均为血瘀之象。治法：活血化瘀。

方药运用：

（1）常用方：膈下逐瘀汤加减。药用五灵脂、当归、红花、桃仁、川芎、丹皮、赤芍、乌药、延胡索、香附、枳壳、甘草。

方中五灵脂甘温，专入血分，长于通利血脉，散瘀止痛，炒则去其恶臭，为君药；当归味辛，入血分，补血活血，桃仁活血祛瘀力较强，红花专入血分，通利经脉，为血中气药，桃仁与红花相须配对后祛瘀之力大增，治疗一切血脉瘀滞，皆为臣药；川芎、赤芍、丹皮活血化瘀，助主药增加活血化瘀之功，乌药、延胡索、香附、枳壳行气助活血药达病所，同时延胡索具有良好的活血化瘀止痛功效，共为佐药；甘草调和诸药为使药。方中当归配桃仁，两药合用，相使配对，有祛瘀通闭而不伤血，养血补虚而不碍瘀之妙；当归配川芎，两药相使配对，可增强活血祛瘀，养血和血之功，当归之润可制川芎辛燥，川芎辛燥又可防当归之腻，祛瘀而不伤气血，诸药合用活血祛瘀而不伤气血，瘀血除则疼痛止。

（2）加减：病人少腹疼痛为主者，改投少腹逐瘀汤。

（3）临证参考：本证以术后脉络损伤、粘连作痛多见，医者可根据病情酌用王清任的诸逐瘀汤化裁治疗。

6．饮食停滞证

症舌脉：腹胀痛拒按，恶食嗳腐，大便或秘或痛而欲泻，泻后痛减，舌苔厚腻，脉滑实。

病机分析：食积停滞于肠中，腑气不通，故腹胀痛；食积为有形之实邪故拒按；食积停于肠中不化故嗳腐恶食；腑气不通，升降失调则大便秘，痛而欲泻乃食积下行之象，泻后肠中食积减，故腹痛亦缓；舌苔、脉象均为食积之象。

治法：消食导滞。

方药运用：

（1）常用方：枳壳化滞汤加减。药用枳壳、厚朴、砂仁、陈皮、神曲、麦芽、莱菔子。

方中枳壳苦泄辛散，破气导滞除胀，逐宿食，通便闭为君药；厚朴疏利气机，行气除胀，砂仁行气化湿，温中醒脾，陈皮宽膈降气，三药助枳壳行气导滞为臣药；神曲消食健脾，麦芽消食和中，莱菔子消食下气，三药合用可以加强消食化滞之效，共为佐药。诸药合用行气导滞，消食积，畅气机，积滞得下而痛除。

（2）加减：大便秘者，加大黄以通腑荡积；食积日久有化湿生热之象者，改投枳实导滞丸。

（3）临证参考：本证积滞在肠中，故应通腑荡积，食积去则腹痛自止。

第七节　呕吐

一、概述

呕吐是人体生理性保护机制之一，可将有害物质排出体外。呕吐的原因很多，但临床急诊所见的呕吐大多为器质性病变或功能性障碍所致。持续性呕吐不但使病人感到痛苦，而且还可引起脱水及水、电解质平衡紊乱。

二、诊断思路及注意事项

（一）病史

1. 有无不洁饮食史及应用特殊药物史。

2. 有无慢性肾炎、肝脏疾病及糖尿病史。

3. 与饮食有无关系。

4. 育龄妇女有无停经史。

5. 呕吐量、呕吐物有无血液、隔宿食物及特殊的臭味。

6. 呕吐方式。

7. 是否伴有眩晕、头痛、腹痛、腹泻。

（二）体检

1. 神经系统检查应注意病人的意识，有无颈项强直、眼球震颤、瞳孔的大小及是否等大等圆、光反射，眼底检查有无视盘水肿。

2．有无贫血和黄疸情况，有无脱水征。

3．有无胃型、肠型、腹肌紧张、腹部压痛、反跳痛、肿块、振水音，肠鸣音是否正常。

4．必要时做妇科检查。

（三）其他检查

根据病情选做下述检查：

1．血、尿、粪常规，尿酮体。

2．呕吐物的隐血试验。

3．肾功能、肝功能及电解质。

4．必要时做头颅 CT 检查、X 线钡剂透视及内镜检查。

5．育龄妇女有闭经史者，做妊娠试验。

三、鉴别诊断

1．喷射性呕吐、头痛、视盘水肿应考虑颅内压增高。

2．喷射性呕吐、头痛、颈项强直应考虑脑膜病变。

3．伴畏光、眩晕、眼颤应考虑内耳、椎基底动脉供血、小脑疾患。

4．清晨空腹时的恶心、呕吐多见于妊娠初期及尿毒症。

5．餐后上腹痛、呕吐，吐后腹痛消失或缓解者常为消化性溃疡伴幽门部充血水肿和痉挛。

6．餐后 1h 以上持续或间歇性反复呕吐，空腹时闻振水音，多为幽门梗阻。

7．呕吐后腹痛依然不缓解者，常见于急性胰腺炎。但在心肌梗死、酸中毒时亦可出现，应加以注意。

8．伴有腹泻者，应考虑食物中毒，胃肠道感染。

9．伴有便秘腹胀者，应考虑有肠梗阻。

10．伴有神经衰弱，饭后进食少量就反复呕吐，多见于神经性呕吐。

11．伴有发热，多为急性传染病引起。尤其小儿在上呼吸道感染时，就可能出现。

第二章　肿瘤内科疾病护理

第一节　肿瘤基础知识

一、肿瘤的发病原因

（一）肿瘤的流行病学

世界卫生组织在 2014 年的世界癌症日到来之际发表《世界癌症报告》称，癌症已经成为全世界人类最大致死原因，发病率与死亡率均呈持续上升趋势。目前肺癌已成全球最大杀手，在中国也成为死亡率最高的癌症。每年的 2 月 4 日是"世界癌症日"。第 22 届亚太抗癌会议又发出公告，称中国每年新增癌症病例占全球新增病例的 20% 以上，有 8 种癌症的共计死亡人数占中国癌症总死亡人数的 80% 以上，分别为肺癌、肝癌、胃癌、食管癌、结直肠癌、子宫颈癌、乳腺癌和鼻咽癌。有专家表示，严重雾霾是中国以后肺癌高发的重要诱因。

据《2014 中国肿瘤登记年报》的数据显示：目前我国肿瘤的发病率为 285.91/10 万，平均每分钟有 6 人被诊断为恶性肿瘤，而且年报也显示癌症发病率和死亡率呈上升趋势。从年龄段来看，恶性肿瘤发病率：全国 35～39 岁年龄段为 87.07/10 万；40～44 岁年龄段几乎翻番，达到 154.53/10 万；50 岁以上人群发病占全部发病的 80% 以上；60 岁以上癌症发病率超过 1%；80 岁达到高峰。10 年后肝癌、肺癌、胃癌三大癌症将困扰中国每一个家庭。这不得不让我们提高对肿瘤的预防意识。

（二）发病的相关因素

人体肿瘤的形成，通常需要在接触致癌物多年之后，使组织、器官的细胞发生进行性的重度不典型增生并转变为癌细胞。这一间期称为诱导期，一般长达 15～30 年。肿瘤的发生既与外源性致癌因素的性质、强度和作用时间有关，同时也与人体的内在因素有关。外源性致癌因素包括物理性因素、化学性因素和生物因素等。内源性致癌因素包括内分泌功能紊乱、神经精神因素、免疫状况和遗传因素等。

1. 外源性致癌因素

（1）物理性致癌因素

物理性致癌因素主要是放射线及其量的积累，偶尔的接触并不能致癌，但长期积累放射线的量易致癌。如皮肤癌、白血病、淋巴瘤、多发性骨髓瘤等都可能与放射线有关。还有热、机械、紫外线等长期慢性刺激也是物理性致癌因素。如长期吃温度高的食物，会灼伤口腔与食道黏膜，易引起慢性炎症，导致口腔癌或食管癌；过硬的食物导致食管癌的发病率高。

（2）化学性致癌因素

生态环境的破坏主要是雾霾天气的污染，如汽车的尾气、工业废气等，长期的吸入，可能引起癌症。水源污染、土壤污染是导致癌症高发的重要因素之一，中国许多癌症村的出现，与环境、水源的污染有关。

生活中常接触到的致癌物，如沥青中含有的焦油。吸烟最常引起的是肺癌，吸烟的人吐出的烟雾可造成周围的人被动吸烟而产生相同效应，比不吸烟的人患肺癌的概率高25倍。令人担忧的是，根据最近的调查，我国城市中学生吸烟的比例达30%～40%。烧烤的食物中会产生苯并芘，因此应少吃烧烤类食物。腌制食物中亚硝胺含量最多，亚硝胺是强致癌物质，因此应少摄入腌制类食物。黄曲霉毒素是导致肝癌的明确致病因素之一，黄曲霉毒素在发霉的五谷杂粮中含量最高。长期服用雌激素易导致乳腺癌。嗜酒会引起胃黏膜的糜烂，易导致胃溃疡，形成胃癌；过量饮酒还会导致肝功能损伤、酒精性肝硬化，易诱发肝癌。肿瘤的发生也与地区有关，我国广东珠三角地区鼻咽癌的发病率高，河南林县食管癌发病率高。如果摄入太多高脂肪食物，在排泄过程中脂肪酸会刺激大肠，使大肠黏膜充血、水肿等，易引起大肠癌。

（3）生物因素

①病毒：在我国引起肝癌的病毒主要是乙型肝炎病毒，感染乙肝病毒后，形成慢性乙肝，如果病情控制不好易发展为肝硬化，最后导致肝癌。人类疱疹病毒（EB病毒）会导致鼻咽癌，80%～90%的鼻咽癌患者，EB病毒检测为阳性。人乳头状瘤病毒会引起女性子宫颈癌。

②细菌：与胃癌有关的细菌是幽门螺杆菌，幽门螺杆菌侵犯人体后易导致胃黏膜的糜烂，形成胃溃疡，在胃溃疡的基础上导致胃癌。

③寄生虫：在珠江三角洲地区，人们有吃生鱼的习惯，如果食用了含有肝吸虫的动物，会引起肝硬化等病症，严重时会导致肝癌。

2. 内源性致癌因素

（1）内分泌功能紊乱

激素是神经体液调节机体发育和功能的重要物质，各种激素对立统一的规律维持着动态的平衡。当疾病或某种外因引起内分泌紊乱时，可使某些激素作用敏感的相应组织器官，导致细胞的增殖和癌变，较重的是性激素紊乱。如女性激素分泌过多易产生乳腺和子宫肿瘤；男性激素分泌过多易产生前列腺癌。现代社会生存压力较大，长期的抑郁、焦虑、愤怒等情绪都会导致神经内分泌失调，使全身机体免疫低下及免疫功能失调，导致肿瘤发病率增高。

（2）神经精神因素

祖国医学早就认识到某些肿瘤是由于七情郁结，气血凝滞而引发。不少肿瘤患者在发病过程中有过精神创伤史，因此人的精神状态与肿瘤发生可能有着重要的关系。现代医学认为：各种刺激因子长期过度作用于中枢神经系统，导致高级神经活动机能衰退，正常的物质代谢失调，容易发生肿瘤。

（3）免疫状况

人体具有抗肿瘤免疫功能，如果这种免疫功能强，可以消灭瘤细胞；如果这种免疫功能弱，在致癌因素作用下就容易发生肿瘤。所以肿瘤的发生与机体的免疫状况关系密切。当免疫抑制或免疫缺陷时，常可引起淋巴网状系统及与病毒相关的恶性肿瘤。

（4）遗传因素

视网膜母细胞瘤、肾母细胞瘤、嗜铬细胞瘤、神经母细胞瘤、结肠腺癌、乳腺癌、胃癌等与遗传因素有着密切的关系，遗传性疾病所具有的脱氧核糖核酸（DNA）或染色体改变，增加了对病毒、化学致癌物质或物理性致癌因素的敏感性，也影响了 DNA 分子的正常修复，加之某些免疫反应，进而促使肿瘤的形成。

二、恶性肿瘤的分级预防

无论是在发达国家还是在发展中国家，恶性肿瘤的危害都不容忽视，由于环境污染和人口的老龄化等原因，使得恶性肿瘤增长的趋势不减。恶性肿瘤的预防与控制，已经成为世界各国无法回避的公共卫生问题。

在环境因素致癌的理论提出后，人们发现 80%～90% 的肿瘤是由环境因素造成的，包括生活方式、膳食、社会经济和文化等，因此从理论上说大部分人类肿瘤是可避免的。已有的研究表明：癌症的死亡中 1/3 与吸烟有关，1/3 与不合理膳食有关，其余 1/3 与感染、职业暴露及环境污染等有关，仅 1%～3% 为遗传因素所致。这种定量的估计为癌症的预防与控制提供了明确的思路。WHO 提出的"1/3 肿瘤患者可以预防、1/3 肿瘤患者可以治愈、1/3 肿瘤患者可以延长生命提高生存质量"是对肿瘤预防与控制工作的高度概括，也是肿瘤防治工作为之努力的目标。

（一）Ⅰ级预防

消除危险因素和病因，提高防癌能力，防患于未然。Ⅰ级预防包括肿瘤流行病学调查、肿瘤登记报告、环境监测、开展人群疫苗接种、改变不良的生活方式和习惯。

1. 戒烟

吸烟与肺癌等癌症有因果关系，已被全球多次流行病学研究确定，据统计，目前我国肺癌患者中男性占 80%、女性占 20%，其中女性患者中 75% 为吸烟者，还有 17% 为被动吸烟者。其他恶性肿瘤的致病因素也与吸烟有关，吸烟对喉癌、口腔癌、食管癌、胃癌、胰腺癌、膀胱癌、肾癌及子宫颈癌等发生有一定影响。劝君戒烟，有利于健康。

2. 合理膳食

大约有 1/3 的肿瘤与饮食不当有关，美国的一份调查表明：结肠癌、乳腺癌、食管癌及胃癌等有可能通过改变饮食习惯加以预防。食用大量蔬菜和水果，会减少某些肿瘤的发生。高脂肪、高热量饮食造成肥胖，肥胖标准应用成人体质指数（body mass index，

BMI）进行估计，BMI=体重/身高 ^{2}（kg/m^2），调查取 BMI≥25 为超重和肥胖。腹部肥胖标准应用腰围进行估计，男性腹部肥胖标准为腰围≥85cm，女性是腰围≥80cm。肥胖、食盐摄入过多与乳腺癌、结直肠癌等发病有关。

3. 节制饮酒

饮酒会诱发许多肿瘤，主要发生在咽、口腔、食管，并与吸烟有协同作用。大量的饮酒是慢性乙型肝炎、肝硬化的危险因素，对肝癌的发生有很大的促进作用。

4. 免疫接种

人乳头状瘤病毒（HPV）感染是子宫颈癌的主要病因。清除 HPV 感染和阻断由 HPV 感染所引发的子宫颈癌前病变的进展尚缺乏理想的方法。目前，国际上已有 20 多种 HPV 相关疫苗进入动物和临床试验阶段，动物试验和临床试验结果显示 HPV 疫苗将在预防 HPV 感染及治疗由感染所引起的相关疾病方面起到重要作用。乙肝病毒（HBV）增加原发性肝癌的危险。医学统计表明，我国原发性肝癌 90%以上都是 2 型肝炎病毒表面抗原（HBsAg）阳性的乙肝患者。在国内由 WHO 资助的抗 HBV 感染的疫苗接种，预防新生儿乙型肝炎，从而降低肝癌的发生，已在我国启动进行了几十年。

5. 防止职业癌

加强职业防护和环境保护，国家职业卫生标准对已确认的致癌物质规定了职业接触限值。应从源头预防职业病的发生，定期开展职业健康检查，改善劳动作业环境条件和职业危害防护设施，达到保护接触职业病危害因素群体健康的目的。如防止工作环境中的电离辐射、石棉等。

6. 健康教育指导

把已知的各种致癌因素和保护性措施通过电视、报纸、讲座、互联网、宣传栏、展板、社区电子显示屏等多种形式告诉广大群众，教育大家养成良好的饮食习惯、健康的生活方式，远离有害物质。起到有病早治、无病早防的作用，也可以通过健康体检把健康教育贯穿于整个体检过程中，使人们对自身健康状况和疾病预防知识的认识有所提高，从而达到促进健康的目的。

（二）Ⅱ级预防

早期发现、早期诊断和早期治疗，被称为肿瘤的"三早"，其措施包括筛查和干预试验。

1. 肿瘤筛查危险信号

（1）乳腺、颈部、皮肤和舌等身体浅表部位出现经久不消或逐渐增大的异常肿块。

（2）体表黑痣和疣等在短期内色泽加深或变浅，迅速增大、脱毛、瘙痒、渗液、溃烂等，特别是在足底、足趾等经常摩擦部位。

（3）进行性加重的吞咽食物有哽噎感、胸骨后闷胀不适、疼痛、食管异物感、持久性声音嘶哑、干咳、痰中带血等，耳鸣、听力减退、鼻出血、鼻咽分泌物带血和头痛。

（4）皮肤或黏膜出现溃疡，且经久不愈，有鳞屑、出血、结痂等。

（5）持续性消化不良和食欲减退、进食后上腹闷胀，并逐渐消瘦、贫血，进行性体重减轻，无明确原因的发热、乏力等。

（6）便秘、腹泻交替出现，有下坠、里急后重感，大便变形、带血或黏液。排尿不畅或无痛性血尿。月经绝经后阴道不规则出血，特别是接触性出血。

2. 肿瘤普查和筛检

（1）子宫颈癌筛查：子宫颈检查和涂片细胞学检查已取得广泛的认同，能早期发现子宫颈癌，是降低子宫颈癌死亡率的首选方法。WHO 建议 18 岁以上凡是有性生活的妇女，应该每年行子宫颈涂片细胞学检查 1 次。子宫颈癌筛查中应用基因芯片技术来检测高危型人乳头状瘤病毒能够起到很大的作用，尽可能做到早期发现，及时进行规范性治疗。

（2）乳腺癌的筛查：乳腺癌是最能做到早发现、早治疗的恶性肿瘤，筛查有三种方式：一是触摸法，通过有经验的医生进行触摸，可筛选出一部分患者。二是通过专业的 B 超医生，根据乳腺腺管的走行方向变化以及血管的血流的供应变化来间接地判断乳腺可能存在的异常现象。三是 X 线钼靶照相检查。这是国际公认的早期诊断乳腺癌比较好的手段。经过筛查，截至目前乳腺癌的早期治疗率达 90% 以上。因此女性最好每年定期体检，可提高乳腺癌的排查率，降低乳腺癌死亡率。向女性教授乳房自检的方法，还需要积极地咨询相关专家。

（3）结直肠癌筛查：2012 美国医师协会（ACP）指南指出：普通人群进行结直肠癌筛查可以包括粪便检测、乙状结肠镜或光学结肠镜检查。高危人群可以使用光学结肠镜筛查。对于超过 50 岁的普通患者，推荐的筛查间隔时间是：结肠镜检查为 10 年；乙状结肠镜、模拟结肠镜、双对比钡灌肠检查间隔时间为 5 年；粪便隐血试验一年查一次。目的是发现大肠息肉、腺瘤或早期癌症。早期乙状结肠镜发现结直肠癌及时治疗，可明显降低死亡率。

（4）胃癌的普查：只有定期对无症状、自然人群进行胃癌筛查，才能提高早期胃癌的检出率，降低病死率。目前胃癌的主要筛查方法有血清学检测，如肿瘤标志物、胃蛋白酶原（Pepsinogen）、幽门螺杆菌（Helicobacter pylori，Hp）抗体、蔗糖渗透性测定；胃镜和 X 线气钡双重造影也是目前发现早期胃癌的主要手段，对于有胃病史如慢性萎缩性胃炎、胃溃疡、胃息肉、胃部分切除、异型增生者，有胃癌家族史者及胃癌高发区 40 岁以上人群均应行胃镜筛查或用于初筛后的诊断性筛查。

（5）食管癌的早期诊断和治疗：我国林县开展的内镜下碘染色加指示性活检筛查食管癌，取得了良好的效果。

（6）肺癌：胸部 X 线及痰液脱落细胞学检查作为初步诊断肺癌的方法。

3. 重视自我检查

对自我身体表浅的部位，如皮肤、乳腺、睾丸、外阴等，根据以上危险信号可通过自我检查，早期发现肿瘤或癌前病变。

（三）Ⅲ级预防

Ⅲ级预防即康复预防，是指对肿瘤患者治疗后防止复发，减少并发症，防止致残，促进患者身心康复，对晚期患者施行止痛和临终关怀，使患者获得较好的生活质量。可制订个性化的综合治疗方案，采取多学科综合诊治，制订康复计划，目的是延长患者生存时间，提高生活质量。

三、肿瘤的诊断、分类、命名

（一）肿瘤诊断

通过询问病史，检查阳性体征为最基本、最重要的肿瘤诊断手段，再通过全面、系统的体格检查及其他特殊检查，然后进行综合分析，在不影响肿瘤的转移和不对患者造成危害的情况下，尽早获得病理的诊断结果。

1. 病史及查体

（1）病史：对患者深入询问进行性的症状，如肿块、疼痛、分泌物、出血、消瘦、黄疸等，在既往史中，与癌症可能有一定关系的疾病，如胃溃疡、结肠息肉、肝硬化、乳头渗血、便血等。尤其中年以上、围绝经期前后妇女，女性患者的妊娠、生产、哺乳等也应详细询问。了解患者职业、生活环境、有无吸烟等嗜好，有无化学致癌物接触史及癌症家族史等。对曾在其他医疗单位进行过治疗的患者，应询问其治疗经过（包括手术情况和病理报告）。

（2）查体：应在全系统检查的基础上，再结合病史进行重点器官的局部检查。表浅肿瘤容易发现，深部肿瘤仔细查体或借助其他检查，方能确定。检查时必须注意鉴定是肿瘤，或是其他非肿瘤病变（如炎症、寄生虫、器官肥大等）引起的肿块；鉴别良性肿瘤和恶性肿瘤。局部检查应注意：肿瘤的部位、形态、硬度、活动度及与周围组织关系，同时进行区域淋巴结检查。例如：①根据肿瘤部位可以分析肿瘤的性质和组织来源，如甲状腺肿瘤一般可随吞咽动作上下移动。肝、肾肿瘤可随呼吸动作上下移动。使腹肌紧张的试验，可用来鉴别肿瘤位于腹壁上还是腹腔内。②根据肿瘤形态和表面情况可提示肿瘤的性质，如恶性肿瘤形态不规则，呈菜花状或凹凸不平，并可有表面溃破、充血、静脉怒张及局部温度升高等情况。③肿瘤的硬度对估计肿瘤性质有一定意义，如癌肿较硬，囊肿多为囊性感，海绵状血管瘤呈压缩性等。④活动度对判断肿瘤性质亦有价值，如膨胀性生长的肿瘤一般可推动，浸润性生长的肿瘤活动受限或固定不动。⑤与周围组织的关系，良性肿瘤因压迫或挤压，故其界线清楚，恶性肿瘤因浸润性生长而破坏周围组织，其界线多不清楚。⑥不同区域的淋巴结对不同器官和肿瘤部位的引流有重要意义，头颈部器官和肩部的淋巴引流至颈部淋巴结（包括颈深组和颈浅淋巴结）；上肢、乳腺、胸壁、背部和脐以上腹壁的淋巴引流至腋窝和锁骨下淋巴结；脐以下腹壁、腰部、臀部、外阴、肛管、下肢的淋巴引流至腹股沟淋巴结；内脏器官和乳腺的癌肿可引起锁骨上淋巴结肿大。均应详细检查，切勿遗漏。

2．实验室检查

（1）酶学检查：多种血清酶与其同工酶的测定分析，可作为肿瘤诊断指标之一。肿瘤组织中某些酶活性增高，可能与生长旺盛有关；有些酶活性降低，可能与分化不良有关。临床应用很广泛，特别是近年采用的放免法测定新技术，已发现有些酶是可靠的癌性标记物。实验室酶学检查对肿瘤有重要辅助诊断作用。如肝癌患者血中 γ-谷氨酰转肽酶、碱性磷酸酶、乳酸脱氢酶和碱性磷酸酶的同工异构酶均可升高；骨肉瘤的碱性磷酸酶活性增强，而酸性磷酸酶活性减弱；前列腺癌的酸性磷酸酶可升高；肺鳞状细胞癌的脂酶活性随分化程度降低而减弱。酶学在血液疾病中主要用于检查红细胞酶的缺陷、出凝血性疾病的诊断、白血病的鉴别诊断及多发性骨髓瘤的辅助诊断等。

（2）免疫学和肿瘤标志物检查：由于癌细胞的新陈代谢与化学组成都不同于正常细胞，可以出现新的抗原物质。有些恶性肿瘤组织细胞的抗原组成与胎儿时期相似，如原发性肝癌患者血清中出现的甲种胎儿球蛋白（AFP），是诊断原发性肝癌的特异性肿瘤标志物，具有确立诊断、早期诊断、鉴别诊断的作用。结肠癌的血清癌胚抗原（CEA），胃癌的胃液硫糖蛋白（FSA）、胃癌相关抗原（GCAA）、a2 糖蛋白（a2GP）也可作为诊断参考。另一类免疫学检查，是用放射免疫或荧光免疫技术检测激素，如绒毛膜上皮癌和恶性葡萄胎的绒毛膜促性腺激素（HCG），小细胞肺癌检测神经元特异性烯醇化酶（NSE）。还有常见的肿瘤标志物，如鳞状细胞癌相关抗原（SCCA）、糖类抗原 199（CA199）、糖类抗原 125（CA125）、糖类抗原 242（CA242）、糖类抗原 50（CA50）、糖类抗原 153（CA153）、糖类抗原 724（CA724）、前列腺特异抗原（PSA）等。

3．影像学检查

随着医疗诊断技术的发展，诊断仪器不断更新，各种影像学检查应用于临床，对肿瘤的诊断起着重要作用。包括 X 线透视、摄片、X 线造影、断层扫描、磁共振、超声波检查、放射性核素扫描及选择性血管造影等，为肿瘤诊断提供依据。不仅对肝、脑、肺、肾肿瘤具有诊断价值，而且对肿瘤在治疗过程中的疗效评估和随访有重要意义。

（1）X 线检查：用于确定肿瘤的大小、形状、位置等，并有助于判断肿瘤性质，但在肿瘤体积很小时，其准确率较低。检查方法有三种：①普通 X 线透视和摄片：常用于肺肿瘤、骨肿瘤，邻近肺部和侵及骨组织的其他肿瘤。②造影检查：适用于肿瘤与正常组织的 X 线对比差的部位，如消化道肿瘤可用钡餐或钡灌肠，显示肿瘤所在范围钡剂充盈缺损、黏膜破坏、管腔狭窄、管壁破坏等，需要时可用发泡剂或注气作对比，或用山莨菪碱等使平滑肌弛缓（低张），以提高影像清晰度。其他器官的造影大多用碘制剂：泛影葡胺（urografin）、碘海醇（iohexol）、碘普罗胺（iopromide）、碘帕醇（iopamidol）、碘曲仑（iotrolan）等。以静脉注射、口服、经内窥镜插管或选择性血管插管等方法造影，可显示肾、颅内、胆、肝、胰等的肿瘤。气体也可单独作为造影剂，如气脑造影，腹膜后充气造影等诊断脑、腹膜后的肾、肾上腺肿瘤。③特殊造影：X 线计算机断层摄影术和荧光摄影用于胸部肿瘤；钼靶 X 线球管的摄影用于乳腺肿瘤。

（2）电子计算机断层扫描（CT）：对深部肿瘤特别是颅内肿瘤与腹腔内实质脏器肿瘤的早期发现及定位有很大的意义。磁共振（MRI）显像具有对人体无害、无电离辐射，可多方向断层摄影，图像分辨率高等优点。数字减影血管造影（DSA）对肿瘤的定位及肿瘤的血供等有诊断价值。

（3）超声波检查：利用肿瘤组织与正常组织，或其他病变组织对声抗阻和衰减率的不同，以取得不同的超声反射波形来进行诊断，方法简便而无痛苦，常用于肝、肾、脑、子宫和卵巢等肿瘤的诊断和定位，对鉴别囊性或实性肿块有意义。可以测定胸水、腹水的量、位置，并间接测定脑中线移位情况。目前常用的灰阶超声波检查更为准确，如对肝内直径在 1.0cm 以上的占位病变，不但容易发现肝实质异常改变，而且可看到肝静脉、肝门静脉和肝外胆道的走向、扭曲、挤压、变形等，有利于早期诊断和定位。超声多普勒（Doppler）法可精确了解肿瘤的血供情况。

（4）放射性核素扫描：是通过口服或注射某些放射性核素，使其积聚于某些特定的脏器或肿瘤内，然后用一定的仪器（闪烁扫描机和 γ 射线照相机等）在体外追踪其分布情况的方法，已成为检查肿瘤的重要手段。常用的放射性核素有 131I、198Au、99Tc、67Ga 等 10 余种，目前以 99Tc 应用最广，用 99Tc 可以标记合成出多种供临床使用的脏器显像剂，能够进行人体大部分脏器的检查。根据检查的器官组织选择放射性核素，有的放射性核素分布于正常组织，肿瘤在扫描图上显示放射性稀疏或"冷区"（囊肿等也显示冷区）；有的放射性核素分布于肿瘤细胞组织内多于正常组织，肿瘤在扫描图上显示放射密集区。临床上常用放射性核素检查甲状腺肿瘤、肝肿瘤、骨肿瘤、脑肿瘤等。

4. 内窥镜检查

内窥镜是一种光学仪器，有金属制和纤维光束两类。由体外经过人体自然腔道送入体内，对体内疾病进行检查，可以直接观察到脏器内腔病变，确定其部位、范围，并可进行照相、活检或刷片，常用于检查鼻、咽、喉、气管、支气管、食管、胃、十二指肠、胆道、胰、直肠结肠、膀胱、肾、阴道、宫颈等部位的肿瘤；还可以检查腹腔和纵隔等。通过内窥镜可取病变部位的组织或细胞行病理形态学检查；或向输尿管、胆总管或胰管插入导管做 X 线造影检查，并可进行某些治疗，如内镜下胃肠道病灶早期癌黏膜切除术（EMR）及息肉切除术、胃肠道病灶早期癌黏膜下剥离术、超声内镜引导下细针穿刺活检术等，大大地提高了肿瘤的诊断准确率。

5. 病理形态学检查

（1）细胞学检查：是由于肿瘤细胞较正常细胞容易从原位脱落，故可用各种方法取得瘤细胞和组织颗粒，鉴定其性质。例如：脱落细胞学检查常用的有阴道分泌物涂片检查子宫颈癌，用浓集法收集痰、胸水、腹水或冲洗液等的细胞；痰涂片检查肺癌，胸、腹水离心后做涂片检查胸腔或腹腔的原发或转移癌，尿液离心后涂片检查泌尿道肿瘤等。用拉网法收集食管和胃的脱落细胞；用印片法取得表浅的瘤体表面细胞。还可用穿刺法取得比较深处的瘤细胞，进行细胞学检查。但在临床实践中发现有假阳性或阳性率不高的缺点，尚不能完全代替病理组织切片检查。

（2）活体组织检查：从患者身体的病变部位取出小块组织（根据不同情况可采用钳取、切除或穿刺吸取等方法）或手术切除标本制成病理切片，观察细胞和组织的形态结构变化，以确定病变性质，做出病理诊断，称为活体组织检查（biopsy）。活体组织检查是决定肿瘤诊断及病理类型准确性最高的方法，适用于一切用其他方法不能确定性质的肿块，或已怀疑呈恶性变的良性肿瘤。该检查对机体有一定的损伤，可能使恶性肿瘤扩散，因此，需要在术前短期内或手术中施行。

肿瘤组织细胞一般可用巴氏染色、苏木素伊红染色法染色，还可用组织化学法，如用甲基绿和吡罗红等染料显示细胞的 DNA 和 RNA，提高辨别肿瘤细胞的准确率。

（3）新开展的检查：20 世纪 90 年代病理检查进入组化、免疫组化、分子生物学及癌基因检查。随着自然科学的迅速发展，新仪器设备和技术应用到医学中来，超微结构病理、分子病理学、免疫病理学、遗传病理学等方法也都应用到病理检查中。

（二）肿瘤的分类

机体任何部位的任何组织都会发生肿瘤，肿瘤种类繁多，特性各异，有良性肿瘤和恶性肿瘤，以科学的分类和命名才能了解它长在什么部位、起源于何种组织、是良性肿瘤还是恶性肿瘤，从而进一步分析其特性，为医疗处理提供依据。

1．按组织起源分类

肿瘤可上皮组织肿瘤、间叶组织肿瘤（结缔组织肿瘤、骨肉组织肿瘤、脉管组织肿瘤、造血组织肿瘤）、神经组织肿瘤、其他类型肿瘤等。

2．按生长特性分类

肿瘤可分为良性肿瘤与恶性肿瘤两大类。如良性上皮组织肿瘤、恶性上皮组织肿瘤、良性结缔组织肿瘤等。

（三）肿瘤的命名

肿瘤的命名原则是依据生长部位、组织起源和生长特性，主要是区分良性肿瘤和恶性肿瘤的名称。

1．良性肿瘤

良性肿瘤命名方式为"生长部位加起源组织加瘤"。如长在背部的、由脂肪组织长出来的良性肿瘤，称为背部脂肪肿瘤，其他与此类同。

2．恶性肿瘤

恶性肿瘤主要以癌（Carcinoma）和肉瘤（Sarcoma）来命名。癌是来自上皮组织的恶性肿瘤，根据起源不同命名方式为"生长部位加起源组织加癌"，如皮肤鳞状上皮细胞癌、膀胱移行上皮细胞癌等。其中由黏膜柱状上皮或腺上皮发生的癌，根据其分化程度的高低可分为两型：癌细胞分化较高呈腺体状排列的，称为腺癌，如胃腺癌、直肠腺癌等；癌细胞分化低不做腺体排列的，称为单纯癌。有时癌细胞和起源组织间差别很大，分辨不出究竟来源于哪一种上皮，则称为"未分化癌"。肉瘤是来自间叶组织的恶性肿瘤，根据起源不同命名方式为"生长部位加起源组织加肉瘤"，如背部脂肪肉瘤、胃平滑肌肉瘤、颈淋巴结淋巴肉瘤等。

3. 其他命名

除上述的良性肿瘤、恶性肿瘤一般命名原则和方法外，还有一些特殊的命名，起源于胚胎组织或未成熟组织的恶性瘤，称为母细胞瘤，如肾母细胞瘤。来自神经组织的某些恶性肿瘤称为××母细胞瘤，如神经母细胞瘤。此外，也有少数良性肿瘤以"母细胞瘤"的名称命名，如肌母细胞瘤等。起源于造血细胞组织的一类恶性肿瘤，习惯称为"白血病"，如髓细胞性白血病、淋巴细胞性白血病等。起源于胎盘组织的良性瘤称为葡萄胎；恶性瘤称为绒毛膜上皮癌。还有肿瘤组织一个或两个以上的胚层所分化来的多种组织，称为混合瘤；肿瘤组织由外、中、内三个胚层的异常分化组织，即形成了畸胎瘤，如睾丸畸胎瘤。

第二节　常见肿瘤的化疗与护理

一、鼻咽癌化疗及护理

（一）概述

鼻咽癌是发生在鼻咽部的一种恶性肿瘤，尤以我国南方及东南亚地区为多见。鼻咽部位于面部中央，口腔后部悬雍垂上方，其上方紧贴头颅的底部，后面紧贴脊椎骨。鼻咽腔是一个立方体，有6个壁。前壁为后鼻孔、鼻中隔后缘；顶壁与后壁不易分开而称为顶后壁，为蝶窦底、斜坡；底壁为软腭、口咽；两侧壁为咽鼓管隆突，咽鼓管开口。前、后壁长2～3cm，上、下径3～4cm，左、右径3～4cm。

（二）临床表现

1. 颈部淋巴结肿大

颈部淋巴结肿大是最常见的症状。患者往往在无意中摸到颈部有一个肿块，或照镜子时发现两侧颈部不对称，或被别人发现肿块。它位于颈深淋巴结的上群，即乳突尖下方或胸锁乳突肌上段前缘处。肿块常较硬，触之无疼痛，活动常较差。具有转移早、转移率高的特点。病情晚期时其淋巴结转移可累及锁骨上，甚至到腋窝、纵隔。鼻咽癌淋巴结很少转移到颌下、颏下、枕部淋巴结等。

2. 回缩性血涕

回吸鼻腔后，从口腔吐出带涕血丝，尤以早晨起床后为甚。可以持续一段时间，为肿瘤血管破裂出血所致，是鼻咽癌的一个早期症状。

3. 耳鸣或听力减退

耳鸣、耳部闷胀，或者耳聋，听力下降。因为鼻咽部肿瘤生长在侧壁上，压迫或堵塞咽鼓管开口，或肿瘤直接侵犯破坏咽鼓管周围组织，或直接向咽鼓管内浸润，或引起咽鼓管周围组织水肿等，均可引起耳部症状。部分患者可以出现分泌性中耳炎，检查可见鼓膜内陷或有液平面，穿刺抽液后很快复发，是鼻咽癌的一个较早症状。

4. 头痛

常表现为枕部或颞部的疼痛，常为钝痛。早期可能为神经血管反射性头痛，常为间歇性；晚期多为肿瘤破坏颅底骨或脑神经、肿瘤感染、颈淋巴结转移压迫血管与神经等，常为持续性。鼻咽癌患者放疗后出现头痛，可能与肿瘤复发或放疗后感染有关。

5. 鼻塞

鼻塞可为单侧或双侧。与肿瘤的部位、大小和类型有较大的关系。为肿瘤阻塞后鼻孔或侵犯鼻腔，导致鼻腔通气不畅。有些患者可鼻腔完全堵塞，并且有较多的分泌物，可有血丝。

6. 面部麻木

面部麻木为肿瘤侵犯或压迫三叉神经所致，可以是感觉减退、痛觉过敏或者是痛觉缺失。三叉神经是支配整个面部的感觉神经，分为3支，分别支配额部、脸颊部和下颌，其运动支受侵犯可引起张口时下颌骨的偏斜。

7. 岩蝶综合征

岩蝶综合征亦称海绵窦综合征。鼻咽癌好发在顶前壁，极易向两侧咽旁或顶后壁黏膜下浸润进展，肿瘤沿着颅底筋膜达岩蝶裂区周围的蝶骨大翼、破裂孔、岩骨等。脑神经受损次序为第 V、VI、IV、III、II 对，最后出现麻痹性视野缺损。病变发生在颅内鞍旁海绵窦者，突眼不多见。

8. 垂体—蝶骨综合征

鼻咽癌直接向上侵犯蝶窦、垂体、视神经，引起视力障碍。还可进一步扩展到海绵窦，产生第 III、IV、V、VI 对脑神经损伤症状。鼻咽癌侵犯垂体和蝶窦常为首发症状。

9. 眼眶综合征

鼻咽癌转移至眼眶或肿块压迫眼球运动神经周围分支，可引起眼球运动神经瘫痪，如三叉神经眼支或视神经均可受累。

10. 颈交感受损的 Homer 综合征

肿瘤侵犯或肿大淋巴结转移，累及压迫颈交感神经节，可引起同侧瞳孔缩小、眼球内陷、眼裂缩小及同侧面部皮肤无汗。

（三）病理

世界卫生组织的鼻咽癌病理形态学描述分为：

1. 角化性鳞癌或鳞癌

（1）分化好的和中等分化的角化鳞癌；（2）分化差的鳞癌。

2. 非角化性鳞癌

此型在高发区占 95%以上，与 EB 病毒的关系更密切，绝大多数非角化性鼻咽癌患者，血清 EB 病毒抗体水平高。又可分为：（1）分化型非角化癌，与 EB 病毒的关系密切；（2）未分化癌或鼻咽型未分化癌，以前又称淋巴上皮癌，泡状核细胞癌或大圆形细胞癌是其中的亚型之一。

（四）治疗方法

鼻咽癌综合治疗原则以放疗为主，辅以化疗及手术治疗。

1. 初诊鼻咽癌的综合治疗

（1）早期鼻咽癌（Ⅰ/Ⅱ期）：单纯放疗，包括外照射或外照射加腔内后装治疗。

（2）中、晚期病例：可选用放疗或化疗的综合治疗，包括同期放化疗、诱导化疗或辅助化疗。

（3）有远处转移的病例：应选用化疗为主，辅以放疗。

2. 复发鼻咽癌的综合治疗

（1）放疗后1年以内鼻咽癌复发者，尽量不采用常规外照射放疗。可以选用辅助化疗、近距离放疗或适形调强放疗。

（2）放疗后颈部淋巴结复发者建议手术治疗，不能手术者可采用化疗。

（3）放疗后1年以上鼻咽或颈部淋巴结复发者可做第2周期根治性放疗。

（4）复发鼻咽癌再程放疗：只照射复发部位，一般不做区域淋巴结引流区的预防性照射。

3. 化疗方案

目前常用的化疗方案有顺铂＋氟尿嘧啶、顺铂＋氟尿嘧啶＋亚叶酸钙、顺铂＋博来霉素注射液＋多柔比星，近年来紫杉醇、多西紫杉醇、吉西他滨也用于鼻咽癌的治疗。

（五）症状的观察与护理

鼻咽癌是发生在鼻咽部的恶性肿瘤，临床表现较为明显，如头痛、涕中带血、鼻塞、面部麻木、颈部淋巴结转移、耳鸣或听力减退、眼眶综合征等。

1. 头痛的观察与护理

常表现为枕部或颞部的疼痛，常为钝痛。初诊鼻咽癌时，大约70%的患者有头痛症状。鼻咽癌的头痛症状常表现为偏头痛、颅顶枕后或颈项部疼痛。鼻咽癌头痛大多与癌组织侵犯颅底骨质、神经和血管有关。

（1）卧床休息，避免剧烈活动，减轻头痛，保持病房安静舒适，避免情绪激动，以免不良刺激加重头痛。

（2）疼痛剧烈的患者应注意观察其神志及生命体征，预防脑血管意外的发生，必要时可遵医嘱适当地给予止痛药物，观察患者的疗效及不良反应，做好记录，认真交接班。

（3）保持大便通畅。便秘时可给予番泻叶、乳果糖等药物口服，也可用开塞露灌肠，避免用力排便导致颅内压升高，加剧头痛。

（4）做好心理护理，安慰患者减轻恐惧心理。

2. 鼻塞的观察与护理

鼻塞是鼻咽癌另一个早期表现。大多表现为单侧鼻塞。当鼻咽肿瘤增大时，可能出现双侧鼻塞。另外，鼻咽癌放疗后鼻腔黏膜腺体减少而干燥，鼻塞是鼻腔干燥结痂痂块堵塞的结果，经常冲洗鼻腔就好些，应多注意观察。

（1）保持口腔及鼻腔的清洁，保持呼吸道通畅，患者如感觉胸闷、呼吸不畅，可给予氧疗，可根据医嘱用药，减轻患者鼻塞症状。

（2）引起鼻咽癌的原因主要有环境因素、遗传因素、饮食习惯等。鼻咽癌患者经过治疗后，目前生存期还是比较不错的。治疗期间要增加饮食营养，提高自身免疫功能。预后要多复查，注意平时生活规律，特别是饮食规律。

（3）鼻塞严重的患者可进行鼻腔冲洗，每日 1～2 次，或者用呋喃西林滴鼻，保持通畅，缓解鼻塞症状。

（4）尽量避免有害烟雾吸入，如煤油灯气、杀虫气雾剂等，并积极戒烟、戒酒。

3. 涕中带血的观察与护理

鼻咽癌放疗后鼻出血的主要原因是肿瘤复发侵犯血管及大剂量放疗对鼻咽部组织损伤所致。分析其原因为：大剂量放疗后鼻咽部黏膜坏死严重，组织修复困难，形成溃疡经久不愈，咽旁主要血管裸露，管壁变硬，侵及血管的肿瘤接受治疗后逐渐消退、崩解，血管壁不能有效修复及闭塞，血管破溃发生大出血。

（1）少量涕中带血时，局部可用麻黄素止血；中量出血时，可局部用麻黄素、肾上腺素纱条或鼻棉填塞止血、肌内注射止血药；大量出血时，嘱咐患者不要咽下流血，保持镇静，及时报告医生进行抢救。

（2）使患者平卧；输液、输血，备好氧气和吸痰器。

（3）鼻上放置冰袋，鼻咽腔用凡士林油纱填塞鼻后孔压迫止血。

（4）静脉滴注大量止血剂，并严密观察血压、脉搏、呼吸的变化。

（六）治疗时的护理

鼻咽癌的主要治疗手段是放疗和静脉化疗，下面主要谈一下化疗的护理。

1. 饮食指导

由于鼻咽癌患者受其疾病的影响，心理负担重，食欲差，抵抗力低，所以要指导家属鼓励患者进食，且给予高蛋白、高维生素、低脂肪、易消化的食物。如豆类、牛奶、木耳、胡萝卜等。告诉患者戒烟酒、忌生冷和硬食、忌辛辣、忌食霉变食物。同时指导家属要为患者创造一个清洁、舒适的进食环境，注意饮食的色香味，为患者提供可口的食品，为患者提供丰富的营养。

2. 用药指导

告诉患者及其家属化疗期间随时与医生联系，多数患者会出现恶心、呕吐，轻者可根据医嘱给予健胃、镇静药，症状重者要及时与医生联系，必要时根据医嘱给予补液治疗。教会家属掌握白细胞计数（WBC）、红细胞计数（RBC）、血小板计数（PTL）的正常值，化疗期间每 3～4d 查血常规一次，如有异常及时与医生联系，必要时停止化疗或遵医嘱给予升白细胞药物治疗。

3．口腔清洁

鼻咽癌患者在治疗期间由于唾液腺分泌的减少，口腔的自洁功能消失，导致咽干、咽痛、口腔溃疡、吞咽困难，甚至还会影响到患者进食，所以告诉患者及其家属口腔清洁的重要性。具体措施：晨起、睡前、饭后用软毛牙刷刷牙，饭前用清水或生理盐水漱口。口干时用 1%甘草液漱口或用麦冬、金银花、胖大海泡服。口腔溃疡者局部用西瓜霜喷剂或双料喉风散喷剂喷涂，并做张口运动，使口腔黏膜皱襞处充分进行气体交换，破坏厌氧菌的生长，防止口腔继发感染。咽痛者可在餐前 30min 用维生素 B 溶液加 2%利多卡因稀释后含 2～3min，可减轻疼痛，增进食欲。

二、肺癌化疗及护理

（一）概述

肺癌是我国最常见的恶性肿瘤之一。据统计，在发达国家和我国大城市，肺癌发病率已居男性肿瘤首位。近年来，女性肺癌发病率也明显升高。发病年龄大多在 40 岁以上。临床上肺癌的发生和发展，大体可分为 3 个阶段：细胞间变阶段一般无特殊临床症状，但痰中可发现间变细胞；经数月或数年之后，间变细胞可逐渐演变为发展的原位癌，此时痰液脱落细胞检查可找到癌细胞，但无其他阳性体征；以后逐渐出现临床症状及体征，其症状与体征取决于原发病灶的部位和大小、转移灶的部位及副瘤综合征的出现等。不同类型的肺癌其症状和体征往往亦有所差别。根据世界卫生组织（WHO）下属机构，国际癌症研究机构报道，2002 年，世界人口调查肺癌男性发病率为 42.4/10 万，死亡率为 33.21/10 万。女性发病率为 19.0/10 万，死亡率为 13.45/10 万。

（二）临床表现

肺癌的临床表现多种多样，最常见的有咳嗽、咯血、气短、胸痛及发热等。

咳嗽：常为阵发性干咳或呛咳，合并感染时有浓痰。咯血：多为反复发作的痰中带血，严重时有大咯血。

胸痛：初发时呈弥散不固定的隐痛，后期呈固定剧烈疼痛。

气短：由于癌肿阻塞支气管腔，或胸水压迫肺脏而引起呼吸困难。

发热：早期由继发感染引起，应用抗生素有效；晚期为坏死吸收热，应用抗生素无效，且呈持续性，并伴有乏力消瘦。

其他：晚期肺癌，可有肿瘤压迫或转移引起的症状，如声音嘶哑、吞咽困难、腹水、黄疸等。

（三）主要检查

X 线检查、CT 检查、脱落细胞学检查、纤维支气管镜等检查。

（四）病理

肺癌起源于支气管黏膜上皮和肺泡上皮。右肺癌多于左肺癌，上叶多于下叶。起源于主支气管、肺叶支气管的肺癌，位置靠近肺门者，称为中央型肺癌；起源于肺段支气管以下的肺癌，位置在肺的周围部分者称为周围型肺癌。

肺癌主要分为两大类：小细胞肺癌和非小细胞肺癌。非小细胞肺癌又分为三种主要组织学类型：鳞状细胞癌、腺癌和其他类型癌。

（五）治疗方法

肺癌的生物学行为相差颇大，在各类组织学分型中，小细胞肺癌为一类特殊类型的肺癌，其生物学行为显著不同于其他组织类型，因此对非小细胞肺癌和小细胞肺癌治疗原则不同。

1. 非小细胞肺癌治疗

Ⅰ期患者，无手术禁忌，应接受手术治疗。对ⅠA期患者，不建议做术后化疗，对有高度治疗失败危险的患者，可考虑做术后辅助化疗。对ⅠB期患者，做术后辅助化疗可能提高患者生存获益。

Ⅱ期患者，治疗原则为采用手术治疗，术后辅助治疗，根据具体分期患者，加或不加放疗或化疗。

Ⅲ期患者，对能手术的ⅢA期患者，应根据手术情况及具体淋巴结情况选择术后相应辅助放化疗。对不能手术的ⅢA期、ⅢB期患者，放化疗结合治疗是首选。

Ⅳ期患者，全身化疗是主要的治疗手段。常用化疗方案有吉西他滨＋铂类、紫杉醇＋铂类，多西紫杉醇＋铂类，长春瑞滨＋铂类，培美曲塞＋铂类等。随着基因检测水平的提高，靶向治疗在肺癌中的作用逐渐受到重视。靶向治疗非小细胞肺癌中应用较多的是 EGFR 拮抗剂，包括吉非替尼和厄洛替尼及埃克替尼。其他靶向药物包括抗血管内皮生长因子单克隆抗体（贝伐珠单抗）、重组血管内皮抑素（恩度）等。

2. 小细胞肺癌治疗

根据肿瘤分期行化疗、放疗或同步放化疗。对于局限期患者，化疗联合局部放疗是目前公认的标准治疗方法。对于广泛期、有脑转移症状者，建议先放疗后化疗，无脑转移症状者建议先化疗后放疗。常用一线化疗方案为 EP 方案，二线用药有异环磷酰胺、紫杉醇、多西紫杉醇、伊立替康等。

（六）化疗方案

1. NP 方案

长春瑞滨 $25mg/m^2$，静脉滴注，第 1、8 天。顺铂 $75mg/m^2$，静脉滴注，第 1 天。

每 3 周为 1 个周期，21d 为 1 个周期。

2. GP 方案

吉西他滨 $1000mg/m^2$，静脉滴注 30～60min，第 1、8 天。顺铂 $75mg/m^2$，静脉滴注，第 1 天。

每 3 周为 1 个周期，21d 为 1 个周期。

3. GC 方案

吉西他滨 $1000mg/m^2$，静脉滴注 30～60min，第 1、8 天。卡铂 AUC=5，静脉滴注，

第1天。

每3周为1个周期，21d为1个周期。

4. 培美曲塞＋顺铂

培美曲塞 500mg/m²，静脉滴注，第1天。顺铂 75mg/m²，静脉滴注，第1天。

每3周为1个周期，21d为1个周期。

5. TP方案

紫杉醇 135～175mg/m²，持续静脉滴注 3h，第1天。顺铂 75mg/m²，静脉滴注，第1天。

每3周为1个周期，21d为1个周期。

6. DP方案

多西他赛 75mg/m²，持续静脉滴注 1h，第1天。顺铂 75mg/m²，静脉滴注，第1天。

7. EP方案

依托泊苷 100mg/m²，静脉滴注，第1～3天。顺铂 75mg/m²，静脉滴注，第1天。

为小细胞肺癌的一线化疗方案，21d为1个周期。

8. IP方案

伊立替康 65mg/m²，静脉注射，第1、8天。顺铂 75mg/m²，静脉注射，第1、8天。21d为1个周期。

（七）症状的观察与护理

肺癌的临床表现比较复杂，症状和体征的有无、轻重及出现的早晚，取决于肿瘤发生部位、病理类型、有无转移及有无并发症，以及患者的反应程度和耐受性的差异。肺癌早期症状常较轻微，甚至可无任何不适，最常见的有咳嗽、咳痰、咯血、胸闷气短、声音嘶哑、胸痛及发热等。

1. 咳嗽、咳痰的观察与护理

咳嗽是最常见的症状，以咳嗽为首发症状者占 35%～75%，典型的表现为阵发性刺激性干咳，一般止咳药常不易控制。合并感染时有浓痰，如有剧烈咳嗽，应警惕有无出血的危险性。护理人员要严密观察病情变化，及时与医生联系，防止意外的发生。

（1）保持室内空气清新，无刺激气味，严禁吸烟。避免吹风受凉。

（2）观察咳嗽的性质、声音、时间及痰液的颜色、性质、量及气味，患者的体温和伴随症状，做好记录。

（3）剧烈咳嗽，痰液不易咳出者，遵医嘱给予化痰药物，如压缩雾化等，也可让患者饮少许温开水润喉后，轻拍其背，帮助排出痰液。

（4）注意气候变化，督促患者随时增减衣物，冬季外出戴口罩。

（5）遵医嘱应用止咳药物。

2. 咳血、咯血的观察与护理

多为持续性痰中带血，由于肺肿化疗后组织坏死或肿瘤局部浸润血管、气管等组织受累引起的大咯血，需立即组织抢救。密切观察患者的病情变化，做好应急准备，并及时记录。

（1）给予心理护理，如陪伴和安慰患者，进行必要的解释，保持情绪稳定。

（2）少量咯血时，嘱患者卧床休息。大咯血时绝对卧床休息，去枕平卧位，头偏向一侧或患侧卧位，嘱咐患者不要屏气，轻轻将血咳出。

（3）咯血后协助患者清洁口腔，咯血污染的衣物及时更换，血液和痰液及时倒掉，避免产生不良刺激。

（4）大咯血时，暂禁食。病情稳定及少量咯血者，可给温热的高蛋白、高热量、高维生素易消化流质及半流质饮食，避免进浓茶、咖啡等刺激性饮料。

（5）密切观察病情变化，及时发现咳血征象如胸闷、气短、发绀、烦躁、神色紧张、冷汗及突然坐起等，发现这些情况应及时通知医生，并立即协助患者侧卧，取头低脚高位，轻拍其背部将血咳出，无效时，可直接用吸引器抽吸，必要时行气管插管或气管切开。

（6）遵医嘱应用止血药物、抗生素、静脉补液、输血等。

（7）定时测量生命体征，必要时给予心电监护，记录护理记录单。

（8）保持大便通畅，便秘者给予缓泻剂或灌肠。

3．胸痛的护理

肺癌患者因肿瘤的侵犯和转移导致胸痛，压迫也可导致胸痛，如肿瘤压迫肋间神经时，可引起肋间神经痛。所谓神经痛，就是一种与神经传导有关的突然发作的一阵剧烈刺痛。胸痛常突然发生，如电击样放射性灼痛，较剧烈，持续时间短，间隙期完全正常，疼痛的部位多沿着神经的走行分布。肿瘤压迫臂丛神经会引起上肢疼痛，感觉麻木，严重时有肌肉萎缩等。

（1）实施正确的健康教育：帮助患者正确认识止痛药的成瘾性，癌症患者用药解除疼痛不会成瘾，无论用多少或多长时间，一旦引起疼痛的原因得以解除，他们即不再要求使用麻醉止痛药。经积极宣教全部患者能充分表述疼痛的感受，并接受止痛治疗。

（2）正确评估疼痛程度：疼痛是一种主观感受。评估资料应主要来源于患者的主诉。依据两种方法评估患者的疼痛，一种方法是以患者主观感受判断疼痛，另一种是应用评估工具准确评估疼痛。

（3）正确使用止痛药：严格按 WHO 推荐的三阶梯止痛法的原则从非麻醉性止痛药开始，无效时逐步升级到强麻醉性止痛药。护士切记按时给药，而不是按需给药，不要等到疼痛加重后才开始使用，特殊情况下可灵活掌握，临时增加止痛药。

（4）设置优美舒适的环境，争取患者家属的配合。置患者于舒适的体位，为患者创造一个良好的环境可提高痛阈减轻痛苦。

（八）治疗时的护理

肺癌患者主要的治疗手段是手术治疗和化疗，下面主要谈一下化疗时的护理。

肺癌的化疗一般采用的方案有 NP、GP、TP、EP 等，化疗时应做到以下护理：

（1）严格执行化疗用药要求，保证有效治疗，化疗药物应现配现用，遵医嘱调节输液速度、用药时间，注意观察药物的毒性作用，随时检查血象、肝功能、尿常规。

（2）根据药物性质，选择给药途径，建议使用中心静脉置管给药，如果发生化疗药物外渗，按药物外渗进行处理。

（3）室内定期进行空气消毒，定时开窗通风，保持空气清新，根据患者病情，进行保护性隔离。

（4）饮食护理：给予高蛋白、高热量、高维生素、清淡易消化的饮食，注意多饮温开水，排出毒素。

三、甲状腺癌化疗及护理

（一）概述

甲状腺肿瘤为临床的常见病、多发病，在非缺碘地区，约 5%的女性与 1%的男性发生可触及甲状腺肿块，在低碘饮食地区发病率较高，如使用高分辨超声检查，在女性和老年人群中 19%～67%可发现甲状腺肿瘤。甲状腺肿瘤大多为良性，少数为癌，罕见肉瘤。甲状腺肿瘤的诊断与鉴别诊断，目前仍是困扰临床医师的一个重要课题。虽然甲状腺癌的发病率并不高，占所有甲状腺肿瘤的 5%～10%，但它是内分泌系统中最常见的恶性肿瘤。

甲状腺癌是头颈部比较常见的恶性肿瘤，占全身恶性肿瘤的 1%～2%，女性多见。由于其病理类型较多，生物学行为差异很大。低度恶性甲状腺癌患者可自然生存 10 年以上，有的甚至在肺部转移时还能带病生存 5 年以上，但高度恶性的甲状腺未分化癌可致患者在短期内死亡。绝大多数甲状腺癌发生于中青年。

（二）临床表现

典型的临床表现，为进行性增大的无痛性甲状腺肿块，多数患者无自觉症状，因为病变发展缓慢，故就诊时平均病程均较长。部分患者可出现声音嘶哑、吞咽困难等肿瘤侵及邻近组织所致的症状。少数患者可以颈部淋巴结肿大为首发症状。晚期患者，可出现由于肿瘤细胞向远处转移导致的胸痛、痰中带血、腹部或骨骼痛等症状。髓样癌患者，可以伴有因其他内分泌肿瘤而引起的症状，如腹泻、面部潮红、血压升高、消化道溃疡、黏膜多发结节等症状。

（三）病理

甲状腺上皮恶性肿瘤主要有四种组织类型：乳头状癌、滤泡状癌、髓样癌、未分化癌。非上皮肿瘤有恶性淋巴瘤、肉瘤及其他肿瘤等。

（四）治疗方法

甲状腺癌治疗方法有手术治疗、放疗、化疗、内分泌治疗，甲状腺癌治疗以手术治疗为主，一旦明确诊断，如无手术禁忌应及时手术。

放疗是甲状腺癌综合治疗的主要方法之一，分外放疗和内放疗两种。

甲状腺癌对化疗不敏感，不应对甲状腺癌做常规术后化疗，仅对未分化癌或不能切除的甲状腺癌使用化疗，常用药物是多柔比星、顺铂、紫杉醇等。

（五）化疗方案

1. 多柔比星

多柔比星 75mg/m²，静脉注射，第 1 天。21d 为 1 个周期。

2. 多柔比星＋顺铂

多柔比星 60mg/m²，静脉注射，第 1 天。顺铂 40mg/m²，静脉注射，第 1 天。21～28d 为 1 个周期。

3. 紫杉醇

紫杉醇 80mg/m²，静脉注射，第 1、8、15 天。21～28d 为 1 个周期。

（六）症状观察与护理

甲状腺癌的症状因其不同的病理类型和生物学特性而表现各异，局部体征也不尽相同。其早期临床表现不明显，患者或其家属、医生偶然发现患者颈部甲状腺有质硬而高低不平的肿块，多无自觉症状。颈部肿块往往为非对称性硬块，甲状腺结节肿块可逐渐增大，随吞咽上下活动，并可侵犯气管而固定，肿块易较早产生压迫症状，如伴有声音嘶哑、呼吸不畅、吞咽困难或局部压痛等压迫症状。颈静脉受压时，可出现患侧静脉怒张与面部水肿等体征，为甲状腺癌的特征之一，可出现肺转移与骨转移等，甚至发生病理性骨折。

1. 胸部疼痛的观察与护理

（1）认真评估观察患者疼痛的部位、性质、持续时间及伴随的其他症状，使患者保持情绪稳定，焦虑的情绪易引起疼痛加深。转移患者注意力，可看些小说、漫画等分散注意力。

（2）疼痛时尽量深呼吸，以胸式呼吸为主，减轻腹部压力刺激。

（3）取舒适的体位，患侧卧位及半卧位，可减轻患者胸壁紧张，减轻疼痛。

（4）正确使用止痛药，严格按 WHO 推荐的三阶梯止痛法的原则从非麻醉性止痛药开始，无效时逐步升级到强麻醉性止痛药。护士切记按时给药而不是按需给药，不要等到疼痛加重后才开始使用，特殊情况下可灵活掌握，临时增加止痛药。

（5）饮食应选清淡、高蛋白、低脂肪、无刺激的易消化食物，不宜过饱，少量多餐。

（6）保持环境安静舒适，执行保护性医疗制度，耐心听取患者倾诉，给予适当安慰，减轻患者心理负担，提高痛阈。

2. 呼吸困难的观察与护理

晚期患者由于肿瘤的不断增大，导致肿瘤压迫气管造成患者的呼吸困难。

（1）观察患者神志、面容与表情、口唇、指端的皮肤颜色，呼吸的节律、频率的变化，评估血氧饱和度，如有异常及时报告医生，给予对症处理。

（2）保持呼吸道通畅，痰液不易咳出的患者采用辅助排痰法或遵医嘱给予化痰药物、压缩雾化等。

（3）根据病情采取坐位或半卧位，改善通气，以患者自我感觉良好为原则。

（4）指导患者有计划地进行休息和活动，循序渐进地增加活动量和改变运动方式。

（5）保持呼吸道通畅，指导患者做深呼吸及咳嗽运动，有痰液及时咳出，对声音嘶哑的患者多给予生活上的照顾及精神安慰。

（七）治疗时的护理

（1）饮食营养均衡，适宜进高蛋白、低脂肪、低糖、高维生素、无刺激性饮食，除各种肉、鱼、蛋、奶外，应多吃新鲜蔬菜、水果。戒烟禁酒，少量多餐。如出现进食时咳嗽、声音嘶哑，应减少流质饮食，防止食物进入气管。

（2）注意休息，加强口腔卫生，避免剧烈运动和精神刺激，并预防感染，加强营养。

（3）骨髓抑制：早期可表现为白细胞尤其是总细胞减少，严重时血小板、红细胞、血红蛋白均可降低，同时患者还可有疲乏无力、抵抗力下降、易感染、发热、出血等表现，保持患者休息室通风、整洁，保持室内相对湿度为50%～60%，必要时每日房间消毒，遵医嘱给予升白药物治疗。

（4）观察患者用药后的反应，如恶心、呕吐、腹痛、腹泻、血尿、便血、发热等情况。化疗期间注意观察患者生命体征，注意观察尿量，鼓励患者多饮水，24h尿量应大于3000mL。

四、食管癌化疗及护理

（一）概述

食管指连接下咽到胃之间的生理管道。原发于食管恶性肿瘤，绝大多数发生在食管黏膜上皮，称为食管癌，少数发生于食管中胚层组织的称为肉瘤。从世界范围看，食管癌是常见的恶性肿瘤之一，全球食管癌每年新发患者数约40万，是第3位常见消化道的恶性肿瘤，是第6位癌性死亡的原因。在我国，属于高发和导致癌性死亡常见的恶性肿瘤之一。食管癌发病与食物粗硬、过热食物长期刺激，过量饮酒、吸烟，慢性食管炎及遗传因素有关。饮食中亚硝胺类化合物也是病因之一，如腌制的食物中亚硝胺类化合物含量较高，经常食用可致癌。

（二）临床表现

早期食管癌的症状往往并不明显，很多患者因此而忽略，这也是食管癌早期发现困难的主要原因。早期的主要症状有：胸骨后不适、进食后轻度哽噎感、疼痛、异物感、闷胀不适感、烧灼感或进食后食物停滞感等。上述症状常间断出现，也可以持续数年。亦有患者仅表现为吞咽时疼痛不适或有异物感。临床上，很多早期食管癌患者常常在确诊后，经医生提示询问时才发觉有上述症状。

进展期食管癌因肿瘤生长浸润，造成管腔狭窄而出现食管癌的典型症状，归纳有以下几点：①进行性的吞咽困难；②胸骨后疼痛；③呕吐；④贫血、体重下降、泛酸等。

晚期食管癌的症状多为肿瘤压迫、浸润周围组织和器官而产生。①压迫气管引起咳嗽，呼吸困难。穿破气管而发生气管食管瘘时，可发生进食呛咳、发热、咳脓臭痰，肺炎或肺脓肿形成。②侵犯喉返神经引起声音嘶哑，侵犯膈神经而致膈神经麻痹，则发生呼吸困难或膈肌反常运动。③侵犯纵隔则可引起纵隔炎和致命性大呕血。④肿瘤转移可引起锁骨上淋巴结肿大、肝大、黄疸、腹块、腹腔积液及骨骼疼痛等。极少数病例肿瘤向食管腔内生长较慢，而向食管外侵犯和转移出现较早，吞咽困难症状不明显，首先引起患者注意的是声音嘶哑，或者是颈部淋巴结肿大，此类患者往往以声音嘶哑前来就诊。⑤恶病质，表现为极度消瘦和衰竭。

（三）主要检查

1. 胃镜检查

胃镜检查是必不可少的检查。

2. 食管钡餐造影检查

最常用，主要用于那些不适合做胃镜检查的患者。

3. CT 检查

可辅助判断肿瘤侵犯范围及局部生长状况，对于外科医生判断手术是否进行或者采取何种手术途径具有重要意义。

4. 正电子发射断层显像（即 PET-CT 检查）对判断食管癌是否有全身转移简单而方便。

5. MRI 检查

可在冠状面及矢状面上显示肿瘤的长度，在诊断食管癌方面不如 CT 检查。

（四）病理

食管恶性肿瘤绝大多数发生于食管黏膜上皮，以鳞癌为主，少数发生于食管中胚层组织来源肉瘤。早期食管癌病理类型分为隐伏型、糜烂型、斑块型、乳头型或隆起型。中晚期食管癌大体形态学类型有髓质型、蕈伞型、溃疡型、缩窄型、腔内型。

（五）治疗方法

食管癌治疗方法有手术治疗、放疗、化疗等，早期食管癌首选手术切除，中晚期食管癌采用以放化疗为主的综合治疗，局部晚期患者治疗方法复杂，可结合手术治疗及手术前后放化疗治疗。

（六）化疗方案

1. PF 方案

顺铂 80～100mg/m^2，静脉滴注，第 1 天。氟尿嘧啶 750～1000mg/m^2，静脉滴注，第 1～5 天。

每 3 周为 1 个周期。

2．DDP＋5-FU/CF 方案

顺铂 14～20mg/m², 静脉滴注, 第 1～5 天。氟尿嘧啶 350～400mg/m², 静脉滴注, 第 1～5 天。亚叶酸钙 70～140mg/m², 静脉注射, 第 1～5 天。

每 3 周为 1 个周期。

3．TP 方案 1

紫杉醇 135～175mg/m², 持续静脉滴注 3h, 第 1 天。顺铂 80～100mg/m², 静脉滴注, 第 2 天。

每 3 周为 1 个周期。

4．TP 方案 2

多西紫杉醇 60～75mg/m², 静脉滴注, 第 1 天。顺铂 60～75mg/m², 静脉滴注, 第 1 天。

每 3 周为 1 个周期。

5．IP 方案

伊立替康 65mg/m², 静脉滴注, 第 1、8 天。顺铂 30mg/m², 静脉滴注, 第 1、8 天。

每 3 周为 1 个周期。

6．GP 方案

吉西他滨 800～1000mg/m², 静脉滴注, 第 1、8 天。顺铂 40mg/m², 静脉滴注, 第 2、9 天。

每 3 周为 1 个周期。

7．NP 方案

长春瑞滨 25mg/m², 静脉滴注, 第 1、8 天。顺铂 25mg/m², 静脉滴注, 第 1、3 天。

每 3 周为 1 个周期。

8．mFOLFOX6 方案

奥沙利铂 85mg/m², 静脉滴注, 第 1 天。

氟尿嘧啶 400mg/m², 静脉滴注, 第 1 天。

氟尿嘧啶 2400mg/m², 持续静脉滴注 46h。亚叶酸钙 400mg/m², 静脉滴注, 第 1 天。

每 2 周为 1 个周期。

9．NDP ＋CAP 方案

奈达铂 75～80mg/m², 静脉滴注, 第 1 天。卡培他滨 1000mg/m², 2 次/d, 口服, 第 1～14 天。

每 3 周为 1 个周期。

10．NDP＋5-Fu 方案

奈达铂 75～80mg/m², 静脉滴注, 第 1 天。卡培他滨 500～750mg/m², 2 次/d, 口服, 第 1～14 天。

每 3 周为 1 个周期。

11．ECF 方案

表柔比星 60mg/m²，静脉滴注，第 1 天。顺铂 60～75mg/m²，静脉滴注，第 1 天。5-FU 500～600mg/m²，静脉滴注 4～6h，第 1～4 天。

每 3 周为 1 个周期。

（七）症状的观察与护理

食管癌早期常无明显症状，进食时有轻微的哽噎感，随着肿瘤的增大及病情的不断发展，会引起一系列症状，进行性吞咽困难是最常见也是最典型的临床表现。胸背部灼烧样疼痛、声音嘶哑、呕血、食管气管瘘，吞咽食物或水时剧烈呛咳。

1．吞咽困难的观察与护理

吞咽困难，食管癌晚期症状之吞咽困难随病情逐渐加重，开始是固体食物不能顺利咽下，到半流质食物下咽困难，最后进流质饮食同样下咽不利。进行性咽下困难是绝大多数患者就诊时的主要症状，但却是本病的较晚期表现。因为食管壁富有弹性和扩张能力，只有当约 2/3 的食管周径被癌肿浸润时，才出现咽下困难。因此，在上述早期症状出现后，在数月内病情逐渐加重，由不能咽下固体食物发展至液体食物亦不能咽下。如癌肿伴有食管壁炎症、水肿、痉挛等，可加重咽下困难。

（1）患者应避免精神刺激，少食多餐，低脂肪、清淡饮食，避免刺激性食物；不宜吃得过饱，特别是晚餐。

（2）忌烟和酒，餐后不要立即平躺，睡眠时应把床头抬高，以减少胃酸反流的机会，必要时可手术治疗或扩张治疗，改善食管下括约肌功能。

（3）当患者出现哽噎感时，不要强行吞咽，否则会刺激局部癌组织出血、扩散、转移和疼痛。在哽噎严重时应进流食或半流食。要避免进食冷流食，放置较长时间的偏冷的面条、牛奶、蛋汤等也不能喝。因为食管狭窄的部位对冷食刺激十分敏感，容易引起食管痉挛，发生恶心、呕吐、疼痛和胀麻等感觉。所以进食以温食为好。不能吃辛、辣、臭、腥的刺激性食物，因为这些食物同样能引起食管痉挛，使患者产生不适。

（4）当患者出现重度吞咽困难情景时，及时报告医生，必要时行手术治疗。

2．胸骨后疼痛的观察与护理

（1）注意力转移：可根据患者的爱好，放一些欢快节奏的音乐，让患者边欣赏边随节奏做拍手动作；或可让患者看一些笑话、幽默小说，说一段相声取乐。还可以让患者坐在舒适的椅子上，闭上双眼，回想自己童年有趣的乐事，或者想自己愿意想的任何事，每次 15min，一般在进食后 2h 进行，事后闭目静坐 2min，这些都可以达到转移止痛的目的。

（2）体表止痛法：可通过刺激疼痛部位周围的皮肤或相对应的健侧达到止痛目的。刺激方法可采用按摩、涂清凉止痛药等，也可采用各种温度的刺激，或用 65℃热水袋放在湿毛巾上做局部热敷，每次 20min，可取得一定的止痛效果。

（3）对于食管癌晚期肿瘤浸润导致疼痛的患者，应尽量满足他们的止痛要求，不要害怕麻醉止痛剂的成瘾性，以提高其生活质量。

3．意识状态及心理状况的观察与护理

（1）密切观察晚期食管癌患者的生命体征，若发现患者忽然失语、面色改变、呼吸停止，必须马上报告医生，紧急抢救。

（2）保持室内环境优雅舒适，床铺干燥、整洁，尤其是护理生活不能自理的食管癌患者一定要定期翻身，用温水擦洗，时常按摩受压部位，预防褥疮的发生。

（3）合理膳食，食管癌患者到了晚期由于肿瘤消耗等原因，一般患者的营养欠缺比较严重，故饮食应丰富多样，以清淡和高营养为原则，可嘱患者多食新鲜的蔬菜和水果，忌食辛辣和刺激性强的食物，在保证营养供给的同时增强患者的免疫抗病能力。

（4）注意观察晚期食管癌患者的精神和心理活动，晚期食管癌患者往往容易自暴自弃，丧失生活的勇气和信心，我们要不断鼓励患者，多给予患者精神和心理安慰，消除他们对死亡的惧怕感，树立晚期食管癌患者战胜疾病的自信心。

（5）鼓励患者在身体状况允许的情况下多做一些力所能及的活动，使其能积极地尽快融入社会活动中，但一定要注意切勿活动过度。

（八）治疗时的护理

食管癌的治疗方案分手术治疗、放疗、化疗、介入治疗和综合治疗。两种或以上疗法同时或先后应用称为综合治疗。结果显示以综合治疗效果较好。这里主要讲一下化疗的护理。

（1）鼓励患者进食，向患者解释加强营养能够促进组织的修复、提高治疗效果及减轻不良反应，嘱患者在化疗期间大量饮水，以减轻药物对消化道黏膜的刺激并有利于毒物排泄，饮食以高蛋白、高维生素、易消化、无刺激、清淡可口的半流质饮食为主，少食多餐。每次进食后，可饮温开水冲洗食管，以减轻炎症及水肿。

（2）肾毒性的护理：给予充分的液体和利尿剂保证足够的尿量，是预防顺铂肾毒性反应最基本、最重要的策略。鼓励患者多饮水，准确记录出入水量，如发现尿量减少，可通知医生，按医嘱给予利尿剂，以减轻对肾脏的毒性反应。

（3）加强基础护理，保持口腔、会阴部皮肤清洁，避免感染，必要时实行保护性隔离，限制患者活动及家属探视。

（4）室内经常通风，保持温度适宜。避免去人多的公共场合，外出戴口罩。

五、原发性肝癌化疗及护理

（一）概述

原发性肝癌（简称肝癌）属于肝脏上皮性恶性肿瘤中的一类。在我国属于高发病，一般男性多于女性。我国是乙肝大国，我国肝癌多在乙肝肝硬化的基础上发展而来。目前我国发病患者数占全球的半数以上，肝癌已成为严重威胁我国人民健康和生命的一大杀手，其危险性不容小视。

（二）临床表现

肝癌症状主要来自肝癌本身及肝病背景，就肝癌而言，早期可无症状。通常 5mm 以下小肝癌约 70%无症状，无症状的亚临床肝癌有 70%左右为小肝癌。肝癌一旦出现症状，多已处于中、晚期。肝癌的早期表现很不典型，往往容易被忽视。晚期主要症状包括：

（1）食欲明显减退：腹部闷胀，消化不良，有时出现恶心、呕吐。

（2）右上腹隐痛：肝区可有持续性或间歇性疼痛，有时可因体位变动而加重。

（3）乏力、消瘦、不明原因的发热及水肿。

（4）黄疸、腹水、皮肤瘙痒。

（5）鼻出血、皮下出血等。

肝癌的一些典型症状，只有疾病进展到中晚期时才会发生，而那时往往已经丧失手术机会，因此平时的自我检查非常重要。当感觉疲惫乏力持续不能缓解时，很可能是肝病的预兆；心窝处沉闷感，或是腹部右上方感觉钝痛，有压迫感和不适感等，体重减轻，时有原因不明的发烧及出现黄疸，应尽早前往医院检查。

（三）主要检查

1. 影像学检查

（1）最常用的是肝脏超声检查，超声检查为非侵入性检查，对人体组织无任何不良影响，其操作简单、直观准确、费用低廉、方便无创、广泛普及，可用于肝癌的普查和治疗后随访。

（2）CT 已经成为肝癌诊断的重要常规手段。腹部 CT 增强扫描可清楚地显示肝癌的大小、数目、形态、部位、边界、肿瘤血供丰富程度，以及与肝内管道的关系，对于进一步明确诊断，与其他良性肝脏占位相鉴别，同时明确肝癌的分期分级，对于指导治疗及判断预后有重要意义。

（3）肝脏特异性 MRI 能够提高小肝癌检出率，同时对肝癌与肝脏局灶性增生结节、肝腺瘤等的鉴别有较大帮助，可以作为 CT 检查的重要补充。

（4）PET-CT（正电子发射计算机断层扫描）全身扫描可以了解整体状况和评估肿瘤转移情况，更能全面判断肿瘤分期及预后，但是价格较高，一般不作为首选检查。

（5）选择性肝动脉造影是侵入性检查，因肝癌富含血供，以肝动脉供血为主，因此选择肝动脉造影，可以明确显示肝脏的小病灶及肿瘤血供情况，在明确诊断后还可以通过注射碘油，堵塞肿瘤供养血管达到治疗目的，适用于其他检查后仍未能确诊的患者。有乙肝、丙肝的患者应定期复查，如有可能应每年查体，肝脏 B 超是最基础的检查。

2. 实验室检查

（1）甲胎蛋白 AFP：为肝细胞癌诊断中最好的肿瘤标志物，凡 AFP＞500μg/L、持续 1 个月或 AFP＞200μg/L 持续 2 个月而无肝病活动证据，可排除妊娠和生殖腺胚胎癌者，应高度怀疑肝细胞癌。

（2）异常凝血酶原：肝癌血肿可测得异常凝血酶原及 1-羧基凝血酶原，是目前已获得公认的肝癌标记。

（3）岩藻糖苷酶：原发性肝癌患者血清中岩藻糖苷酶显著升高，继发性肝癌和肝硬化患者血清中也升高，对 AFP 阴性和小肝癌诊断也有一定价值。

（4）Y-谷氨酰胺转移酶同工酶Ⅱ：诊断肝癌阳性率为 25%～55%，有助于 AFP 阴性肝癌诊断。

（四）病理

根据世界卫生组织（WHO）的组织学分类，肝脏上皮性恶性肿瘤分为肝细胞癌（hepatocellular）、胆管细胞癌（cholangiocarcmoma，又称肝内或周围胆管癌）、胆管囊腺癌（bileducTcystadenocarcinoma）、肝细胞及胆管混合癌（combined hepatocellular and cholangiocarcinoma）、肝胚细胞癌（hepato-blastoma）和未分化癌（undifferentiated carcmoma）。通常原发性肝癌主要包括肝细胞癌、肝内胆管癌、肝细胞及胆管混合癌 3 种细胞类型。后来又发现一种预后较好的纤维板层型（fibrolamellar）肝癌。我国原发性肝癌 90% 以上为肝细胞癌，肝内胆管癌、肝细胞及胆管混合癌各占不到 5%。

国内肝癌病理协助组在 Eggel 分类的基础上分为：①块状型；②结节型；③小癌型；④弥漫型。

日本 Okuda 则从肝癌生长方式与癌周肝病背景分为：①膨胀型；②浸润型；③混合型；④弥漫型；⑤特殊型。

肝细胞癌常为多血管型，大的肿瘤经常可见动静脉瘘。肝内门静脉和肝静脉常可见癌栓，并导致肝内播散和远处转移。

（五）治疗方法

肝癌治疗包括手术治疗、放疗、靶向治疗及局部治疗，对化疗不敏感。

1. 手术治疗

肝癌主要治疗手段为手术切除，早期手术 1 年、3 年、5 年生存率分别为 80%～92%、61%～86%、41%～75%。但 90% 肝癌患者因肿瘤较大或肝硬化失去手术机会。对于肿瘤较大，可先选用局部治疗，待肿瘤缩小后争取二期切除。

2. 放疗

正常肝脏对放疗敏感，而肝细胞癌敏感性较大，治疗效果有限。

3. 局部消融治疗

近年来，无水酒精局部注射，射频消融、微波固化、激光消融等疗法，已广泛用于临床，可起到局部控制肿瘤、缓解症状的作用，可作为不能接受手术的选择手段。

4. 内科治疗

肝癌全身化疗有效性低，化疗敏感性差，常用化疗药物有吉西他滨、奥沙利铂、氟尿嘧啶等，肝动脉内给药及动脉栓塞效果肯定，少数患者因此获得降期后切除，常用动脉给药有多柔比星、顺铂等。

5. 生物靶向治疗

早年采用白细胞介素-2、干扰素及肿瘤坏死因子等生物反应调节剂治疗肝癌，疗效不理想。近年随着靶向治疗药物研究进展，目前应用于肝癌的药物有多靶点信号传导抑制剂索拉非尼等。

（六）化疗方案

1. 多柔比星

多柔比星 60mg/m²，静脉滴注，第 1 天。

3 周为 1 个周期。

2. 5-FU＋IFN

氟尿嘧啶 200mg/（mz·d），静脉推注，第 1～21 天。干扰素 $4×10^6/m^2$，肌内注射，第 1、3、5 天。

4 周为 1 个周期。

3. GEMOX 方案

吉西他滨 1000mg/m²，静脉滴注，第 1 天。奥沙利铂 100mg/m²，静脉滴注，第 2 天。

2 周为 1 个周期。

4. Xeloda＋DDP

卡培他滨 1000mg/m²，口服，1 日 2 次，第 1～14 天。顺铂 60mg/m²，静脉滴注，第 1 天。

3 周为 1 个周期。

5. FOLFOX

奥沙利铂 85mg/m²，静脉滴注，第 1 天。

氟尿嘧啶 400mg/m²，静脉推注，第 1 天。

氟尿嘧啶 2400mg/m²，持续静脉滴注 48h。亚叶酸钙 200mg/m²，静脉推注，第 1 天。

2 周为 1 个周期。

（七）症状的观察与护理

肝癌是一种常见的恶性肿瘤，早期缺乏典型症状，常见临床症状为肝区疼痛，多为持续性钝痛、刺痛或胀痛，早期全身和消化道症状不典型，晚期可出现食欲明显减退、右上腹隐痛、乏力、消瘦、不明原因的发热及水肿、黄疸、皮肤瘙痒、贫血等，如果有肺、骨转移，还可伴随相应症状。

1. 肝区疼痛的观察与护理

绝大多数中晚期肝癌患者以肝区疼痛为首发症状，发生率超过 50%。肝区疼痛一般位于右肋部或剑突下，疼痛性质为间歇性或持续性隐痛、钝痛或刺痛，疼痛前一段时间内，患者可感到右上腹不适。疼痛可时轻时重或短期自行缓解。疼痛产生的原因主要是肿瘤迅速增大，压迫肝包膜，产生牵拉痛，也可因肿瘤的坏死物刺激肝包膜所致。少数患者自发地或于肝穿刺后突然出现肝区剧烈疼痛，多是由位于肝脏表面的癌结节破裂出血所致。若同时伴有血压下降、休克的表现，腹腔穿刺有血性液体，则说明癌结节破裂出血严重。遇此情况需紧急抢救。

（1）疼痛时尽量深呼吸，以胸式呼吸为主，减轻腹部压力刺激。

（2）取舒适的体位。患侧卧位及半卧位，可减轻腹壁紧张，减轻疼痛。

（3）局部轻轻按摩，不可用力，否则易致肿块破裂或扩散。

（4）饮食应选清淡、高蛋白、低脂肪、无刺激的易消化食物，不宜过饱，少量多餐。

（5）保持大便通畅，减轻腹胀，以免诱发疼痛。

（6）保持情绪稳定，焦虑的情绪易引起疼痛加重。转移注意力，可看些小说、漫画等分散注意力。

（7）保持环境安静舒适，执行保护性医疗制度，耐心听取患者倾诉，给予适当安慰，减轻患者心理负担，提高痛阈。

2. 消化道症状的观察与护理

（1）消化道症状也是肝癌晚期较为常见的症状，如食欲减退、饭后上腹饱胀、嗳气、消化不良、恶心等是肝癌常见的消化道症状，其中以食欲减退和腹胀最为常见。腹泻也是肝癌较为常见的消化道症状，国内外均有报道，发生率较高，易被误认为慢性肠炎。门静脉或肝静脉癌栓所致的门静脉高压及肠功能紊乱可致腹胀、大便次数增多，腹胀亦可因腹水所致。

（2）肝癌晚期患者的饮食护理非常重要。指导患者多食富含维生素和蛋白质的高热量饮食。呕吐者可给予止吐剂，必要时给予静脉高营养支持治疗，如有水肿、腹水的情况，控制盐的摄入。要保持大便通畅，预防便秘，防止血氨升高。血氨偏高时限制或禁食蛋白质。

（3）警惕上消化道出血的危险，密切观察患者的生命体征，观察患者呕吐物及大便的颜色、性状和量，必要时送检和查血常规。如有出血，嘱患者绝对卧床休息、吸氧、进温凉流质饮食，出血量大者应积极处理，急救治疗。

3. 意识障碍（肝昏迷）的观察与护理

肝癌到了晚期的状况是非常复杂的，伴随着多种症状的发生，还容易使患者发生昏迷的现象。合并肝硬化失代偿患者有明显诱因而出现肝癌晚期肝昏迷症状。

（1）密切观察患者的生命体征、意识障碍的程度、瞳孔的变化。有异常及时报告医生。

（2）保持呼吸道通畅。及时清除呼吸道分泌物，防止误吸。

（3）纠正水与电解质和酸碱平衡失调：每日控制总液体量在 2500mL 以下，腹水患者补液量按前 1d 的尿量加 1000mL 即可。

（4）防治脑水肿：静脉点滴高渗葡萄糖、20%甘露醇、25%山梨醇等。

（5）对躁动不安的患者，遵医嘱应用镇静剂，给予保护性约束，使用约束带时要注意防止约束过紧而造成的皮肤损伤。

（八）治疗时的护理

肝癌的治疗手段包括手术治疗、化疗、放疗、靶向、介入治疗等，对化疗不敏感，介入化疗是在局部麻醉下经皮肝动脉穿刺，穿刺成功后在 X 线监视下观察肿瘤的位置、大小、形状、血液供应情况决定治疗药量，然后慢慢将导管插入肝总动脉或肝固有动脉，再缓缓注入化疗等药（化疗药物有表阿霉素、丝裂霉素、5-氟尿嘧啶、羟基喜树碱、平阳霉素）及可吸收性明胶海绵栓塞。下面我们详细介绍一下介入化疗的护理措施。

1. 穿刺部位的护理

术后穿刺点用弹性胶布加压包扎 24h 并用沙袋压穿刺点 6h 以上，防止穿刺点皮下出血和血肿，24h 后松弹性胶布并覆盖无菌纱布 2～3d，避免浸湿，绝对卧床休息 24h，穿刺肢体呈外展伸直位，24h 后方可逐渐离床活动。应严密观察穿刺部位敷料包扎情况，加强巡视，注意观察足背动脉波动有无减弱或消失，皮肤颜色是否苍白及温度是否下降，毛细血管充盈时间是否延长，穿刺侧下肢有无疼痛和感觉障碍，及早发现股动脉血栓形成。

2. 胃肠道反应的观察

介入治疗后由于肿瘤被栓塞引起缺血缺氧坏死，胃肠道反应均可出现不同程度的呕吐。化疗药物，如 5-氟尿嘧啶、丝裂霉素等，可引起患者恶心、呕吐。且介入手术时术中牵拉，栓塞剂引起迷走神经反射性兴奋也可诱发恶心、呕吐。呕吐时嘱患者暂禁食，取侧卧位头偏向一侧，防止呕吐物误入气管，同时记录呕吐量、颜色和性质，给予甲氧氯普胺 10mg 肌内注射。少食多餐，加强口腔护理，减少不良刺激，促进毒素排泄。恶心显著者早期给予维生素 B6 或甲氧氯普胺镇吐。栓塞后可使门脉高压更高，频繁呕吐可诱发消化道出血。

3. 肝功能损坏的观察

介入化疗后患者可能因肝脏缺血缺氧、化疗药物影响等因素导致肝功能不同程度损害，术后出现谷丙转氨酶、谷草转氨酶均有不同程度的升高，白蛋白降低，部分患者可出现胆红素的升高，表现为黄疸加重、腹水，严重者出现嗜睡、肝昏迷等。对肝功能有损伤的患者，嘱多卧床休息，保证充足睡眠。注意血象变化、保暖、预防感冒，观察患者的意识改变，进行保肝护肝治疗，转氨酶可慢慢恢复。术后 4 周白蛋白方可恢复。为防止病情加重，护士应注意观察患者皮肤颜色、尿量、意识的变化，及时报告医生。

4. 腹痛的护理

肝癌介入化疗后可出现右上腹肝区疼痛，一般在术后 1～3d 出现，3～5d 可自行缓解，疼痛的程度与栓塞的范围有关，也可能与肿瘤的供血情况有关。另外一个原因是由栓塞后刺激肝包膜或腹膜所致，药物在肿瘤组织产生高浓度高效价杀伤作用，肝组织局部发生水肿、坏死或异位动脉栓塞致腹痛。密切观察腹痛部位、性质及疼痛程度，向患者做好解释，以增强其心理承受力。对轻度疼痛者可不做特殊处理，对中度疼痛者给予口服止痛药物或肌内注射止痛药物止痛。

六、结直肠癌化疗及护理

（一）概述

结直肠癌（colorectal cancer，CRC）属于世界四大常见恶性肿瘤之一，包括结肠癌（colon carcinoma）和直肠癌（rectal carcinoma），两者在发病原因、预防、治疗和预后方面有颇多的相似之处，所以一般将其统称为大肠癌，是常见的消化道恶性肿瘤，发生率仅次于胃癌和食管癌。其发病率在世界不同地区差异很大，以北美洲、大洋洲最高，欧洲居中，亚洲和非洲最低。我国大肠癌近年来呈明显上升的趋势，同时，其发病年龄趋向老龄化，尤其在经济较发达的沿海城市及东部地区，目前大肠癌在我国大多数地区已经成为发病率上升最快的恶性肿瘤之一。在我国常见恶性肿瘤死亡中，结直肠癌患者在男性占第 5 位，在女性占第 6 位。结直肠癌好发部位为直肠及直肠与乙状结肠交界处，占 60%。发病多在 60～70 岁，50 岁以下不到 20%。对于年轻人患结直肠癌，应排除先前存在的溃疡性结肠炎癌变、家族性结直肠癌。男、女之比为 2∶1。

（二）临床表现

结直肠癌生长相对缓慢，早期往往无症状或症状无特异性，进展期肿瘤因发生部位、肿瘤大小、病期长短不同而临床表现各异。

1. 右半结肠癌

右半结肠癌以隆起型或溃疡型较多见，恶性程度较低，发展较慢，常可向肠腔内生长成较大的肿块，肿瘤表面出血，可进一步形成缺血坏死、破溃出血、继发感染等症状。其临床特点为：①发生肠梗阻的比例较低。②由粪便摩擦引起的出血症状较左半结肠和直肠为少，出血量一般较少，常与粪便均匀混合，肉眼不易观察。③由于组织吸收能力较强，易造成全身中毒的症状。

（1）腹部肿块：是右半结肠癌最常见的表现。腹部肿块多由肿瘤本身引起，也可由于肿瘤穿透肠壁，引起肠周继发感染，或局限性脓肿，或侵及肠曲引起。

（2）腹痛：早期结肠一般无腹痛，进展期可出现右侧腹部持续性胀痛或钝痛，随着疾病的进展，疼痛可加重，当肿瘤造成肠梗阻时可出现阵发性绞痛。

（3）贫血：右半结肠癌贫血的发生率较左半结肠癌、直肠癌高，其原因主要是不易发觉的长期慢性失血所致，此外病程晚期、营养不良、全身消耗也是引起贫血的原因之一。

（4）其他：由于右半结肠有较强的吸收功能，患者可表现为因毒素吸收而产生的乏力、疲劳、食欲减退、消瘦、消化不良、低热，甚至全身恶病质等非特异性全身症状。

2. 左半结肠癌

左半结肠癌以浸润型或缩窄型为主，肠管易形成环状狭窄引起肠梗阻，故而临床上较多见排便习惯改变、便血、肠梗阻等症状。

（1）排便习惯改变：为早期表现，通常病灶较低，症状较明显。由于肿瘤表面分泌物的刺激，患者常出现排便次数增多，常为不成形便，患者腹泻；当疾病进展出现轻度肠梗阻时，可表现为便秘或腹泻和便秘、腹泻交替。

（2）便血或黏液便：70%的左半结肠的患者可出现此类症状。其原因主要是由于大便对肿瘤的摩擦，造成肿瘤表面损伤、糜烂、破裂引起出血，一般出血量不多。当肿瘤分泌物较多、继发感染时可表现为黏液血便、脓血便。

（3）肠梗阻：随着病情的进展，肠腔狭窄加重，患者出现进行性便秘、排便困难、腹胀直至最后完全梗阻。

3. 直肠癌

（1）便血：是直肠癌最为常见的症状，可伴有脓血便。

（2）排便习惯改变：与左半结肠癌不同，直肠癌引起的排便习惯改变除便频、腹泻、便秘外还可出现便细和排便不尽感。疾病初期，此"假性腹泻"多在晨起发生，随疾病进展，进而便次增多。

（3）肿瘤侵犯邻近结构的表现：

①直肠癌向下浸润肛管可引起肛门局部疼痛，侵犯肛门括约肌可出现肛门失禁。

②女性直肠癌向前浸润穿透阴道，形成直肠阴道瘘，阴道内出现粪便或黏液脓血；男性可侵及前列腺，引起尿路刺激症状。如穿透膀胱可形成直肠膀胱瘘，尿中可见粪质和气体，造成难治性尿路感染。

③直肠向后浸润可侵犯骶神经丛，引起骶尾部持续性剧烈疼痛，伴下腹部、腰部和大腿牵涉痛。

（三）主要检查

体检可扪及腹部包块或直肠指诊时发现包块，包块多质硬伴有压痛，形态不规则。

大便隐血试验持续阳性。

X 线表现为钡剂充盈缺损，病变肠壁僵硬，蠕动减弱或消失，结肠袋不规则，肠管狭窄或扩张。

内窥镜检查：直肠镜和乙状结肠镜检查适用于病变位置较低的病变。通过镜检可以了解肿物的大小、形态、局部浸润的情况，对可疑的病变必须行组织病理学检查。

（四）病理

1. 病理分型

直肠癌按组织病理学分类，可分成如下几种：

（1）腺上皮癌。

①乳头状腺癌。

②管状腺癌：高分化腺癌；中分化腺癌；低分化腺癌。

③黏液腺癌。

④印戒细胞癌。

⑤未分化癌。

⑥腺鳞癌。

（2）鳞状细胞癌。

（3）类癌。

2．病理分期

（1）早期大肠癌：癌组织穿过黏膜肌层累及黏膜下层，但尚未侵犯肌层，称为早期大肠癌。一般无淋巴结转移，但浸润至黏膜下层的早期大肠癌，5%～10%有局部淋巴结转移。确定早期大肠癌，必须把肿瘤病灶全部取材制片观察，目的是明确肿瘤细胞未超越黏膜下层。国内常用的大体分型分为3种类型，即息肉隆起型（Ⅰ型）、扁平隆起型（Ⅱ型）及扁平隆起溃疡型（Ⅲ型）。

（2）进展期大肠癌：近端结肠癌趋于外生型生长，而横结肠和降结肠癌常常以内生和环形生长。在横切面上大多数结肠癌有相对均质形态。常可见坏死。国内常用的大体形态可分3型：肿块型、溃疡型、浸润型。

（五）治疗方法

1．结肠癌治疗原则

0期患者：术后定期复查，不需要辅助治疗。

Ⅰ期：术后一般不需辅助化疗，但有血管/淋巴管侵犯（脉管瘤栓者）应行辅助化疗。

Ⅱ期患者：有高危因素者影响术后辅助化疗。淋巴取样不足14个；T4；淋巴管/血管侵犯；病理分化程度差；分子生物学检测预后不良因素；术前有穿孔或肠梗阻者行辅助化疗。

Ⅲ期患者：术后常规行辅助化疗。

Ⅳ期患者：以全身化疗为主，必要时辅助以其他治疗手段。

2．直肠癌治疗原则

0期：术后定期观察，不需要辅助化疗。

Ⅰ期：术后一般不需要做辅助治疗，但有血管/淋巴管侵犯（脉管瘤栓者）应行辅助化疗，或同步放化疗或化疗。

ⅡA期：有血管或淋巴管侵犯者应行术后同步放化疗或放疗，随后行辅助化疗。分化差及分子生物学检测预后不良因素者应行术后辅助化疗。

ⅡB期及Ⅲ期：可行术前同步放化疗或放疗，如术前未做者应行术后同步放化疗或放疗，术后常规行辅助化疗。

Ⅳ期：以全身化疗为主，可联合西妥昔单抗、贝伐珠单抗靶向治疗，必要时辅以其他治疗手段。

3．大肠癌肝转移

所有能安全切除的肝转移均可手术切除，既往手术标准：1～3个单叶转移灶，切缘＞1cm，只有不到10%患者能手术。以奥沙利铂或伊立替康为主的新辅助化疗可增加根治性肝转移切除的机会。肝转移癌手术后5年生存率为15%～54%，平均20%～30%。也可根据患者病理相关指标选择化疗联合靶向药物如西妥昔单抗、贝伐珠单抗，常用联合化疗方案为 FOL-FOX6 或 FOLFIRI 方案。

（六）化疗方案

1. 奥沙利铂＋亚叶酸钙＋5-FU 方案

奥沙利铂 130mg/m²，静脉滴注（2h 内滴完），第 1 天。亚叶酸钙 100mg/m²，静脉滴注，第 1～5 天。

氟尿嘧啶 300～500mg/m²，静脉滴注，第 1～5 天。3 周为 1 个周期。

2. 奥沙利铂＋希罗达方案

奥沙利铂 130mg/m²，静脉滴注（2h 内滴完），第 1 天。希罗达 1250mg/m²，每日 2 次，口服，第 1～14 天。

3 周为 1 个周期。

3. FOLFOX4 方案

奥沙利铂 85mg/m²，静脉滴注（2h 内滴完），第 1 天。亚叶酸钙 200mg/m²，静脉滴注，第 1、2 天。

氟尿嘧啶 400mg/m²，静脉推注，第 1、2 天。

氟尿嘧啶 600mg/m²，静脉滴注 22h，第 1、2 天。2 周重复一次。

4. FOLFOX6 方案

奥沙利铂 100mg/m²，静脉滴注（3h 内滴完），第 1 天。亚叶酸钙 400mg/m²，静脉滴注，第 1 天。

氟尿嘧啶 400mg/m²，静脉推注，第 1 天。

氟尿嘧啶 2400mg/m²，静脉滴注 46h，第 1、2 天。2 周重复一次。

5. FOLFIRI 方案

伊立替康 180mg/m²，静脉滴注，第 1 天。亚叶酸钙 400mg/m²，静脉滴注，第 1 天。氟尿嘧啶 400mg/m²，静脉推注，第 1 天。

氟尿嘧啶 600mg/m²，持续静脉滴注 22h，第 1、2 天。2 周重复一次。

（七）症状的观察与护理

早期结直肠癌患者可无症状或仅隐约感到不适，出现消化不良症状等。随着癌肿发展，症状逐渐明显，表现为大便习惯改变、便血、腹痛、腹部包块、肠梗阻，以及发热、贫血和消瘦等全身毒性症状。结直肠癌依其原发部位不同而表现出不同的临床征象和体征。

1. 排便习惯改变的观察与护理

结直肠癌患者首发的临床症状为排便形状、次数的改变，轻者每日 2～3 次，重者腹泻每日 10 次以上，大多伴里急后重。

（1）饮食护理：进低纤维少渣食物，避免吃易产气的食物，如糖类、豆类、碳酸饮料。鼓励患者进食富含热量的流质或半流质饮食，以满足机体代谢需要。

（2）密切观察患者的腹泻情况，严重时及时给予静脉输液和补充水、电解质等对症支持治疗。

（3）观察患者的生命体征，排便有无出血，如有便血，及时做检查，鉴别直肠癌与痔疮的区别，以免延误病情。注意观察大便的次数和性质，如有异常留标本送检。

（4）讲解疾病和治疗的相关知识，减轻患者焦虑，保持会阴部清洁，排便后用温水洗净皮肤，保持清洁，必要时涂氧化锌软膏，指导患者穿棉质松软的内衣，减少对皮肤的摩擦。

2. 贫血的观察与护理

结直肠癌患者贫血的主要原因是不易发觉的长期慢性失血，此外，病程晚期、营养不良、全身消耗也是影响贫血的原因之一。

（1）注意患者的休息，患者的活动强度应取决于贫血发生的速度及贫血严重的程度。

（2）患者应进富含营养和高热量、高蛋白、多维生素、含丰富无机盐的饮食，以助于恢复造血功能，缺铁性贫血可多吃动物的内脏，如心、肝、肾，以及牛肉、鸡蛋黄、大豆、菠菜、红枣、黑木耳等。

（3）观察贫血症状如面色、睑结膜、口唇、甲床苍白程度，注意有无头晕眼花、耳鸣、困倦等中枢缺氧症状，注意有无心悸、气促、心前区疼痛等贫血性心脏病的症状。贫血伴心悸、气促时应给予吸氧。

（4）贫血患者免疫能力降低，常发生感染，应防寒保暖，有充足的阳光照射，与传染病患者隔离。

（5）由于贫血而皮肤干燥，应定时用温水擦洗，保持皮肤清洁。

（6）必要时进行输血，输血时护士认真做好查对工作，严密观察输血反应，给重度贫血者输血时速度宜缓慢，以免诱发心力衰竭。

（八）治疗时的护理

结直肠癌患者目前主要的治疗手段是手术治疗，同时辅以化疗、靶向治疗、放疗等综合治疗，其中化疗是结直肠癌综合治疗的重要手段之一，这里主要学习化疗的护理常规。

肠癌化疗的主要方案有奥沙利铂＋亚叶酸钙＋氟尿嘧啶、奥沙利铂＋希罗达等方案。输注这些化疗药物时，做好以下护理：

（1）输注奥沙利铂建议患者戴手套，穿袜子，减少金属物品的放置，避免用冷水洗手洗脸，向患者不断强调保暖和避免冷刺激的重要性。

（2）如患者有呼吸困难、吞咽困难、喉头痉挛等不适，立即给予吸氧，遵医嘱给予镇静剂、支气管扩张剂及抗组胺药。稳定患者情绪，化疗前指导患者避免进食冷食，用温水刷牙漱口。

（3）骨髓抑制：早期可表现为白细胞尤其是总细胞减少，严重时血小板、红细胞、血红蛋白均可降低，同时患者还可有疲乏无力、抵抗力下降、易感染、发热、出血等表现，保持患者休息室通风、整洁，保持室内相对湿度50%～60%，必要时每日房间消毒，遵医嘱给予升白药物治疗。

（4）胃肠道反应：表现为口干、食欲减退、恶心、呕吐，有时可出现口腔黏膜炎或溃疡，便秘、麻痹性肠梗阻、腹泻、胃肠出血及腹痛也可见到。化疗期间注意饮食，进食清淡易消化的软食，多喝水，进食含蛋白质、维生素丰富的食物，出现放射性咽炎（咽喉疼痛）、食管炎（吞咽疼痛、胸骨后疼痛）时宜进食温凉容易吞咽的流质或半流质饮食，如水蛋、牛奶、豆浆、新鲜果汁、粥、肉汤等，少量多餐，进食量少时注意有无电解质紊乱，根据病情可进行静脉营养治疗，保持口腔清洁，用漱口液多漱口；加强对患者及其家属营养知识宣教或者提倡"超食疗法"，即在化疗间歇期间，给予浓缩优质蛋白质及其他必需的营养素，以迅速补充患者的营养消耗。

七、肾癌化疗及护理

（一）概述

肾细胞癌又称肾癌，是发生在肾的最常见的恶性肿瘤，占原发性肾恶性肿瘤的85%左右。肾癌的组织病理类型多种多样，其中肾透明细胞癌是主要的病理类型。近年来，肾癌的发生率逐年升高，肾癌占成人恶性肿瘤的2%～3%，其发病率仅次于膀胱癌，占泌尿系统肿瘤的第2位。男、女之比约为2：1，高发年龄为40～65岁。依据是否具有家族遗传性的特点可以把肾癌分为遗传性肾癌和散发性肾癌两种，遗传性肾癌占肾癌的1%～4%，故临床上绝大多数肾癌为散发性肾癌。

（二）临床表现

局限性肾癌一般没有任何症状或体征，经健康体检或其他原因进行影像学检查发现，因而没有任何症状的局限性肾癌病例越来越多，有症状或体征的肾癌越来越少。多年来，把血尿、腰痛和腹部肿块称为肾癌的"三联征"，其实大多数患者就诊时三联征俱全者仅占10%左右，很少有可能治愈。所以全面了解肾癌的一些常见的临床表现，显得非常必要。

1. 无明显症状

目前，临床上40%以上的肾癌是因健康体检，或其他原因检查而偶然发现的，无明显症状或体征，且其发现率逐年升高，大部分为早期病变，预后良好。因此定期体检很重要。

2. 典型局部症状

血尿、腰痛、腹部肿块为肾癌"三联征"，在临床出现率＜15%，常预示病变已至晚期。多数患者只出现"三联征"中的一个或两个症状。

（1）血尿：约40%的肾癌患者出现血尿，可为肉眼血尿，也可为镜下血尿。大量血尿有血块形成时可出现肾绞痛、排尿痛、排尿困难，甚至尿潴留。

（2）肿块：肾脏位于腹膜后，位置深，腹部触诊时摸不到，只有当肿瘤较大或位于肾下极才可触及肿块，10%～40%患者可扪及腹部肿块，有时可为唯一的症状。

（3）疼痛：腰痛是因肿瘤长大后肾包膜张力增加，或侵犯周围组织而发生，表现为持续性钝痛。肿瘤出血致肾被膜下血肿可出现钝痛或隐痛。肿瘤侵犯邻近组织器官如腰大肌或神经，可引起持续而严重的腰背部疼痛。疼痛发生率为20%～40%。有相关表现应及时就诊，以免耽误病情。

3．全身表现

10%～40%的患者出现副瘤综合征，表现为高血压、贫血、体重减轻、恶病质、发热、红细胞增多症、肝功能异常、高钙血症、高血糖、血沉增快、神经肌肉病变、淀粉样变性、溢乳症、凝血机制异常等。2%～3%的患者出现精索静脉曲张或腹壁静脉扩张。

4．转移症状

约10%患者以转移症状就诊。初诊病例中30%已有转移，可由于肿瘤转移所致的骨痛、骨折、咳嗽、咯血等症状就诊。肾癌的临床表现千变万化，有了上述症状，及时咨询专业医生，进行必要的相关检查。不能想当然，更不能抱着侥幸的心理。

（三）主要检查

肾癌的临床诊断主要依靠影像学检查，确诊则需病理学检查。

1．实验室检查项目

尿素氮、肌酐、肝功能、全血细胞计数、血红蛋白、血钙、血糖、血沉、碱性磷酸酶和乳酸脱氢酶。

2．影像学检查项目

腹部B超或彩色多普勒超声，胸部CT、腹部CT平扫和增强扫描（碘过敏试验阴性、无相关禁忌证者）。腹部CT平扫和增强扫描及胸部CT，是术前进行临床分期的主要依据。肾超声造影、螺旋CT及MRI扫描主要用于肾癌的诊断和鉴别诊断；正电子发射断层扫描（positron emission tomography，PET）或PET-CT检查费用昂贵，主要用于发现远处转移病灶及对化疗、细胞因子治疗、分子靶向治疗或放疗的疗效评定。

3．肾穿刺活检检查

适应人群：不宜手术的肾癌患者或不能手术的患者全身治疗前；选择消融治疗患者。

（四）病理

2004年WHO的肿瘤分类，肾癌包括以下类型：①透明细胞肾细胞癌。②多方囊性肾细胞癌。③乳头状细胞癌。④嫌色细胞癌。⑤集合管癌。⑥髓样癌。⑦XP11.2染色体易位相关性肾细胞癌。⑧神经母细胞瘤治疗后的肾细胞癌。⑨黏液管状及梭形细胞癌。⑩未能分类的肾细胞癌。

除了上述肾癌类型外，几个新的肿瘤类型也陆续提出来，包括小管囊性癌、甲状腺滤泡样肾细胞癌、XP11.2易位/TFE3基因融合相关性肾细胞癌、透明细胞乳头状肾细胞癌、XP11.2异位相关性肾细胞癌。

目前肾癌的病理分级推荐采用Fuhrman分级，这个系统主要是根据肿瘤细胞的细胞核及核仁的形状和大小来分，肾癌分为四级，级别越高，预后越差。

（五）治疗方法

肾癌主要治疗手段有手术治疗、局部治疗、免疫治疗、分子靶向治疗，对化疗不敏感。

（1）对早期肾癌来说，手术是最重要的治疗手段，及早且选择适合的手术方式对于肾癌的预后起到关键作用。射频消融、冷冻消融及高强度聚焦超声可以用于不适合手术的小肾癌患者治疗。对体能状态较好、低危因素的转移性肾癌患者可行减瘤性肾切除术，对引起严重血尿、疼痛症状的患者可姑息性肾切除，提高生活质量。对孤立的转移灶、生活状态较好的患者，可选择外科手术治疗。

（2）转移性肾癌内科治疗：

①透明细胞型肾癌一线治疗首选分子靶向治疗，研究发现肾透明细胞癌中细胞存在VHL 基因缺失或失活，从而引起 HIF 基因上调，导致 PDGF、VEGF、CalX 等基因过表达，目前常用靶向药物有舒尼替尼、索拉非尼、帕唑帕尼、贝伐珠单抗＋IFN-α、替西罗莫司。靶向治疗问世以前，中高剂量的 IFN-α 和 11-2 一直被作为转移性肾癌标准一线治疗方案，客观缓解率为 15%。由于国内没有相应大剂量的 11-2 制剂，因此转移性肾癌的细胞因子治疗主要以干扰素为主。对于一线靶向治疗失败后的转移性肾癌，可选用的有mTOR 抑制剂依维莫司、阿昔替尼，对于一线索拉非尼治疗进展的患者，建议索拉非尼增量治疗或索拉非尼联合贝伐珠单抗治疗；对于细胞因子治疗失败后的患者，现有的 TKI 制剂均有不错疗效，CSCO 肾癌专家委员会推荐索拉非尼、舒尼替尼、帕唑替尼与阿西替尼均可作为细胞因子治疗失败后的二线治疗药物。

②非透明细胞型肾细胞癌治疗：目前对于非透明型细胞癌，由于样本少，缺乏相应的大型对照临床试验，大多基于肾癌临床试验中非透明细胞型亚组分析显示：舒尼替尼、索拉非尼及依维莫司用于非透明细胞癌的疗效不如透明细胞癌。舒尼替尼与索拉非尼推荐用于非透明型肾癌一线治疗。对于高危型，替西罗莫司治疗优于干扰素治疗。

对伴有肉瘤样分化的肾细胞癌，预后差。靶向及细胞因子治疗失败后的患者，可考虑全身化疗，化疗方案选择吉西他滨联合多柔比星，或吉西他滨联合卡培他滨。

③特殊转移部位的肾癌治疗：肾癌骨转移可根据情况选用手术及双膦酸盐类治疗，肾癌脑转移可根据情况选择全脑放疗或者伽玛刀治疗等；肾癌肝转移可考虑联合肝脏转移灶局部治疗，如射频消融治疗、局部肝动脉灌注化疗、介入栓塞治疗等。

（六）症状的观察与护理

肾癌在泌尿系统肿瘤中发病率仅次于膀胱癌。原发性肾癌的恶性肿瘤有肾细胞癌、肾母细胞瘤、肾盂移行上皮细胞癌等。肾癌是最常见的肾脏恶性肿瘤。肾癌转移途径是沿深静脉以癌栓形式转移，其次为淋巴结转移，远处转移常见的部位是肺、肝和骨，很少发现转移到脑和肾上腺。血尿、腰痛及腰腹部肿块称为肾癌的"三联征"。

1. 血尿的观察与护理

多数突发无痛性全程血尿，偶尔会出现条索状血块，呈间断性。多数患者发现时已侵及肾盂或肾小盏，此时为晚期症状。指导患者多饮水，保持尿路通畅，必要时留置导尿，及时观察尿管情况。

2. 疼痛的观察和护理

疼痛是晚期肾癌患者常见症状。因肾包膜或肾盂被肿块牵拉，或肿块压迫腹后壁结缔组织、肌肉、腰椎或腰神经所致的患侧腰部持久性疼痛，也可能因血尿形成的肿块、肿块脱落组织阻塞输尿管引起的绞痛。

（1）观察评估患者疼痛的部位、性质及疼痛强度，给予适当的心理安慰，教会患者转移疼痛的方法，必要时遵医嘱给予止痛药物，告知患者注意事项及不良反应的处理。

（2）保持情绪稳定，焦虑的情绪易引起疼痛加重。转移注意力，可看些小说、漫画等分散注意力。

（3）保持环境安静舒适，执行保护性医疗制度，耐心听取患者倾诉，给予适当安慰，减轻患者心理负担，提高痛阈。

3. 腰部肿块的观察和护理

肿块通常表面光滑、质硬、无压痛、可随呼吸移动。肿块侵犯周围脏器和肌肉时则肿块固定。

（七）治疗时的护理

肾癌的主要治疗手段为手术治疗。其他治疗为肾动脉栓塞术、免疫治疗、化疗、靶向治疗、放疗。下面主要了解化疗的护理。

（1）评估患者心理状态，给予针对性心理护理，鼓励患者正确对待疾病，积极配合治疗。向患者说明治疗过程中可能发生的问题，使其有心理准备。

（2）肾癌对于化疗不敏感，与肾癌细胞中含有 MDR，使其表面有过量的 P170 糖蛋白表达有关。联合化疗比单药化疗效果明显。

八、肾上腺皮质癌化疗及护理

（一）概述

肾上腺皮质癌是一种发生于肾上腺皮质的恶性肿瘤，分为有内分泌功能性肿瘤和无内分泌功能性肿瘤，可发生于任何年龄，约 50%为有内分泌功能性肿瘤。在我国库欣综合征患者中，肾上腺皮质癌的发生率很低。12 岁以下儿童相对较多见，仅少数发生于成年人。

肾上腺皮质癌多为功能性，常表现女性男性化及肾上腺功能亢进，且易发生局部浸润和转移，如果有淋巴管和血管播散，一般平均存活期为 2 年。功能性和无功能性肾上腺皮质肿瘤，鉴别主要依靠临床表现、生化和激素测定。

（二）临床表现

功能性肾上腺皮质癌临床表现为库欣综合征、原发性醛固酮增多症或性征异常，其中以库欣综合征表现最为常见。

肾上腺皮质癌表现为性征异常比较罕见，临床表现为：男性性早熟、男性女性化或女性男性化。若性征异常合并库欣综合征则预后不良，表现为典型的向心性肥胖、满月脸、水牛背、面部痤疮、阴毛发育及全身毛发增多，阴茎发育明显早于同龄儿童，检查血尿皮质醇增高且伴有 17-羟和 17-酮升高。

（三）主要检查

B 超和 CT 为肿瘤早期定位诊断的主要手段。

（四）病理

1. 肉眼观

肿瘤体积一般较大，常在 100g 以上，偶可达 1000g 以上，呈侵袭性生长，边界不清，切面呈棕黄色或多色性，质较软，常有出血、坏死及囊性变。

2. 镜下

分化差者瘤细胞异型性大，常可见多核瘤巨细胞及核分裂象；分化好的似腺瘤，如果肿瘤体积小、有包膜，很难与腺瘤区别。肾上腺皮质癌和肾上腺皮质瘤的区别可参考以下几点：

（1）皮质癌常见广泛出血、坏死，而腺瘤很少有坏死。

（2）破坏包膜、侵入血管及周围组织者一般为癌。

（3）核分裂象多，大于 2/10 高倍视野者多为恶性，而腺瘤核分裂很少。

（4）癌有广泛而明显的核异型、多核瘤巨细胞、较大的核仁及核内有包涵体。

（5）肿瘤体积、重量有一定参考价值，腺瘤直径多在 5cm 以下，重量不到 50g。

（五）治疗方法

手术切除是唯一有效治疗肾上腺皮质癌的手段。术后均辅以放疗，部分患者给予化疗、生物治疗，对延缓生存起到一定作用。目前，主要化疗药物为对二氯苯二氯乙烷（又称美托坦）和氨鲁米特。近年研究发现密妥坦 0-PDDP 联合含铂类药物方案能提高有效率。

（六）症状的观察与护理

功能性肾上腺皮质癌临床表现为库欣综合征、原发性醛固酮增多症或性征异常，其中以库欣综合征表现最为常见。

1. 库欣综合征的观察与护理

（1）做好健康宣教：高血压时患者往往具有焦虑紧张、情绪不稳、猜疑恐惧、抑郁偏执等心理倾向，多由高血压知识不足，不能正确认识疾病所引起，因此，做好健康宣教非常重要，如常见症状、治疗原则、预防措施、血压监测方法、坚持服药的重要性；精神过度紧张、肥胖、吸烟、酗酒、高钠饮食等生活方式对血压的影响。告知患者熟悉药物名称、作用、使用方法及不良反应。对老年患者，反复提醒服药时间、剂量、方法，并指导家属协助患者服药，确保用药安全、有效。调动患者的积极性，使患者乐意接受治疗和护理干预。

（2）营造良好环境：对于住院患者做到病房环境舒适、幽雅，给患者以赏心悦目的感觉。病房要求清洁、整齐、舒服、美观、空气清新，尽量把轻、重患者分开，以免互相干扰。恢复期患者病房可配电视或收音机以分散患者注意力，使患者感到生活在富有生活气息的环境里，使患者早日康复。

（3）用药护理：住院患者用药时护士应全面监护。做好血压监测。

（4）做好饮食护理：合理的饮食是非药物治疗中的重要措施之一，是预防和治疗高血压的有效方法。教育患者限制钠盐的摄入，保持低胆固醇饮食，保持适量蛋白质饮食，补充足量的粗纤维、维生素和水分，并且养成良好的饮食习惯。

（5）做好患者运动指导：向患者说明适量运动对高血压治疗的好处，并告知运动的原则是有度、有序、有恒。根据患者的身体状况，指导患者选择运动种类、强度、频率，以没有出现不舒服为宜，控制体重，防止肥胖。

（6）做好患者生活起居指导：

①向患者说明要有充足的睡眠时间，使身体得到充分休息，可降低血压。

②向患者说明保持充足睡眠的方法。告诉患者：在睡前避免过多活动及参与可引起兴奋的事情；按时就寝及起床；为患者提供良好的睡眠环境，避免其受到干扰，保持室内空气流通，避免强光、噪声；睡前饮用少许热牛奶，可增强睡眠质量；尽量避免长期服用安眠药。

2. 低钾血症的观察与护理

原发性醛固酮增多症的主要临床表现是高血压、低钾血症。

（1）轻者可口服果汁、牛奶，亦可口服含钾的药物。

（2）严重缺钾或者不能口服补钾者需静脉补充。严格执行补钾的原则，无尿不补钾，尿量在 30～40mL/h 或每天大于 500mL 才补钾。

（3）补钾稀释液一般选择生理盐水。注意静脉补钾时的量、浓度、速度。补钾以缓慢、持续补入为原则。

（七）治疗时的护理

（1）评估患者心理状态，给予针对性心理护理，鼓励患者正确对待疾病，积极配合治疗。向患者说明治疗过程中可能发生的问题，使其有心理准备。

（2）加强营养，鼓励患者进食一些高热量、高维生素、易消化的食物，遵循清淡饮食原则。呕吐和食欲减退的患者，可少食多餐。呕吐严重的患者，可在化疗前 30min 给予止吐剂。

（3）加强口腔护理。鼓励患者多交流，勤饮水，促进咽部活动，减少充血水肿。有口腔溃疡的患者给予药物治疗。疼痛剧烈的患者，可在进食前用利多卡因稀释液漱口，以减轻疼痛。

（4）注意观察患者的大便情况，对于腹泻的患者，应注意观察腹泻次数与性质。必要时给予缓泻剂。

（5）化疗期间要经常巡视病房，密切观察患者用药后的反应，发现问题及时处理。

九、恶性淋巴瘤化疗及护理

（一）概述

恶性淋巴瘤是起源于淋巴造血系统的恶性肿瘤。按照病理可分为霍奇金淋巴瘤（hodgkin lymphoma，HL）和非霍奇金淋巴瘤（non-hodgkin lympho-ma，NHL）。恶性淋巴瘤是高度异质性疾病，不同细胞来源或同一细胞来源的各个亚型的肿瘤生物学行为、临床表现、对治疗的反应及预后都有很大差别。近年来，由于基础研究的发展，尤其是近十多年来免疫学、细胞和分子遗传学的深入研究，对恶性淋巴瘤的发病机制，从分子水平上有了进一步认识，随之恶性淋巴瘤的病理分类和临床治疗都有了很大的进展。

（二）临床表现

临床以无痛性淋巴结肿大为典型表现。其临床表现是复杂多样的，用"千变万化"来形容毫不夸张。

（1）淋巴瘤最典型的表现是浅表部淋巴结无痛性、进行性肿大，表面光滑，质地较韧，触之如乒乓球感，或像鼻尖的硬度。以颈部和锁骨上淋巴结肿大最常见，腋窝、腹股沟淋巴结次之。也有患者以深部的淋巴结肿大为主要表现，如纵隔、腹腔、盆腔淋巴结肿大，起病较隐匿，发现时淋巴结肿大往往已比较明显。

（2）进行性肿大的淋巴结，可能对周围的组织器官造成影响或压迫，并引起相应的症状。如纵隔巨大淋巴结可压迫上腔静脉，导致血液回流障碍，表现为面颈部肿胀、胸闷、胸痛、呼吸困难等；盆腔和腹腔巨大淋巴结可压迫胃肠道、输尿管或胆管等，造成肠梗阻、肾盂积水或黄疸，并引起腹痛、腹胀。

（3）淋巴瘤也可以侵及淋巴系统以外的器官，表现为相应器官的受侵、破坏、压迫或梗阻。如胃肠道淋巴瘤的表现如同胃癌和肠癌，可出现腹痛、胃肠道溃疡、出血、梗阻、压迫等症状；皮肤淋巴瘤常被误诊为银屑病、湿疹、皮炎等；侵及颅脑，可能出现头痛、视物模糊、言语障碍、意识不清、性格改变、部分躯体和肢体的感觉及运动障碍，甚至瘫痪；侵及骨骼，可致骨痛、骨折；侵及鼻咽部，可出现鼻塞、流涕、鼻出血等，类似于鼻咽癌的表现。

（4）淋巴瘤是全身性疾病，因此，除了上述局部症状，约半数患者还可能出现发热、盗汗、乏力、消瘦、食欲减退、皮疹、瘙痒、贫血等全身症状。由此可以看出，如果是浅表部位的淋巴结肿大为主要表现，有可能会提醒我们早发现，深部病灶往往长到比较大的时候才有症状，因此很难早诊断。好在对于淋巴瘤的分期，并不像其他恶性肿瘤那样重要，分期只是决定预后的多个因素之一，肿瘤细胞对化疗方案是否敏感对治疗很重要。因此，不必因病情发现较晚就感到绝望和懊恼。

恶性淋巴瘤一般以淋巴结肿大为首发症状，以浅表淋巴结肿大为首发症状的约占70%。特点是无痛性、表面光滑、活动，扪及质韧、饱满、均匀。早期可活动，孤立或散在于颈部、腋下、腹股沟等处；晚期则相互融合，与皮肤粘连、固定或形成溃疡。HL淋巴结＞90%为连续侵犯，起病为单发部位，然后沿淋巴道至邻近淋巴结区域，如先为颈部淋巴结肿大，依次为腋下或总格淋巴结受侵。而 NHL 受侵的淋巴结为跳跃式的，无一定规律。发生在腹膜后和肠系膜的肿大淋巴结，可融合成团块伴疼痛，体检时可扪及腹部包块。腹膜后淋巴结可出现高热。恶性淋巴瘤患者有不同原因的发热、抗炎治疗无效，应考虑有腹膜后淋巴结肿大的可能。发生于胃肠道的恶性淋巴瘤早期可无任何症状，以后可有上腹部不适等消化不良症状，病程进展可有呕血、黑便、晚期可扪及上腹部包块、贫血、消瘦等；X 线检查早期胃黏膜完整，仅粗大或呈息肉状。肝受侵多继发于脾侵犯，在晚期病理常见肝大、黄疸及其他部位受累，临床除有相应症状外，还通常有发热、贫血、体重减轻、食欲减退等表现。肝功能异常与肝受累的关系不密切，另外肝侵犯多表现为弥漫性微小病灶，所以影像学检查如 CT、MRI、B 超等检查对诊断肝侵犯的意义不大。恶性淋巴瘤还可以原发于泌尿系统、骨、乳腺、甲状腺、口腔内器官、中枢神经系统等，出现相应的症状和体征。一些特殊亚型的淋巴瘤有其特殊的症状和体征。如蕈样肉芽肿的皮肤表现，有红皮病、湿疹、红斑、丘疹和结节等。

（三）主要检查

一般都包括浅表淋巴结 B 超检查（至少包括双侧颈部、颌下、锁骨上、腋窝和腹股沟淋巴结）、胸部增强 CT 检查、腹/盆腔增强 CT 检查或 B 超检查、骨髓穿刺涂片或活检。有时可能还需要做鼻咽、胃肠和呼吸内镜检查，或腰椎穿刺检查脑脊液。

（四）病理

1. 非霍奇金淋巴瘤

病变淋巴结结构有不同程度破坏，但某些类型的淋巴结结构可以完全保存，大多数NHL 的瘤细胞形态基本上为不同分化阶段的淋巴细胞，大部分为 B 细胞性，病变的淋巴结切面外观呈鱼肉样。镜下正常淋巴结结构破坏，淋巴滤泡和淋巴窦可消失。增生或浸润的淋巴瘤细胞成分单一、排列紧密。NHL 易发生早期远处扩散。侵袭性 NHL 常累及结外淋巴组织，发展迅速，往往跳跃性播散，越过邻近淋巴结向远处淋巴结转移。

2. 霍奇金淋巴瘤

以颈部淋巴结和锁骨上淋巴结累及最为常见，其次累及纵隔、腹膜后、主动脉旁淋巴结。病变常从一个或一组淋巴结开始，很少开始即为多发性。晚期可累及脾、肝、骨髓等处。肉眼观察，病变的淋巴结肿大，早起无粘连，可活动。随着病程的进展，相邻的淋巴结相互粘连，有时直径可达 10cm 以上，不易推动。随着纤维化的增加，肿块由软变硬。肿块常呈结节状，切面灰白色、呈鱼肉状，可有黄色的灶性坏死。镜下观察，霍奇金淋巴瘤可以看成是由肿瘤成分-R-S 细胞核反应性成分一炎性细胞及间质组成。典型的 R-S 细胞，是一种直径 20～50cm 或更大的双核或多核的癌巨细胞。癌细胞呈椭圆形，胞质丰富，稍嗜酸细胞或嗜碱性，细胞核圆形或椭圆形，呈双叶或多叶形，以致细胞看起来像双核或多核细胞。染色质粗糙，沿核膜聚集呈块状，核膜厚而清楚。核内有一非常大的、直径与细胞相当的、嗜酸性的中位核仁，周围有空晕。最典型 R-S 细胞的双叶核面对面排列，形成所谓的镜影细胞，其在诊断霍奇金淋巴瘤上具有重要意义，故称为诊断性 R-S 细胞。

（五）治疗方法

1. 霍奇金淋巴瘤

治疗以化疗为主，放疗是局限期患者重要的治疗手段之一，即使对于进展期患者，局部残存病灶的放疗仍有重要的意义。

2. 非霍奇金淋巴瘤

治疗以化疗为主，可局部放疗或造血干细胞移植。不同的类型，选择不同的治疗策略。对于 CD20 阳性的患者，可加用利妥昔单抗联合化疗。

（六）化疗方案

1. 霍奇金淋巴瘤

（1）ABVD 方案：多柔比星＋博来霉素＋长春新碱＋达卡巴嗪。长春花碱 6mg/m^2，静脉滴注，第 1、15 天。

阿霉素 25mg/m^2，静脉滴注，第 1、15 天。

博来霉素 10mg/m^2，静脉滴注，第 1、15 天。达卡巴嗪 375mg，静脉滴注，第 1、15 天。

4 周为 1 个周期。

（2）MOPP 方案：

长春新碱 1.4mg/m^2，静脉滴注，第 1、8 天。盐酸氮芥 6mg/m^2，静脉滴注，第 1、8 天。

甲基苄肼 100mg/m^2，口服，第 1～14 天。强的松 40mg/m^2，口服，第 1～14 天。

4 周为 1 个周期。

（3）MOPP/ABV 方案：

盐酸氮芥 6mg/m^2，静脉滴注，第 1 天。

长春新碱 1.4mg/m^2，静脉滴注，第 1 天。甲基苄肼 100mg/m^2，口服，第 1。7 天。

强的松 40mg/m^2，口服，第 1～14 天。

阿霉素 35mg/m^2，静脉滴注，第 8 天。

长春花碱 6mg/m^2，静脉滴注，第 8 天。

博来霉素 10mg/m^2，静脉滴注，第 8 天。4 周为 1 个周期。

2. 非霍奇金淋巴瘤

（1）COP 方案：

长春新碱 1.4mg/m²，静脉滴注，第 1、8 天。环磷酰胺 500mg/m²，静脉滴注，第 1、8 天。泼尼松 40mg/m²，口服，第 1～14 天。

3 周为 1 个周期。

（2）COPP 方案：

长春新碱 1.4mg/m²，静脉滴注，第 1、8 天。环磷酰胺 650mg/m²，静脉滴注，第 1、8 天。甲基苄肼 100mg/m²，口服，第 1～14 天。

强的松 40mg/m²，口服，第 1～14 天。3 周为 1 个周期。

（3）CHOP 方案：

长春新碱 1.4mg/m²，静脉滴注，第 1、8 天。阿霉素 40mg/m²，静脉滴注，第 1 天。环磷酰胺 750mg/m²，静脉滴注，第 1 天。强的松 40mg/ru²，口服，第 1～5 天。

3 周为 1 个周期。

（4）CEOP 方案：

长春新碱 1mg/m²，静脉滴注，第 1、8 天。

表阿霉素 30mg/m²，静脉滴注，第 1、8 天。

环磷酰胺 600mg/m²，静脉滴注，第 1、8 天。强的松 100mg/m²，口服，第 1～5 天。

3 周或 4 周为 1 个周期。

（5）BACOP 方案：

博来霉素 15mg/m²，静脉滴注，第 1、5 天。长春新碱 2rDg/m²，静脉滴注，第 1、5 天。

阿霉素 50mg/m²，静脉滴注，第 1 天。

环磷酰胺 250mg/m²，静脉滴注，第 1 天。强的松 100mg，口服，第 1～5 天。

3 周为 1 个周期。

（6）CHOP-E 方案：

长春新碱 1.4mg/m²，静脉滴注，第 1 天。阿霉素 45mg/m²，静脉滴注，第 1 天。

环磷酰胺 1000mg/m²，静脉滴注，第 1 天。强的松 100mg/m²，口服，第 1～5 天。

依托泊苷 100mg/m²，静脉滴注，第 1、3、5 天。3 周为 1 个周期。

（七）症状的观察与护理

淋巴瘤是起源于淋巴造血系统的恶性肿瘤，按病理组织改变可分为霍奇金淋巴瘤和非霍奇金淋巴瘤，其临床表现复杂多样，恶性淋巴瘤是全身性疾病，一般以淋巴结肿大为首要症状，病情进展可有乏力、消瘦、贫血、呕血、黑便、发热、盗汗，皮肤表现如红皮疹、湿疹、红斑等。

1. 发热的观察与护理

淋巴瘤是全身性疾病，约半数以上患者会出现发热、盗汗、乏力等症状。因此要做好患者的基础护理，并提供与护理相关的健康指导。

（1）应注意对高热患者体温的监测：每 4h 测量体温一次，待体温恢复正常 3d 后可减至每日 2 次。同时密切观察其他生命体征，如有异常情况，应立即通知医生。

（2）用冰袋冷敷头部，体温＞39.5℃时进行酒精擦浴或药物降温，降温 30min 后测体温并记录。

（3）补充营养和水分：高热时，由于迷走神经兴奋降低，使胃肠活动及消化吸收降低；而另一方面，分解代谢增加，营养物质大量消耗，引起消瘦、衰弱和营养不良。因此，应供给高热量、高蛋白的流质或半流质饮食，并鼓励患者进食，对不能进食者，必要时用鼻饲补充营养，以弥补代谢之消耗。高热可使机体丧失大量水分，应鼓励患者多饮水，必要时，由静脉补充液体、营养物质和电解质等。

（4）加强口腔护理：长期发热患者，唾液分泌减少，口腔内食物残渣易于发酵、促进细菌繁殖，同时由于机体抵抗力低下及维生素缺乏，易于引起口腔溃疡，应加强口腔护理，减少并发症的发生。

（5）高热患者由于新陈代谢增快，消耗大而进食少，体质虚弱，应卧床休息，减少活动。在退热过程中往往大量出汗，应加强皮肤护理，及时擦干汗液并更衣以防感冒。

（6）高热患者体温骤降时，常伴有大量出汗，造成体液大量丢失，年老体弱及心血管患者极易出现血压下降、脉搏细速、四肢冰冷等虚脱或休克表现，应密切观察。一旦出现上述情况，应立即配合医生及时处理，退热剂量不适合，可出现类似情况，应慎用。

2. 贫血症状的观察与护理

（1）观察患者的面色、睑结膜、口唇、甲床苍白程度，注意有无头昏眼花、耳鸣、困倦等中枢缺氧症状，注意有无心悸气促、心前区疼痛等贫血性心脏病的症状。贫血伴心悸气促时应给予吸氧。

（2）给予富于营养和高热量、高蛋白、多维生素、含丰富无机盐的饮食，有助于恢复造血功能。缺铁性贫血可多吃动物的内脏，如心、肝、肾，以及牛肉、鸡蛋黄、大豆、菠菜、红枣、黑木耳等。

（3）贫血患者免疫能力降低，常发生感染，应防寒保暖，有充足的阳光照射。

（4）由于贫血而皮肤干燥，应定时用温水擦洗，保持皮肤清洁。

（5）必要时进行输血，输血时护理人员认真做好查对工作，严密观察输血反应，给重度贫血者输血时速度宜缓慢，以免诱发心力衰竭。

3. 皮肤表现的观察与护理

（1）保持皮肤清洁，每天用温水擦洗，尤其要保护破溃区域皮肤，避免一切刺激因素如日晒、冷热、各种消毒剂、肥皂、胶布等对皮肤的刺激，内衣选用吸水性强的柔软棉织品，宜宽大。

（2）患者应该忌搔抓，皮炎湿疹患者在瘙痒感非常强烈的时候，往往都会用手进行搔抓，这是一种不科学的做法，因为抓挠会不断对皮肤造成刺激，会越抓越痒，其结果会使皮损处皮肤更加增厚粗糙和苔癣化，抓破皮肤又会引发感染。

（3）湿疹患者也不要用热水烫，在患有湿疹的时候，不要频繁地洗澡，尤其不能使用热水来烫洗患处部位，因为热水容易引起皮肤毛细血管扩张，红肿加重，皮肤渗出液增多，湿疹也会因此而加重。皮炎湿疹患者最怕受到刺激，肥皂特别是碱性强的肥皂对皮肤也是一种化学刺激，会使皮肤病变加重。

（八）治疗时的护理

霍奇金淋巴瘤与非霍奇金淋巴瘤都是以化疗为主，其次是放疗、造血干细胞移植或靶向治疗，常用的化疗方案有 ABVD、MOPP、COP、CHOP、CEOP 等。

1. 化疗时的护理

（1）密切观察患者的血象变化，遵医嘱正确使用升血象药物，做好预防感染的护理。

（2）房间每天行紫外线消毒，定时开窗通风，保持室内空气新鲜。

（3）限制探视人数及次数，预防交叉感染。

（4）血小板低下的患者应观察患者有无出血现象，减少活动，防止碰伤。

（5）观察药物毒副作用，注意观察患者尿量、血压、心率的变化。

2. 靶向治疗时的护理

靶向治疗的主要用药为利妥昔单抗，输注该药时应注意以下几点：

（1）保证护理操作的准确性，严格遵守操作规程，正确调好输液速度，以保证药物及时、准确、有效地输入患者体内。

（2）严密观察患者的过敏反应。在输注过程中，每 15min 巡视 1 次，严格按输注要求控制输液速度，注意观察病情变化，发现异常及时处理。

（3）注意心血管和呼吸系统症状的监测。利妥昔单抗可引起心律失常、体位性低血压、呼吸困难等，多柔比星对心血管系统也有影响，因此使用利妥昔单抗和多柔比星时应持续心电监护，建立特护记录单，密切观察心率、呼吸、血压、血氧饱和度的变化，嘱患者卧床休息，用药结束后卧床休息 4h。

十、皮肤癌化疗及护理

（一）概述

非色素性皮肤癌主要包括基底细胞癌与鳞状细胞癌，这两种病约占皮肤恶性肿瘤的90%以上，男、女发病比例为 3∶1，全球皮肤癌发病率各大洲差异甚大。澳大利亚年龄标化率为 555/10 万，0～70 岁发病率为 67%。得克萨斯州发病率为美国最高，占全部肿瘤的 35%，据报道，2000 年美国基底细胞癌发病率为 200/10 万，而鳞状细胞癌的发病约占基底细胞癌的 1/5，白种人发病率更高。近年来，皮肤癌发病率在我国呈逐年上升趋势，而且呈年轻化趋势。2001 年上海市人口中，男性皮肤癌发病率为 2.17/10 万，女性为 2.87/10 万。2008 年上海市男性皮肤癌发病率上升至 4.02/10 万。这与环境污染造成的地球臭氧层破坏，紫外线增加有关，也与近年来参加户外运动与旅游的人越来越多，特别是年轻人接受日光照射机会增多有关。

（二）临床表现

基底细胞癌和鳞状细胞癌都具有恶性程度低、发展缓慢、容易发现及方便活检的特点，容易做到早期诊断、早期治疗，故预后良好。兹就其临床症状体征分述如下：

1. 基底细胞癌

一般分为 4 型，最常见的是结节溃疡型。

（1）结节溃疡型：初期是表皮出现蜡样小结节，小米粒至豌豆大小不等，一般表皮相当硬，表面上常有少数扩张的毛细血管，略高于皮肤表面，或仅似红斑而并不显隆起，或略呈结节状，表面的皮肤轻度向下凹陷。结节可逐渐扩大或新的损害在附近出现，相互融合，形成一个有蜡样光泽的盘形斑块，中央往往结成棕色、黄褐色或黯灰色痂，继而痂下发生溃疡，逐渐扩大，形成圆形、椭圆形或不整形溃疡，大小自指甲盖至铜钱大小不等，溃疡边缘坚实及卷起，往往呈半透明状并凹凸不平，周围皮肤无炎症，底部呈珍珠样或蜡样外观，有时损害表面完全为痂所覆盖。溃烂缓慢向四周及深部扩展，有如鼠咬状，形成基底细胞癌的一种典型临床形态，名为侵蚀性溃疡。溃疡可部分愈合而发生瘢痕，亦可扩展至皮下组织甚至软骨及骨骼。各种组织可被摧毁而呈深坑状。发生于面部，能破坏鼻、耳、眼眶及上颌窦等部位的软骨和骨组织，引起出血或颅内侵犯或毁形。基底细胞癌损害发展缓慢，一般极少发生区域淋巴结转移，也不远处转移。

（2）色素型：结节较平面浅，损害与结节溃疡型相同。由于含有较多色素，损害边缘除有珍珠色光泽外，还有点状或网状黯棕色或黑褐色的色素斑，中央部分亦可见有色素沉着，结痂后揭痂容易出血，痂下可呈黯棕色甚至炭黑色颗粒状，与恶性黑色素瘤类似，容易误诊。

（3）硬斑状或纤维化型：常见于头颈部，为坚硬淡黄色或黄白色斑块，略微隆起，边界不清，似硬斑病样，可长期保持完整，最后发生溃破。

（4）浅表型：皮损表浅，多发生于躯干，呈一片或数片浸润性红斑，表面脱屑或结痂，边缘或整个皮损稍隆起，至少一部分边缘呈细小珍珠样或线条样堤状。本型最后可纤维化。类似银屑病、湿疹或脂溢性皮炎。

2. 鳞状细胞癌

对于早期的鳞状细胞癌和基底细胞癌，临床表现上无明显区别。鳞状细胞癌多发生于长期不正常状态的皮肤，往往是由角化病、黏膜白斑病或其他癌前疾病转变而成。初起皮肤损害往往是一个干燥的如小米粒至黄豆大坚硬之丘疹或小结节，表面呈暗红色或有毛细血管扩张，粗糙不平，中央有紧密附着的角质物，不易剥离，用力剥离则易引起出血，剥离后将再长出角质性物质。以后中央可发生溃疡，溃破面不断增大，其发展较基底细胞癌为快。在较短时间内，形成一个乳白色颗粒或坏死组织的癌性溃疡。有时形成相当深度的溃穴，状似火山喷口，合并感染则有黏稠脓液，臭味异常，自觉疼痛，有的鳞状细胞癌向外发展，可与深部组织粘连，形成基底广阔的赘生物，外表像乳状或菜花样肿瘤。

本病发展较快,破坏性大,可伸入结缔组织、软骨、骨膜及骨骼,常可发生区域性淋巴结转移,晚期可发生内脏转移。尤其是黏膜的鳞状细胞癌往往容易转移。

（三）主要检查

皮肤癌的常见检查有体格检查、血常规检查、免疫功能检查、病理学检查、X线检查、B超检查、CT检查、核素检查等。

（四）病理

皮肤癌包括基底细胞癌、鳞状细胞癌、恶性黑色素瘤、恶性淋巴瘤、特发性出血性肉瘤（Kaposi 肉瘤）、汗腺癌、隆突性皮肤纤维肉瘤、血管肉瘤等。

组织病理检查对皮肤癌诊断分型有确定意义,且易于操作,现对基底细胞癌和鳞状细胞癌的组织病理分述如下:

1. 基底细胞癌

真皮内有边界明显的瘤细胞群,胞核较正常稍大,呈卵形或长形,胞浆少,细胞间界线不清,细胞间无间桥,因此,像很多细胞核密布在一个共同浆液中,细胞核染色无显著差异。有时可见细胞多核、核深染或呈不规则星状核。瘤细胞群周围结缔组织增生,在最外层排列成栅状的栓状细胞,瘤组织周围常可见到许多幼稚纤维母细胞,以及成熟的纤维细胞混杂在一起。基底细胞癌间质含有黏蛋白,在制作切片时间质收缩,使间质与肿瘤团块边缘呈裂隙状分离,对本病诊断有一定意义。在组织病理学上,基底细胞癌可分为分化型与未分化型两大类。未分化型可表现为实性型、色素型、纤维化型或硬斑状、浅表型。实性型可见多少不一、形态不同的癌肿团块埋在真皮内;色素型瘤细胞间有较多黑色素;纤维化型或硬斑状型有显著的结缔组织增生,结缔组织成条束地包绕瘤细胞群;浅表型为表皮下有较多短小花蕾状瘤细胞团。对于分化型,可出现向毛发结构分化的角化型基底细胞癌,向皮脂腺分化的囊肿型基底细胞癌,向大汗腺分化的腺样基底细胞癌等。

2. 鳞状细胞癌

癌细胞成团块或条索增生侵入真皮内,其中有多少不等、正常的和不典型分化不全鳞状细胞及角化不良细胞。不典型的鳞状细胞愈多,恶性程度愈高,其表现为细胞大小不等,核分裂不典型,染色深,胞浆嗜碱性,无细胞间桥。分化程度较高者,则向角化方向发展为角化鳞状细胞,愈近中心时愈角化,中心可完全角化。根据肿瘤中不典型鳞状细胞所占比例,可将鳞状细胞癌分成四度。Ⅰ度鳞癌:瘤组织不超过汗腺水平,不典型鳞状细胞少于 25%,有很多角珠,真皮内有明显的炎性反应。Ⅱ度鳞癌:癌细胞团界线不清,不典型鳞状细胞占 25%～50%,只有少数角珠,角珠中心多角化不全,周围炎症反应较轻。Ⅲ度鳞癌:不典型鳞状细胞占 50%～75%,大部分没有角化,无角珠,周围炎症反应不显著。Ⅳ度鳞癌:不典型鳞状细胞占 75%以上,核分裂象多,无细胞间桥,无角。

（五）治疗方法

主要治疗方法有手术治疗、放疗、药物治疗、冷冻治疗，手术是最主要的治疗方法之一，对大多数患者是首选治疗方法。皮肤癌对放疗较敏感，单纯放疗可达到治愈目的。对小而表浅的基底细胞癌、原位鳞状细胞癌和癌前期疾病，可选用局部敷用氟尿嘧啶软膏治疗，也可选用冷冻治疗及刮除治疗。对不适合手术及放疗的晚期患者，可选用全身化疗。

（六）化疗方案

DDP＋5-FU。

4 顺铂 100mg/m²，静脉滴注，第 1 天。

氟尿嘧啶 1000mg/m²，静脉滴注，第 1～4 天。3 周重复 1 次。

（七）症状的观察与护理

皮肤癌是人类常见的恶性肿瘤之一。包括基底细胞癌和鳞状细胞癌都具有恶性程度低、发展缓慢、容易发现及方便活检的特点，容易做到早期诊断、早期治疗，故预后良好。

日常生活中避免阳光直射和暴露，避免过度受到阳光照射，尤其是紫外线辐射最强的时间段，尽量减少外出。在户外时，最好穿长袖和长裤，戴上帽子、太阳眼镜，并使用防晒产品。注意做好皮肤的清洁工作，避免碰伤及感染。

（八）治疗时的护理

（1）养成良好的生活习惯，戒烟限酒。世界卫生组织预言，如果人们都不再吸烟，5 年之后，世界上的皮肤癌将减少 1/3。烟和酒是极酸的酸性物质，长期吸烟、喝酒的人，极易导致酸性体质。

（2）不要过多地吃咸而辣的食物，不吃过热、过冷、过期及变质的食物；年老体弱或有某种疾病遗传基因者酌情吃一些防癌食品和含碱量高的碱性食品，保持良好的精神状态。

（3）有良好的心态应对压力，劳逸结合，不要过度疲劳。压力是皮肤癌的重要诱因，中医认为压力导致过劳体虚从而引起免疫功能下降、内分泌失调，体内代谢紊乱，导致体内酸性物质沉积；压力也可导致精神紧张引起气滞血瘀、毒火内陷等。

（4）加强体育锻炼，增强体质，多在阳光下运动，多出汗可将体内酸性物质随汗液排出体外，避免形成酸性体质。

（5）生活要规律，生活不规律的人，如彻夜唱卡拉 OK、打麻将、夜不归宿等，都会加重体质酸化，容易患皮肤癌。应当养成良好的生活习惯，从而保持弱碱性体质，使各种皮肤疾病远离自己。

（6）不要食用被污染的食物，如被污染的水、农作物、家禽鱼蛋、发霉的食品等，要吃一些绿色有机食品，要防止病从口入。

（7）不要过频洗澡，最新研究表明过频洗澡也会导致皮肤癌（先皮肤出现红肿即皮肤炎，皮肤炎诱发皮肤癌），这不是危言耸听，这有事实依据。专家建议三天洗一次澡就足够了，而且搓揉力度要舒适，身上有些污垢不会影响健康，甚至会起到保护作用，这在炎热地带是很有帮助的。

（8）不要过度进行人工日光浴。

十一、胸腺瘤化疗及护理

（一）概述

胸腺瘤是最常见的自身免疫相关纵隔原发肿瘤，其发病率占纵隔肿瘤的 10%～20%，居纵隔肿瘤的第三、四位。胸腺瘤与其他肿瘤的不同之处在于：其局部侵犯倾向和肿瘤相关的全身综合征，最常见的是重症肌无力。胸腺瘤主要发生在成人，儿童极少见。平均诊断年龄在 45～52 岁（5～80 岁），女性稍多见，且多伴重症肌无力。约一半的胸腺瘤患者无症状，因常规胸片检查而发现。

（二）临床表现

30%～40%的胸腺瘤患者无症状，多由常规胸部 X 线检查发现。肿瘤较大压迫肺或支气管时，可有咳嗽、低热、胸痛、消瘦、食欲减退及声嘶等症状，晚期患者可出现进行性淋巴结肿大、上腔静脉压迫及胸腔积液。胸腺瘤与一系列的全身紊乱有关，最常见的为自身免疫、内分泌紊乱。重症肌无力是最常见的自身免疫疾病，见于 30%～50%的胸腺瘤患者。对于重症肌无力，主要表现为活动后某些横纹肌异常，容易疲劳，休息或使用抗胆碱酯酶类药物后，症状减轻或消失。90%以上累及眼肌，导致眼睑下垂，眼球活动受限，其他可累及面肌、咽肌及近端肌肉，甚至累及呼吸肌导致呼吸麻痹。部分胸腺瘤患者合并红细胞再生障碍、低丙球蛋白血症、血细胞减少症、恶性贫血等。

（三）主要检查

（1）放射学检查：胸部 X 线、胸部 CT 检查是发现、判定胸腺肿瘤最常用的检查手段。

（2）怀疑为胸腺瘤的患者，均应检查乙酰胆碱抗体、血常规、AFP、B-HCG 及 LDH 等，以排除贫血、重症肌无力及胚细胞肿瘤。

（3）活检：一般认为，前纵隔肿瘤不宜有创活检，影像学结合肿瘤标记物的检查可以基本确诊前纵隔肿瘤；活检后破坏了非侵袭性胸腺瘤的包膜，使其变为侵袭性胸腺瘤；针吸活检往往不能采集到足够的标本，不能进行免疫组化检查。但也有人认为，当不能与其他恶性肿瘤鉴别或有症状时，可考虑针吸或 VATS 活检。

（四）病理

胸腺瘤大小不一，最大径中位数为 5～10cm，重量为 30～250g，平均为 130g，多数为实质性，结节状，切面呈灰色或灰黄色，常可见纤维组织分隔成多个小体，其内可有出血或坏死。显微镜下胸腺瘤主要成分为两种，即上皮样细胞和淋巴细胞，有时可见角化的上皮细胞形成的胸腺小体结构，有诊断意义。

1. 根据肿瘤中的细胞成分，病理类型分为三类

①淋巴细胞为主型，即以淋巴细胞为主形成弥散结节状增生，上皮细胞不多。②上皮细胞为主型，即以上皮细胞为主，淋巴细胞不多。③混合型：两种细胞成分均匀地增生，其中有较多结缔组织间质变。真正的胸腺瘤含有良性的胸腺上皮细胞，并且应与胸腺癌相鉴别，后者含恶性细胞成分且预后较差。目前被广泛接受的是把胸腺瘤分成两大类，浸润型和非浸润型。非浸润型的胸腺瘤有完整的纤维性包膜，活动而且容易切除，虽可与周围组织粘连，但显微镜下无包膜的侵犯。浸润型胸腺瘤肉眼即可见肿瘤浸润周围结构，而且切除困难，需要对粘连的纵隔结构整块切除。

多数胸腺瘤是生长缓慢、包膜完整的肿瘤，切除可治愈。文献报告的侵袭型（恶性）胸腺瘤所占的比例差异很大，为5%～50%，恶性胸腺瘤一般从诊断到治疗后复发的平均时间为6年，故认为胸腺瘤应长期随访。

2. 分期

所谓的肿瘤分期，就是根据肿瘤侵犯的范围和程度，人为地将其划分为4期。胸腺瘤的临床及病理分期均基于1978年Bergh的分期，1981年Masaoka改良为标准的临床分期系统，1995年进一步给予了改良。

Ⅰ期：肉眼见完整包膜，无镜下包膜外侵犯。

Ⅱ期：镜下侵出包膜，或肉眼见侵犯纵隔脂肪组织或纵隔胸膜。

Ⅲ期：肉眼见侵犯邻近结构（如心包、大血管或肺）；或在其余正常胸腺组织内发现灶性瘤组织。

ⅣA期：胸膜腔播散（胸膜或心包转移）。

ⅣB期：淋巴或血源转移，胸腔外播散（以骨转移最为常见）。

生存期：Ⅰ期即所谓的非侵袭性胸腺瘤，胸腺瘤的10年存活率为86%～100%；Ⅱ期以后均为侵袭性胸腺瘤，Ⅱ期胸腺瘤10年存活率为60%～84%；Ⅲ期胸腺瘤10年存活率为21%～77%；ⅣA期胸腺瘤10年存活率为26%～47%。

（五）治疗方法

主要治疗手段有手术治疗、放疗、化疗、综合治疗。

手术切除为胸腺瘤首选治疗方案，应发现即手术。适合于Ⅰ～Ⅲ期的胸腺瘤。Ⅰ期术后不需要放疗，除非肿瘤切除不完整。术前发现邻近脏器受侵（Ⅲ期），可考虑术前放、化疗后再行手术。现在更多地采用胸腔镜手术，优点是：微创、美观、康复快、切除肿瘤彻底，故适用于所有Ⅰ、Ⅱ期患者和部分Ⅲ期患者。目前认为以顺铂为主的联合化疗方案最为有效，激素治疗也已用于临床。

（六）化疗方案

[参考美国国立综合癌症网络（National Comprehensive Cancer Network）]

1. CAP方案

顺铂50mg/m²，静脉滴注，第1天（正规水化利尿）。多柔比星50mg/m²，静脉注

射，第1天。

环磷酰胺 500mg/m²，静脉注射，第1天。21d 为1个周期。

2. CAP 联合泼尼松方案

顺铂 30mg/m²，静脉滴注，第1～3天。

多柔比星 20mg/m²，静脉注射，第1～3天。环磷酰胺 500mg/m²，静脉注射，第1天。

泼尼松 100mg，口服，第1～5天。21d 或 28d 为1个周期。

3. ADOC 方案

顺铂 50mg/m²，静脉滴注，第1天（正规水化利尿）。多柔比星 40mg/m²，静脉注射，第1天。

长春新碱 0.6mg/m²，静脉注射，第3天。环磷酰胺 700mg/m²，静脉注射，第4天。28d 为1个周期。

4. PE 方案

顺铂 60mg/m²，静脉滴注，第1天（正规水化利尿）。依托泊苷 120mg/m²，静脉滴注，第1～3天。

21d 为1个周期。

（七）症状的观察与护理

胸腺瘤的患者多无明显症状，肿瘤压迫肺或支气管时，出现相应的症状，在护理时应做好：

1. 呼吸困难的观察与护理

（1）观察患者神志、面容与表情、口唇、指端的皮肤颜色，呼吸的节律、频率的变化，评估血氧饱和度，如有异常及时报告医生，给予对症处理。

（2）保持呼吸道通畅，痰液不易咳出的患者采用辅助排痰法或遵医嘱给予化痰药物、压缩雾化等。

（3）根据病情采取坐位或半卧位，改善通气，以患者自我感觉良好为原则。

（4）指导患者有计划地进行休息和活动，循序渐进地增加活动量和改变运动方式。

2. 咳嗽的观察与护理

咳嗽是最常见的症状，合并感染时有脓痰，如有剧烈咳嗽，应警惕有无出血的危险性。护理人员要严密观察病情变化，及时与医生联系，防止意外的发生。

（1）保持室内空气清新，无刺激气味，严禁吸烟。避免吹风受凉。

（2）观察患者咳嗽的性质、声音、时间及痰液的颜色、性质、量及气味，患者的体温和伴随症状，做好记录。

（3）剧烈咳嗽，痰液不易咳出者，遵医嘱用糜蛋白酶加生理盐水雾化吸入，也可让患者饮少许温开水润喉后，轻拍其背，帮助排出痰液。

（4）注意气候变化，督促患者随时增减衣物，冬季外出戴口罩。

（5）遵医嘱应用止咳药物。

3．贫血症状的观察与护理

（1）注意患者的休息，患者的活动强度应取决于贫血发生的速度及贫血严重的程度。

（2）给予患者富含营养和高热量、高蛋白、多维生素、含丰富无机盐的饮食，以助于恢复造血功能。缺铁性贫血患者可多吃动物的内脏，如心、肝、肾，以及牛肉、鸡蛋黄、大豆、菠菜、红枣、黑木耳等。

（3）观察贫血症状，如面色、睑结膜、口唇、甲床苍白程度，注意有无头昏眼花、耳鸣、困倦等中枢缺氧症状，注意有无心悸气促、心前区疼痛等贫血性心脏病的症状。贫血伴心悸气促时应给予吸氧。

（4）贫血患者免疫能力降低，易发生感染，应防寒保暖，有充足的阳光照射。与传染患者隔离。

（5）由于贫血而皮肤干燥，应定时用温水擦洗，保持皮肤清洁。

（6）必要时进行输血，输血时护理人员应认真做好查对工作，严密观察输血反应，给重度贫血者输血时速度宜缓慢，以免诱发心力衰竭。

（八）治疗时的护理

主要的治疗手段有手术治疗、放疗、化疗、综合治疗。手术切除为胸腺瘤的首选治疗方案，如发现邻近脏器受侵，可考虑术前放、化疗再行手术。目前认为顺铂为主的联合化疗方案最有效。化疗时应注意：

（1）严格执行化疗用药要求，保证有效治疗，化疗药物应现配现用，遵医嘱调节输液速度、用药时间，注意观察药物的不良反应，随时检查患者血象、肝功能、尿常规。

（2）根据药物性质，选择给药途径，建议使用中心静脉置管给药，如果发生化疗药物外渗，按药物外渗进行处理。

（3）室内定期进行空气消毒，定时开窗通风，保持空气清新，根据病情，实行保护性隔离。

（4）饮食护理：给予高蛋白、高热量、高维生素、清淡易消化的饮食，注意多饮温开水，排出毒素。

第三章　胸外科疾病诊疗与护理

第一节　创伤性血胸、气胸

人体胸膜腔是由胸膜脏层和壁层围成的具有负压和少量浆液的密闭腔隙，如果胸膜破坏导致气体（血液）进入这一腔隙，即为气胸（血胸）或血气胸。

一、诊断

（一）症状

1．气胸

中等量气胸一般可无症状或仅有轻度气促。大量气胸可胸闷、气急、呼吸困难、血压下降，甚至休克。

2．血胸

（1）少量血胸：指胸腔积血量在 500mL 以下，患者无明显症状和体征。

（2）中量血胸：指胸腔积血量 500～1500mL，患者可有内出血的症状，如面色苍白、呼吸困难、脉细而弱、血压下降等。

（3）大量血胸：指胸腔积血量在 1500mL 以上，患者表现有较严重的呼吸与循环功能障碍和休克症状，常有出现躁动不安、面色苍白、口渴、出冷汗、呼吸困难、脉搏细数和血压下降等。

（4）血胸并发感染：有高热、寒战、疲乏、出汗、血白细胞计数升高等表现。

（二）体征

1．一般检查

（1）四项生命体征（T、P、R、BP）的测量对胸创伤患者尤其重要，应该在病史采集前就测量或同时进行，以获得宝贵的抢救时间。呼吸检查除了记录患者的呼吸频率外，还应注意呼吸的深浅度及呼吸的节律。

（2）患者是否神志清醒，有无贫血貌、唇周发绀及呼吸性鼻翼扇动。头颈部有无出血点及颈静脉是否怒张。此症在胸部挤压伤和爆震伤所致的创伤性窒息患者中常可见到。

（3）四肢检查主要是上肢的活动情况，在肩胛骨骨折和锁骨骨折时上肢活动均受到限制。

（4）腹部检查主要排除并发的腹腔脏器损伤，这在下胸（背）部损伤时尤其应该进行详细的检查。

2. 专科检查

（1）胸壁有无与胸腔相通的伤口，伤道（或弹道）的方向和深度，必要时可用探针或血管钳探明。

（2）三指法检查气管有无向健侧偏移，同时患侧胸腔叩诊为浊音、鼓音或过轻音；在有血气胸存在时，胸廓上部叩诊为鼓音而下部为浊音。

（3）胸部叩诊浊音界在锁骨中线第 4 肋间以上（坐位）时，应行诊断性胸腔穿刺。

（4）听诊伤侧肺呼吸音消失，肋间隙饱满，心界可向健侧移位。

（5）开放性气胸可听到随呼吸出现的"咝咝"声；而张力性气胸患者可表现为严重的吸气性呼吸困难，患者可有张口呼吸、"三凹征"和缺氧的临床表现。

（6）严重的气胸伴有皮下气肿，皮肤有捻发感（音）。

（三）检查

1. 实验室检查血常规和尿常规必须急诊检查，成年患者如果 Hb＜80gL，出血量至少 1000mL；尿常规检查排除肾挫伤引起的血尿。出凝血时间测定、血型、血交叉和备血均须同时进行，以免延误抢救时机。

2. 特殊检查

（1）X 线检查：胸部 X 线片是胸壁损伤最常用、最有效的辅助检查，在病情允许的情况下，最好能够拍正、侧位胸片，最理想的摄片体位依次为站立位—端坐位—半坐位—平卧位。X 线检查的真正目的并非仅仅为了肋骨骨折的诊断，而是主要为了以下目的：①胸腔内脏器是否有损伤；②是否伴有气、血胸，如果有气、血胸，程度如何；③肺实质是否有损伤；④为了解病情的进一步发展，为进一步诊断提供基础。有的患者在受伤早期 X 线片并无明显的变化，但数小时后 X 线片即有明显改变并且变化迅速。因此，对于重症胸部创伤者在首次摄 X 线片后 12～24 小时必须复查 X 线胸片，以便尽早发现并治疗。

（2）MRI 或 CT 检查：主要为了排除创伤性胸主动脉瘤的诊断并确定胸主动脉瘤病变的程度，以便选择治疗方案。此外，还可了解胸骨骨折移位及心脏受压的情况。CT 和 MRI 检查只有怀疑有急性创伤性主动脉瘤时才做，通常情况下不做。

（3）超声检查：主要为了排除胸腔积液或心包积液，对于驾驶员机动车所致的胸创伤必须排除急性创伤性主动脉瘤的可能。此外，超声检查对胸腔积液的多少及穿刺点的定位也有帮助。

（4）纤维支气管镜检查：在怀疑有气管或支气管断裂时，这一检查可明确病变的部位及伤口的大小。

（5）诊断性胸腔穿刺：气胸患者可在锁骨中线、第 2 肋间穿刺（患者取坐位），血胸患者在第 5 肋间、腋中线（患者卧位）或第 6 肋间、腋后线（患者坐位）穿刺，对于胸腔积血、积气较少的患者，胸腔穿刺将少量的积气积血抽出即可达到治疗的目的。

（6）胸腔镜检查：可了解胸腔内创伤的情况并可进行适当的治疗。

（四）诊断要点

1. 气胸

①有外伤病史；②胸壁有开放性伤口（开放性气胸）并可听到特有的随呼吸出现的"嗞嗞"声；③胸部叩诊为鼓音、气管向健侧移位；④肺呼吸音减弱或消失；⑤X线胸片显示肺有压缩，肺压缩＜30%或＞60%分别为轻度、重度气胸，介于二者之间为中度气胸；⑥胸腔穿刺可抽出气体；⑦张力性气胸往往合并有皮下气肿。

2. 损伤性血胸

（1）出血量少者，多无明显症状。出血量大时可有面色苍白、呼吸急促，心悸、胸闷、咯血等。

（2）体征：脉搏细速，血压下降，肋间隙饱满，气管移位，叩诊呈浊音，呼吸音减弱或消失等。

（3）X线片可见胸膜腔内积液阴影 i 纵隔移向健侧，如合并气胸则可见气液平面。如患者无法站立时，应行 CT 检查，CT 可见胸内积液阴影。据报道，平卧位摄 X 线片时，如积液量小于 800mL，X 线胸片可无异常发现。

（4）在血胸的诊断中，进行性血胸的判断至关重要。其诊断标准：①症状加重，脉搏加快，血压下降，经输血补液无好转，或好转后又迅速下降者；②连续监测血红蛋白、红细胞计数、红细胞比容持续下降；③胸腔穿刺因血液凝固抽不出液体或抽出的血液迅速凝固，提示出血多而急；④胸部 X 线片胸内积液阴影不断增大或超声显示液体暗区范围不断扩大；⑤胸腔闭式引流后，连续引流 3 小时，每小时超过 200mL 或连续 3 小时总量超过 500mL。

（五）鉴别诊断

1. 肺不张

主要和血胸相鉴别：①通常肺不张无创伤史，即使创伤性肺不张也往往发生在创伤后期；②肺不张时气管偏向患侧；③胸部浊音界不随体位变化；④胸部 X 线片有特征改变，胸腔无气液面。

2. 自发性气胸

最主要的特点是无创伤史而突然发生，患者常为瘦高体型，有的患者有反复发作的既往史。老年慢性支气管炎患者有肺大疱者也常易发生自发性气胸。

3. 肺包虫病

常常在西北地区流行疫区高发，包囊直径可在 10～20cm，包囊破溃后可引起液气胸，患者有密切的动物接触史，往往无创伤史，有咳嗽，发热病史，包囊虫皮试阳性，嗜酸粒细胞明显增高。胸部 X 线片可见肺部有大小不等的多发性病变，并且有特征性的"新月征"表现。

二、治疗

（一）一般治疗

吸氧、镇痛、防止肺部并发症是胸创伤治疗的常规方法。

（二）药物治疗

通常用 1%利多卡因或 0.5%布比卡因（bupivacitine）做肋间神经封闭（包括断肋骨上、下方各 1 根骨）和局部痛点封闭，为了延长镇痛效果，可在每 20mL 药液中加入 0.05mL 肾上腺素（有高血压史的老年患者不用）。患者侧卧位，在距棘突 6～10cm 处的肋骨下缘进针（紧贴肋骨），针尖触到肋骨后稍稍退出些再向肋骨下缘进针 1.5～2cm，回抽无血即可注入 3～5mL 的封闭液，每 7～9 小时重复 1 次。

（三）外科治疗

1. 开放性气胸的抢救：开放性气胸，尤其是胸壁伤口直径大于气管直径时，会很快造成呼吸、循环衰竭，因此一旦诊断为开放性气胸，医师立即用干净的物体迅速堵塞开放的伤口，使开放性气胸变为闭合性气胸，然后再做其他抢救措施。

2. 张力性气胸的抢救：与开放性气胸一样，张力性气胸对呼吸、循环的影响也很大，一经诊断也必须迅速处理。常用的方法是用 F18 针头在后面绑一安全套（或塑胶指套），安全套末端斜向剪开约 1.0cm 的豁口。将针头在锁骨中线第 2 肋间插入胸腔即可。然后再采取其他抢救措施。

3. 胸腔穿刺术：血、气胸的一种诊断方法，也是一种治疗手段。胸腔穿刺术是胸外科住院医师必须熟练掌握的最重要、最常用的两项基本操作之一（另一项是胸腔闭式引流术）。轻度的气、血胸只须将胸腔内少量的气体或血液抽出并注入广谱抗生素即可。气胸患者通常取端坐位或半坐位，在锁骨中线外第 2 肋间、肋骨上缘进针穿刺抽气；血胸患者在第 5、6 肋间、腋中线（患者平卧位）或第 7 肋间、腋中线或腋后线（患者坐位）穿刺。

4. 胸腔闭式引流术：胸腔闭式引流管分为引流胸腔积气的上方管和引流胸腔积液的下方管。对于成年胸部创伤患者，引流管的内径应＞10mm；尤其是怀疑有气管、支气管断裂的患者或气胸患者须用呼吸机时，胸腔引流管的内径不应小于同侧主支气管的内径，否则，胸腔引流管过细仍然会造成张力性气胸，危及生命。在第 4 肋间、腋前线、胸大肌外缘作切口，引流管插入胸壁后，在胸大肌后方潜行，向内、向上经第 2 肋间插入胸腔，这样可始终保持引流管尖端始终向上在胸腔顶部。下方引流管通常在腋中线、第 5 或第 6 肋间安插。引流管安放后可接水封瓶引流。必要时可用低负压（-30～-50mmHg）持续吸引。

5. 开胸探查术：开胸探查的手术指征：①胸腔内有大血管损伤，胸腔引流液＞400mL 或连续 3 小时每小时引流液＞200mL；②气管、支气管断裂；③肺叶严重损伤；④心脏和大血管损伤有心包压塞征出现；⑤膈肌破裂；⑥食管破裂；⑦胸内有异物；⑧胸腔充分引流后纵隔偏移仍未恢复，有凝固性血胸存在；⑨开放性肋骨骨折胸腔内有严重污染。

不同的病情开胸探查手术切口不同。通常采用对胸骨骨折伴有心包压塞、疑有心血管损伤时选择胸部正中切口，其他胸腔脏器损伤可采用胸部后外侧切口或前外侧切口进行探查手术。

三、病情观察

1. 一般情况的监测：由于胸外伤对患者的呼吸和循环影响较大，因此对患者四项基本生命体征（T、P、R、BP）的监测极为重要，对重症胸外伤患者这种监测应是 24 小时连续进行的。

2. 实验室监测：每日检查三大常规，尤其是血红蛋白或血细胞比容在伤后 24 小时内可根据病情反复检查，以及时了解患者感染和失血的情况。

3. 胸部 X 线检查：重症患者在伤后 72 小时内应每日复查 X 线胸片，对气胸患者了解肺膨胀的情况及肺部有无实质性浸润病变，尤其须注意肺透光度的改变，结合临床病情尽早发现并治疗可能出现的并发症 ARDS。

4. 胸腔引流管：密切观察胸外伤患者的引流管对外科住院医师极为重要，首先要观察引流管是否通畅，引流管内液面是否随着呼吸上下运动；引流管有无气体或液体排出；是否有大量的气体或液体排出；引流管排出的血性胸液有无血凝块；有无开胸探查的手术指征。

5. 循环和呼吸：血气胸极易造成患者严重的休克，因此对重症血气胸患者应尽早采取措施防止其发生和发展。应密切观察患者四项基本生命体征和脉压，此外还需观察末梢循环状况、尿量、呼吸的深度和患者胸闷的感觉有无加重。

四、病历记录

1. 对患者的病情观察要及时、及时处理、及时记录。
2. 对患者的病情现状、分析、应对措施、可能的后果亦要及时记录。
3. 尽快完成补充抢救患者时未及时记录的情况。

五、注意事项

1. 医患沟通

（1）根据胸外伤程度的不同，如实向患者及其家属交代病情。

（2）严重血气胸患者必须及时签发病重或病危通知书并交家属，当面向家属交代可能发生的最坏结果。

（3）向家属介绍已经或准备采取的诊断检查、治疗及抢救措施，对治疗的后果、病情发展可能出现的情况及针对性的治疗方案做详细的介绍。任何治疗或抢救性手术必须征得患者家属书面同意后才可施行。

（4）对于可能出现的迟发性并发症，如猝死、ARDS、迟发性出血、脓胸等也应向家属交代。

2. 经验指导

（1）在胸部创伤中血气胸实际上是一种表象，而不是一个能单独成立的诊断，这些都是住院医师必须进一步考虑的，也是进一步治疗的基础。在闭合性胸外伤中，气胸的气体可来源于肺、气管（包括支气管）和食管三方面；血胸的血液可来自胸壁和胸腔的各器官，如心脏、心包、大血管、胸导管、肺、气管、食管、胸腺和膈肌等。有时内脏脏器损伤的诊断在急诊室难以很快地做出，有的甚至在探查手术后才能做出诊断，但医师在初诊时应该考虑到这些情况。

（2）血、气胸的治疗非常简单，即采用穿刺或胸腔闭式引流的方法排出胸腔内积存的气体和（或）液体；但治疗的重点应在于引起血、气胸的组织、器官损伤及这些损伤引发的 ARDS，因为在严重胸部创伤所致的晚期死亡患者中，有 50%～70%是由于 ARDS 造成的。

六、护理措施

（一）急救

1. 连枷胸：行胸壁加压包扎固定或牵引固定，消除或减轻反常呼吸运动，恢复呼吸功能。

2. 开放性气胸：将开放性气胸变为闭合性气胸。使用无菌敷料如凡士林纱布、棉垫或清洁器材如塑料袋、衣物等制作成不透气敷料和压迫物，在用力呼气末封盖伤口，并加压包扎。转运途中如伤员呼吸困难加重，应在呼气时开放密闭敷料，排出高压气体后再封闭伤口。

3. 张力性气胸：立即排气，在危急时可用一粗针头在伤侧第 2 肋间锁骨中线处刺入胸膜腔。在转送过程中，可于针柄外接剪有小口的柔软塑料袋、橡胶手指套或气球，即在呼气时能张开裂口排气，吸气时闭合，防止空气进入。

（二）病情观察

严密观察生命体征；注意有无气促、发绀、气管移位、皮下气肿征象；注意观察神志、瞳孔的变化；重视胸部和腹部体征以及肢体活动等情况，警惕多发性损伤。

（三）减轻疼痛与不适

疼痛限制病人深呼吸及有效咳痰，应采取有效的镇痛措施。镇痛的方法有多种，可酌情使用吲哚美辛、布洛芬、可待因、曲马多、布桂嗪、哌替啶、吗啡等镇痛药，也可使用病人自控镇痛装置或 1%普鲁卡因肋间神经阻滞。对肋骨骨折病人可采用胸带固定。

（四）维持呼吸功能

1. 保持呼吸道通畅，预防窒息：常规给予鼻导管吸氧；鼓励和协助病人翻身、深呼吸、有效咳嗽排痰，以减少肺不张等肺部并发症的发生；及时清除口腔和呼吸道内的血液、痰液及呕吐物，痰液黏稠不易排出时，应用祛痰药物以及雾化吸入；大量呼吸道分泌物潴留和有误吸或呼吸衰竭的病人，采用鼻导管深部吸痰或支气管镜下吸痰，必要时行气管切开，呼吸机辅助呼吸。

2. 卧位：病情稳定者取半卧位，有利于呼吸、咳嗽排痰及胸膜腔引流。

（五）补充血容量，维持正常心排血量

迅速建立静脉通路。在监测中心静脉压（CVP）的前提下，补充液体，维持水、电解质及酸碱平衡。通过补充血容量或抗休克处理，病情无明显好转且出现胸膜腔活动性出血征象者，如：①脉搏逐渐增快，血压持续下降，或经补充血容量后血压仍不稳定；②胸膜腔闭式引流引出血性液体在 200mL/h 以上，持续 3 小时；③血红蛋白、红细胞计数、血细胞比容进行性降低；④引流液的血红蛋白含量和红细胞计数与周围血接近，且迅速凝固，需迅速协助医生做好剖胸止血的准备。

（六）咯血的护理

痰中带血丝为轻度肺、支气管损伤，安静休息数日后可自愈。咯血或咳大量泡沫样血痰，常提示肺、支气管严重损伤，应首先稳定病人情绪，鼓励咳出支气管内积血，以减少肺不张的发生。大量咯血时，行体位引流以防止窒息，并做好剖胸探查的准备。

（七）预防感染

密切观察体温的变化，注意无菌操作，鼓励病人深呼吸，有效咳嗽、排痰，保持胸膜腔引流管通畅；遵医嘱应用抗生素，预防胸膜腔感染的发生。

七、健康指导

1. 胸部损伤后出现肺功能下降或严重肺纤维化的病人，活动后可能出现气短症状，应嘱病人戒烟或避免刺激物的吸入。

2. 出院指导：①注意安全，防止意外事故的发生。②肋骨骨折病人 3 个月后复查胸部 X 线片，以了解骨折愈合情况。③根据损伤的程度注意休息和营养。

第二节 气管、支气管和肺疾病

一、气管疾病

（一）病史采集

1. 气管疾病主要包括气管创伤、气管肿瘤和多种原因引起的气管腔狭窄等所致的梗阻性疾病。

2. 急性炎症常有发生，很少因之而致气道梗阻；慢性炎症可引起气管的黏膜肥厚和管壁纤维化，进而可阻碍气道流通；多有创伤或陈旧性瘢痕狭窄病史。

3. 气管原发性肿瘤大多发生于黏膜上皮和腺体，多数为恶性。气管继发性肿瘤大多来自邻近器官，如喉、食管、支气管和甲状腺等。

4. 症状

（1）咳嗽，呈干咳，为刺激性，吐少量白色痰液，可有血性痰。

（2）气急、喘鸣音，吸气期延长，呼吸困难可随体位变动而有所缓解。

（3）声音嘶哑是气管肿瘤的晚期症状。

（二）物理检查

1. 全身检查体温、脉搏、呼吸，有无淋巴结肿大、霍纳征、上腔静脉阻塞征、发绀等。

2. 专科检查

（1）颈动脉、颈静脉检查。

（2）气管位置、气管呼吸音、三凹征。

（3）肺部体征、心脏体征。

（三）辅助检查

1. 实验室检查血常规、尿常规、便常规，血沉，电解质，肝肾功能。

2. 胸部 X 线检查。

3. 气管镜检查、活检。

4. 痰脱落细胞检查。

（四）诊断要点

1. 病史

长期刺激性干咳、痰中带血，伴进行性呼吸困难，即应考虑气管占位性病变之可能。急性或陈旧性气管创伤病史有助于诊断气管创伤或气管瘢痕狭窄。

2. 体征

呼吸时出现特殊的喘鸣音，犹似鸭嘎声，吸气期延长，呼吸困难，出现典型的三凹征，甚至不能动弹，口唇发绀，严重者发生窒息。

3. 器械检查

颈部侧位平片、气管断层片、CT 扫描检查均能很好地帮助诊断气管疾病。支气管镜的检查为气管肿瘤必不可少的诊断方法。

（五）鉴别诊断

1. 支气管哮喘症。

2. 中心型肺癌。

3. 气管邻近器官肿瘤。

（六）治疗原则

1. 气管手术的目的是切除病变，重建气道。

2. 气管肿瘤的切除范围要求切缘距肿瘤上下各 0.5cm。

3. 手术只适用病变较为局限的病例，切除一般不宜超过 6cm。

4. 气管口径要求相近，以便重建气道不致狭窄，最理想手术方式为环形切除对端吻合术。

5．切缘游离不应超过上下各 1cm，以免伤口血供受阻，切缘坏死。

6．对难以手术而气管梗阻症状严重者，可做气管内金属支架置入术。

（七）疗效标准

1．治愈病变切除，咳嗽、咯血及梗阻症状消失。

2．好转病变部分切除，梗阻症状明显减轻。

3．未愈未达到上述标准。

（八）出院标准

凡达到临床治愈或好转而病情相对稳定者可出院。

二、支气管扩张症

（一）病史采集

1．咳嗽、咳脓痰。

2．咯血。

3．反复发作呼吸道和肺部感染。

（二）物理检查

1．全身检查：注意营养及发育，有无杵状指。

2．专科检查

（1）患肺叩诊可呈实音。

（2）可有呼吸音减弱或听诊湿啰音。

（三）辅助检查

1．实验室检查：检测血常规、血沉、肝功能、肾功能，记录每日排痰量，并送涂片、细菌培养及药敏试验。

2．器械检查：胸部 X 线平片和透视；纤维支气管镜检查明确咯血来源；胸部 CT；支气管造影。

3．特殊检查肺功能试验。

（四）诊断要点

1．病史：持久反复咳嗽、吐脓痰史可追溯至童年，或反复咯血原因不明。

2．体征：营养、发育正常或较差，每次体格检查在胸部同一部位听到水疱音，可有杵状指。

3．X 线检查

（1）胸部平片多无异常，少数患者肺纹理增粗，部分患者可见肺不张、肺纤维化及斑片状肺炎。

（2）支气管造影是确诊支气管扩张症的可靠方法。可以确定扩张部位、范围、病理类型。此法一般不作为常规检查，除非考虑手术才予进行。

4. 支气管镜检查：主要用于咯血来源不明，怀疑支气管肿瘤、支气管异物需要加以鉴别者。

（五）鉴别诊断

1. 肺脓肿。

2. 先天性肺囊肿。

3. 肺曲菌病。

（六）治疗原则

1. 非手术治疗

（1）体位引流，促进排痰。

（2）抗感染，选用敏感抗生素。

（3）支持疗法，咯血多者，必要时给予输血。

2. 手术治疗

（1）手术指征及手术方式：

①病变局限于一段、一叶或多数者，可做肺段或肺叶切除术。

②病变侵犯一侧肺叶甚至全肺，而对侧肺的功能良好者，可做肺叶甚至一侧全肺切除术。

③双侧病变，若一侧肺的肺段或肺叶病变显著，而另侧病变轻微，确定痰或血主要来自病重一侧，可做单侧肺段或肺叶切除术。

④双侧病变，若病变范围总肺容量不超过 50%，切除后不致严重影响呼吸功能者，可根据情况一期或分期做双侧手术，先行病重一侧，分期间隔时间至少半年。

⑤双侧病变范围广泛，一般不宜做手术治疗。但若反复大量咯血不止，积极内科治疗无效，能明确出血部位，可考虑切除出血的病肺。

⑥紧急手术应在大咯血不止、病情危急，并经支纤镜检确定出血部位后方可施行。

（2）手术禁忌证：

①一般情况差，心、肺、肝、肾功能不全，不能耐受手术者。

②病变范围广泛，切除病肺后可能严重影响呼吸功能者。

③合并肺气肿、哮喘或肺源性心脏病者。

3. 特殊治疗支气管动脉介入栓塞治疗。

三、肺结核外科

（一）病史采集

1. 呼吸道症状。

2. 结核中毒症状。

（二）物理检查

1．全身检查。

2．专科检查

（1）病变局限或部位较深可无异常体征。

（2）病肺叩诊可呈浊音，听诊可有支气管肺泡呼吸音和湿啰音。

（3）严重者可有气管移位、患侧胸廓塌陷、肋间隙变窄等。

（三）辅助检查

1．实验室检查：血常规、尿常规、肝功能、肾功能、血沉，抗 O 和痰中抗酸杆菌（至少三次），OT 试验，空腹血糖。

2．器械检查胸部 X 线平片（术前 1 个月之内），胸部 CT（术前 1 个月之内），纤维支气管镜检查。

（四）诊断要点

1．病史

（1）全身毒性症状表现为午后低热、乏力、食欲减退、体重减轻、盗汗等。

（2）呼吸系统症状为咳嗽、黏痰或脓痰、咯血、胸痛、呼吸困难。

2．体征

早期可无异常体征。若病变范围较大，患者肺部呼吸运动减低，叩诊呈浊音，有时有湿啰音，慢纤洞性结核伴纤维组织增生和收缩，胸廓下陷，震颤减弱，气管移位，叩诊浊音而对侧可有代偿性肺气肿体征。

3．实验室检查及其他检查

（1）结核菌检查：痰中找到结核菌是确诊肺结核的主要依据，一次阳性者不应即作依据，须 3 次阳性者较为可靠。

（2）结核菌素试验：结核菌素试验呈强阳性（＋＋＋），特别是最近阴转阳者，常提示患者有活动性结核病灶。

（3）其他检查：活动性肺结核的血沉可增快，但无特异性。必要时可做支气管镜检或活组织检查助诊。

4．X 线检查

（1）斑点结节状密度较高，边缘清楚的纤维包围的干酪灶。

（2）云雾状或片状、密度较淡、边缘模糊的炎性渗出性病灶。

（3）边缘完整、密度不均匀的球样病灶。

（4）具有环形边界透亮区的空洞形成，一般有多种性质的病灶混合存在。

（五）治疗原则

1．内科治疗

（1）抗结核药物治疗。

（2）营养支持治疗。

（3）其他对症治疗。

2．外科治疗

（1）肺切除术适应证：

①空洞型肺结核，正规药物治疗 2 年以上不愈，痰菌阳性者；厚壁空洞（直径大于 3cm）；中下叶及肺门部空洞。

②较大结核球，有症状，痰菌阳性者。

③毁损肺，对侧肺无病变或局限性病变经长期观察已稳定者。

④结核性支气管扩张，位于中下叶者。

⑤支气管内膜结核并发支气管狭窄、肺不张者。

⑥疑有肺癌或其他须做切除的病变者。

⑦合并结核性脓胸，需切除病灶，同时行胸膜纤维板剥除术。

⑧胸改失败、空洞未能闭合者。

⑨慢性纤维干酪型或空洞型肺结核，排菌、反复咯血、久治不愈者。

（2）肺切除术禁忌证：

①较新的病变未经充分观察与合理抗结核治疗者。

②病变较广泛，同侧或对侧其他肺部有活动性结核者。

③一般情况和心肺代偿能力差者。

（3）胸廓成形术适应证：

①上叶空洞，患者一般情况差，不能耐受肺切除者。

②上叶空洞，但中下叶亦有结核病灶，若做全肺切除，则创伤太大，肺功能丧失过多；若仅做上叶切除，术后中下肺叶可能代偿性膨胀，致残留病灶恶化。

③一侧广泛肺结核灶，痰菌阳性，药物治疗无效，一般情况差，不能耐受全肺切除，但支气管变化不严重者。

（4）胸廓成形术禁忌证：

①张力空洞、厚壁空洞以及位于中下叶或近纵隔处的空洞。

②结核性球形病灶或结核性支气管扩张。

③青少年患者，应尽量避免施行。

（六）疗效标准

1．治愈病灶已切除，症状及体征消失，痰菌阴性，无手术并发症。

2．好转痰菌持续阴性，病变明显吸收。

3．未愈未达到上述标准者。

（七）出院标准

凡达到临床治愈或好转，病情相对稳定者可出院。

四、肺癌

肺癌（lung cancer）大多数起源于支气管黏膜上皮，也称支气管肺癌。近 50 年来，全世界肺癌的发病率明显增加，发病年龄大多在 40 岁以上，以男性多见，男女之比 3～5：1。

（一）病因

肺癌的病因尚未完全明确。据流行病学调查发现，肺癌与个人生活史、职业史及某些疾病史、家族史等关系密切。

1. 吸烟：大量资料表明，长期大量吸烟是肺癌的一个重要致病因素。吸烟量越多、时间越长、开始吸烟年龄越早，则肺癌发病率越高。多年每日吸烟 40 支以上者，肺鳞癌和小细胞癌的发病率比不吸烟者高 4～10 倍。

2. 致癌物质接触史：某些工业部门和矿区职工，肺癌的发病率较高，这可能与长期接触石棉、铬、镍、铜、锡、砷、放射性物质等致癌物质有关。城市居民的肺癌发病率比农村高，这可能与大气污染和烟尘中致癌物有关。此外，家庭炊烟的小环境污染也是致癌因素之一。

3. 人体内在因素：如免疫状态、代谢活动、遗传因素以及肺部慢性感染等，也可能对肺癌的发病有影响。

近来在肺癌分子生物学方面的研究表明，某些基因表达的变化及基因突变与肺癌的发病有密切的关系。

（二）病理

肺癌的分布以右肺癌多于左肺，上叶多于下叶。起源于主支气管、肺叶支气管的肺癌，位置靠近肺门者称为中心型肺癌；起源于肺段支气管以下的肺癌，位于肺的周围部分者称为周围型肺癌。

1. 分类

肺癌主要分两类：非小细胞肺癌（non-small cell lung cancer，NSCLC）和小细胞肺癌（small cell lung cancer，SCLC）。

（1）非小细胞肺癌

①鳞状细胞癌（鳞癌）：病人年龄大多在 50 岁以上，以男性多见。一般起源于较大的支气管，以中心型肺癌多见。鳞癌生长缓慢，病程较长。通常先经淋巴转移，血行转移发生较晚，对放射、化学疗法较敏感。

②腺癌：发病年龄较小，多见于女性。多数起源于较小的支气管上皮，多为周围型肺癌。一般生长较慢，但局部浸润和血行转移在早期即发生，淋巴转移则较晚发生。早期无明显症状，往往在胸部 X 线检查时发现。近年来肺腺癌的发病率明显升高。

③大细胞癌：此型肺癌少见。约半数起源于大支气管。分化程度低，预后很差，常在发生脑转移后才被发现。

（2）小细胞癌（未分化小细胞癌）

又称燕麦细胞癌，发病年龄轻，多见于男性。一般起源于较大支气管，生长速度快，恶性程度高，转移较早。对放射、化学疗法虽较敏感，但在各型肺癌中预后较差。

此外，少数肺癌病例同时存在不同类型的癌肿组织，称为混合型肺癌。

2. 转移

肺癌的扩散和转移主要有直接扩散、淋巴转移、血行转移3个途径。

（1）直接扩散癌肿可沿支气管壁并向支气管腔内生长，亦可直接扩散侵入邻近肺组织或侵犯胸膜、胸壁、胸内其他组织和器官。

（2）淋巴转移最常见。癌细胞经支气管和肺血管周围的淋巴管道，先侵入邻近的肺段或肺叶支气管周围的淋巴结，然后到达肺门或气管隆凸下淋巴结，或侵入纵隔和气管旁淋巴结，最后累及锁骨上前斜角肌淋巴结和颈部淋巴结。纵隔和气管旁以及颈部淋巴结转移一般发生在肺癌同侧，但也可以在对侧，即所谓交叉转移。肺癌侵入胸壁或膈肌后，可向腋下或主动脉旁淋巴结转移。

（3）血行转移：血行转移是肺癌的晚期表现，常见的有肝、骨骼、脑、肾上腺等。

（三）病史采集

1. 有无刺激性咳嗽、咯血丝痰和胸痛，有无气短、发热和声嘶等。

2. 详细了解吸烟情况。

3. 有无其他部位肿瘤史，有无杵状指、关节肿大和疼痛等。

4. 患者的年龄、职业、有害气体和物质接触的时间和环境。

5. 有无肺癌家族史。

（四）物理检查

1. 全身检查：有无淋巴结肿大、霍纳征、库欣征、上腔静脉阻塞征、骨关节病综合征等。

2. 专科检查

（1）肺部啰音，叩诊呈浊音。

（2）肺部局限性哮鸣音。

（3）胸腔积液体征。

（五）临床表现

肺癌的临床表现与肿瘤的部位、大小、是否压迫或侵犯邻近器官、有无转移等情况有着密切关系。

1. 早期：特别是周围型肺癌往往没有任何症状，大多在胸部X线检查时发现。肿瘤在较大的支气管内长大后，常出现刺激性咳嗽；另一个常见症状是血痰，通常为痰中带血点、血丝或断续地少量咯血，大量咯血很少见。部分肺癌病人，可出现胸闷、哮鸣、气促、发热和胸痛等症状。

2. 晚期：晚期肺癌压迫、浸润邻近器官及组织或发生远处转移时，可出现相应的症状，如声音嘶哑、吞咽困难、胸膜腔积液、胸痛、上肢静脉怒张及水肿、臂痛和上肢运动障碍、颈交感神经综合征等。

3. 非转移性的全身症状：如骨关节病综合征、Cushing 综合征、重症肌无力、男性乳腺增大、多发性肌肉神经痛等。这些症状在切除肺癌后可能消失。

（六）辅助检查

1. 实验室检查：血常规、尿常规、肝功能、肾功能、血沉和痰找癌细胞（至少三次），胸水常规及找癌细胞。

2. 器械检查：胸部 X 线平片和透视、胸部 CT、脑 CT、纤维支气管镜检查和腹部 B 超，有骨关节症状者，可考虑做全身骨 ECT 检查。

3. 特殊检查

（1）表浅肿大的淋巴结活检。

（2）电视胸腔镜探查及活检。

（七）诊断要点

1. 病史：45 岁以上，长期抽烟或接触砷、铀等致癌因子，出现刺激性咳嗽、血痰、低热、胸痛等症状。

2. X 线胸片：可疑病灶位置表现为典型的中央型肺不张或周围型肺癌块；对疑难病例可行支气管镜、CT 扫描、核磁共振、经皮肺穿刺活检、纵隔镜及胸腔镜等检查。

3. 痰液：细胞学检查及可疑转移淋巴结活检等，有可能获得病理学诊断。

4. 病灶病理分期：采用 TNM 分期。

（八）治疗原则

1. 非手术治疗

（1）化学治疗。

（2）放射治疗。

（3）免疫治疗。

（4）中医药治疗。

2. 手术治疗

（1）适应证：Ⅰ、Ⅱ、Ⅲa 期病变的非小细胞型肺癌；对小细胞型肺癌，如无远处转移，可在放疗及化疗的准备下手术切除。

（2）禁忌证：有远处转移者；心、肺、肝、肾功能不全，全身情况差者；胸外（锁骨上、腋部）淋巴结转移者；广泛肺门、纵隔淋巴结转移者。

3. 特殊治疗：对中晚期中央型肺癌，可考虑施行支气管动脉插管灌注化疗。

（九）疗效标准

1. 治愈：早期病侧经手术根除，包块消失无症状，情况良好，观察 1 年以上无复发，为近期治愈，观察 5 年以上无复发为痊愈。

2. 好转：经治疗后症状减轻，病变缩小。

3．未愈：未达上述标准。

（十）出院标准

凡达到临床治愈或好转且病情稳定者可出院。

（十一）治疗要点

肺癌采取以外科手术为主的综合治疗。具体的治疗方案应根据肺癌的 TNM 分期、细胞病理类型、病人的心肺功能和全身情况以及其他因素来决定。

1．手术治疗：目的是彻底切除肺部原发癌肿病灶和局部及纵隔淋巴结，并尽可能保留健康的肺组织。

（1）肺切除术的范围，决定于病变的部位和大小，常用（基本）术式为肺叶切除术或一侧全肺切除术，此外还有支气管袖状肺叶切除术及肺动脉袖状肺叶切除术。肺切除的同时，应进行系统的肺门和纵隔淋巴结清除术。

（2）手术禁忌证包括：①远处转移；②心、肺、肝、肾功能不全，全身情况差的病人；③广泛肺门、纵隔淋巴结转移；④严重侵犯周围器官及组织；⑤胸外淋巴结转移。

2．放射治疗：在各种类型的肺癌中，小细胞癌对此最敏感，鳞癌次之，腺癌最低。

3．化学治疗：临床上可单独应用于晚期肺癌病例，或与手术、放射等疗法综合应用。

4．中医中药治疗：应用辨证论治法则治疗肺癌，一部分病人的症状可以得到改善。

5．免疫治疗：①特异性免疫疗法：用经过处理的自体肿瘤细胞或加用佐剂后作皮下接种治疗。②非特异性免疫疗法：用卡介苗、转移因子、干扰素、胸腺肽等生物制品激发和增强人体免疫功能。

（十二）护理措施

1．手术前护理

（1）改善肺泡的通气与换气功能，预防术后感染。

①戒烟：术前应戒烟 2 周以上。

②维持呼吸道通畅：支气管分泌物较多者，行体位引流；痰液黏稠不易咳出者，行雾化吸入。注意观察痰液的量、颜色、黏稠度及气味。遵医嘱给予支气管扩张剂、祛痰药等药物，以改善呼吸状况。

③注意口腔卫生：口腔是细菌进入下呼吸道的门户，故应加强口腔卫生。

④控制感染：对伴有慢性支气管炎、肺内感染、肺气肿的病人，遵医嘱应用抗生素。

（2）术前指导

①腹式呼吸训练：指导病人用鼻吸气，吸气时将腹部膨起，随即屏气 1~2 秒，呼气时让气体从口中慢慢呼出。手术前每天均应坚持训练数次。

②有效咳嗽训练：咳嗽前嘱病人做数次深呼吸。咳嗽时，嘱病人吸气后屏气 3~5 秒，口型呈半开状态，用力从胸部深处咳嗽，不要从口腔后面或咽喉部咳嗽，用两次短而有力的咳嗽将痰咳出。有效的咳嗽声音应是低音调、深沉的。

③练习使用深呼吸训练器，预防肺部术后并发症的发生。深呼吸训练器的使用方法

为：将深呼吸训练器的刻度指针置于预期刻度，平静呼气后，用口含住口含器，缓慢吸气，使呼吸训练器内的活塞缓慢升起。活塞到达预定刻度后，保持吸气状态5～10秒后平静呼气，待活塞下降至底部，松开口含器。根据病人的身高、体重、性别、年龄、病情调整预期刻度，3～4次/天，15～20分钟/次。

2. 手术后护理

（1）监测生命体征：手术后每15～30分钟测生命体征1次；麻醉苏醒，且脉搏和血压平稳后改为0.5～1小时测量1次。术后24～36小时内，血压常有波动现象，需严密观察。

（2）呼吸道护理

①肺切除术后24～36小时内，由于肺通气量和肺换气面积减少、麻醉后遗不良反应、伤口疼痛、肺膨胀不全等，会造成不同程度的缺氧，常规给予鼻导管吸氧。

②对于术前心肺功能差、全麻清醒较迟、动脉血氧饱和度过低者，术后可短时间使用呼吸机辅助呼吸。

③观察呼吸频率、幅度及节律；双肺呼吸音；有无气促、发绀等缺氧征象以及经皮血氧饱和度情况。

④鼓励并协助病人深呼吸及咳嗽：病人清醒后鼓励并协助病人深呼吸及有效咳嗽，术后早期每1～2小时1次。叩背可使存在于肺叶、肺段处的分泌物松动流至支气管中并咯出，咳嗽前应给病人叩背。此外，按压胸骨切迹上方的气管也可刺激病人咳痰。病人咳痰时固定其胸部，避免或减轻由于胸廓震动而引起的疼痛。

⑤稀释痰液：痰液黏稠不易咳出时，可采用雾化吸入。

⑥吸痰：对于咳痰无力、呼吸道分泌物潴留的病人，可行鼻导管深部吸痰，必要时协助医生行纤维支气管镜下吸痰或气管切开术。

（3）维持胸膜腔引流通畅

定时挤压引流管，避免引流管受压、折曲、滑脱及阻塞。观察引流液的量、色、性状的变化。全肺切除术后引流管护理见"一侧全肺切除术后护理"。

（4）减轻疼痛

肺手术切口较大，引流管穿过肋间使肋间神经受压，故手术后切口疼痛较剧烈。手术后应适当应用镇痛药。

（5）活动与锻炼

①肩关节与手臂的活动：须及早进行，当病人完全清醒后先开始患侧肩、臂的被动活动，每3～4小时活动1次。手术后第1天鼓励病人做主动活动，以患肩的前屈、后伸、外展、内收、内旋、外旋活动为主。

②早期下床活动：术后早期生命体征平稳后，协助病人坐起。鼓励病人逐步下床活动，根据病人的情况逐渐增加活动量，如出现头晕、气促、心动过速、心悸和出汗等症状时，应立即停止活动。

（6）一侧全肺切除术后护理的特殊要求

①胸膜腔引流管呈钳闭状态，以减轻或纠正明显的纵隔移位。

②注意胸膜腔内压力的改变：经常检查颈部气管的位置有无变化。如气管偏向健侧，可酌情放出适量的气体或积液，以维持气管、纵隔于中间位置。每次放液时，速度宜慢，每次放液量不宜过多，否则快速多量放液可引起纵隔突然移位，病人出现胸闷、呼吸困难、心动过速，甚至心搏骤停。

③严格掌握输液的速度和量：一侧全肺切除术后 24 小时补液量宜控制在 2000mL 内，速度以 20～30 滴/分为宜。

④一侧全肺切除术后的病人，其支气管残端缝合处就在气管隆凸下方，深部吸痰时吸痰管进入气管长度以不超过气管的 1/2 为宜。

⑤休息与活动：病人手术后早期应卧床休息，禁忌健侧卧位。但要适当活动肢体，进行功能锻炼，促进循环、呼吸功能恢复。

3．术后并发症的预防及护理

（1）肺不张与肺部感染：病人表现为烦躁不安、不能平卧、心动过速、体温升高、哮鸣、发绀、呼吸困难等症状，肺部听诊可有管状呼吸音，血气分析显示为低氧血症、高碳酸血症。肺不张的护理应着眼于预防。术前力劝病人戒烟。术前术后加强口腔卫生，加强深呼吸和咳嗽动作的训练。做好呼吸道的管理，及时清除呼吸道分泌物，必要时行鼻导管深部吸痰或支气管镜吸痰，病情严重者可行气管切开术。

（2）支气管胸膜瘘：多发生于术后 1 周。表现为术后 3～14 天仍可从胸膜腔引流管引出大量液体，病人可出现发热、刺激性咳嗽、呼吸困难、血痰等症状。胸膜腔内注入亚甲蓝后，病人咳出蓝色痰液即可确诊。支气管胸膜瘘可造成张力性气胸、皮下气肿、脓胸等，如从瘘口吸入大量胸膜腔积液则可导致窒息。一旦发生，立即通知医生，病人置于患侧卧位，以防漏液流向健侧；继续行胸膜腔闭式引流。早期瘘可及早手术修补瘘口，并遵医嘱给予抗生素治疗。小瘘口可自行愈合，但应延长胸膜腔引流时间；较大瘘口，必要时行开胸手术。

（十三）健康指导

1．防止便秘：一侧全肺切除术后应保持排便通畅，必要时可应用缓泻剂，防止用力排便增加心脏负担。

2．活动：术后教会病人综合进行患侧肩、肘、前臂、肩胛区及健侧肢体活动，并逐渐增大运动量和范围。全肺切除术后病人，在坐、立、行走或卧床时，都应保持脊柱的直立功能姿势，预防脊柱侧弯畸形的发生。

3．出院后定期复查：出院后如出现伤口疼痛、剧烈咳嗽、咯血等症状，或有进行性倦怠情形，应立即就医。

第三节 食管癌

一、贲门失弛缓症

（一）病史采集

1. 多为青壮年。

2. 吞咽困难时重时轻，常伴反胃及呕吐未消化食物。

3. 胸骨后饱胀不适或疼痛，有时并发呼吸道感染。

4. 体重减轻、贫血。

（二）物理检查

1. 全身检查可见消瘦、贫血貌。

2. 专科检查可无阳性体征，合并呼吸道并发症者则有相应体征。

（三）辅助检查

1. 实验室检查血常规、尿常规、便常规，电解质，肝肾功能。

2. 器械检查

（1）X 线胸部平片，钡餐检查。

（2）内镜检查。

（四）诊断要点

1. 根据临床病史及钡餐检查所示的食管扩张膨大，下端呈鸟嘴状的特征即可确诊。

2. 食管镜检查可排除癌症。

（五）鉴别诊断

1. 食管癌。

2. 食管炎。

（六）治疗原则

1. 非手术治疗适用于病程短且病情轻者。

（1）饮食：少食多餐、细嚼慢咽，避免刺激性饮食。

（2）对症治疗：镇静、解痉。

（3）扩张疗法：探条扩张术，气囊扩张术。

2. 手术治疗

（1）食管下段贲门肌层切开术（经腹、经胸或胸腔镜）。

（2）食管下段贲门肌层切开加抗反流术，适于术后较大可能发生反流者，如胃排空延迟，十二指肠胃反流或高胃酸。

（3）贲门和食管下段切除，食管胃吻合术，适用于食管过度扩大，肌层纤维增生严重或肌层切开术后复发者。

（七）疗效标准

1. 治愈症状消失，且无反流，能参加正常工作和社会活动。

2. 好转症状减轻，偶有下咽不畅和反酸，或胸骨后烧灼痛，但能参加一般的工作及社会活动。

3. 无效症状同前，影响生活和工作。

二、食管裂孔疝和反流性食管炎

（一）病史采集

1. 胃灼热，胸骨后疼痛，咽下疼痛和咽下困难。

2. 饱胀感，大量进食后呕吐，上腹部不适，发紧感。

3. 晚期可有营养不良、呕血和吸入性肺炎。

（二）物理检查

一般无明显阳性体征。

（三）辅助检查

1. 实验室检查：血常规、尿常规及便常规，电解质，肝肾功能。

2. 器械检查

（1）X 线钡餐造影及摄片。

（2）食管镜检查。

（3）食管测压及 pH 监测。

（四）诊断要点

根据临床特征、钡餐检查、食管镜所见，结合食管测压及 pH 测定的结果，可明确食管裂孔疝及反流性食管炎的诊断，两者可同时存在，亦可单独发生。

（五）鉴别诊断

1. 冠心病。

2. 消化性溃疡。

3. 贲门失弛缓症。

4. 食管癌。

（六）治疗原则

1. 非手术治疗

（1）低脂饮食：少食多餐，忌烟酒、咖啡，减肥。

（2）睡前 2～3 小时不宜进食，睡时抬高床头 15～20cm。

（3）可用制酸剂（H：受体阻滞剂或质子泵抑制剂）、吗丁啉、西沙比利等。

2. 手术治疗

（1）术式：疝修补术、抗反流术。

（2）手术指征：出现胃—食管反流的并发症者，如出血、狭窄、溃疡、肺部并发症等；久用药物无效，症状无缓解者；婴儿和儿童有反流并发症者；不管有无症状的Ⅱ型（食管旁疝）食管裂孔疝；Barrett's 食管；合并上腹部其他病变者。

（3）贲门和食管下段切除、食管胃吻合术适用于食管过度扩大，肌层纤维增生严重或肌层切开术后复发者。

（七）疗效标准

1. 治愈症状消失，且无反流，能参加正常工作和社会活动。

2. 好转症状减轻，偶有下咽不畅和反酸，或胸骨后烧灼痛，但能参加一般的工作及社会活动。

3. 无效症状同前，影响生活和工作。

三、食管良性肿瘤

（一）病史采集

1. 食管良性肿瘤：按发生部位可分为黏膜型（如息肉、纤维瘤和脂肪瘤等）和黏膜外型（如平滑肌瘤、囊肿等），食管平滑肌瘤占 3/4～4/5。

2. 多数病程中无明显症状。

3. 有症状者主要为进食时轻度梗阻、胸骨后钝痛等。

（二）物理检查

一般无明显阳性体征。

（三）辅助检查

1. 实验室检查：血常规，便常规，肝肾功能。

2. 器械检查

（1）X 线钡餐造影及摄片。

（2）食管镜检查，如黏膜正常则不宜做活检，以免影响以后手术摘除。

（四）诊断要点

X 线食管造影示病变为光滑充盈缺损，黏膜无破坏。食管镜检查可见腔外肿物挤压食管壁，但食管黏膜正常完整。

（五）鉴别诊断

1. 纵隔肿瘤。

2. 正常左主支气管和主动脉弓产生的食管压迹。

3. 食管癌。

（六）治疗原则

1. 黏膜型肿瘤均应手术切除。

2. 黏膜外型肿瘤如食管平滑肌瘤，可用电视胸腔镜或剖胸手术摘除。

3. 巨大型食管良性肿瘤致大块黏膜受累，肌层退化者，需行食管部分切除及食管重建术。

四、食管癌及贲门癌

食管癌（esophageal carcinoma）是一种常见的消化道癌肿，全世界每年约有 30 万人死于食管癌。发病年龄多在 40 岁以上，男性多于女性。我国是世界上食管癌高发地区之一，发病率以河南省最高，此外江苏、山西、河北、福建、陕西、安徽、湖北、山东、广东等省均为高发区。

（一）病因

食管癌的病因尚不明确，据流行病学调查发现，食管癌与种族、地理、生活环境、饮食、生活习惯、营养状况、慢性疾病史、家族遗传史等有一定关系。

1. 化学因素：如长期进食亚硝胺含量较高的食物。

2. 生物因素：如某些真菌有致癌作用，能促使亚硝胺及其前体形成。

3. 缺乏某些微量元素：如钼、铁、锌、氟、硒等在粮食、蔬菜、饮水中含量偏低。

4. 缺乏维生素：缺乏维生素 A、B1、B2、C 以及动物蛋白、新鲜蔬菜、水果摄入不足，是食管癌高发区的一个共同特点。

5. 烟、酒、热食、热饮、口腔不洁等因素：如长期饮烈性酒、嗜好吸烟、食物过硬、过热、进食过快、炎症、创伤或口腔不洁、龋齿等对局部黏膜的慢性刺激引起癌变。

6. 遗传易感因素：据统计，在食管癌高发区，家族史阳性者达 27%～61%。

（二）病史采集

1. 早期为吞咽哽噎感，胸骨后烧灼感和食管内异物感。

2. 典型症状为进行性吞咽困难。

3. 呕吐、持续性胸背痛、声嘶。

（三）临床表现

早期症状常不明显，仅在吞咽粗硬食物时有不同程度的不适感觉，包括咽下食物梗噎感、停滞感，胸骨后烧灼样、针刺样或牵拉摩擦样疼痛，食管内异物感。梗噎停滞感常在饮水后缓解。症状时轻时重，进展缓慢。

中、晚期食管癌典型的症状为进行性咽下困难。先是难咽干硬食物，继而半流质，最后水和唾液也不能咽下，常吐黏液样痰。病人逐渐消瘦、贫血、无力、脱水。当癌肿侵及邻近器官时，可出现相应的临床表现，如癌肿侵犯喉返神经，可发生声音嘶哑；侵入主动脉，溃烂破裂，可引起大量呕血；侵入气管，可形成食管气管瘘，引起进食时呛咳及肺部感染；高度阻塞可致食物反流，亦可引起肺部感染；持续胸痛或背痛为晚期症状，表示癌肿已侵犯食管外组织。

体格检查时应特别注意锁骨上有无肿大淋巴结，肝有无肿块，有无腹腔积液、胸腔积液等远处转移体征。

（四）物理检查

1. 晚期有消瘦、体重明显减轻、贫血貌和锁骨上淋巴结肿大。

2. 喉返神经受累，可出现声带麻痹；颈交感神经受累，可出现 Horner 综合征。

3. 肝或腹内转移者，出现肝大或腹水。

（五）辅助检查

1. 实验室检查：血常规、尿常规，大便常规及隐血，电解质，肝肾功能。

2. 器械检查

（1）X 线钡餐透视及摄片，摄片应包括食管全长和胃。

（2）食管及胃镜检查，细胞学活检。

（六）诊断要点

1. 早期：根据临床表现，X 线钡餐及食管镜细胞学检查等综合分析而确诊。

2. 中晚期：主要是根据 X 线食管造影及典型临床症状确诊，可不做食管镜及细胞学检查。

（七）鉴别诊断

1. 食管炎。

2. 食管良性肿瘤，如食管平滑肌瘤。

3. 贲门失弛缓症。

4. 食管良性狭窄。

（八）治疗原则

1. 非手术治疗

（1）营养支持治疗。

（2）食管内金属支架置入，适用于胸段以下不能或不便手术切除，或并发食管—气管（或支气管）瘘的食管癌患者。

（3）放射治疗：主要用于颈部食管癌手术治疗前或后的辅助放疗以及不能手术切除的食管癌。

2. 手术治疗

（1）病变属 0、Ⅰ、Ⅱ 及部分Ⅲ期者，在患者全身情况允许时，均应争取手术治疗。

（2）上胸段食管癌，病变属Ⅲ期者，全身情况较好，应采用术前放疗与手术切除的综合治疗。

（3）手术禁忌证：

①临床及 X 线造影显示肿瘤范围广泛，或侵及相邻的重要器官，如气管、肺、纵隔或心脏，已不能手术切除者。

②已有远处转移征象，如骨骼、肝、肺、腹腔血性腹水或其他部位转移者。

③有严重的心肺功能不全，不能负担手术者。

④严重恶病质者。

（4）手术方法：

①根治性食管癌、贲门癌切除及食管重建术是首选的手术方法，重建食管应尽可能用胃，在颈部或胸部行食管—胃吻合术。

②早期食管癌可不开胸，分别经颈部或腹部切口行食管钝性剥离或内翻转拔脱术，于颈部做食管胃吻合；亦可用电视胸腔镜完成胸段食管分离，再于颈部做食管—胃吻合。

③减状手术，如食管腔内金属支架置入术、胃造瘘术等，适用于晚期食管癌及贲门癌不能施行根治手术而进食明显梗阻者。

（九）治疗要点

食管癌的治疗采用综合治疗，包括外科治疗、放射治疗、化学治疗等。

1．手术治疗

适用于全身情况和心肺功能储备良好、无明显远处转移征象的病人；对较大的鳞癌估计切除可能性不大而病人全身情况良好者，可先采用术前放疗，待瘤体缩小后再作手术。手术方法应根据病变部位及病人具体情况而定。手术路径常经左胸切口，中段食管癌切除有经右胸切口者。联合切口有经胸腹联合切口或颈、胸、腹三切口者。

食管下段癌，与代食管器官吻合多在主动脉弓上；食管中段或上段癌应吻合在颈部，可用器械或手工吻合。常用的代食管器官是胃，有时用结肠或空肠。

对晚期食管癌，不能根治且吞咽困难者，可作姑息性减状手术，如食管腔内置管术、食管胃转流吻合术、食管结肠转流吻合术或胃造瘘术等。

2．放射疗法

（1）放射和手术综合治疗：可增加手术切除率，也能提高远期生存率。术前放疗后，间隔2～3周再做手术较为合适。手术时不能完全切除的残留癌组织处作金属标记，一般在术后3～6周开始术后放疗。

（2）单纯放射疗法：多用于颈段、胸上段食管癌，因手术难度大，并发症多，手术疗效常不满意；也可用于有手术禁忌证而病变长度不长，尚可耐受放疗的病人。

3．化学药物治疗

采用化疗与手术治疗相结合或与放疗、中医中药相结合的综合治疗，有时可提高疗效，或使食管癌病人症状缓解，延长存活期。

4．食管原位癌的内镜治疗

食管原位癌，可在内镜下行黏膜切除，术后5年生存率可达86%～100%。

（十）护理措施

1．手术前护理

（1）营养支持：术前应保证病人的营养摄入，能口服者，指导病人合理进食高热量、高蛋白、富含维生素的饮食；若病人仅能进流质或长期不能进食者，可经静脉补充液体、电解质或提供肠外营养。

（2）保持口腔卫生：口腔内细菌可随食物或唾液进入食管，而食管梗阻可造成食物积存，易引起细菌繁殖，造成局部感染，影响术后吻合口愈合，故应保持口腔清洁，进食后漱口，并积极治疗口腔疾病。

（3）呼吸道准备：手术前病人戒烟2周以上，训练病人有效咳痰和腹式深呼吸，练习使用深呼吸训练器，为改善手术后肺部通气，预防术后肺炎和肺不张做好准备。

（4）消化道准备：①食管癌可导致不同程度的梗阻和炎症，手术前1周每餐后嘱病人饮少量温开水，并口服抗生素溶液，以起到冲洗食管和局部消炎抗感染作用。②食管有明显梗阻者，术前3日每晚以0.9%氯化钠溶液加抗生素经鼻胃管冲洗食管，可减轻局部充血水肿，减少术中污染，防止吻合口瘘。③结肠代食管手术病人，术前3~5日口服肠道抗生素；术前2日进无渣流质饮食，术前晚行清洁灌肠或全肠道灌洗后禁饮、禁食。④术日晨常规置胃管时，如不能通过梗阻部位，可置于梗阻部位上端，待手术中直视下再置于胃中。否则强行插管，有致癌细胞大量脱落或局部穿孔的危险。

2．手术后护理

（1）监测生命体征手术后密切监测生命体征；麻醉苏醒，且生命体征平稳后改为0.5~1小时测量1次。

（2）呼吸道护理食管与胃吻合术后，胃拉入胸膜腔，使肺受压，肺扩张受限；手术后切口疼痛、体质虚弱使咳痰无力等，病人易发生呼吸困难、缺氧，以及肺不张、肺炎，甚至呼吸衰竭。术后应密切观察呼吸状况，协助病人咳嗽、咳痰，保持呼吸道通畅，必要时行纤维支气管镜吸痰或气管切开吸痰。

（3）饮食护理

①手术后3~4日内吻合口处于充血水肿期，胃肠蠕动尚未恢复正常，需禁食、禁饮。

②肛门排气、胃肠减压引流量减少后，拔除胃管。停止胃肠减压24小时后，若无吻合口瘘症状，先试饮少量水，若无异常，可给予少量全清流质饮食，每2小时给100mL，每日6次。如无不适，进食量逐渐增加至全量。

③一般术后10天左右考虑进半流质饮食，术后3周后病人若无特殊不适可进普食。应注意少食多餐，防止进食过多、速度过快，避免进食生、冷、硬食物。进食量过多、过快或因吻合口水肿可导致进食时呕吐，水肿严重者应禁食，给予肠外营养，待3~4日水肿消退后再继续进食。

④留置十二指肠营养管者，遵医嘱早期经营养管注入38~40℃的营养液。一般在手术后留置十二指肠营养管7~10天。营养管拔除后经口摄入流食或半流食。

（4）胃肠道护理

①胃肠减压的护理：食管癌手术后胃肠减压的目的是减轻腹胀和胃内胀气，以免影响吻合口的愈合。手术后3~4日内持续胃肠减压，保持胃管通畅并妥善固定，防止脱出。严密观察引流量、性状、气味并准确记录。若引流出大量鲜血或血性液体，病人出现烦躁、血压下降、脉搏增快等，应考虑吻合口出血，需立即通知医生并配合处理。经常挤压胃管，避免管腔堵塞。如胃管不通畅，可用少量0.9%氯化钠溶液冲洗并及时回抽，避免胃扩张增加吻合口张力，导致吻合口瘘。胃管脱出后不应再盲目插入，以免戳穿吻合口，造成吻合口瘘。

②胃肠造瘘术后的护理：行胃肠造瘘术的病人，在手术72小时后，胃肠蠕动功能逐

渐恢复正常，即可由导管灌食。观察造瘘管周围有无渗出液或胃液漏出。由于胃液对皮肤刺激较大，应保持敷料的清洁并在瘘口周围涂氧化锌软膏或置凡士林纱布保护皮肤，防止发生皮炎。妥善固定胃造瘘管，防止脱出、阻塞。

③结肠代食管术后护理：保持置于结肠袢内的减压管通畅。注意观察腹部体征。若从减压管内吸出大量血性液体或呕吐较多咖啡样液并伴全身中毒症状，应考虑代食管的结肠袢坏死；如出现以上情况，需及时通知医生并配合抢救。结肠代食管吻合术后，因结肠逆蠕动，病人常嗅到粪便味，需向病人解释清楚，并指导其注意口腔卫生，一般此情况于半年后逐步缓解。

（5）胸膜腔闭式引流的护理详见本章第六节"常用诊疗技术与护理"。

3. 手术后并发症的护理

（1）吻合口瘘：是食管癌术后极为严重的并发症，也是术后死亡的主要原因之一，死亡率达50%。吻合口瘘多发生在术后5～10日。颈部吻合的吻合口瘘比胸内吻合发生率高数倍。吻合口瘘的临床表现为呼吸困难，胸膜腔积液，全身中毒症状，休克甚至脓毒血症。胸穿可抽出带臭味的混浊液体，往往呈暗褐色。口服亚甲蓝，如引出蓝色液体则可诊断为吻合口瘘。

手术后5～10日应严密观察有无吻合口瘘的症状，一旦出现，应立即通知医生并配合处理：①嘱病人立即禁食；②肠外营养支持；③严密观察生命体征，若出现休克症状，应积极抗休克治疗；④早期应用广谱抗生素，控制感染和全身中毒症状；⑤如为胸内吻合口瘘，应行胸膜腔闭式引流，保持引流通畅；⑥如为颈部吻合口瘘，切开引流，保持局部清洁，多可自愈，无需特殊处理。

2. 乳糜胸：多发生在术后2～10日，少数病例可在2～3周后出现，因术中损伤胸导管所致。乳糜液的多少与性质同进食的量与性质有密切关系。术后早期由于禁食，乳糜液含脂肪甚少，胸膜腔闭式引流可为淡血性或淡黄色液，但量较多；恢复进食后，乳糜液漏出量增多，呈白色乳状液体或小米饭汤样。由于乳糜液大量积聚在胸膜腔内，可压迫肺及纵隔并使之向健侧移位。病人表现为胸闷、气急、心悸，甚至血压下降。由于乳糜液中95%以上是水，并含有大量脂肪、蛋白质、胆固醇、酶、抗体和电解质，若未及时治疗，可在短期内造成全身消耗、衰竭而死亡。

乳糜胸发生后，行胸膜腔闭式引流，及时引流出胸膜腔内乳糜液，使肺膨胀。嘱病人进低脂甚至是无脂饮食，必要时禁食，给予肠外营养支持。输血、血浆及清蛋白，纠正营养失衡，并注意纠正水、电解质紊乱。行胸导管结扎术者，手术前1～2小时口服或经营养管注入牛奶200mL或芝麻油50mL，有利于术中瘘口的暴露。

（十一）健康指导

1. 饮食指导：①少食多餐，由稀到干，细嚼慢咽，逐渐增加食量，并注意进食后的反应。②避免进食刺激性食物与碳酸饮料，防止进食过多、速度过快；避免进食生、冷、硬食物（包括质硬的药片和带骨刺的肉类、花生、豆类等），质硬的药片可碾碎后服用。

2. 卧位：食管癌、贲门癌切除术后，可发生胃液反流至食管，病人可有反酸、呕吐等症状，平卧时加重。嘱病人饭后 2 小时内不宜平卧，睡觉时上身适当垫高。

3. 食管—胃吻合术后病人，可能有胸闷、进食后呼吸困难，建议病人少食多餐，经 1～2 个月后，此症状多可缓解。

4. 术后 3 周仍有吞咽困难，有吻合口狭窄的可能，应随时复诊。

第四章 骨科疾病诊疗与护理

第一节 骨关节常见疾病的诊疗

一、肩部疾病

（一）肩部撞击症

1. 概述

冈上肌、冈下肌、小圆肌和肩胛下肌构成肩袖，其联合腱附着于肱骨大结节，在三角肌外展肩关节的运动中协同下压固定肱骨头。肩峰底面、锁骨外端、肩锁韧带和喙肩韧带构成骨纤维弓。在肩关节外展时，肩峰下滑囊和肩袖在此骨纤维弓与肱骨头之间发生撞击和挤压，引起肩痛、力弱、外展功能受限的一组症状，称为肩部撞击症。由于日常活动时，肩关节常处于外展前屈内旋位，肩袖前部更易在肩峰前下方受到挤夹，而此部在解剖上恰为一缺血管区，易于损伤而不易修复构成了本病的病理基础。反复的摩擦、撞击和挤压使肩峰下滑囊在早期表现为渗出，逐渐出现囊壁增厚，囊腔缩小，粘连和纤维化，肩袖可出现狭窄。所以本病在早期表现为疼痛，晚期可出现功能障碍，在 X 线片上亦有所表现。

2. 诊断

Neer 分期：

Ⅰ期：出血和水肿。多见于 25 岁以下，常见于投掷及游泳运动员。主要临床症状是运动后肩部疼痛。主要体征是冈上肌附着点和肩峰前缘压痛，肱骨外展 60°～120° 时出现疼痛弧、撞击试验（中立位前屈疼痛）阳性，附加撞击试验（1%利多卡因 10mL 肩峰下间隙注射后症状减轻）阳性。X 线片无异常表现。

Ⅱ期：纤维化和肌腱炎。多见于 25～40 岁，主要症状是疼痛加重，影响工作和睡眠。主要体征是肩部摩擦感，肩外展到 100° 时有卡住的感觉，主动和被动运动均有不同程度的受限。此阶段后期 X 线片可见肱骨大结节囊性变。

Ⅲ期：肩袖损伤、肱二头肌破裂和骨的变化。多见于 40 岁以上病例。肩袖损伤常先于肱二头肌肌腱损伤。主要症状是夜间疼痛甚为明显，同时伴力弱。主要体征是主动运动较被动运动范围更小，冈上肌和冈下肌萎缩，肩部外展外旋力弱，肩锁关节和结节间沟压痛，撞击试验可减轻疼痛，但力弱和运动障碍无改善。此期 X 线片可见肩峰前 1/3 下缘硬化，骨刺形成，肩锁关节和肩峰下间隙狭窄。肩关节造影提示肩袖破裂。

3．治疗

Ⅰ期：保守治疗。包括避免做有可能发生撞击的动作；局部理疗和湿热敷；非甾体类抗炎药可减轻疼痛，一般不主张肩峰下间隙封闭注射。

Ⅱ期：保守治疗同Ⅰ期，此外应配合运动疗法，主要是体侧的短弧运动及对抗阻力的拉力运动以改善活动范围和增加肌力。经 6 个月以上保守治疗无效者，可于关节镜下行前肩峰减压术或手术切除肩峰下滑囊。

Ⅲ期：肩袖修补，自起点切断肱二头肌长头腱，转移固定于其短头腱或喙突上，再行前肩峰成形术。

（二）肩关节周围炎

1．概述

肩关节周围炎（简称肩周炎）也称粘连性肩周炎、冻结肩。它是肩周肌肉、肌腱、韧带和关节囊等软组织的慢性炎症和退行性病变，逐渐形成关节内外粘连，出现疼痛和关节活动受限。好发于 50 岁左右的女性，有自愈倾向。

2．诊断

（1）可有肩部外伤史。

92 主要症状是逐渐加剧的肩部疼痛，伴有肩部功能活动障碍和僵硬，不同程度地影响日常生活和工作。

（三）肩袖损伤

1．概述

肩袖由冈上肌、冈下肌、小圆肌及肩胛下肌四个短肌组成。肩袖主司肩关节的外展及旋转功能，也称为"旋转袖"，对肩关节稳定性具有重要作用。由于肩袖止点位于大结节及肱骨外科颈的外侧，易受该处骨折、脱位或其他损伤的累及。

2．诊断

（1）临床表现：常有明确外伤史，患者突感肩关节外展受限，且伴有肩外上方的疼痛感，其程度与肩部活动相关。夜间症状加重是常见的临床表现之一。

（2）局部压痛、外展及上举功能受限：肩峰下凹征阳性，臂坠落试验阳性、撞击试验及疼痛弧征可为阳性。病史超过 3 周以上可有肩周肌肉不同程度的萎缩。病史超过 3 个月可发生关节继发性挛缩。

（3）辅助检查：肩关节造影可显示造影剂通过肩关节腔经断裂的肩袖进入肩峰滑囊。X 线可显示肌腱有无阴影及肱骨头与肩峰的距离变窄。CT 断层扫描与关节造影合并使用，对肩胛下肌及冈下肌的破裂以及发现其他病理变化有一定意义。MRI 对肩袖损伤的诊断具有重要作用，可早期发现肩袖的不完整性。另外，超声诊断也属于非侵入性诊断方法，对肌腱部分断裂的诊断优于关节造影。对于疑诊为肩袖损伤、盂唇病变、肱二头肌长头腱止点撕裂以及盂肱关节不稳定的病例，肩关节镜检查是一种理想的微创性检查方法。

3．治疗

（1）不完全断裂者，可采用外展架制动3～4周后功能锻炼，疼痛者可行封闭治疗、理疗和体疗。

（2）肩袖损伤手术治疗的适应证是肩袖大范围撕裂、非手术治疗无效以及合并存在肩峰下撞击因素的病例。常用的修复方法是 Mclaughlin 法。存在肩峰下撞击试验阳性的患者，是肩峰成形术的适应证。术后外展架固定4～5周，而后辅以功能锻炼疗法。

（四）弹响肩

1．概述

弹响肩是指肩关节在某些运动中出现听得见的"咔嗒"声或弹响，它不是独立的疾病，而只是一个症状。

2．诊断

（1）在肩关节运动过程中出现暂时性的半脱位，继续运动时又自行复位而出现弹响，终成习惯。

（2）关节内或周围出现异常组织条索，如肌肉、肌腱的异位，异常肌肉等在骨突上滑过时出现弹响。患者主要表现为弹响，并且能反复重现，长时间可出现疼痛，但多不严重。

（3）患者肩部肌肉萎缩，以三角肌萎缩最明显；压痛，压痛点在肩峰下滑囊，肱二头肌长头、喙突及结间沟等处；外展、内外旋活动受限，部分患者可因上肢血液循环障碍出现手部肿胀、发凉。

（4）X线检查可有骨质疏松症的影像，有时肩峰下有钙化影。肩关节造影见关节囊挛缩、下部皱褶消失等改变。

3．治疗

本病以保守治疗为主。

1．非手术治疗：急性期上肢悬吊以减少疼痛，局部理疗、针灸、按摩、封闭治疗，注意局部封闭药物应注射在关节周围的软组织内；服用非甾体消炎镇痛药物；坚持功能锻炼，以主动运动为主，包括肩外展、上举、外旋等联合运动；还可于臂丛麻醉下行肩关节手法松解术，术后加强功能锻炼。

2．手术治疗：用于长期保守治疗无效者，适应证应严格掌握，注意除外其他颈肩部疾患。术式可根据患者实际情况选择肱二头肌肌腱移位术和喙肱韧带切断术。

（五）弹响肩胛

1．概述

弹响肩胛是指肩胛骨在运动时出现的能听到的弹响声，它可由下列原因引起：

（1）骨质结构的变化：肩胛骨上角的异常弯曲，肩胛骨深面的外生骨疣及肋骨的肿瘤、弯曲、成角、骨折等改变。

（2）肌肉的病变或滑囊炎：肩胛骨运动中，肩胛关节肌肉病变可导致弹响出现。位于肩胛骨深面有三个滑囊，一为前锯肌的深面；另一在前锯肌与胸侧壁上部之间的结缔组织内；另外，在肩胛骨下角处可出现附加滑囊。

2．诊断

根据病史、临床表现、查体及 X 线检查可确诊。

3．治疗

应首先寻找弹响的原因，如时间短、症状不重者，可行休息、理疗、可的松注射等保守治疗。对原因明确又符合手术适应证者，可行手术治疗。

二、肘部疾病

（一）肱骨外上髁炎

1．概述

肱骨外上髁炎也称网球肘，是肱骨外上髁伸肌总腱处的慢性损伤性肌筋膜炎，影响伸腕和前臂旋转功能。

2．诊断

（1）起病缓慢，有腕部超常规活动或特殊职业，特别是手和腕部重复进行用力背伸动作。肱骨外上髁部位疼痛，向前臂外侧放射，严重者不能持物、拧毛巾。部分患者有患部隆起、压痛。

（2）检查可发现局限性压痛点位于肱骨外上髁、环状韧带或肱桡关节间隙处，常为锐痛；腕伸肌紧张征阳性和（或）牵伸试验（Mills 征）阳性。

（3）X 线检查常为阴性。

3．治疗

（1）非手术治疗：包括制动、理疗、热敷和局部封闭。局部封闭注射点尽量靠近骨面。可在封闭之后石膏固定腕关节 1～2 周。

（2）手术治疗：仅适合于非手术治疗效果不佳或反复发作者。一般行肌腱附着点剥离松解术。在伸肌总腱下方，有一个细小的血管神经索，在穿过肌筋膜时可能受到压迫，可手术松解或切断此束。

（二）肘管综合征

1．概述

尺神经在经过肱骨内上髁后面的尺神经沟处易受压迫或由于摩擦导致尺神经炎。

2．诊断

（1）患者常感觉肘区疼痛，表现为刺痛，向近远端放射；环指、小指多出现间歇性麻木症状，与体位有关。

（2）尺神经支配区的感觉障碍手尺侧及尺侧一个半手指感觉异常。

（3）肌肉萎缩，肌力减退：突出的表现是小指处于外展位，内收不能。保守治疗为主，如明确有骨性的改变，则可行手术切除。患者捏力减弱。

（4）尺神经滑移：随着肘关节屈伸，肱骨内上髁上方有异常活动。肘部外伤时可出现肘外翻畸形。

（5）屈肘试验阳性：屈肘时可加剧尺侧一个半手指的麻木或异常感。肘部 Tinel 征阳性。

（6）X 线检查：可发现肘部骨性结构的异常。肌电图检查对肘管综合征的诊断与鉴别诊断有一定的参考价值。

3．治疗

（1）保守治疗：目的是减轻神经组织的炎性反应，改善神经的血液循环以恢复神经的轴浆运输。可采用石膏或夹板将上臂固定于伸直位，还可采用局部封闭缓解神经炎症。

（2）手术治疗

①肘管结构无明显异常者可选择局部减压术或内上髁切除。

②肘管切开术症状较轻且间隙发作，无尺神经半脱位（极度屈肘位时尺神经滑移出尺神经沟内），无疼痛症状，肘部骨结构正常，手术中发现卡压主要来源于肘管局部因素者可选择该术式。

③内上髁切除术在轻度患者疗效较好。神经前置术理论上可起到减轻神经牵拉的作用，但可导致神经局部缺血及瘢痕形成而影响疗效。

（三）肘骨化性肌炎

1．概述

骨化性肌炎指正常无钙化的肌肉组织发生了钙化，也叫异位骨化，外层为包裹的纤维结缔组织，里面是成骨细胞，有骨小梁结构等类骨组织，中心是活跃的原始细胞。

2．诊断

（1）本病多见于儿童，常伴有巨趾或巨指征、短颈等其他畸形。广泛的肌肉骨化为一种先天性、遗传性疾病。

（2）骨化性肌炎多见于外伤、肌肉过度锻炼、截瘫及横贯性脊髓炎和脑瘫的恢复期，多首发于颈背部肌肉，出现肿胀、疼痛、变硬等。病变多侵犯颈、背、胸、上肢等部位肌肉，一部分肌肉肿胀消退，另一部分肌肉又出现症状，此起彼伏，骨化过程逐渐完成，最后形成骨桥，导致关节固定、运动障碍。

3．治疗

（1）一般治疗：骨化性肌炎诊断确立后，肘关节应妥善加以保护，是否行主动关节活动锻炼要视情况而定，如局部有肿胀、压痛及温度增高；活动时疼痛加重，则不应过度活动；如上述症状不明显，则应在疼痛可忍受的情况下锻炼，以保留一定程度的关节活动和功能。

（2）放射治疗：有人认为放射治疗能影响炎性反应过程，可防止骨化性肌炎发生。

（3）手术治疗：凡影响肘关节屈伸功能，而骨化性肌炎处于静止者，即异位骨化致密硬化，界限清楚，方可考虑手术切除。切除的目的是不使任何与骨化肌肉有关的肌、骨组织残留，以防止复发；切除时宜切除骨化肌肉连同薄层正常肌肉，彻底止血。术后石膏固定 1～3 周。

（四）腕管综合征

1. 概述

腕管系腕部掌侧腕横韧带和腕骨围成的骨—纤维隧道，有拇长屈肌、指深、浅屈肌和正中神经通过。任何因素使腕管缩小或内容物增大时，可卡压管内的正中神经，称为腕管综合征。腕部骨折、脱位后的畸形愈合、骨赘和腕管内肿瘤均可引起本病，慢性运动性劳损也可引起此病。正中神经受压于肌腱和腕横韧带之间，屈腕程度越大压迫越重，，而腕关节中立位腕管最松弛，如手用力握拳，则正中神经受压更大。如反复握拳动作是长期工作姿势，指屈肌腱在腕横韧带的近侧缘上长期、反复、强烈的摩擦后，可发生肌腱体积的增大，压迫正中神经。

2. 诊断

（1）以中年居多，可为双侧，但活动多的一侧症状较重，病史较长，拇指、示指、中指感觉过敏、迟钝、麻木或疼痛，深夜疼痛剧烈，可以痛醒，反复屈伸腕关节后症状加重。患者常以腕痛、指无力、持握物品障碍及所握物不自主从手中掉下为主诉。

（2）大鱼际肌萎缩：大鱼际中的拇对掌肌、拇短展肌和拇短屈肌都受正中神经支配，有不同程度的萎缩和肌力减弱。检查时，需从侧面观察，双侧对比。两点辨别觉检查、大鱼际肌力检查、腕部触痛检查以及激发试验对腕管综合征的诊断具有重要价值。激发试验包括屈腕试验（患者将肘置于桌上，前臂与桌面垂直，两腕掌屈，此时正中神经被卡压在腕横韧带的近侧缘上，如有疼痛症状加剧，并与夜间疼痛相似即为阳性）、神经叩击试验（Tinel 征，轻扣腕正中神经，手部正中神经分配区域有放射性刺痛）、Phalen 试验和止血带试验。

（3）腕以下正中神经感觉和运动传导减慢是腕管综合征肌电图的典型表现。

（4）X 线检查、CT 在有骨性异常时具有重要的诊断意义。

（5）MRI 在诊断不清时可作为一种辅助检查应用，但一般不常规使用。

3. 治疗

（1）保守治疗：安全有效，可用石膏或夹板固定腕关节于轻度背伸位 1～2 周，保持腕部充分休息，夜间疼痛患者睡眠时也需固定，以避免腕的掌屈。也可进行腕管内局部封闭治疗，在掌长肌和正中神经尺侧进针，避免损伤正中神经。

（2）手术治疗：非手术治疗无效、有明显的神经病变或反复发作时可手术治疗。手术的日的是增加腕管容积或减小腕管内容物体积。

三、腕部疾病

（一）月骨软骨病

1. 概述

月骨软骨病又称月骨无菌性坏死或 Kienbock 病，发病原因与月骨血供较差、长期受压或损伤有关。

2. 临床表现

本病好发于 20～30 岁青年人，男性较多，右手多见。患者常有使用电钻、风镐等职业史。起病比较缓慢，腕关节酸痛无力，休息可以缓解。局部肿胀和压痛都十分明显，腕关节的活动受限。

3. 诊断

（1）腕关节胀痛、乏力，疼痛可向前臂放射，活动时加重，休息后可缓解。可伴有腕部活动受限，尤以背伸受限最明显。腕背部轻度肿胀，月骨处压痛明显，叩击第 3 掌骨头时月骨区疼痛。

（2）X 线片早期无异常，数月后骨密度增加，月骨中心可逐渐出现圆形透光区，随后月骨外形可不规则，晚期常伴腕骨间退行性变。

4. 治疗

（1）腕关节背伸 20°～30° 固定，常需 1 年左右。

（2）月骨已完全坏死、变形者，可行月骨切除、人工假体置换术。

（3）晚期有严重骨关节炎表现者，可考虑桡腕关节融合术。

（4）本病的病理改变不可逆转，预防重于治疗。

四、髋部疾病

（一）股骨头骨软骨炎

1. 概述

本病为股骨头骨骺的缺血性坏死，又名 Legg-Galve-Perthes 病、扁平髋等。发病原因尚不清楚；多数认为与缺血有关，即因髋关节静脉回流障碍和骨内高压产生了股骨头骨骺的骨化和坏死，导致股骨头不同程度的畸形与髋关节活动受限，最后导致骨关节炎。病理发展可经历缺血期、血供重建期、愈合期、畸形残存期等四个阶段。在股骨头骨骺的骨化中心出现以后（1 岁以后）至融合之前（18、19 岁）均可发病，以 3～10 岁儿童最多见。男女比例为 6∶1，单侧多见。患者多主诉患侧髋部和腹股沟内侧疼痛，可以向同侧膝关节放射，运动后更加明显，休息后可以缓解，伴跛行。大腿的肌肉以及臀肌出现萎缩，髋关节的活动明显受限，以外展、内旋和后伸最为明显。患者往往否认有外伤史。

2. 诊断

（1）患者主诉髋部疼痛，逐渐加重，保护性跛行步态，少数患者有膝部放射痛，对主诉膝痛的儿童，应注意检查髋关节。患肢肌肉萎缩、内收肌痉挛、髋部前方和臀部有压痛，晚期患肢略有短缩，Thomas 征阳性，患肢外展、后伸、内旋受限。

（2）X 线检查：可拍双髋正位片及蛙式位侧位片。X 线片表现与病理过程密切相关。如症状发生时间短，则 1 月内复查 X 线片。如有内收肌挛缩或滑膜炎应牵引数日再拍蛙式位像。缺血期骨化中心较小，密度增高，滑膜肿胀，关节间隙增宽；血供重建期骨化中心周围有新骨沉积，并逐渐发生"碎裂"，头端扁平，颈部宽粗；愈合期骨骺扁平，密度略高，"碎裂"现象消失，颈部宽粗；畸形残存期股骨头呈蘑菇状，髋臼也可变形，患髋可出现半脱位，干骺端有囊性变。

Catterall 根据 X 线片股骨头受累的范围，将股骨头骨软骨病分为四型。

Ⅰ型：股骨头前部受累，但不发生塌陷，骨骺板和干骺端无病变。

Ⅱ型：半个股骨头发生坏死，正位与蛙位片上显示坏死部分密度增高，坏死骨的内侧和外侧有正常骨组织柱状外观。此型 X 线所见的骨组织柱对判断预后非常重要。

Ⅲ型：半个股骨头以上至 3/4 的股骨头发生坏死，股骨头外侧的骨组织柱消失，股骨头严重塌陷，骨骺板呈坏死改变，干骺端受累出现囊性变，塌陷的坏死骨块较大。此型坏死塌陷范围越大，则预后越差。

Ⅳ型：整个股骨头均呈坏死塌陷，骨骺板遭受破坏，严重者失去正常生长能力，股骨头的塑造潜力受到严重抑制。此期无论采取何种治疗方法，最终结局都很差。尽管如此，只要给予适当的治疗，仍然可以减轻股骨头的畸形程度。

（3）同位素扫描：可早期发现股骨头坏死区呈放射性稀疏或缺损，再生期则呈放射性浓聚。可通过 X 线提早确定坏死的范围，显示坏死区的血管再生。

3. 治疗

（1）非手术治疗

①观察：5 岁以下患者，病变累及股骨头 50%以下，仅需限制其剧烈活动。

②休息及牵引：如关节活动受，限，卧床牵引以缓解滑膜炎及肌痉挛。如有肌肉挛缩，应行松解。可给予非甾体消炎镇痛药物止痛。

③支架：用支架将股骨头控制在髋臼内，髋关节处于 45°外展及内旋位，至重新骨化，最少需要 18 个月，每 3 个月拍一次 X 线片复查。

（2）手术治疗

①滑膜切除术：可以改善股骨头血供。

②骨骺钻孔减压术：可以增加骨骺的血运。

③骨瓣、血管植入术：改善股骨头的血供，效果尚不肯定。

④内翻内旋股骨转子下截骨术：适用于股骨头向心性差，CE 角小于 20°者，可以增加髋臼对股骨头的包容和改变股骨头受力点。

⑤骨盆截骨术（Salter 术或 Chiari 术）：适用于股骨头骨骺全变形或有半脱位者。

（二）弹响髋

弹响髋分为关节外弹响和关节内弹响。主要指髋关节运动时出现的能听到或感觉到的弹响声。

1. 关节外弹响

（1）诊断

关节外弹响较为常见，又称为弹响髋或阔筋膜紧张征。主要是由于髂胫束的后缘或臀大肌肌腱部的前缘增厚，髋关节屈曲、内收或内旋活动时上述增厚的组织滑过大粗隆的突起而产生弹响，同时可摸到和见到一条粗而紧的纤维带在大粗隆上滑过。一般不痛或只有轻度的疼痛。后期由于增厚组织的刺激，可发生粗隆部的滑囊炎。查体时发现大粗隆部振动最明显，出现滑囊炎时局部可触及一处轻压痛的肿块。诊断时宜行 X 线片检查，排除骨关节的病变。

（2）治疗

轻者可以理疗、局部封闭，症状严重、条索状增厚明显者，保守治疗多无效，应行手术治疗。

2. 关节内弹响

（1）诊断

关节内弹响较少见。一种类型发生于儿童，由于股骨头在髋臼的后上方边缘轻度自发性移位，造成大腿的屈曲和内收而发生弹响，最后可变为习惯性。另一种类型见于成人，由于髂股韧带呈条索状增厚，在髋关节过伸尤其是外旋时与股骨头摩擦而产生弹响，程度不定。

（2）治疗

第一种类型可用绷带制动，防止屈髋活动 4～6 周。第二种类型可予理疗及局部封闭。疼痛较重时，可手术松解。

（三）股骨头坏死

1. 诊断

因髋部骨折/脱位、减压病、放射治疗或并发于多种内外科疾病而导致股骨头主要血循环障碍所致，有时坏死病因不明。可能与血管侧支循环差，导致微细损伤、劳损或不明原因的梗死、骨髓内压升高有关。病理表现主要为骨坏死与坏死后的修复。

（1）临床表现

本病多见于 30～50 岁，男性多见，约 50%病例为双侧发病。主要症状为髋关节疼痛、功能受限和跛行。疼痛可为急性剧痛或慢性钝痛。有的局限于髋部，有的还放射到膝关节。功能受限最初较轻，以后则逐渐加重。功能受限最初因肌肉保护性痉挛所致，后期则由于关节退行性变。跛行则与疼痛和畸形有关。后期有骨关节炎表现。查体表现为髋关节功能受限，尤以外展、内旋受限明显。"4"字征阳性。

（2）检查

①X 线片：必须采用前后位及蛙式位，蛙式位才可判断股骨头是否全部坏死，因其可补充前后位因髋臼重叠而显示不清的不足，X 线片改变一般迟于组织学改变约两年，而且不易区分骨坏死和骨修复。坏死常发生在股骨头的前、上节段，相当于在站立时股骨头的负重部分。在早期，关节下方可见 1～2mm 宽的透明带即所谓新月征。坏死骨多呈圆锥形，其基底向关节面，其尖端指向股骨头中心。坏死骨呈不规则疏松及致密。锥形并不经常出现，梭形或半月形也能见到。在死骨的下方为一层新骨大量生成的致密区。

死骨受压后，关节面塌陷，死骨被压挤向股骨头中心。此种股骨头虽经修复和重建，但已不呈球形。软骨裂缝虽经纤维软骨修复，关节面已不光滑。后期，严重的关节退行性改变已不可避免。

②同位素扫描：多表现为患髋出现热区，如发现热区中有冷区即可确诊。

③MRI 可早期显示骨坏死改变，可以分为五期：

0 期：患者无自觉症状，X 线无表现，在 MRI 的 T2 加权像上出现"双线征"，且负重区出现外圈低信号环绕内圈高信号，外围的低信号为反应性增生的骨小梁，高信号为间质反应区肉芽组织充血水肿。

Ⅰ期：股骨头不变形，关节间隙正常。在 T1 加权像上负重区显示线样低信号，而在 T2 加权像上表现为局限性高信号或"双线征"。

Ⅱ期：股骨头不变形，关节间隙正常。在 T1 加权像上股骨头区有硬化缘围绕较低的新月形不均匀信号的坏死区。

Ⅲ期：股骨头开始变形，软骨塌陷，新月体形成，关节间隙正常。在 T1 加权像上为带状低信号区；T2 加权像上，由于关节液充填骨折线呈高信号。

Ⅳ期：关节软骨彻底被破坏，关节间隙狭窄，伴退行性改变。

（3）股骨头缺血性坏死的临床分期

①Ficat 将股骨头缺血性坏死分为四期：Ⅰ期：骨小梁正常或轻度疏松，股骨头光滑，关节间隙无改变。Ⅱ期：骨小梁疏松与致密相间，关节间隙及股骨头的轮廓尚属正常。Ⅲ期：股骨头塌陷，死骨可游离，关节间隙尚正常。Ⅳ期：股骨头塌陷，关节间隙变窄，髋臼呈退行性改变。

②ARCO 分期：将股骨头缺血性坏死分为 0 期至终末期：0 期：骨的活检结果与缺血性坏死一致，其他所有检查均正常。Ⅰ期：骨扫描阳性或 MRI 检查阳性，或两者均呈阳性。根据股骨头受累的位置，病变再分为内侧、中央及外侧。Ⅱ期：X 线片呈现异常（股骨头斑点状表现、骨硬化、囊性变及骨质疏松），X 线片及 CT 片上见股骨头塌陷，骨扫描及 MRI 检查呈阳性，髋臼无改变。根据股骨头受累的位置，病变细分为内侧、中央及外侧。Ⅲ期：新月征，根据股骨头受累位置，病变可细分为内侧、中央及外侧。新月征 15%或股骨头塌陷小于 2mm；新月征 15%～30%，股骨头塌陷 2～4mm；新月征大于 30%，股骨头塌陷大于 4mm。Ⅳ期：X 线片显示股骨头变扁，关节间隙变窄和髋臼出现硬化、囊性变及边缘骨赘。Ⅴ期：关节完全毁损。

2. 治疗

（1）非手术疗法：病变早期，可采用非手术疗法。停用激素，戒烟酒，4～6 个月内避免负重，以后亦应避免激烈活动和持重。理疗、中药治疗等有助于缓解症状。

（2）手术疗法：在股骨头塌陷前的早期，患者可考虑股骨头钻孔减压和血管蒂或肌蒂骨瓣移植，但效果均待验证。对于有部分关节面坏死塌陷的病例，可选择截骨术；对整个股骨头坏死塌陷者可采用髋关节融合术或髋关节置换术。疼痛明显，不能耐受较大手术者，可以选择闭孔神经切断术，以解除症状。症状明显的年轻患者可以行髋关节融合术。

五、膝部疾病

（一）分离性骨软骨炎与关节内游离体

1．分离性骨软骨炎

（1）概述

分离性骨软骨炎也称干脆性骨软骨炎或剥脱性骨软骨炎，一般认为外伤造成关节面骨折或因多次重复外伤引起局部血运障碍致软骨下骨损伤坏死后，剥脱的骨软骨或软骨碎片与母骨完全分离，形成关节内游离体。本病多见于青少年。患者多有膝关节创伤史，以膝关节、肘关节最多。

（2）诊断

临床表现典型表现为受累关节疼痛、压痛，上下楼、半蹲位时疼痛加剧，在某一特定位置常有"打软腿"的现象。并可出现关节活动受限、肿胀、关节积液或交锁等症状。查体：受累关节肿胀、压痛，关节积液征阳性，活动受限。

X 线表现可见含骨的碎片及母骨缺损处。晚期可见骨关节炎改变。

（3）治疗

关节内有游离体时，手术摘除。母骨缺损处可用克氏针钻数个孔以刺激软骨生长，3个月后负重。碎片尚未游离时，采用石膏固定及对症治疗。

2．关节内游离体

（1）概述

膝关节内游离体是膝关节内可以移动的骨性或软骨性组织，可引起疼痛、交锁等一系列临床症状。游离体的来源包括：滑膜软骨瘤病、关节软骨磨损剥脱的软骨（如分离性骨软骨炎及骨软骨炎）、关节软骨骨折脱落形成、半月板破裂后脱落的半月板组织和脱落的骨赘。关节内游离体的存在可诱发或加速骨软骨炎的发展。

（2）诊断

临床表现本病多见于中老年。常在某一特定位置出现关节活动受限或交锁现象，如合并骨关节炎则受累关节疼痛、肿胀和关节积液。大多数患者无明显临床症状，少数患者查体时可发现关节活动时的顿挫感，可于主动屈伸膝关节时出现关节交锁。

X 线表现不伴随钙化的软骨性游离体在 X 线片上常不显影，骨性游离体可表现为关节腔内边缘光滑的高密度影，常存在于股骨后方关节间隙内，变换关节姿势后复查 X 线片发现高密度影位置改变有助于明确诊断。有时需与籽骨及滑膜软骨瘤鉴别。籽骨位于关节腔外，位置不会改变。滑膜软骨瘤病形成的关节内外高密度影常为多发或体积较大，单纯关节内游离体数量一般不超过 1～2 个。

（3）治疗

无症状的关节内游离体、关节活动受限不严重或交锁不频繁的患者可观察随访。关节活动明显受限、频发关节交锁时可手术治疗。尽量利用关节镜取出游离体，避免切开手术导致术后粘连，从而影响关节功能。因创伤、分离性骨软骨炎或滑膜软骨瘤病产生的游离体，应根据原发病情况决定是否手术和手术方式。

（二）色素绒毛结节性滑膜炎

1. 概述

本病是一种滑膜增生性病变，伴棕黄色色素沉着、绒毛和结节形成。本病也可发生于滑囊和腱鞘，分别称为色素沉着绒毛结节性滑囊炎和局限性结节性腱鞘炎，后者也称腱鞘巨细胞瘤。

2. 诊断

（1）临床表现

本病好发于青壮年，单关节起病，膝关节多见。有局限型和弥漫型两种。局限型往往有蒂，称为局限型结节性滑膜炎；弥漫型起病缓慢，称弥漫型色素沉着绒毛结节性滑膜炎。起病缓慢，患部有疼痛、肿胀、关节积液、滑膜增厚、关节功能障碍甚至关节强直，可触及结节性肿块。穿刺见棕红色液体，放出液体后积液迅速复现。查体：受累关节局部肿胀、压痛、关节积液，活动受限，晚期关节功能障碍甚至关节强直，可触及结节性肿块。

（2）检查

①X线表现：X线平片可见软组织肿胀，结节状软组织阴影，关节间隙正常或稍窄，骨质正常或有表浅的骨质破坏，偶见骨质增生。

②关节空气造影：可显示有大小不等的结节。

③关节镜检：可见绒毛和滑膜上点状紫癜，局限型可见蒂部。

④病理学检查：滑膜面有结节状突起，质地较软。切面呈实质性或囊性。镜下见绒毛表面覆盖不规则的单层或复层滑膜细胞，间质丰富，内有许多小血管、淋巴管及成纤维细胞。

3. 治疗

对局限型，可将病灶及其周围一部分滑膜切除，但常有复发倾向。对弥漫型，往往需辅以小剂量放射治疗。有骨质破坏者，可行刮除术、刮除植骨术。关节面破坏严重者可行关节融合术或关节置换术。

（三）滑膜软骨瘤病

1. 概述

多认为本病是滑膜化生性软骨，并非真正肿瘤。病因未明。

2. 诊断

（1）临床表现：青中年多见。膝关节好发，其次是髋、肩、肘、踝等关节，发生于指间关节者罕见。病程较长，主要是间歇性疼痛，或伴有功能障碍，关节轻度肿胀，活动时有各种不同声响，可有少量关节积液，或可触及肿块、游离体。

（2）X线检查：见关节内有大量数目不等的软骨体且有钙化、骨化现象。

（3）病理学检查：大体见软骨体质硬，似玻璃，大小数目不等，呈圆形、椭圆及不规则圆形。镜下见滑膜结缔组织及软骨化生。有时可见成片的成纤维细胞肿大向软骨细胞过渡，开始形成软骨。

3．治疗

切除病变滑膜，清除关节内游离软骨体。滑膜切除应力求彻底，否则残留滑膜仍有可能再次形成化生性软骨体。偶见滑膜软骨瘤病恶变为软骨肉瘤者。

（四）髌骨软化症

1．概述

髌骨软化症也称髌骨软骨软化症，是指髌骨由于外伤或劳损致使软骨面被磨损；出现局限性软化、纤维化、龟裂、软骨缺损、骨质裸露，碎裂软骨脱落形成关节游离体而引起膝关节慢性疼痛的疾病。

2．诊断

（1）临床表现：多数为年轻发病，早期症状为上下楼出现膝关节疼痛，打软腿，以半蹲位发力和下楼梯时最明显。髌骨关节面有压痛。患膝伸屈时，髌骨下发出摩擦音。抗阻力伸膝时，疼痛加重。有时浮髌试验阳性，股四头肌轻度萎缩，关节活动多不受限。查体：膝前轻微肿胀、压痛，抗阻力伸膝疼痛，髌骨研磨试验阳性（髌股关节面有粗糙感、摩擦声和疼痛）。

（2）X线表现：晚期可见髌骨关节面硬化、软骨下骨质囊性变，边缘部出现骨质增生，髌股关节间隙变窄等改变。

3．治疗

（1）一般疗法：避免半蹲位工作或负重，早期可选用非甾体消炎镇痛药。局部糖皮质激素注射有效，但不超过3次，每次间隔1周以上。另外，有规律地进行股四头肌锻炼、理疗、中药外敷能减轻症状。

（2）手术治疗：病变局限者，可行关节镜下软骨缺损处钻孔术，以刺激纤维软骨再生；对髌骨外侧半脱位或脱位者行外侧支持带松解术，症状严重且经其他疗法无效者，可行髌骨摘除术。术后早期进行功能锻炼。

六、膝部韧带及半月板损伤

（一）内侧副韧带损伤

1．诊断

（1）有明确的小腿外翻受伤史。

（2）患膝肿胀、疼痛，可见皮下瘀斑，重者患肢不能负重，行走时关节不稳定。查体：膝内侧压痛明显，内侧副韧带断裂合并内侧半月板损伤时可出现膝关节交锁，内侧应力试验阳性，偶有合并腓总神经损伤。

（3）膝关节外侧加压下，X线正位片见内侧关节间隙张开对内侧副韧带损伤诊断意义重大。

（4）MRI对判断膝部软组织、韧带损伤的诊断等较X线有价值。T2像可见灰色韧带影中断，出现高密度白色水肿影，说明韧带损伤或断裂。

2．治疗

（1）非手术治疗部分撕裂损伤，关节轻度不稳定者可用弹力绷带包扎或石膏固定于功能位4～6周，固定后即开始做股四头肌收缩活动，解除绷带或石膏后进行膝关节屈伸功能锻炼。

（2）手术治疗对韧带断裂及破坏的关节囊进行修补，半月板撕裂可同时切除，腓骨小头骨折应注意维持骨片与韧带的联系，将骨片复位固定。无条件修补时可做韧带重建术。如合并有腓神经损伤需进行探查。

（3）中后期患膝仍疼痛者可做局部注射封闭。

（二）外侧副韧带损伤

1．诊断

（1）有明确的小腿内翻受伤史。

（2）患膝肿胀、疼痛，可见皮下瘀斑，重者患肢不能负重，行走时关节不稳定。查体膝外侧压痛明显，外侧应力试验阳性。

（3）膝关节内侧加压下，X线正位片见外侧关节间隙张开，对外侧副韧带损伤诊断意义重大。

（4）MRI对判断膝部软组织、韧带损伤的诊断等较X线有价值。T2像可见灰色韧带影中断，出现高密度白色水肿影，说明韧带损伤或断裂。

2．治疗

（1）非手术治疗：部分撕裂损伤，关节轻度不稳定者可用弹力绷带包扎或石膏固定于功能位4～6周，固定后即开始做股四头肌收缩活动，解除绷带或石膏后进行膝关节屈伸功能锻炼。

（2）手术治疗：对韧带断裂及破坏的关节囊进行修补，半月板撕裂可同时切除。无条件修补可行韧带重建术。

（3）中后期患膝仍疼痛者可做局部注射封闭。

（三）前交叉韧带损伤

1．诊断

（1）详细询问病史有助诊断，本病多为急性损伤。

（2）伤后关节有错动感和撕裂感，局部疼痛、肿胀，膝关节无力不稳。

（3）检查膝部有压痛，自主活动障碍，关节腔穿刺可抽出积血，前抽屉试验阳性。

（4）屈膝 90°向前侧牵拉胫骨近端，X 线侧位摄片并与健侧对比有助于诊断。

（5）MRIT2 像可见灰色韧带影中断，出现高密度白色水肿影，说明韧带损伤或断裂。

（6）膝关节镜检查可确定韧带损伤。

2. 治疗

（1）非手术治疗：单纯前交叉韧带断裂或不全断裂，可先用长腿石膏固定患膝于屈曲 30°位，固定 6 周左右。石膏固定早期即开始股四头肌训练。

（2）手术治疗：多数的前十字韧带损伤的修复重建手术可以在关节镜下完成。

①新鲜损伤：主要适于：①前十字韧带断裂合并内侧韧带损伤，后十字韧带断裂或外侧韧带损伤；膝关节前外侧或前内侧旋转明显不稳，或出现内、外翻异常活动时。②胫骨止点撕脱骨折者，闭合不能复位者。③伴有内侧半月板破裂者应手术探查。具体修复方法据断裂部位不同而异，包括股骨髁附着点撕脱修复、胫骨附着点撕脱修复、韧带实质断裂修复以及胫骨髁间隆凸部撕脱骨折修复等。术后长腿石膏固定膝关节于屈曲 20°～30°位，练习股四头肌收缩。撕脱骨折缝合者固定 4 周，止点撕脱及中部断裂者，固定 6～8周，拆除后练习膝关节活动。

②陈旧性前交叉韧带损伤的治疗：对年龄较大、症状不严重、股四头肌萎缩、有膝关节骨关节炎表现者，宜行保守治疗；而对年轻、症状较严重、无骨关节炎表现者，可行修复或重建手术治疗。修复手术根据膝关节不稳定情况，可选用以下手术：鹅足成形术、髌韧带部分移位术以及重建手术等。

（四）后交叉韧带损伤

1. 诊断

（1）详细询问病史有助于诊断，本病多为急性损伤。

（2）伤后关节有错动感和撕裂感，局部疼痛肿胀，膝关节无力不稳。

（3）检查膝部有压痛，自主活动障碍，关节腔穿刺可抽出积血，后抽屉试验阳性。

（4）屈膝 90°向背侧推胫骨近端，X 线侧位摄片并与健侧对比有助于诊断。

（5）MRIT2 像可见灰色韧带影中断，出现高密度白色水肿影，说明韧带损伤或断裂。

（6）膝关节镜检查可确定韧带损伤。

2. 治疗

（1）对于不全断裂损伤，可做前后石膏夹板固定于功能位 4～6 周。早期可做股四头肌收缩锻炼。

（2）韧带完全断裂合并以下情况，应考虑手术：①胫骨平台后缘骨折明显移位。②陈旧性断裂。③关节稳定性极差。④合并内外侧副韧带损伤者。

（3）严重断裂无法修复的可于关节镜下行韧带重建术，韧带部分可用自体髌腱、半腱肌腱或人工肌腱替代，韧带止点重建可选用挤压螺钉、锚钉或骨块。术后石膏固定 6～

8 周，逐步恢复功能锻炼。不宜过早负重。

（五）半月板损伤

1．诊断

（1）关节局部肿胀多呈弥漫性，病程长者常显示股四头肌萎缩，关节内侧或外侧处疼痛，活动及行走时加剧。

（2）关节交锁征：关节伸屈活动过程中，在突然出现剧痛的同时，关节固定于某一个体位上，犹如被锁住一样，不敢继续活动或变动体位。此症状多见于半月板损伤者外，亦可见于膝关节内游离体。

（3）压痛：见于关节间隙处，内侧半月板前角撕裂痛点位于内侧间隙前方，外侧前角撕裂则位于外侧膝眼处，后角损伤在腘窝部有压痛，屈曲位时明显。而半月板体部损伤则压痛多不明显。

（4）膝关节活动受限。

（5）碾磨试验阳性，McMurry 试验阳性，过伸试验阳性，重力试验阳性等有助于诊断，但不是绝对确诊的依据。

（6）X 线平片：可排除膝关节骨质病变及关节内骨性游离体。关节造影阳性率一般在 90%左右。MRI 不仅可早期确定关节软组织、韧带损伤，而且是唯一可确定关节内半月板损伤的无创性检查方法。

（7）关节镜检查：不但有利于半月板损伤的诊断，还可同时进行治疗。

2．治疗

原则为尽量以姑息、无创方法治疗半月板损伤，尽量保留半月板。

（1）急性期

以治疗创伤后所致的急性滑膜炎为主，措施主要包括制动、股四头肌锻炼、穿刺抽液等，有交锁征时，应手术治疗。

（2）慢性期

①轻者以非手术疗法为主，包括使用护膝、股四头肌锻炼及理疗等，大多可自行愈合。

②有交锁症状者，多系半月板受损所致，可通过关节镜将部分半月板切除。

症状持续影响生活者，可通过关节镜将破裂的半月板部分或全部切除，并注意术后股四头肌的功能锻炼。

③盘状半月板合并破裂者，治疗原则与一般半月板破裂相似，以局部切除为主，一般不宜将半月板全部切除。

（六）半月板囊肿

1．概述

半月板囊肿多发生于半月板水平撕裂的基础上，以外侧者多见。

2．诊断

一般根据临床症状诊断，如局部肿胀、有持续性疼痛。膝关节间隙处可摸到肿块，屈膝时较突出，伸膝后消失或变小。

3．治疗

切除有囊肿的整个半月板。术后处理及效果同半月板损伤。

（七）盘状半月板

1．概述

盘状半月板是半月软骨发育异常所致，易受损。多在青少年时期出现症状。

2．诊断

膝关节伸屈活动过程中有明显的弹响及跳动，并伴有疼痛，膝关节伸直往往较健侧受限。损伤多为水平撕裂或其胫骨面的磨损，膝关节镜及膝关节造影有助诊断。

3．治疗

若存在盘状软骨撕裂或影响功能者，应行手术切除或行关节镜下切除。术后处理及效果同半月板损伤。

（八）膝关节创伤性滑膜炎

1．概述

创伤本身引起关节滑膜反应，出现一系列症状者称为创伤性滑膜炎。

2．诊断

（1）有外伤史，多需详细询问方可获得较为完整的病史。

（2）临床表现常为局部症状，局部有疼痛及膝关节活动受限。

（3）膝关节弥漫性肿胀，且较一般膝关节损伤轻，关节内积液较多时可见关节间隙皮肤隆起，触之有囊样感，浮髌试验阳性。

（4）关节穿刺可抽出浆液性渗出物，多为非血性。

（5）关节镜检显示滑膜病变有助于明确诊断。

3．治疗

（1）局部要用弹性绷带或石膏托固定 2～3 周，以使受损的关节滑膜得到充分休息，利于创伤修复。

（2）对关节明显肿胀者，可在严格无菌操作下穿刺抽液，既可达到减压目的，又可明确诊断及指导进一步治疗。

（3）相对制动的同时，应根据患者的实际情况实施相应的肌肉锻炼。

（4）酌情使用止痛剂，中草药外敷及中医理疗可获得较为满意的疗效。

七、踝足部疾病

（一）跟痛症

1．概述

跟痛症是指由多种慢性疾患所致的跟骨跖面疼痛。

2．诊断

（1）临床表现多发于 40～60 岁中老年人。晨起或休息后走路时足跟痛，稍后缓解，行走时间长时再出现疼痛。查体：检查可触及跟痛症的压痛点。若因脂肪垫萎缩引起，压痛点在足跟负重区偏内侧，有时可触及皮下的脂肪纤维块；若因跖筋膜炎引起，则压痛点局限于跟骨大结节的跖筋膜；若因足跟滑囊炎引起，则压痛点局限于足跟内侧结节下，此种情况局部无红肿。

（2）X 线有时可见跟骨刺，但与临床表现大多无明显相关。

3．治疗

（1）多用保守疗法，如减少足跟负重和站立、行走；定制足弓鞋垫等；局部热敷、理疗或局部封闭疗法。

（2）若保守治疗无效，可考虑手术治疗，方法有跖筋膜剥离术、滑囊切除术、跟骨钻孔术及神经切断术等。

（二）平足症

1．概述

平足症是指足弓扁平（足着地时内侧纵足弓消失），弹性消失而有症状者。

2．诊断

（1）临床表现：足部骨骼可有结构畸形。韧带松弛、肌肉乏力或瘫痪。可继发创伤性关节炎、下肢肌肉酸痛等。查体：检查时可见足纵弓低平，足印腰部增宽，并可有足外翻、足舟骨结节塌陷向内突出。若为痉挛性平足，则可有腓骨长肌、腓骨短肌痉挛，足固定在外翻、外展，有时背屈的位置。

（2）X 线可见跗骨融合，最常见为跟舟融合。

3．治疗

（1）早期可采用体疗，如足趾行走、屈趾运动等，并使用平足鞋垫或平足矫形鞋，对于痉挛性平足患者，则可在麻醉下，手法扳正后石膏固定于内翻内收位，3 个月后改穿平足矫形鞋。

（2）晚期患者或先天性跟骨舟骨骨桥，可采用手术治疗，如距骨下三关节融合术、骨桥切除术以及肌腱移位术等。

（三）糖尿病足

1．概述

糖尿病足是指由于糖尿病性血管或神经末梢病变导致的肢端缺血性改变。

2．诊断

（1）临床表现：长期糖尿病病史，血糖常不稳定。早期表现为患足皮温低、感觉麻木，呈典型的袜套样分布。因痛觉减弱，对创伤刺激缺乏敏感性以及高血糖导致皮肤伤口愈合障碍，患足常易出现皮肤病损。逐渐发展为感觉丧失、迁延不愈的皮肤溃疡或局部坏死。查体：患足呈袜套样皮肤感觉减弱或消失，肢端血运差或可见明确的坏疽。

（2）检查：即使在应用降糖药的情况下，血糖常较高。因糖尿病足的血管病变为末梢性，因此不一定有大血管病变存在。

3. 治疗

（1）控制血糖是治疗的关键。加强患足护理可避免出现或加重皮肤病损，可应用药物改善局部微循环，但效果不确定。

（2）对于明确为足坏疽的患者，待坏疽平面稳定后或坏疽导致全身毒性反应无法经内科支持治疗改善时，可行截肢术，注意正确选择截肢平面，以保证伤口愈合。

第二节　常见四肢骨折护理

一、骨折概述

骨折（fracture）是指骨的完整性或连续性中断。骨折是由创伤和骨骼疾病所造成，其中创伤性骨折多见，如交通事故、坠落或摔倒等；剧烈运动不当也可造成骨折。

（一）病因

1. 直接暴力：暴力直接作用使受伤部位发生骨折，常伴有较广泛的皮肤和软组织损伤。

2. 间接暴力：暴力通过传导、杠杆、旋转和肌收缩使肢体受力部位的远处发生骨折。骨折部位的软组织损伤很轻微。如跌倒时以手掌撑地，由于上肢与地面的角度不同，暴力向上传导，可致桡骨远端或肱骨髁上骨折。肌肉突然猛烈收缩，其牵拉作用可造成肌肉附着处的骨折。如骤然跪倒时，股四头肌猛烈收缩可致髌骨骨折。

3. 疲劳性骨折（fatigue fracture）：指肢体某一特定部位的骨骼受到长期、反复和轻微的直接或间接损伤所致的骨折，又称为应力性骨折（stress fracture）。如远距离行军易致第2、3跖骨及腓骨下1/3骨干骨折。

骨髓炎、骨肿瘤等疾病可致骨质破坏，受轻微外力即发生的骨折，称为病理性骨折。

（二）分类

1. 根据骨折的程度和形态分类

（1）不完全骨折　骨的完整性和连续性未完全中断，按其形态又可分为：

①裂缝骨折：骨质发生裂隙，无移位，多发生于颅骨、肩胛骨等。

②青枝骨折：仅表现为骨皮质的劈裂，类似于青嫩树枝被折时的形状，可有成角畸形，多发生于儿童。

（2）完全性骨折　骨的完整性或连续性全部中断。按骨折线的方向又可分为：

①横形骨折：骨折线与骨干纵轴接近垂直。

②斜形骨折：骨折线与骨干纵轴呈一定角度。

③螺旋形骨折：骨折线呈螺旋状。

④粉碎性骨折：骨碎裂成 3 块以上。骨折线呈 T 形或 Y 形，又称 T 形或 Y 形骨折。

⑤嵌插骨折：骨折块相互嵌插，多见于干骺端骨折。即骨干的密质骨嵌插入骺端的松质骨内。

⑥压缩性骨折：骨质因压缩而变形，多发生在松质骨，如脊椎骨或跟骨。

⑦骨骺分离：经过骨骺的骨折，骨骺的断面可带有数量不等的骨组织。

2．根据骨折处皮肤、筋膜或骨膜的完整性分类

（1）开放性骨折：骨折部位的皮肤及筋膜或骨膜破裂，骨折端直接或间接与外界相通。骨折处的创口可由刀伤、枪伤由外向内形成，亦可由骨折端刺破皮肤或黏膜从内向外所致，如合并膀胱或尿道破裂的耻骨骨折，合并直肠破裂的骶尾骨骨折均属开放性骨折。

（2）闭合性骨折：骨折处皮肤及筋膜或骨膜完整，不与外界相通。

3．根据骨折端的稳定程度分类

（1）稳定性骨折：在生理外力作用下，骨折端不易发生移位，一般都保持良好的解剖对线，如裂缝骨折、青枝骨折、横形骨折、嵌插骨折及压缩性骨折等。

（2）不稳定性骨折：在生理外力作用下，骨折端易发生移位的骨折，如斜形骨折、螺旋形骨折及粉碎性骨折等。

（三）骨折移位

1．充盈的膀胱及覆盖其上的腹膜破裂后，尿液可流入腹腔，引起腹膜炎。

2．腹膜外膀胱破裂后，尿液流入耻骨后间隙（斜线示意）。

3．耻骨骨折伴有后尿道破裂。

4．尿外渗浸润耻骨后直肠前间隙（小黑点示意）。

5．尾骨骨折可引起直肠破裂。

骨折端移位：大多数骨折均有不同程度的移位，常见的有成角移位、侧方移位、缩短移位、分离移位和旋转移位。

（四）骨折愈合

1．骨折愈合过程

骨折后的病理生理变化主要涉及骨折的愈合过程。骨折后，机体立即开始修复，骨折的愈合是一个复杂而又连续的过程，通常划分为 3 个阶段，但三者之间又不可截然分开，而是相互交织逐渐演进。

（1）血肿炎症机化期　主要有肉芽组织形成过程和纤维连接过程。

骨折导致骨髓腔、骨膜下和周围组织血管破裂出血，在骨折断端及其周围形成血肿，伤后 6～8 小时，血肿凝结成血块。而且严重的创伤可致部分软组织和骨组织坏死，在骨折处引起无菌性炎性反应。炎性细胞逐渐清除血凝块、坏死软组织和死骨，而使血肿机化形成肉芽组织。

肉芽组织内成纤维细胞合成和分泌大量胶原纤维，转化为纤维结缔组织连接骨折两端，称为纤维连接。此过程约在骨折后 2 周完成。

（2）原始骨痂形成期　主要是内、外骨痂及桥梁骨痂形成过程。

纤维连接的同时，骨内、外膜开始增生，新生血管长大，成骨细胞大量增殖，合成并分泌骨基质，使骨折端附近内、外膜形成的骨样组织逐渐骨化，形成新骨，分别称为内骨痂和外骨痂。

填充于骨折断端间和髓腔内的纤维组织逐渐转化为软骨组织，软骨组织经钙化而成骨，即软骨内成骨，形成环状骨痂和髓腔内骨痂，即为连接骨痂。连接骨痂与内外骨痂相连，形成桥梁骨痂，标志着原始骨痂形成。骨折达到临床愈合，成人一般需 12～24 周。此时 X 线片上可见骨折处有梭形骨痂阴影，但骨折线仍隐约可见。

骨痂形成过程中，膜内成骨比软骨内成骨快，膜内成骨又以骨外膜为主。因此任何对骨外膜的损伤均不利于骨折愈合。

（3）骨痂改造塑形期　原始骨痂中新生骨小梁逐渐增粗，排列逐渐规则和致密。骨折端的坏死骨经破骨和成骨细胞的侵入，完成清除死骨和形成新骨的爬行替代过程。原始骨痂被板层骨替代，使骨折部位形成坚强的骨性连接，这一过程需 1～2 年。

随着肢体活动和负重，根据 Wolff 定律，骨的机械强度取决于骨的结构，成熟骨板经成骨细胞和破骨细胞相互作用，在应力轴线上成骨细胞相对活跃，有更多的新骨使之形成坚强的板层骨，而在应力轴线以外破骨细胞相对活跃，使多余的骨痂逐渐被吸收而清除。髓腔重新沟通，骨折处恢复正常骨结构，在组织学和放射学上不留痕迹。

2．骨折临床愈合标准

临床愈合是骨折愈合的重要阶段，此时病人已可拆除外固定，通过功能锻炼，逐渐恢复患肢功能。其标准为：①局部无压痛及纵向叩击痛；②局部无异常活动；③X 线片显示骨折处有连续性骨痂，骨折线已模糊。

3．影响骨折愈合的因素

（1）全身因素

①年龄：不同年龄骨折愈合差异很大，儿童骨折愈合较快，老年人则愈合较慢。如新生儿股骨骨折 2 周即可达坚固愈合，成人股骨骨折一般需 3 个月左右。

②健康状况：健康状况欠佳，特别是患有慢性消耗性疾病者，骨折愈合时间明显延长。

（2）局部因素

①骨折的类型和数量：螺旋形和斜形骨折，骨折断面接触面大，愈合较快。横形骨折断面接触面小，愈合较慢。多发性骨折或一骨多段骨折，愈合较慢。

②骨折部位的血液供应：这是影响骨折愈合的重要因素，骨折部位不同，骨折段的血液供应状况不同，骨折愈合的时间则不同。如股骨颈囊内骨折，股骨头血液供应几乎中断，容易发生骨折不愈合或缺血性坏死。

③股骨颈血液供给及股骨颈骨折后发生股骨头缺血性坏死。

④软组织损伤程度：严重的软组织损伤，特别是开放性损伤，可直接损伤骨折段附

近的肌肉、血管和骨膜，破坏其血液供应，影响骨折愈合。

⑤软组织嵌入：若有肌、肌腱等组织嵌入两骨折端之间不仅影响骨折的复位，而且阻碍两骨折端的对合及接触，骨折难以愈合甚至不愈合。

⑥感染：开放性骨折，局部感染可导致化脓性骨髓炎，出现软组织坏死和死骨形成，严重影响骨折愈合。

（3）治疗方法的影响

①反复多次的手法复位，可损伤局部软组织和骨外膜，不利于骨折愈合，应予避免。手法复位的优点是能较好地保持骨折部位的血供，但缺点是常较难达到解剖复位。

②切开复位时，软组织和骨膜剥离过多影响骨折段血供，可能导致骨折延迟愈合或不愈合，应在严格的手术指征下使用，并尽可能少干扰和破坏局部血液供应。

③开放性骨折清创时，过多地清除碎骨片，造成骨质缺损，影响骨折愈合。

④骨折后行持续骨牵引治疗时，牵引力过大，可造成骨折端分离，并可因血管痉挛而致局部血液供应不足，导致骨折延迟愈合或不愈合。

⑤骨折固定不牢固，骨折处仍可受到剪力和旋转力的影响，干扰骨痂生长，不利于骨折愈合。

⑥过早或不恰当的功能锻炼，可能妨碍骨折部位的固定，影响骨折愈合。应当指出的是，正确而恰当的功能锻炼，可以促进肢体血液循环，消除肿胀；促进血肿吸收和骨痂生长；有利于关节功能的恢复。

（二）临床表现

大多数骨折一般只引起局部症状，严重骨折和多发骨折可导致全身反应。

1．全身表现

（1）休克：主要由于骨折导致的大量出血和剧痛所致。常见于多发骨折、骨盆骨折、股骨骨折，出血量大者可达到 2000mL 以上。严重的开放性骨折或合并重要内脏器官损伤时可导致休克而死亡。

（2）发热：骨折病人的体温多在正常范围。出血量较大的骨折血肿吸收以及损伤组织的吸收反应可使体温略有升高，一般不超过 38℃。开放性骨折出现高热时，应考虑感染的可能。

2．局部表现

（1）骨折的一般表现

①局部肿胀、瘀斑或出血：局部可见软组织出血、肿胀，甚至出现张力性水疱；血肿浅表时，皮下出现瘀斑，由于血红蛋白的分解，可呈紫色、青色或黄色。开放性骨折时，可见骨折部位出血。

②疼痛：骨折部位出现剧烈疼痛，特别是移动患肢时加剧，伴明显压痛。

③活动受限：骨折部位的肿胀和疼痛使患肢活动受限，如完全性骨折，可使肢体丧失部分或全部活动功能。

（2）骨折的特有体征

①畸形：骨折端移位后可使受伤肢体外形发生改变，表现为肢体短缩、成角或旋转畸形。

②反常活动：在肢体的非关节部位出现不正常的活动。

③骨擦音或骨擦感：骨折断端之间互相摩擦时所产生的轻微音响及感觉。

具有以上三者之一即可确诊骨折。但三者均不出现不能排除骨折，如裂缝骨折。应在初次检查时注意是否有反常活动、骨擦音或骨擦感，不可故意反复多次检查，以免加重周围组织损伤，特别是重要的血管、神经损伤。

（三）并发症

骨折多由较严重的创伤所致。在一些复杂的损伤中，有时骨折本身并不重要，重要的是骨折伴有或所致重要组织或重要器官损伤，常引起严重的全身反应和并发症，甚至危及病人生命。骨折治疗过程中出现的一些并发症，将严重影响骨折的治疗效果，应特别注意加以预防及时予以正确处理。

1. 早期并发症

（1）休克：严重创伤，骨折引起大出血或重要器官损伤所致。

（2）脂肪栓塞综合征：发生于成人，多见于股骨干骨折。是由于骨折处髓腔内血肿张力过大，骨髓被破坏，脂肪滴进入破裂的静脉窦内，可引起肺、脑脂肪栓塞。

（3）重要内脏器官损伤：骨折致肺、肝、脾、膀胱、尿道和直肠等损伤。

（4）重要周围组织损伤：骨折可致重要血管、周围神经、脊髓等损伤。

（5）骨筋膜室综合征（Osteofascial Compartment Syndrome）：骨筋膜室是由骨、骨间膜、肌间隔和深筋膜形成的密闭腔隙。骨筋膜室综合征主要是由于骨折部位骨筋膜室内压力增加致室内肌肉和神经缺血、水肿、循环障碍而产生的一系列严重病理改变，是一组综合征。最多见于前臂掌侧和小腿，常由创伤骨折的血肿和组织水肿使其室内容物体积增加或外包扎过紧，局部压迫骨筋膜室容积减小而导致骨筋膜室内压力升高所致。当压力达到一定程度（前臂 65mmHg，小腿 55mmHg）可使供应肌肉的小动脉关闭，形成缺血—水肿—缺血的恶性循环，根据缺血的不同程度可造成：①濒临缺血性肌挛缩：缺血早期，及时处理恢复血液供应后，可不发生或仅发生极小量肌肉坏死，可不影响肢体功能。②缺血性肌挛缩：较短时间或程度较重的不完全缺血，恢复血液供应后大部分肌肉坏死，形成挛缩畸形，严重影响患肢功能。③坏疽：广泛、长时间完全缺血，大量肌肉坏疽，常需截肢。若大量毒素进入血液循环，也可进一步并发休克、感染或急性肾衰竭导致病人死亡。

可根据以下 4 个体征确定诊断：①患肢感觉异常；②被动牵拉受累肌肉出现疼痛（肌肉被动牵拉试验阳性）；③肌肉在主动屈曲时出现疼痛；④筋膜室即肌腹处有压痛。骨筋膜室综合征常出现肌红蛋白尿，治疗时应予以足量补液促进排尿，如筋膜室压力＞30mmHg，应及时行筋膜室切开减压手术。

2．晚期并发症.

（1）坠积性肺炎（hypostatic pneumonia）：主要发生于因骨折长期卧床的病人，特别是老年、体弱和伴有慢性病的病人，有时可危及生命。应鼓励病人积极进行功能锻炼，及早下床活动。

（2）压疮（decubitus）：严重创伤骨折，长期卧床，身体骨突起处受压，局部血液循环障碍，易形成压疮。常见部位有骶骨部、髋部、足跟部。特别是截瘫病人，由于失神经支配，缺乏感觉，局部血液循环更差，不仅更易发生压疮，而且发生后难以治愈，常成为全身感染的来源。

（3）下肢深静脉血栓形成（deep vein thrombosis）：多见于骨盆骨折或下肢骨折，下肢长时间制动，静脉血回流缓慢，加之创伤所致血液高凝状态，易发生血栓。

（4）感染（infection）：开放性骨折，特别是污染较重或伴有较严重的软组织损伤者，若清创不彻底，坏死组织残留或软组织覆盖不佳，可能发生感染。处理不当可致化脓性骨髓炎。

（5）缺血性骨坏死（ischemic necrosis of the bone）：有时被称为无菌性坏死，是由于骨折段的血液供应中断所致；常见的有股骨颈骨折后股骨头缺血性坏死，腕舟状骨骨折后近侧骨折端缺血性坏死。

（6）缺血性肌挛缩（ischemic contracture）：是骨折最严重的并发症之一，是骨筋膜室综合征处理不当的严重后果。病人可出现爪形手或爪形足等，严重者可致残。

（7）急性骨萎缩（acute bone atrophy，Sudeck's atrophy）：即损伤所致的关节附近的痛性骨质疏松，亦称反射性交感神经性骨营养不良。常见于手、足骨折后，典型临床表现为疼痛和血管舒缩紊乱。骨折后早期应抬高患肢、积极进行主动功能锻炼，促进肿胀消退，预防其发生。一旦发生，治疗十分困难，以功能锻炼和物理治疗为主，必要时可采用交感神经封闭。

（8）关节僵硬（joint stiffness）：是骨折和关节损伤最为常见的并发症。多因长期固定，导致静脉和淋巴回流不畅，关节周围组织中浆液纤维性渗出和纤维蛋白沉积、发生纤维粘连并伴有关节囊和周围肌肉挛缩，致使关节活动障碍。及时拆除固定和积极进行功能锻炼是预防和治疗关节僵硬的有效方法。

（9）损伤性骨化（traumatic myositis ossificans）又称骨化性肌炎。因局部血肿、关节扭伤和关节附近的骨折使骨膜剥离，形成骨膜下血肿所致。若处理不当或较大的血肿经机化和骨化后，在关节附近的软组织内可形成较广泛的异位骨化，造成严重关节活动功能障碍。特别多见于肘关节，如肱骨髁上骨折，反复暴力复位或骨折后肘关节伸屈活动受限而进行的强力反复牵拉所致。

（10）创伤性骨关节炎（traumatic osteoarthritis）关节内骨折，关节面遭到破坏，又未能准确复位，愈合后使关节面不平整，长期磨损易引起创伤性关节炎。活动时关节疼痛，多见于膝、踝等负重关节。

（四）辅助检查

1．X线检查：可明确骨折的部位、类型和移位等。凡疑为骨折者应常规进行X线平片检查，可以显示临床上难以发现的不完全骨折、深部的骨折、关节内骨折和小的撕脱性骨折等。值得注意的是，有些轻微的裂缝骨折，急诊拍片未见明显骨折线，如临床症状较明显者，应于伤后2周拍片复查，此时，骨折端的吸收可出现骨折线，如腕舟状骨骨折。

2．CT检查：X线平片目前仍是骨折特别是四肢骨折最常用的和行之有效的检查方法，但对早期、不典型病例及复杂的解剖部位，X线在确定病变部位和范围上受到限制。CT以其分辨率高、无重叠和图像后处理的优点，弥补了传统X线检查的不足。CT能清晰地显示椎体爆裂骨折碎裂的后方骨片突入椎管的情况。

3．MRI检查：磁共振所获得的图像异常清晰、精细，分辨率高，对比度好，信息量大，特别对软组织层次显示和观察椎体周围韧带、脊髓损伤情况和椎体挫伤较好。行横轴位、矢状位及冠状位或任意断层扫描，可以清晰显示椎体及脊髓损伤情况，并可观察椎管内是否有出血，还可发现X线平片及CT未能发现的隐匿性骨折，并确定骨挫伤的范围。

（五）处理原则

处理原则包括复位、固定、早期康复治疗和预防并发症，但现场急救仍属首要。

1．现场急救

骨折急救的目的是用最为简单而有效的方法抢救生命、保护患肢、迅速转运以便尽快得到妥善处理。

（1）抢救休克：首先检查病人全身情况，如处于休克状态，应注意保暖，尽量减少搬动，有条件时应立即输血、补液。合并颅脑损伤处于昏迷状态者，应注意保持呼吸道通畅。

（2）止血和包扎：开放性骨折，伤口出血绝大多数可用加压包扎止血。大血管出血，加压包扎不能止血时，可采用止血带止血。最好使用充气止血带，并记录所用压力和时间。止血带应每40～60分钟放松1次，放松的时间以恢复局部血流、组织略有新鲜渗血为宜。创口可用无菌敷料或清洁布类包扎，以免伤口污染。若骨折端已戳出伤口，并已污染，又未压迫重要血管、神经者，不应将其复位，以免将污物带到伤口深处。应送至医院经清创处理后，再行复位。

（3）妥善固定：凡疑有骨折者，均应按骨折处理。闭合性骨折，急救时不必脱去患肢的衣裤和鞋袜，以免过多地搬动患肢，增加疼痛。若患肢肿胀严重，可用剪刀将患肢衣袖和裤脚剪开，减轻压迫。骨折有明显畸形，并有穿破软组织或损伤附近重要血管、神经的危险时，可适当牵引患肢，使之变直后再行固定。

骨折固定的目的是：①避免骨折端在搬运过程中对重要组织，如血管、神经、内脏的损伤；②减少骨折端的活动，减轻病人的疼痛；③便于运送。固定可用特制的夹板，或就地取材用木板、木棍、树枝等。若无任何可利用的材料时，上肢骨折可将患肢固定于胸部，下肢骨折可将患肢与对侧健肢捆绑固定。

（4）迅速转运：经上述初步处理后迅速将病人转运至就近医院进行治疗。

2．临床处理

（1）复位：是将移位的骨折端恢复正常或近乎正常的解剖关系，重建骨的支架作用，是治疗骨折的首要步骤，也是骨折固定和康复治疗的基础。早期正确的复位是骨折愈合过程顺利进行的必要条件。

（2）固定：即将骨折维持在复位后的位置，使其在良好的对位情况下达到牢固愈合，是骨折愈合的关键。

（3）康复治疗：是骨折治疗的重要组成部分，目的在于促进功能恢复。应在医务人员指导下，充分发挥病人的积极性，遵循动静结合、主动与被动相结合、循序渐进的原则，鼓励病人早期进行康复治疗，促进骨折愈合和功能恢复，防止并发症的发生。

①早期：术后1～2周之内，此期功能锻炼的主要目的是促进肢体血液循环，消除肿胀，防止失用综合征。此期病变部位可能由于疼痛、肿胀导致肢体活动受限，因此功能锻炼应以肌肉等长舒缩运动为主，而身体其他部位应加强各关节的主动活动。

②中期：术后2周，即手术切口愈合、拆线到解除牵引或外固定支具，此时病变部位肿胀已消退，局部疼痛减轻，应根据病情需要，在医护人员指导和健肢的帮助下，配合简单的器械或支具辅助锻炼，逐渐增加病变肢体的运动范围和运动强度。

③后期：骨折接近临床愈合，外固定已拆除。功能锻炼的目的是增强肌力、克服挛缩与恢复关节活动度。此期为抗阻力下锻炼，可从上肢提重物，下肢踢沙袋等开始，到各种机械性或物理治疗，如划船、蹬车等。关节活动练习包括主动锻炼、被动活动或用关节练习器锻炼等。

（六）护理措施

1．心理护理：鼓励病人及家属表达自己的思想、减轻其心理负担。护士通过和蔼的态度、亲切的语言、精湛的技术取得病人的信任，通过沟通、交流帮助病人树立战胜疾病的信心和勇气。

2．疼痛护理：应根据疼痛原因采取相应的措施。

（1）创伤性骨折所致疼痛多在整复固定后逐渐减轻，在现场急救中应予以临时固定可缓解疼痛。

（2）伤口感染引起疼痛，应及时清创并应用抗生素等进行治疗。

（3）疼痛较轻时可鼓励病人听音乐或看电视以分散注意力，也可用局部冷敷或抬高患肢来减轻水肿以缓解疼痛，热疗和按摩可减轻肌肉痉挛引起的疼痛。

（4）疼痛严重时应遵医嘱给予镇痛药。

（5）护理操作时动作应轻柔准确，严禁粗暴搬动骨折部位。

3．患肢缺血的护理

（1）预防和纠正休克：根据医嘱输血、补液，及时处理出血，保持血压在正常范围。

（2）保暖：注意室温和躯体保暖，以改善微循环。

（3）取合适体位，促进静脉回流：根据骨折的部位、程度、治疗方式和有无合并其他损伤等采取不同的体位。休克病人取中凹卧位；患肢肿胀时，遵医嘱用枕头或悬吊牵引抬高患肢，使之高于心脏水平，以促进静脉回流和减轻水肿；若疑有骨筋膜室综合征发生，应避免局部按摩、热敷、理疗或使患肢高于心脏水平，以免加重组织缺血和损伤。患肢制动后，固定关节于功能位：如股骨转子间骨折牵引治疗者，患肢需取外展中立位，踝关节保持于 90°功能位，避免受压，造成足下垂畸形。

（4）加强观察：观察病人的意识、体温、脉搏、血压、呼吸、尿量和末梢循环，如毛细血管再充盈时间、患肢骨折远端脉搏情况、皮温和色泽、有无肿胀及感觉和运动障碍。

4．预防感染

（1）监测病人有无感染症状和体征：定时测量病人的体温和脉搏。体温明显增高和脉搏加快时，常提示有感染发生。若骨折处疼痛减轻后又进行性加重或呈搏动性疼痛，皮肤红、肿、热，伤口有脓液渗出或有异味时，应警惕继发感染，及时报告医师。

（2）伤口护理：严格按无菌技术清洁伤口和更换敷料，保持敷料干燥。

（3）合理应用抗生素：遵医嘱及时和合理安排抗生素的应用时间和方式。

（4）体位：无禁忌者可每 1～2 小时变更卧姿，预防压疮和坠积性肺炎的发生。

5．生活护理：指导病人在患肢制动期间进行力所能及的活动，为其提供必要的帮助，如协助进食、进水、排便和翻身等。

6．加强营养：指导病人进食高蛋白、高维生素、高热量、高钙和高铁的食物，多饮水。增加晒太阳时间以增加骨中钙和磷的吸收，促进骨折修复。对不能到户外的病人注意补充鱼肝油滴剂、维生素 D 片、强化维生素 D 牛奶和酸奶等。

7．指导功能锻炼：早期功能锻炼可提高肢体活动能力和预防并发症，有助于损伤部位功能的恢复。

（1）肌肉等长舒缩练习和关节活动：与病人共同制订适宜的锻炼和康复计划。伤后 1～2 周内，除医嘱要求制动的病人外，术后 6 小时应开始股四头肌的等长收缩练习。可采用 tens 法则，即收缩股四头肌 10 秒，休息 10 秒，收缩 10 次为一组，重复 10 次，每天 3～4 次。身体其他各部位的关节、肢体亦应进行功能锻炼。鼓励下肢骨折病人每 3 小时利用牵引床的吊架锻炼 1 次。伤后 2 周，指导病人活动骨折部位的上、下关节。

（2）行走锻炼：做患肢外固定的病人，疼痛减轻后可早期进行患肢的行走锻炼；行走时护士应提供安全保护。先指导病人在平地上行走，然后上下楼梯。

（3）拐杖的应用：拐杖是常用的助行器械。理疗师和护士应指导病人使用拐杖，如拐杖应加垫，以防滑和避免损伤腋部；当手握把柄时，屈肘不超过 30°。用拐杖者，要求上肢有足够的肌力，具有身体平衡和协调能力。病人每日用拐杖行走 2～3 次，行走时，患肢不负重。

（4）助行器的应用：当患肢仅需轻微的支持时，可用手杖。直手杖提供的支持最小，四角手杖因支撑面积大，支持力大。手杖用于患侧，顶部应与股骨大转子平行。

（5）练习深呼吸：长时间卧床的病人需练习深呼吸，增加肺活量。

8. 健康指导

（1）安全指导：指导病人及家属评估家庭环境的安全性、有无影响病人活动的障碍物，如台阶、小块地毯、散放的家具等。病人早期活动时应在家属陪伴下进行，预防再次骨折的发生。

（2）长期坚持功能锻炼：告知病人出院后继续功能锻炼的方法和意义。向病人和家属详细说明有关夹板、石膏或外固定器械的应用和护理知识，如夹板、石膏或外固定器械的保护、清洁、使用的方法及可能发生的问题。指导病人使用轮椅、步行辅助物，提高病人自我照顾的能力。指导家属如何协助病人完成各项活动。

（3）定期复查：告知病人如何识别并发症。若病人肢体肿胀或疼痛明显加重，骨折远端肢体感觉麻木、肢端发凉，夹板、石膏或外固定器械松动等，应立即到医院复查并评估功能恢复情况。

二、肱骨干骨折

肱骨干骨折（fracture of the shaft of the humerus）是指发生在肱骨外科颈下 1～2cm 至肱骨髁上 2cm 段内的骨折，常见于青年和中年人。

（一）病因

由直接或间接暴力引起。直接暴力常由外侧打击肱骨干中段导致横形或粉碎性骨折。间接暴力常由于手掌或肘部着地，暴力上传，加之身体倾倒产生的剪式应力，导致肱骨中下 1/3 段斜形或螺旋形骨折。有时因投掷运动或"掰腕"，也可导致中下 1/3 骨折。

（二）临床表现

受伤后，上臂出现疼痛、肿胀、畸形、皮下瘀斑及功能障碍。肱骨干可出现假关节活动、骨擦感、患肢缩短等。肱骨干中下 1/3 段骨折易发生桡神经损伤，合并桡神经损伤时可出现垂腕、各手指掌指关节不能背伸，拇指不能伸，前臂旋后障碍；手背桡侧皮肤感觉减弱或消失等表现。

（三）治疗要点

主要取决于骨折的位置和移位情况，大多数肱骨干横形或短斜形骨折可采用非手术方法治疗，粉碎性、开放性及合并神经血管损伤的肱骨干骨折多采用手术治疗。

1. 石膏固定：复位后比较稳定的骨折，可用 U 形石膏固定。若为中、下段长斜形或长螺旋形骨折，手法复位后不稳定，可用上肢悬垂石膏固定，但有可能因重量太大，导致骨折端分离，宜采用轻质石膏，并在固定中严密观察骨折对位、对线情况。

2. 小夹板固定：用四块合适长度的小夹板分别置于上臂前、内、外、后侧捆扎固定。在屈肘 90°位用三角巾悬吊。成人固定 6～8 周，儿童固定 4～6 周。

3. 康复治疗：复位术后抬高患肢，主动练习手指屈伸活动。2～3 周后，开始主动的腕、肘关节屈伸活动和肩关节的外展、内收活动，但活动量不宜过大，逐渐增加活动量和活动频率。6～8 周后加大活动量，并作肩关节旋转活动。在锻炼过程中，要随时检查骨折对位、对线及愈合情况。骨折完全愈合后去除外固定。内固定物可在半年以后取出，若无不适也可不必取出。在锻炼过程中，可配合理疗、体疗、中医、中药治疗等。

三、肱骨髁上骨折

肱骨髁上骨折（supracondylar fracture of humerus）是指发生在肱骨干与肱骨髁交界处的骨折。肱骨干轴线与肱骨髁轴线之间有 30°～50°的前倾角，这是容易发生肱骨髁上骨折的解剖因素。在肱骨髁内、前方，有肱动脉、正中神经经过。一旦发生骨折，神经血管容易受到损伤。在肱骨髁的内侧有尺神经，外侧有桡神经，均可因肱骨髁上骨折的侧方移位而受到损伤。在儿童期，肱骨下端有骨骺，若骨折线通过骺板，有可能影响骨骺的发育，因而常出现肘内翻或外翻畸形。肱骨髁上骨折多发生于 10 岁以下儿童。

（一）病因和分类

根据暴力来源和移位方向，可分伸直型和屈曲型骨折。

1. 伸直型：较常见，占 85.4%。多因间接暴力引起，跌倒时肘关节呈半屈或伸直位，手掌着地，暴力经前臂向上传递，身体向前倾，由上向下产生剪式应力，使肱骨干与肱骨髁交界处发生骨折。骨折近端常损伤肱前肌，压迫或损伤正中神经和肱动脉，造成前臂缺血性肌痉挛。骨折远端向侧方移位可挫伤桡神经或尺神经。

2. 屈曲型：少见。跌倒时肘关节屈曲、肘后部着地，外力自上而下，尺骨鹰嘴直接撞击肱骨下端，导致髁上部屈曲型骨折。很少合并血管和神经损伤。

（二）临床表现

肘关节明显肿胀、压痛、功能障碍；有时可出现皮下瘀血或皮肤水疱。伸直型骨折时，鹰嘴与远侧骨折端向后方突出，近折端向前移，外形如肘关节脱位，但保持正常的肘后三角，可有骨擦音、反常活动等。还可伴有正中、桡、尺神经损伤，表现为手的感觉、运动功能障碍。肱动脉挫伤或受压者因发生血管痉挛可致前臂缺血，出现剧痛、手部皮肤苍白、发凉、麻木，被动伸指疼痛，桡动脉搏动减弱或消失等表现。与肱骨髁上骨折相关的缺血性肌挛缩，可导致爪形手或后遗肘内翻畸形。

四、股骨颈骨折

股骨颈骨折（fracture of the femoral neck）多发生于中老年人，以女性多见。常出现骨折不愈合和股骨头缺血性坏死。

（一）病因

老年人，特别是女性，由于骨质疏松使股骨颈脆弱，加之髋周肌群退行性变，在平地滑倒，床上跌下，下肢突然扭转，甚至无明显外伤等诱因的情况下就可发生骨折。青壮年股骨颈骨折一般由于严重损伤，如车祸或高空坠落等所致。

（二）分类

1. 按骨折线部位可分为：①股骨头下骨折；②经股骨颈骨折；③股骨颈基底骨折。头下骨折和经颈骨折属于关节囊内骨折，由于股骨头的血液循环大部分中断，因而骨折不易愈合或造成股骨头缺血性坏死。基底骨折由于两骨折段的血液循环良好而较易愈合。

2. 按骨折线角度（X 线片表现）分类

（1）内收骨折：远端骨折线与两髂脊连线的延长线所形成的角度（Pauwells 角）大于 50°。由于骨折面接触较少，容易再移位，属于不稳定骨折。Pauwells 角越大，骨折端所受的剪切力越大，骨折越不稳定。

（2）外展骨折：Pauwells 角小于 30°，由于骨折面接触多，不容易再移位，属于稳定骨折。

3. 按骨折移位程度分类

Garden 分型是常用分型之一，其根据股骨近端正位 X 线平片上骨折移位程度分为 4 型：①Ⅰ型：不完全骨折，骨的完整性仅部分中断，股骨颈的一部分出现裂纹。②Ⅱ型：完全骨折但无移位。③Ⅲ型：完全骨折，部分移位且股骨头与股骨颈有接触。④Ⅳ型：完全移位的骨折，骨折端完全失去接触。

（三）临床表现

中老年人有摔倒受伤史，伤后感髋部疼痛，下肢活动受限，不能站立和行走，应怀疑病人有股骨颈骨折。有时伤后并不立即出现活动障碍，仍能行走，但数天后，髋部疼痛加重，逐渐出现活动后疼痛更加重，甚至不能行走，这说明受伤时可能为稳定骨折，以后发展为不稳定骨折而出现功能障碍。检查时可发现患肢出现外旋畸形，一般在 45°～60° 之间，患肢有短缩；部分出现髋部肿胀及瘀斑，叩击足跟部或大粗隆时髋部疼痛。

（四）治疗要点

1. 非手术治疗

适用于无明显移位的骨折，外展型或嵌插型等稳定性骨折。此外，亦适用于年龄过大，全身情况较差或有其他脏器合并症者。可穿矫正鞋、下肢持续皮牵引或骨牵引 6～8 周，同时进行股四头肌等长收缩训练和踝、足趾的屈伸活动，避免静脉回流障碍或静脉血栓形成。卧床期间不可侧卧，不可使患肢内收，避免骨折发生移位。一般 8 周后可逐渐在床上坐起，但不能盘腿而坐。3 个月后，骨折已基本愈合，可逐渐扶双拐下地，患肢不负重行走。6 个月后，骨已牢固愈合，可逐渐弃拐行走。非手术治疗卧床时间长，常因长期卧床而引发一些并发症，如肺部感染、泌尿道感染、压疮等。

2. 手术治疗

（1）手术指征

①移位的股骨颈骨折：应采用闭合复位内固定手术治疗。对无移位骨折，也应尽早

采用内固定治疗，以防转变为移位骨折，而增加治疗难度。

②65 岁以上老年人的股骨颈头下型骨折：由于股骨头的血液循环已严重破坏，股骨头坏死发生率很高，多采用人工关节置换术治疗。

③由于误诊、漏诊，或治疗方法不当，导致股骨颈陈旧骨折不愈合，影响功能的畸形愈合，股骨头缺血坏死甚至髋关节骨性关节炎的，应采用手术方法治疗。

（2）手术方法

①闭合复位内固定：在 X 线透视下进行，手法复位成功后，在股骨外侧纵形切口，暴露大转子及股骨近端，经大转子向股骨头方向打入内固定。这种手术方法不切开关节囊，不暴露骨折端，对股骨头血液循环干扰较少。在 X 线监视下，复位及固定均可靠，术后骨折不愈合及股骨头坏死的发生率均较低。

②切开复位内固定：手法复位失败，或固定不可靠，或者陈旧性骨折不愈合，宜采用切开复位内固定术。

③人工股骨头或全髋关节置换术：对全身情况尚好的高龄病人的股骨头下型骨折，或已合并骨关节炎或股骨头坏死者，可选择单纯人工股骨头置换术或全髋关节置换术治疗。

（3）术后处理行内固定术后，骨折端增强了稳定性，经过 2～3 天卧床休息后，即可在床上坐起，活动膝、踝关节。6 周后扶双拐下地部分负重行走，骨愈合后可弃拐负重行走。对于人工股骨头置换或全髋关节置换术病人可在术后 1 周开始借助助行器下地活动。

五、股骨干骨折

股骨干骨折（fracture of the femoral shaft）是指转子以下，股骨髁以上这一段骨干的骨折，约占全身各类骨折的 6%，多见于青壮年。股骨干是人体最粗、最长、承受应力最大的管状骨。全股骨的抗弯强度与铸铁相近，弹性比铸铁更好。由于股骨的解剖及生物力学特点，需遭受强大暴力才能发生股骨干骨折，同时也使骨折后的愈合与重塑时间延长。

（一）病因

重物直接打击、车轮碾轧、火器性损伤等直接暴力作用于股骨，容易引起股骨干的横形或粉碎性骨折，同时有广泛的软组织损伤。高处坠落伤、机器扭转伤等间接暴力作用常导致股骨干斜形或螺旋形骨折，周围软组织损伤较轻。

（二）临床表现

局部疼痛、肿胀和畸形较明显，活动障碍，远端肢体异常扭曲，出现反常活动、骨擦音。股骨干骨折可因出血量大出现休克症状和体征。

（三）辅助检查

髋或膝关节正侧位 X 线摄片可确定骨折的部位、类型和移位情况。

（四）治疗要点

1. 非手术治疗

（1）牵引治疗

①垂直悬吊皮牵引：用于3岁以内小儿，将双下肢向上悬吊。

②骨牵引：用于成人股骨干骨折，牵引可持续8～10周。

（2）手法复位：横断面骨折需待重叠畸形矫正后行手法复位，手法复位后可行持续牵引复位。

（3）外固定：对少数合并大范围软组织损伤者可采用外固定器固定。

2. 手术治疗

主要为切开复位内固定术。适用于非手术治疗失败，伴有多发损伤或血管神经损伤，不宜长期卧床的老年病人或者病理性骨折。多采用钢板、带锁髓内钉、弹性钉内固定或外固定架外固定。

六、胫腓骨干骨折

胫腓骨干骨折（fracture of the shaft of the tibia and fibula）指胫骨平台以下至踝以上部分发生的骨折。很常见，约占全身各类骨折的6.8%，多见于青壮年和儿童。

（一）病因

1. 直接暴力：多为直接暴力打击和压轧所致，骨折线在同一水平面，呈横断，短斜或粉碎性骨折。因胫骨前内侧紧贴皮肤，所以多为开放性骨折。

2. 间接暴力：多由高处坠落、滑倒所致。骨折线呈斜形或螺旋形，腓骨的骨折面高于胫骨的骨折面，软组织损伤小，骨折尖端穿破皮肤可造成开放性骨折。儿童胫腓骨干骨折多为青枝骨折。

（二）临床表现

局部疼痛、肿胀，可出现反常活动和畸形。开放性骨折可见骨折端外露。小儿青枝骨折表现为不敢负重和局部压痛。常伴有腓总神经或腘动脉损伤的症状和体征。胫前区和腓肠肌群张力升高。胫骨上1/3骨折，由于远端骨折段向上移位，腘动脉分叉处受压，易造成小腿缺血或坏疽。中1/3骨折，可导致骨筋膜室综合征。胫骨下1/3段几乎无肌肉附着，血运差，易发生骨折延迟愈合，甚至不愈合。腓骨上端骨折、腓骨颈有移位的易损伤腓总神经。

（三）治疗要点

胫腓骨骨干骨折的治疗目的是矫正成角、旋转畸形，恢复胫骨上、下关节面的平行关系，恢复肢体长度。

无移位的胫腓骨骨干骨折采用小夹板或石膏固定。有移位的横形或短斜形骨折采用手法复位、小夹板或石膏固定。固定期间注意夹板和石膏的松紧度，并定时行X线检查，发现移位应随时进行夹板调整，或重新石膏固定，10～12周可扶拐部分负重行走。

不稳定的胫腓骨干双骨折可采用跟骨结节牵引，纠正短缩畸形后，施行手法复位，小夹板固定。牵引中注意观察肢体长度，避免牵引过度。6周后，取消牵引，改用小腿功能支具固定，或行石膏固定，10～12周可扶双拐下地部分负重行走。

严重的粉碎性骨折或双段骨折、污染不重、受伤时间较短的开放骨折或手法复位失败时可采用切开复位内固定，可选择钢板螺钉或髓内针固定。若固定牢固，术后4～6周可扶双拐下地部分负重行走。软组织损伤严重的开放性胫腓骨干双骨折，在行彻底的清创术后，内固定的同时作局部皮瓣或肌皮瓣转移覆盖创面，不使内固定物或骨质暴露，或在复位后，采用外固定架固定，既稳定骨折，又便于术后换药。

七、颈椎病

颈椎病（cervical spondylosis）是指因颈椎间盘退行性变及其继发性椎间关节退行性变所导致的脊髓、神经、血管等结构受压而表现出的一系列临床症状和体征。

（一）病因

1. 颈椎间盘退行性变：是颈椎病发生和发展的最基本的原因。颈椎活动度大，随着年龄增长，椎间盘逐渐发生退行性变，使椎间隙变窄，关节囊、韧带松弛，脊柱活动时稳定性下降，进一步发展引起椎体、椎间关节及其周围韧带发生变性、增生、钙化，最后致相邻脊髓、神经、血管受到刺激或压迫而产生相应的症状和体征。

2. 损伤：急性损伤可使原已退行性变的颈椎和椎间盘损害加重而诱发颈椎病，慢性损伤可加速其退行性变的发展过程。

3. 先天性颈椎管狭窄：先天性颈椎管矢状径小于正常（14～16mm）时，即使仅有轻微退行性变，也可出现临床症状和体征。

（二）临床表现

依据其对脊髓、神经、血管等重要组织的压迫，颈椎病有以下4种主要分型：

1. 神经根型颈椎病：此型发病率最高。是由于颈椎间盘向侧后方突出，钩椎关节或关节突关节增生、肥大，刺激或压迫神经根所致。病人常先有颈痛及颈部僵硬，继而向肩部及上肢放射，咳嗽、打喷嚏及活动时疼痛加剧，上肢有沉重感，皮肤可有麻木、过敏等感觉异常；上肢肌力和手握力减退，臂丛神经牵拉试验（Eaton试验）及压头试验（Spurling征）阳性。

2. 脊髓型颈椎病：占颈椎病的10%～15%。由于颈椎退行性变结构压迫脊髓，病人表现为上肢或下肢麻木无力、僵硬、双足踩棉花感，足尖不能离地，触觉障碍、束胸感，双手精细动作笨拙，不能用筷进餐，写字颤抖，夹持东西无力，手持物经常掉落。在后期出现尿频或排尿、排便困难等大小便功能障碍。

体格检查时有感觉障碍平面，肌力减退，四肢腱反射活跃或亢进，腹部反射、提睾反射和肛门反射减弱或消失。Hoffmann征、髌阵挛、踝阵挛及Babinski征等阳性。

3. 椎动脉型颈椎病：由于颈椎退行性变机械性压迫因素或颈椎退行性变所致颈椎节

段性不稳定，致使椎动脉受压迫或刺激，使椎动脉狭窄、折曲或痉挛造成椎.基底动脉供血不全，出现偏头痛、视物障碍、耳鸣、耳聋、发音不清、突发眩晕而猝倒等症状。因椎动脉周围有大量交感神经的节后纤维，可出现自主神经症状，表现为心慌、心悸、心律失常、胃肠功能减退等。

4. 交感神经型颈椎病：表现为交感神经兴奋或抑制的症状。①交感神经兴奋症状：如偏头痛、视物模糊、眼球胀痛、耳鸣、听力下降、心律失常、心前区疼痛、血压升高等；②交感神经抑制症状：如畏光、流泪、头晕、眼花、血压下降及胃肠胀气等。

颈椎病除上述 4 种类型以外，尚可同时有两种或多种类型的症状同时出现，称为"复合型"，绝大多数临床病人所患颈椎病均为"复合型"。

（三）治疗要点

1. 非手术治疗：神经根型、椎动脉型和交感型颈椎病主要行非手术治疗，包括颈椎牵引、理疗、改善不良工作体位和睡眠姿势。颈椎牵引取端坐位颌枕带牵引，牵引重量 3～5kg，每次持续时间 20～30 分钟，2 次/日，2 周为一疗程。也可配合应用非甾体消炎药和肌肉松弛剂等药物。

2. 手术治疗

（1）手术适应证：①保守治疗半年无效或影响正常生活和工作；②神经根性剧烈疼痛，保守治疗无效；③上肢某些肌肉、尤其手存在肌无力、萎缩，经保守治疗 4～6 周后仍有发展趋势。

（2）手术目的：①切除突出的椎间盘、骨赘、韧带或椎管扩大成形，使脊髓和神经得到充分减压；②通过植骨、内固定行颈椎融合，获得颈椎稳定性。常用的术式有颈椎间盘摘除、椎间植骨融合术、前路侧方减压术、颈椎半椎板切除减压或全椎板切除术、椎管成形术等。

（四）护理措施

1. 术前护理

（1）心理护理：向病人解释病情，使其具有充分的心理准备；向病人介绍治疗方案及手术的目的与优点，使其产生安全感，愉快自信地接受手术。重视社会支持系统的影响，尤其是亲人的关怀和鼓励。

（2）术前训练

①呼吸功能训练：脊髓型颈椎病病人以老年人居多，由于脊髓受压致呼吸肌功能降低，加上有些人长期吸烟或患有慢性阻塞性肺部疾病等，伴有不同程度的肺功能低下。因此，术前指导病人练习深呼吸或吹气球等训练，以增加肺的通气功能，术前 1 周戒烟。

②气管、食管推移训练：适用于颈椎前路手术病人，以适应术中反复牵拉气管、食管的操作，避免术后出现呼吸困难、咳嗽、吞咽困难等并发症。具体做法：病人用自己的 2～4 指持续将气管、食管由手术侧向非手术侧推移。开始用力尽量缓和，训练中如出现局部疼痛、恶心呕吐、头晕等不适，可休息 10～15 分钟后继续，直至病人能适应，逐

渐使气管推移超过中线。

③俯卧位训练：适用于后路手术病人，以适应术中长时间俯卧位并预防呼吸受阻。开始每次 30～40 分钟，逐渐增至 3～4 小时，1 次/日。

（3）安全护理：病人存在肌力下降甚至肌无力，应防烫伤和跌倒。

2. 术后护理

（1）密切监测生命体征：注意呼吸频率、深度的改变，脉搏节律、速率的改变，保持呼吸道通畅，低流量给氧。呼吸困难是前路手术最危急的并发症，多发生于术后 1～3 日内。常见原因有：①切口内出血压迫气管；②喉头水肿压迫气管；③术中损伤脊髓或移植骨块松动、脱落压迫气管等。一旦病人出现呼吸困难、张口状急迫呼吸、口唇发绀等表现，应立即通知医生，做好气管切开及再次手术的准备。

（2）体位护理：取平卧位，颈托制动颈部，颈部稍前屈，两侧颈肩部置沙袋固定头部，侧卧位时枕与肩宽同高，在搬动或翻身时保持头、颈和躯干在同一平面上，维持颈部相对稳定。下床活动时，需颈领固定头部 2～3 个月。

（3）并发症的观察与护理

①术后出血：颈椎前路手术常因骨面渗血或术中止血不完善可引起伤口出血。出血量大、引流不畅时可压迫气管导致呼吸困难甚至危及生命。颈部血肿多见于术后当日，尤其是 12 小时内，因此术后应注意生命体征、伤口敷料及引流情况。如 24 小时出血量超过 200mL，并有凝血块，警惕有活动性出血；若引流量多且呈淡红色，考虑有脑脊液漏发生，及时报告医师处理；若引流量过少，要及时检查引流管有无堵塞、打折、扭曲、受压，同时注意颈部软组织张力情况，若颈部肿胀明显，张力加大时，及时通知并协助医师剪开缝线，清除血肿。若血肿清除后呼吸仍不改善应实施气管切开术。

②脊髓神经损伤：手术牵拉和周围血肿压迫均可损伤脊髓及神经，病人出现声嘶、四肢感觉运动障碍以及大、小便功能障碍。手术牵拉所致的神经损伤为可逆的，一般在术后 1～2 日内好转或消失；血肿压迫所致损伤为渐进的，术后应注意观察，以便及时发现问题并处理。

③植骨块脱落、移位：多发生在术后 5～7 日，颈椎活动不当时椎体与植骨块之间产生剪切力使骨块移位、脱出。所以，颈椎术后应重视体位护理。

（4）功能锻炼：指导病人进行四肢主动或被动运动，以增强肌肉力量，防止肌肉萎缩和关节僵硬。一般术后第 1 日开始进行各关节的主、被动功能锻炼；术后 3～5 日，引流管拔除后，可戴颈部支具下地活动，进行坐位和站立位平稳训练及日常生活活动能力训练。

3. 健康教育

（1）纠正不良姿势：在日常生活、工作、休息时注意纠正不良姿势，保持颈部平直，以保护头、颈、肩部。如长时间低头工作和学习时，应每隔 10 分钟就活动一下颈部，如做仰头或左右转头的活动，每隔 1～2 小时就应该自由地伸展一会儿（3～5 分钟）四肢。

（2）保持良好睡眠体位：理想的睡眠体位应该是使头颈部保持自然仰伸位、胸部及腰部保持自然曲度、双髋及双膝略呈屈曲，使全身肌肉、韧带及关节获得最大限度的放松与休息。

（3）选择合适枕头：以中间低两端高、透气性好、长度超过肩宽 10～16cm、高度以头颈部压下后一拳高为宜。

（4）避免外伤：行走或劳动时注意避免损伤颈肩部。一旦发生损伤，尽早诊治。

（5）加强功能锻炼：颈部的肌肉、韧带对颈椎有着重要的固定和保护作用，是颈椎天然的"围领"。因此，加强颈部肌肉的锻炼是预防颈椎病的重要措施。正确的锻炼颈椎的方法应该是用肩部和上肢的运动来带动颈部的肌肉，如进行慢跑、做甩手运动、练瑜伽和游泳等。而过多地进行以颈椎为支点的头部旋转运动只会加重对颈椎的损伤。

（6）注意保暖：受凉会引起颈部肌肉的痉挛和小关节的紧张。因此，应尽量避免呆在潮湿和寒冷的环境中，并要根据天气的变化随时调整衣被的厚度，以防止颈部受凉。

八、腰椎间盘突出症

腰椎间盘突出症（lumbar intervertebral disc herniation）是指腰椎间盘发生退行性改变以后，在外力作用下，纤维环部分或全部破裂，单独或者连同髓核、软骨终板向外突出，刺激或压迫窦椎神经和神经根引起的腰腿痛为主要症状的一种病变。腰椎间盘突出症是骨科的常见病和多发病，是引起腰腿痛的最常见原因。

（一）病因

1．椎间盘退行性变：椎间盘退行性变是根本原因。腰椎间盘在脊柱的运动和负荷中承受巨大的应力。随年龄增长，椎间盘逐渐发生退行性变，纤维环和髓核的含水量逐渐下降，髓核失去弹性，纤维环逐渐出现裂隙。在退行性变的基础上，劳损积累和外力的作用下，椎间盘发生破裂，髓核、纤维环甚至终板向后突出，严重者压迫神经产生症状。

2．损伤积累：损伤是椎间盘变性的主要原因，也是椎间盘突出的诱因。积累伤力中，反复弯腰、扭转动作最易引起椎间盘损伤，故本症与某些职业、工种有密切关系。如驾驶员长期处于坐位和颠簸状态；从事重体力劳动者如煤矿工人或建筑工人，因腰椎过度负荷造成椎间盘早期和严重退行性变。急性的外伤可以作为椎间盘突出的诱发因素。

3．妊娠：妊娠期间整个韧带系统处于松弛状态，而腰骶部又较平时承受更大的应力，增加了椎间盘突出的风险。

4．遗传易感因素：小于 20 岁的青少年病人中约 32%有阳性家族史，有色人种本病的发病率较低，如印第安人、爱斯基摩人和非洲黑人发病率较其他民族明显偏低。

5．发育异常：腰椎骶化、骶椎腰化和关节突关节不对称，使下腰椎承受异常应力，是构成椎间盘旋转性损伤的因素之一。

（二）病理与发病机制

椎间盘由髓核、纤维环和软骨终板构成，由于椎间盘承受躯干及上肢的重量，在日常活动及劳动中，易发生劳损。椎间盘仅有少量血液供应，营养主要靠软骨终板渗透，较为有限，从而极易发生退行性变。

腰椎间盘突出症的分型方法很多，根据椎间盘突出程度及影像学特征，结合治疗方法可做如下分型：

1. 膨出型：纤维环部分破裂，但表层完整，髓核因压力而向椎管内局限性隆起，但表面光滑。这一类型经保守治疗大多可缓解或治愈。

2. 突出型：纤维环完全破裂，髓核突向椎管，但后纵韧带仍然完整。此型常需手术治疗。

3. 脱出型：髓核穿破后纵韧带，形同菜花状，但其根部仍然在椎间隙内。需手术治疗。

4. 游离型：大块髓核组织穿破纤维环和后纵韧带，完全突入椎管，与原椎间盘脱离。需手术治疗。

5. Schmorl 结节及经骨突出型：前者是指髓核经上、下软骨板的发育性或后天性裂隙突入椎体松质骨内；后者是髓核沿椎体软骨终板和椎体间的血管通道向前纵韧带方向突出，形成椎体前缘的游离骨块。此两型临床只出现腰痛，无神经根症状，无需手术治疗。

（三）临床表现

腰椎间盘突出症常见于 20～50 岁的病人，男女比例为 4～6：1，病人多有弯腰劳动或长期坐位工作史，首次发病常是半弯腰持重或突然做扭腰动作过程中发生。

（1）腰痛：是大多数病人最先出现的症状，常为腰部急性剧痛或慢性隐痛。由于突出的髓核压迫和刺激纤维环外层及后纵韧带所致。一旦髓核突破纤维环和后纵韧带，腰痛反而可减轻。

（2）坐骨神经痛：绝大部分病人是腰 4-5、腰 5～骶 1 间隙的椎间盘突出，故坐骨神经痛最为常见，发生率达 97%左右。疼痛从下腰部向臀部、大腿后方、小腿外侧足背或足外侧放射，并可伴麻木感。约 60%病人在咳嗽、排便或打喷嚏时因腹压升高而使疼痛加剧。早期为痛觉过敏，病情较重时出现感觉迟钝或麻木。

（3）马尾综合征：向正后方突出的髓核或脱垂游离的椎间盘组织可压迫马尾神经，出现鞍区感觉迟钝，大、小便和性功能障碍，发生率占 0.8%～24.4%。

（四）辅助检查

1. 影像学检查，

（1）X 线检查：通常作为常规检查，能直接反映腰部有无侧突、椎体退行性变和椎间隙有无狭窄等。

（2）CT：能更好地显示脊柱骨性结构的细节及椎间小关节和黄韧带的情况。可用于鉴别有无椎间盘突出或突出方向等。

（3）MRI：可显示椎管形态，全面反映出各椎体、椎间盘有无病变及神经根和脊髓受压情况。对本病有较大诊断价值。

2．电生理检查：如肌电图，可协助确定神经受损节段及程度。

（五）治疗要点

1．非手术治疗

首次发作、症状较轻的病人可采用非手术疗法缓解症状或治愈疾病。

（1）绝对卧床休息：初次发作时，立即卧床休息。"绝对"提示大、小便均不应下床或坐起，这样才能收到良好效果。卧床3周后，带腰围起床活动，3个月内不做弯腰持物动作。此法简单有效，但难以坚持。

（2）骨盆牵引：骨盆牵引可略增加椎间隙宽度，减轻对椎间盘的压力，扩大椎管容量，从而减轻对神经根的刺激或压迫。一般采用持续牵引，牵引重量为7～15kg，牵引时抬高足端床脚作为反牵引力，牵引2周。也可用间断牵引法，2次/日，每次1～2小时，持续3～4周，但效果不如前者。

（3）药物治疗：目的是镇痛、减轻水肿、粘连及肌痉挛。

①非甾体类消炎药：用于镇痛，常用的有阿司匹林及布洛芬等。

②皮质类固醇：为长效消炎药，可用于硬膜外封闭或局部注射，减轻神经根周围的炎症、粘连。

（4）物理治疗

①局部按摩及热疗：局部按摩及热疗可促进血液循环，缓解肌痉挛，促进无菌性炎症消退，使髓核复位。但中央型椎间盘突出者不宜推拿。

②经皮电神经刺激疗法：将电极放在疼痛部位的皮肤表面，将电流输入体内，通过刺激神经达到减轻疼痛的作用。

2．手术治疗

对诊断明确、症状严重、经严格非手术治疗无效或有马尾神经受压者应考虑手术治疗。常规手术包括全椎板切除髓核摘除术、半椎板切除髓核摘除术、经皮腰椎间盘切除术、人工椎间盘置换术等。手术的目的是直接切除病变腰椎间盘髓核，解除神经根压迫而达到治疗目的。由于腰椎的特殊生理位置，手术破坏了正常的腰椎骨生理结构，造成手术损伤大，易造成腰椎术后失稳、椎间隙感染、血管或神经损伤及术后瘢痕组织粘连等并发症，故应严格掌握手术指征及提高手术技巧。

（六）护理措施

1．非手术治疗及术前护理

（1）卧硬板床：卧位时腰椎间盘承受的压力比站立时降低50%，故卧床休息可减轻负重和体重对椎间盘的压力，缓解疼痛。卧床时抬高床头20°，侧卧位时屈髋屈膝，双腿分开，上腿下垫枕，避免脊柱弯曲的"蜷缩"姿势；仰卧位时可在膝、踝下垫枕；俯卧位时可在腹部及踝部垫枕，放松脊柱肌肉。

（2）佩戴腰围：腰围能加强腰椎的稳定性，对腰椎起到保护和制动作用。卧床3

周后，戴腰围下床活动。

（3）保持有效牵引：牵引前，在牵引带压迫的髂缘部位加减压保护贴，预防压疮。牵引期间保证牵引装置正常有效。

（4）有效镇痛：疼痛影响病人入睡时，遵医嘱给予镇痛剂等药物，以缓解疼痛，保证充足睡眠。

（5）完善术前准备：术前常规戒烟、训练床上排便，根据对手术的了解程度，向病人解释手术方式及术后可能出现的问题，增加其对手术及术后护理的认知度。

（6）心理护理：鼓励病人多与家属交流，使家属能够帮助他们克服困难，介绍病人与病友进行交流，以增加自尊和自信心。

2. 术后护理

（1）观察病情：包括生命体征、下肢皮肤温度、感觉及运动恢复情况；观察手术切口敷料有无渗液及渗出液的颜色、性状、量等，渗湿后及时通知医师更换敷料，以防感染；观察病人术后有无疼痛，疼痛严重者给予镇痛剂或应用镇痛泵。

（2）体位护理：术后平卧，2 小时后轴线翻身，翻身时指导病人双手交叉放于胸前，双腿自然屈曲，一名护士扶肩背部，另一名护士托臀部及下肢，同时将病人翻向一侧，肩背部及臀部垫软枕支撑。

（3）引流管护理：防止引流管脱出、折叠，观察并记录引流液颜色、性状、量，有无脑脊液流出，是否有活动性出血，有异常及时报告医师。

（4）功能锻炼：为预防长期卧床所致的肌萎缩、关节僵硬等并发症，病人宜早期行床上肢体功能锻炼。若病人不能进行主动锻炼，在病情许可的情况下，由医护人员或家属协助活动各个关节、按摩肌肉，以促进血液循环，预防并发症。

①四肢肌肉、关节的功能练习：卧床期间坚持定时做四肢关节的活动，以防关节僵硬。

②直腿抬高练习：术后第 1 天开始进行股四头肌的舒缩和直腿抬高锻炼，每分钟 2 次，抬放时间相等，每次 15～30 分钟，2～3 次/日，以能耐受为限；逐渐增加抬腿幅度，以防神经根粘连。

③腰背肌锻炼：根据术式及医嘱，指导病人锻炼腰背肌，以增加腰背肌肌力、预防肌萎缩和增强脊柱稳定性。一般术后 7 天开始，先用飞燕式，然后用五点支撑法，1～2 周后改为三点支撑法；每日 3～4 次，每次 50 下，循序渐进，逐渐增加次数。但腰椎有破坏性改变、感染性疾患、内固定物植入、年老体弱及心肺功能障碍的病人不宜进行腰背肌锻炼。

④行走训练：制订活动计划，病人按时下床活动。坐起前，先抬高床头，再将病人两腿放到床旁，使其上身竖直；行走时，有人在旁，直至病人无眩晕和感觉体力可承受后，方可独立行走并注意安全。

（5）脑脊液漏的预防和护理

①监测生命体征：及时测量体温、脉搏、血压和呼吸。

②加强引流液的观察：术后 24 小时内引流液多为血性，一般不超过 300mL，如果第 1 天引流出的液体颜色较为清淡，伤口出血停止后仍有清亮的液体流出，术后 3 天引流量仍超过 100mL/d，同时病人出现头疼、恶心和呕吐等症状，应考虑发生脑脊液漏的可能，须立即停止引流，置病人于平卧位，并报告医生予以处理。同时适当抬高床尾，保持去枕平卧位 7～10 天，直到脑脊膜愈合。脑脊液漏期间，须监测及补充电解质，预防颅内感染的发生。必要时探查伤口，行裂口缝合，或修补硬脊膜。

（6）健康指导

①腰椎间盘突出病人应卧硬板床，以避免脊柱屈曲；仰卧位时，应用垫枕使膝屈曲 45°。

②避免腰部脊柱屈曲和旋转扭曲，避免长时间坐或站立。若必须搬运重物时，应采取适当的姿势：先蹲下，将重物从地上抬起时用腿部肌肉的力量站起；当搬物站起时脚放平，以提供更好的支撑。

③超重或肥胖者应控制饮食量和减轻体重。

④采取保护措施：腰部劳动强度过大的工人，长时间开车的司机，佩戴腰围保护腰部。

⑤制订康复计划和锻炼项目，坚持锻炼。锻炼要有规律，指导病人做医疗体操，以增加腰背肌的力量。

⑥穿平跟鞋，以对身体提供更好的支持。

九、骨与关节感染

（一）化脓性骨髓炎

化脓性骨髓炎（suppurative osteomyelitis）是指骨膜、骨松质、骨密质和骨髓组织由化脓菌感染引起的炎症。本病感染途径有以下 3 种：①血源性感染：身体其他部位化脓性病灶中的细菌，经血液循环播散至骨组织，如上呼吸道感染、胆囊炎、毛囊炎等，称为血源性骨髓炎；②创伤后感染：骨组织创伤，如开放性骨折直接污染，或骨折手术后出现的骨感染，称为创伤后骨髓炎；③邻近感染灶：邻近软组织感染直接蔓延至骨骼，如脓性指头炎蔓延引起指骨骨髓炎，小腿溃疡引起胫骨骨髓炎等，称为外来性骨髓炎。

化脓性骨髓炎按病程发展还可分为急性和慢性骨髓炎。急性骨髓炎反复发作，病程超过 10 日即进入慢性骨髓炎阶段。两者没有明显时间界限，一般认为死骨形成是慢性骨髓炎的标志，死骨出现约需 6 周。

这里主要叙述血源性骨髓炎。

1．病因

最常见的致病菌是溶血性金黄色葡萄球菌，其次为溶血性链球菌，其他细菌有嗜血属流感杆菌、大肠埃希菌、产气荚膜杆菌、肺炎双球菌和白色葡萄球菌等。

本病的致病菌系经过血源性播散，先有身体其他部位的感染性病灶，一般位于皮下或黏膜处，如疖、痈、扁桃体炎和中耳炎等。原发病灶处理不当或机体抵抗力下降时，细菌进入血液循环而发生菌血症或脓毒血症。菌栓进入骨营养动脉后往往受阻于长骨干骺端的毛细血管内，原因是该处血管弯曲成为血管襻，血流丰富而流动缓慢，易使细菌沉积。因此，儿童长骨干骺端为好发部位。

发病前往往有外伤病史。可能外伤后因组织创伤、出血而易于发病，外伤可能是本病的诱因。

2．病理

本病的病理变化为骨破坏与死骨形成，后期有新生骨，成为骨性包壳。

大量的菌栓阻塞于骨端小血管，使骨组织坏死，形成局限性骨脓肿并不断扩大。脓腔内高压的脓液向压力低的方向蔓延：①向骨干髓腔蔓延；②沿中央管（Haversian 管）和穿通管（Volkman 管）蔓延，引起骨密质感染；③穿破骨密质外层骨板蔓延至骨膜下间隙，将骨膜掀起形成骨膜下脓肿，或穿破干骺端的骨密质，再经骨小管进入骨髓腔并随之蔓延，破坏骨髓组织、松质骨和内层密质骨的血液供应，造成大片骨坏死；④脓液也可穿破骨膜沿筋膜间隙流注而成为深部脓肿；⑤若穿破皮肤，脓液排出体外，则成为窦道；⑥若干骺端位于关节内，脓液也可进入关节腔而引起化脓性关节炎。

3．临床表现

（1）全身中毒症状：发病急骤，早期即出现寒战、高热等症状，小儿可有烦躁不安、呕吐或惊厥等，重者有昏迷或感染性休克。

（2）局部症状：早期为患处疼痛，患肢半屈曲状，周围肌痉挛，因疼痛抗拒主动与被动运动。局部有皮温升高，有局限性压痛，肿胀并不明显。当骨膜下脓肿形成时，疼痛剧烈；当穿破骨膜形成软组织深部脓肿时，疼痛反而减轻，但局部红、肿、热更明显；脓液穿破皮肤，可形成窦道；合并化脓性关节炎时有关节积液和关节红肿等。若整个骨干都存在骨破坏后，有发生病理性骨折的可能。

自然病程可持续 3～4 周。脓肿穿破皮肤后，疼痛即刻缓解，体温逐渐下降，形成窦道，病变转入慢性阶段。

4．辅助检查

（1）实验室检查：血白细胞计数增多，中性粒细胞比例增加。红细胞沉降率加快，C 反应蛋白升高。病人高热或应用抗生素之前抽血培养，可获得阳性致病菌。

（2）影像学检查

①X 线：无早期诊断价值，2～3 周后可见骨破坏、骨膜反应及新骨形成。少数病人伴病理性骨折。

②CT、MRI：CT：可发现骨膜下脓肿。MRI 有助于早期发现骨组织炎性反应。

③放射性核素骨扫描：发病 48 小时内可发现感染灶核素浓聚，有助于早期诊断。

④局部脓肿分层穿刺：在肿胀和压痛最明显部位穿刺，先穿入软组织内抽吸，若无脓液，则逐层深入抽吸，不可一次穿入骨内，以免将单纯软组织脓肿的细菌带入骨内。抽出脓液、浑浊液或血性液时应及时送检。若涂片中发现脓细胞或细菌即可确诊，同时可作细菌培养和药物敏感试验。

5．处理原则

本病处理的关键是早期诊断与治疗。尽快控制感染，防止炎症扩散，及时切开减压引流脓液，防止死骨形成及演变为慢性骨髓炎。

（1）非手术治疗

①全身支持治疗：①补液，维持水、电解质和酸碱平衡；②高热期间予以降温；③营养支持，增加蛋白质和维生素摄入量，经口摄入不足时，经静脉途径补充；④必要时少量多次输新鲜血、血浆或球蛋白，以增强病人抵抗力。

②抗感染治疗：早期联合足量应用抗生素治疗。发病3～5日内抗生素治疗可控制感染。一般选择半合成青霉素或头孢菌素类与氨基糖苷类抗生素联合应用，然后根据细菌培养和药物敏感试验结果，调整为敏感抗生素，并持续应用3周，直至体温正常，局部红、肿、热、痛等症状消失；另外在停抗生素前，红细胞沉降率和C反应蛋白水平必须正常或明显下降。

③局部制动：患肢用皮牵引或石膏托固定于功能位，以利于炎症消散和减轻疼痛，同时也可防止关节挛缩畸形和病理性骨折。

（2）手术治疗手术目的在于引流脓液、减少或减轻脓毒血症症状，防止急性骨髓炎转变为慢性骨髓炎。若经非手术治疗2～3日炎症仍未得到控制，应尽早手术治疗。手术有钻孔引流术或开窗减压术两种。

6．护理措施

（1）术前护理

①维持体温在正常范围：休息；物理降温，必要时给予药物降温；合理使用抗生素控制感染。

②缓解疼痛：患肢制动于功能位并抬高，促进回流，防止关节畸形和病理性骨折；转移病人的注意力；遵医嘱给予镇痛药物。

（2）术后护理

①保持有效引流

A．妥善固定引流装置：拧紧各连接接头防止松动。翻身时注意安置管道，以防脱出。躁动病人适当约束四肢，以防自行拔出引流管。

B．保持引流通畅：观察引流液的量、颜色和性状，保持出入量的平衡；保持引流管与一次性负压引流袋或负压引流瓶紧密相连，并处于负压状态，以保持引流通畅；冲洗管的输液瓶高于伤口60～70cm，引流袋或瓶位置应低于伤口50cm，以利引流；根据冲洗后引流液的颜色和清亮程度调节灌注速度。一般钻孔或开窗引流术后24小时内连续快速灌洗，以后每 2 小时快速冲洗 1 次；引流液颜色变淡时逐渐减少冲洗液的量，维持冲洗直至引流液清亮为止。若出现滴入不畅或引流液突然减少，应检查是否有血凝块堵塞或管道受压扭曲，并及时处理，以保证引流通畅。引流管一般留置 3 周或体温下降、引流液经连续三次细菌培养均为阴性即可拔除引流管。

②功能锻炼：为防止长期制动导致肌萎缩或减轻关节内粘连，急性期病人可作患肢骨骼肌的等长收缩和舒张运动；待炎症消退后，关节未明显破坏者可进行关节功能锻炼。

（二）化脓性关节炎

化脓性关节炎（suppurative arthritis）指发生在关节腔内的化脓性感染。好发于髋关节和膝关节，多见于儿童。

1. 病因

化脓性关节炎最常见的致病菌为金黄色葡萄球菌，约占 85%，其次分别为白色葡萄球菌、淋病奈瑟菌、肺炎球菌及肠道杆菌等。

细菌进入关节内的途径有：①血源性传播：身体其他部位的化脓性病灶内的细菌通过血液循环播散至关节内；②邻近关节部位的化脓性病灶直接蔓延至关节腔内；③开放性关节损伤发生感染；④医源性：关节手术后感染和关节内注射皮质类固醇后发生感染。本节只叙述血源性化脓性关节炎。

2. 病理

化脓性关节炎的病变发展过程可分 3 个阶段，但无明确的时间界限，有时可互相演变或难以区分。

（1）浆液性渗出期：细菌侵入关节腔后，滑膜炎性充血、水肿；关节腔内白细胞浸润并浆液性渗出。此期关节软骨尚未破坏，若能及时、正确治疗，关节功能可完全恢复。

（2）浆液纤维素性渗出期：病变进一步发展，毛细血管壁和滑膜基质的屏障功能丧失，渗出物增多、浑浊，内含大量白细胞及纤维蛋白。此期可出现不同程度的关节软骨毁损，部分病理变化成为不可逆性改变，可遗留不同程度的关节功能障碍。

（3）脓性渗出期：若炎症得不到控制，关节腔内的渗出液转为脓性，炎症侵及软骨下基质，滑膜和关节软骨被破坏。炎症经关节囊纤维层向外蔓延，引起关节周围蜂窝织炎。机体抵抗力下降时，可出现多发脓肿，脓肿破溃可形成窦道。由于关节重度粘连呈纤维性或骨性强直，治愈后遗留重度关节功能障碍。

3. 临床表现

（1）症状：起病急骤，全身不适，乏力，食欲缺乏；寒战高热，体温可达 39℃以上；可出现谵妄与昏迷，小儿多见惊厥；病变关节处疼痛剧烈。

（2）体征：病变关节功能障碍。关节腔内积液在膝部最为明显，可见髌上囊明显隆起，浮髌试验可为阳性。

4. 辅助检查

（1）实验室检查：血白细胞计数和中性粒细胞计数比例升高，红细胞沉降率增快，

C 反应蛋白增加。血培养可为阳性。

（2）影像学检查：早期可见关节周围软组织肿胀、关节间隙增宽；后期关节间隙变窄或消失，关节面毛糙，可见骨质破坏或增生，甚至出现关节畸形或骨性强直。

（3）关节腔穿刺：抽出液呈浆液性、纤维蛋白性或脓性，镜下可见大量脓细胞，抽出液细菌培养可明确致病菌。

5．处理原则

早期诊断、早期治疗是治愈、保全关节功能和生命的关键。治疗原则是全身支持治疗，应用广谱抗生素，消除局部感染灶。

（三）骨与关节结核

1．病因

病原菌主要是人型结核分枝杆菌。人感染结核分枝杆菌后，结核分枝杆菌由原发病灶经血液循环到达骨与关节部位，不一定会立刻发病。当机体抵抗力降低，如有外伤、营养不良、过度劳累等诱发因素时，可以促使潜伏的结核分枝杆菌活跃起来而出现临床症状，如果机体抵抗力强，潜伏的结核分枝杆菌可被抑制甚至消灭。

2．病理

病变仅限于骨组织时为单纯骨结核，侵及滑膜组织时为单纯滑膜结核。此时若机体抵抗力强，治疗及时正确，关节功能可完全或大部分保存。若单纯性结核进一步发展，可破坏关节软骨，使关节的各部分同时受累，成为全关节结核。晚期会后遗各种关节功能障碍，病人可发生病理性骨折或脱位。

3．临床表现

（1）症状

①全身症状：病人可有低热、乏力、盗汗、消瘦、食欲缺乏、体重减轻和贫血等全身中毒症状。一般多见于儿童。

②局部症状：发病初期起病缓慢，疼痛不明显，逐渐转为持续性疼痛。单纯性骨结核髓腔内压力升高，脓液聚集过多及脓液破入关节腔使疼痛剧烈。疼痛可放射至其他部位，儿童常有"夜啼"。

（2）体征

①关节积液与畸形。

②脓肿与窦道：若病变关节骨质破坏，病灶部位积聚大量脓液、结核性肉芽组织、死骨和干酪样坏死物质，易形成脓肿；由于缺乏红、热、压痛等急性炎症表现，被称为寒性脓肿或冷脓肿。脓肿向体表破溃，形成窦道，流出米汤样脓液。脓肿与内脏器官相通，可形成内瘘。寒性脓肿合并混合感染时，可出现急性炎症反应。

4．辅助检查

（1）实验室检查：常有轻度贫血，白细胞正常或稍升高，红细胞沉降率在结核活动期明显增快，是检测病变是否静止和有无复发的重要指标。C 反应蛋白升高。脓液结核菌培养阳性率为 70%。必要时，做活体组织病理学检查。

（2）影像学检查：X 线检查、CT 和 MRI 检查有助于诊断。

5．处理原则

骨与关节结核是全身结核感染的局部表现，治疗应兼顾整体与局部，采用综合治疗方法，才能提高疗效。

（1）非手术治疗

①全身支持疗法：注意充分休息和改善营养，保证新鲜空气和适当的阳光，以增强机体抵抗力。贫血严重者，可给予少量多次输血。混合感染者，应根据细菌培养及药物敏感试验结果应用抗生素。

②抗结核治疗：遵循早期、联合、适量、规律和全程应用的原则，以增强药效，降低细菌的耐药性。

③局部制动：根据病变部位和病情轻重使用夹板、石膏绷带和牵引等方法使病变关节制动，以保持关节于功能位，防止病理性骨折，预防与矫正患肢畸形。

④局部注射：适用于早期单纯滑膜结核。局部注射抗结核药物，可使局部药物浓度升高，增强杀菌效果，减少全身反应。对于寒性脓肿，应避免反复穿刺抽脓和注入抗结核药物，因可诱发混合性感染和窦道的产生。

（2）手术治疗：在全身支持疗法和抗结核药物的控制下，及时进行手术治疗，可以缩短疗程，预防和矫正畸形，减少肢体残疾和复发。手术方法包括脓肿切开引流术、病灶清除术及关节融合术等。

6．护理措施

（1）缓解疼痛

①环境和体位：保持病室整洁、安静、舒适、空气流通。疼痛较轻者，指导其采取合适体位，减少局部压迫和刺激以缓解疼痛。

②局部制动：疼痛严重者，严格卧床休息，减少局部活动，行轴线翻身。

③合理用药：合理抗结核治疗，控制病变发展。必要时给予药物镇痛。

④心理护理：注意了解病人心理状态，解除病人顾虑。护士应耐心向病人及家属解释手术的意义，以使病人提高对手术的信心，积极配合手术治疗。

（2）改善营养状况

①饮食：鼓励病人摄取高热量、高蛋白、高维生素饮食，注意膳食结构的均衡、多样化及色、香、味，以增进病人食欲。

②营养支持：若病人食欲差，经口摄入难以满足，可遵医嘱为病人提供肠内及肠外营养支持。

③输血：对有贫血或严重低蛋白血症的病人，根据医嘱给予分次输新鲜血或人体清蛋白，维持血红蛋白在 100g/L 以上；对凝血功能较差者，术前给予改善凝血功能。

（3）维持有效的气体交换

①加强病情观察。

②保持呼吸道通畅：指导病人正确咳嗽和有效咳痰。病情允许情况下定时翻身、叩背，以松动分泌物，可给予雾化吸入，使之易于咳出。为呼吸困难病人及时提供氧气吸入，严重呼吸困难者，应行气管插管或切开，呼吸机辅助通气。

（4）抗结核药物治疗的护理

①观察药物疗效：若用药后体温下降、食欲改善、体重增加、局部疼痛减轻以及红细胞沉降率正常或接近正常，说明药物有效，可进行手术治疗。

②观察有无药物不良反应：用药过程中若出现眩晕、口周围麻木、耳鸣、听力异常、肢端疼痛、麻木、恶心、肝功能受损等改变，及时通知医师调整药物。

（5）功能锻炼：活动量视病人病情和体力而定，循序渐进，持之以恒。

十、骨肿瘤

（一）概述

发生在骨内或起源于各种骨组织成分的肿瘤以及由其他脏器恶性肿瘤转移到骨骼的肿瘤统称为骨肿瘤。骨肿瘤分为原发性和继发性两类，前者来自骨及其附属组织，后者是由其他部位的恶性肿瘤通过血液或淋巴液转移而来。根据骨肿瘤细胞的分化程度及所产生的细胞间质类型骨肿瘤又可分为良性、中间性、恶性。良性骨肿瘤中骨软骨瘤发病率最高，恶性肿瘤中骨肉瘤发病率最高。骨肿瘤男性发病率稍高于女性，病因尚不完全明确，但骨肿瘤的发生具有年龄和部位特点，如骨肉瘤多见于儿童和青少年，骨巨细胞瘤多见于成人，而骨髓瘤多见于老年人。解剖部位对肿瘤的发生也有意义，许多肿瘤生长于长骨的干骺端，如股骨远端、胫骨近端和肱骨远端，而骨骺则很少发生。

1. 外科分期

骨肿瘤的外科分期方法有多种，目前最常用的为 Enneking 于 1980 年根据骨和软组织间叶性肿瘤生物学行为特点提出的 G-T-M 外科分期系统。这一分期方法反映了肿瘤的生物学行为及侵袭程度，有利于判断预后，合理制订手术方案，指导骨肿瘤的治疗。

G（grade）表示病理分级，共分 3 级：G0 为良性，G1 为低度恶性，G2 为高度恶性。

T（tumor）表示肿瘤与解剖学间室的关系，分为：T0 肿瘤局限于囊内，T1 囊外、间室内，T2 间室外。

M（metastasis）表示远处转移，分为：M0 为无远处转移，M1 为有远处转移。

2. 临床表现

（1）疼痛：疼痛是恶性肿瘤的主要症状，开始时为轻度、间歇性，后来发展为持续性剧痛，夜间明显，并有局部压痛。良性肿瘤生长缓慢，多无疼痛或仅有轻度疼痛，少数良性肿瘤，如骨样骨瘤可因反应骨的生长而产生剧痛。

（2）局部肿块和肿胀：恶性骨肿瘤局部肿胀和肿块常发展迅速，表面可有皮温升高和浅静脉怒张。良性骨肿瘤生长缓慢，病程较长，通常被偶然发现。

（3）功能障碍和压迫症状：位于长骨干骺端的骨肿瘤多邻近关节，由于疼痛、肿胀和畸形，可使关节肿胀和活动受限。肿块巨大时，可压迫周围组织引起相应症状，如位于盆腔的肿瘤可引起机械性肠梗阻，表现为便秘与排尿困难；脊柱肿瘤可压迫脊髓，出现截瘫。

（4）病理性骨折：肿瘤生长可破坏骨质，轻微外力引起病理性骨折常为某些骨肿瘤的首发症状，也是恶性骨肿瘤和骨转移瘤的常见并发症。

（5）其他：晚期恶性肿瘤病人可出现贫血、消瘦、食欲缺乏、体重下降、低热等全身症状。恶性骨肿瘤可经血液和淋巴向远处转移，如肺转移。

3．辅助检查

（1）实验室检查

①恶性骨肿瘤有溶骨性病变时，血钙常升高。

②血清碱性磷酸酶反映成骨活动，故成骨性肿瘤如骨肉瘤，有明显升高。

③男性酸性磷酸酶的升高提示转移癌，来自晚期前列腺癌。

④尿 Bence-Jones 蛋白阳性提示可能是浆细胞骨髓瘤。

（2）影像学检查：X 线、CT、ECT、MRI 检查可见骨破坏或吸收、病理性骨折等阳性征象及病损范围。

（3）病理检查：包括切开活检和穿刺活检，是确诊骨肿瘤的唯一可靠检查。

（4）现代生物技术：免疫组化、流式细胞技术等进一步提高了骨肿瘤的诊断水平，细胞遗传学研究揭示了骨肿瘤中有常染色体异常，能协助早期诊断和进行肿瘤分类。

4．处理原则

以骨肿瘤的外科分期为指导，选择不同的治疗方法，尽量做到既切除肿瘤又可保全肢体。良性肿瘤以手术切除为主，手术方式有刮除植骨术及外生性骨肿瘤切除术；恶性肿瘤通常采用手术治疗为主，化学治疗、放射治疗和生物治疗为辅的综合治疗。

（二）常见骨肿瘤

1．骨软骨瘤

又称外生骨疣，是指骨表面被覆软骨帽的骨性突起物，来源于软骨，是常见的良性骨肿瘤。好发于长骨的干骺端，当骨骺线闭合后，骨软骨瘤的生长也停止。多见于 10～20 岁青少年，男性多于女性。骨软骨瘤有单发性及多发性两种。以单发性多见，又称外生骨疣，约有 1% 的单发性骨软骨瘤可恶变。多发性较少见常合并骨骼发育异常，并有遗传性，故又称遗传性多发性骨软骨瘤。多发性骨软骨瘤恶变机会较单发性高。

（1）临床表现

绝大多数无自觉症状，常因无意中发现骨性包块而就诊。包块多位于股骨远端、胫骨近端或肱骨近端，肩胛骨、髂骨和脊柱也可发生。骨性包块生长缓慢，增大到一定程度可压迫周围组织而出现相应的症状，或发生继发性滑囊炎和病理性骨折等。多发骨软骨瘤可妨碍正常骨的生长发育，以致患肢有短缩、弯曲畸形。若病人出现疼痛加重，肿块突然增大，应考虑恶变为继发性软骨肉瘤的可能。

（2）辅助检查

X线检查表现为干骺端有骨性突起，可单发或多发，基底部可窄小成蒂或宽扁无蒂，其皮质和松质骨与正常骨相连，彼此骨髓腔相通。软骨帽和滑囊一般不显影，或呈不规则钙化影。

（3）处理原则

一般不需治疗，但应密切观察。若肿瘤生长过快，影响功能或产生疼痛时，应手术切除。切除范围从肿瘤基底四周正常骨组织开始，包括纤维膜或滑囊、软骨帽等，以防复发。

2．骨巨细胞瘤

骨巨细胞瘤很可能起源于骨髓结缔组织间充质细胞，以基质细胞和多核巨细胞为主要结构，因其复发率较高且有低转移率，故认为本病属于潜在恶性或低度恶性肿瘤。发病年龄多在20～40岁，女性多于男性，好发部位为长骨干骺端和椎体，特别是股骨远端和胫骨近端。

（1）临床表现

主要表现为疼痛和肿胀，瘤内出血或病理性骨折时伴有严重疼痛。局部包块压之有乒乓球样感觉，皮温升高，病变邻近关节活动受限。

（2）辅助检查

①X线检查：长骨干骺处偏心性溶骨性破坏，骨皮质膨胀变薄，界限较清晰，周围无骨膜反应。溶骨性破坏可呈肥皂泡样改变。合并病理性骨折者可见骨折影像。

②血管造影：可显示肿瘤血管丰富，并有动静脉瘘形成。

（3）处理原则

以手术治疗为主。常用手术方式有：①刮除植骨术：肿瘤较小者，可采用病灶彻底刮除加灭活处理，再用松质骨和骨水泥填充，但术后易复发；②瘤段切除术：对于术后复发、肿瘤较大或伴病理性骨折者，行肿瘤节段截除、假体植入；③截肢术：对于恶性无转移者，可行广泛、根治性切除或截肢术。

对手术清除肿瘤困难者，可试行放疗，但放疗后易肉瘤变，应高度重视。本病对化疗不敏感。

3．骨肉瘤

是最常见的原发性恶性骨肿瘤。其组织学特点是瘤细胞直接形成骨样组织或未成熟骨。瘤体一般呈梭形，恶性程度高，预后差。好发于青少年，男性发病率高于女性。多见于长管状骨干骺端，如股骨远端、胫骨和肱骨近端。

（1）临床表现

主要表现为疼痛和局部肿胀。早期症状为局部隐痛，可发生在肿瘤出现以前，起初为间断性疼痛，逐渐发展为持续性剧烈疼痛，尤以夜间为甚。可见肿块，触之硬度不一，伴有压痛，局部皮温高，静脉怒张。可伴有病理性骨折，易发生肺转移。

（2）辅助检查

①实验室检查：血清碱性磷酸酶、乳酸脱氢酶中度至大幅度升高，与肿瘤细胞的成骨活动有关。

②影像学检查：X线检查显示病变多起于长骨干骺端，表现为成骨性、溶骨性或混合性骨质破坏。肿瘤生长顶起骨外膜，骨膜下产生新骨，表现为三角状骨膜反应阴影，称 Codman 三角；若恶性肿瘤生长迅速，超出骨皮质范围，同时血管随之长入，肿瘤骨与反应骨沿放射状血管方向沉积，表现为"日光射线"现象。

（3）护理措施

1）术前护理

①减轻焦虑和恐惧：尤其是恶性肿瘤病人，担心手术和预后。所以多与病人沟通，了解病人的问题所在，有针对性地予以指导，保持病人情绪稳定，能积极配合治疗。

②缓解疼痛：与病人讨论疼痛的原因和缓解疼痛的方法，有针对性地采取相应的措施。尽量减少护理操作中的疼痛，避免不必要的搬动。

③预防病理性骨折：对骨破坏严重者，应用小夹板或石膏托固定患肢；对股骨近端骨质破坏严重者，除固定外，还应同时牵引，以免关节畸形。对卧床病人，变动体位时，动作要轻。一旦发生骨折，应按骨折病人进行护理。

2）术后护理

①促进关节功能恢复

A．体位：根据手术性质、部位决定术后体位。人工髋关节置换术后应保持患肢外展中立位，膝关节置换术后保持膝关节屈曲10°，两侧可放置沙袋以保持中立位。

B．病情观察：注意观察伤口有无出血、水肿，局部皮肤温度和肢体末梢血运有无异常。抬高患肢，预防肿胀；保持引流管通畅，记录引流液颜色、性质和引流量。

②放疗并发症的预防和护理

A．心理护理：向病人解释放疗的必要性，放疗中和放疗后可能出现的反应。

B．放射性皮炎：放疗期间，注意保护照射部位皮肤，避免物理、化学因素的刺激，防止日光直接照射。若皮肤破溃，应使用无刺激性药物治疗直至愈合。

C．骨髓抑制：放疗病人常有白细胞和血小板减少，应每周检查白细胞和血小板。注意预防感染，给予保护性隔离，必要时遵医嘱输血或血制品增强抵抗力。若白细胞过低，应暂停放疗。

③化疗病人不良反应的观察与护理详见"肿瘤病人的护理"。

④截肢术后的护理：A．观察和预防术后出血。B．预防术后伤口感染。C．幻肢痛：绝大多数病人在截肢术后相当长的一段时间内感到已切除的肢体仍然有疼痛或其他异常感觉，称为幻肢痛。疼痛多为持续性，夜间加重，属精神因素性疼痛。护士应引导病人

注视残肢，接受截肢的现实，应用放松疗法等心理治疗手段逐渐消除幻肢感，必要时适当给予安慰剂治疗或交替给予安眠药与一般镇痛药镇痛。

⑤功能锻炼：A．术前两周与病人讨论功能锻炼的方法，指导下肢手术病人做股四头肌等长收缩锻炼；B．术后48小时开始肌肉的等长收缩，促进血液循环，防止关节粘连；C．行人工关节置换术者，术后2～3周开始关节的功能锻炼；D．术后3～6周，重点进行关节的活动；E．有条件时可辅助理疗、利用器械进行活动；F．残肢功能锻炼：一般术后2周，伤口愈合后开始功能锻炼，为安装义肢做准备。

第五章　妇产科疾病总论

第一节　妇科诊断技术

一、妇科检查

妇科检查是妇产科的一种基本检查方法，是正确诊断妇科疾病的重要手段，包括腹部检查、外阴阴道检查、双合诊、三合诊及肛腹诊。通过视诊和触诊了解女性内生殖器、外生殖器的情况。

（一）检查前注意事项

1. 详细了解病情，对初次受检或精神过度紧张者应耐心解释，解除其思想顾虑和紧张情绪，取得患者的合作。

2. 检查前必须排空膀胱，必要时排空大便，以免误诊。

3. 月经期一般不做阴道检查，以免带进细菌而导致感染或引起子宫内膜异位。如有不正常阴道出血需做阴道检查时，应先消毒外阴，用消毒的润滑剂、窥器和手套检查。

4. 对未婚者禁做窥器检查及双合诊，限做肛腹诊。若确有必要，应先征得患者本人及家属同意后，方可进行。

（二）检查内容和步骤

1. 腹部检查：观察腹部外形，有无蛙腹或隆起。触诊如有肿块，注意其部位、外形、大小、软硬度、活动度、压痛等。然后叩诊注意有无移动性浊音。

2. 外阴阴道检查

（1）外阴部检查：观察外阴发育、阴毛多少和分布情况。有无畸形、水肿、皮炎、溃疡、赘生物或肿块。注意皮肤颜色、软硬度，有无增厚、变薄或萎缩。注意阴蒂长短，有无肥大、水肿、赘生物。未婚者处女膜多完整未破，经产妇的处女膜仅留处女膜痕。检查时注意尿道旁腺和前庭大腺有无肿胀，若有脓性分泌物应涂片检菌和做培养。

（2）窥器检查：观察阴道及宫颈情况。常用的为两叶窥阴器。若有条件应采用一次性窥阴器，避免交叉感染。

放置窥器时应将窥器两叶合拢，蘸润滑剂，避开敏感的尿道口周围，沿阴道侧后壁缓慢斜插入阴道内，待窥器进入一半后，逐渐将两叶转平并张开，暴露宫颈及阴道壁和穹隆部。若取阴道分泌或做宫颈刮片，宜用生理盐水作为润滑剂，以免影响检查结果。

检查阴道时应观察阴道壁黏膜的色泽、弹性及是否光滑，有无阴道隔或双阴道等先天畸形，有无溃疡、肿物、膨出、异物、瘘管，注意穹隆部有无裂伤，注意阴道分泌物的多少、性质、颜色、有无臭味等。

检查子宫颈时应观察子宫颈大小、颜色、外口形状，有无糜烂、撕裂、外翻、腺囊肿、息肉、肿块，有无子宫颈延长、脱垂。

3. 阴道检查：主要检查阴道及子宫颈。检查者戴消毒手套，示指、中指蘸润滑剂后轻轻进入阴道，在通过阴道口时，用示指和拇指扪触阴道口两侧有无肿块或触痛（如前庭大腺炎或囊肿存在）。然后进一步检查阴道的松紧度、长度，有无狭窄、瘢痕、结节、肿块、畸形（阴道横隔、阴道纵隔）以及穹隆部有无触痛、饱满、硬结。扪触子宫颈时注意其大小、硬度，有无接触性出血。若拨动子宫颈时患者感疼痛，称宫颈举痛。如怀疑宫颈管有肿瘤，则应伸一指入松弛的宫颈管内触摸。

4. 双合诊：阴道内手指触诊的同时用另一手在腹部配合检查称为双合诊。主要检查子宫及附件。

（1）子宫：将阴道内手指放在前穹隆，另一手压下腹部，如两手间摸到子宫体，则为前位子宫。如在前穹隆未触及子宫体则将阴道内手指放在后穹隆，两手配合，如能摸到子宫体，则为后位子宫。检查时注意子宫的位置、大小、形状、软硬度、活动度及有无压痛，表面是否光滑等。

（2）附件：将阴道内手指置于一侧穹隆，另一手移向同侧下腹部，向下深压使两手能对合，以了解附件区情况。正常时输卵管不能扪及，而卵巢偶可扪及，应注意其位置、大小、软硬度、活动度以及有无触痛。若扪及肿块，应注意其位置、大小、形状、表面情况、活动度、囊性或实性、与子宫的关系。

5. 三合诊：腹部、阴道、肛门联合检查称为三合诊。一手示指放入阴道、中指放入直肠，另一手放置下腹部联合检查。三合诊的目的在于弥补双合诊的不足，主要借以更清楚地了解位于盆腔较后部及直肠子宫陷凹窝、子宫后壁、宫骶骨韧带、直肠阴道隔、主韧带、子宫颈旁、盆腔内侧壁以及直肠本身的情况。

6. 肛腹诊：一手示指伸入直肠，另一手在腹部配合检查，称为肛腹诊。一般适用于未婚、阴道狭窄或闭锁者。

二、生殖道分泌物检查

女性生殖道由于解剖和生理学特点，极易并发各种感染，故其分泌物的检查是妇科疾病临床常用而又十分重要的诊断方法。

（一）阴道清洁度的检查

1. 方法：棉拭子采取阴道分泌物，用生理盐水涂片，染色镜检，根据所见脓（白）细胞、上皮细胞、杆菌、球菌的多少，分成Ⅰ～Ⅳ度。

2. 临床意义

（1）Ⅰ～Ⅱ度为正常，Ⅲ～Ⅳ度为炎症。

（2）Ⅲ～Ⅳ度者应注意做滴虫、念珠菌、衣原体或细菌学检查，以确定病原体指导治疗。

（二）病原菌的检查

1．涂片检查

（1）滴虫和念珠菌检查：常用悬滴法，即放一滴温生理盐水于玻片上，取阴道后穹隆处的分泌物少许，混于温生理盐水中，立即在低倍镜下查找滴虫。滴虫呈梨形，有 4 根鞭毛，活动，比白细胞大 2 倍。同法镜下找芽胞及假菌丝，芽胞为卵圆形，假菌丝呈链状和分枝状，多为白念珠菌。

（2）淋球菌检查：取尿道口、宫颈管分泌物涂片，晾干或以火焰烘干固定后，做革兰染色，并用 1%藏红花复染，如在多核白细胞内找到典型肾形的革兰阴性双球菌 6 对以上，诊断即可成立。但是，有些形状相似的细菌，常常成双，有时也在细胞内出现，很难鉴别。必要时做培养确诊。

（3）衣原体和支原体检查：常用直接免疫荧光法，采集宫颈分泌物或活体组织，立即涂片，采用直接免疫荧光法，在荧光显微镜下观察有无病原体，半小时可得结果。

2．培养生殖道分泌物（外阴、阴道、子宫颈、尿道、附属腺、子宫腔）：可做细菌培养、淋球菌培养、念珠菌培养、衣原体及支原体培养，以提高诊断的可靠性。

（三）细菌性阴道病的阴道分泌物检查

临床诊断标准下列 4 项中有 3 项阳性即可诊断。

1．匀质、稀薄、白色的阴道分泌物。

2．阴道 pH＞4.5。

3．胺臭味试验（Whiff test）阳性：取少许分泌物放在玻片上，加入 10%氢氧化钾 1～2 滴，产生一种烂鱼肉样腥臭气味，这是由于胺遇碱释放氨所致。

4．线索细胞（clue cell）阳性：取少许分泌物放在玻片上，加一滴生理盐水混合，在高倍显微镜下寻找线索细胞。线索细胞即阴道脱落的表层细胞，于细胞边缘贴附颗粒状物即各种厌氧菌，尤其是加德纳菌，细胞边缘不清。

三、生殖道细胞学检查

女性生殖道细胞包括来自阴道、子宫颈及内生殖器的上皮细胞。阴道上皮细胞受卵巢激素的影响而有周期性变化。因此，检查阴道脱落细胞可反映体内性激素水平，是一种简便、经济、实用的辅助诊断方法；另一方面，阴道细胞学检查有助于早期发现女性生殖道的癌瘤。

（一）标本的采集

采集标本所用器具必须清洁干燥。取材前 24 小时禁止性交、阴道检查、阴道灌洗及局部上药。为检查卵巢功能，要求至少 1 个月内不使用任何性激素。取材后，立即在清洁玻片上向一致的方向涂布，注意厚薄适当，切忌来回涂抹，以防损伤细胞。涂片后立即固定于 95%乙醇溶液中 15 分钟，待自然干燥。

1．阴道壁涂片法：窥器扩张阴道，用清洁的刮板在阴道上 1/3 侧壁处刮取表面分泌物做涂片。

2．后穹隆吸片法：窥器暴露宫颈，用吸管或棉拭子取后穹隆处分泌物做涂片。

3．宫颈刮片法：暴露宫颈后，擦净表面分泌物，将特制小脚板的小脚部插入宫颈口，轻轻旋转 1 周，刮取鳞状及柱状上皮交界处细胞做涂片。

4．宫颈管涂片：法用生理盐水浸湿的棉拭子插入宫颈管，轻轻旋转 2～3 周后涂片。用于检查宫颈管内的癌细胞。

5．宫腔吸片法：常规消毒外阴、阴道后，窥器暴露宫颈并再次消毒，用塑料吸管伸入宫腔，上下及左右移动，取材做涂片。可用于疑有宫腔恶性病变者。

（二）涂片的染色

一般采用巴氏（Papanicolaou）染色法或绍氏（Shorr）染色法，前者适用于癌细胞及卵巢功能的检查，染片中细胞透明度好，结构清晰，色彩鲜艳，但染色步骤较为复杂。后者染色简便，可用于卵巢功能的检查。在大数量防癌普查时常采用苏木精-伊红或湖蓝等简易染色法。

（三）正常阴道脱落细胞的形态特征

正常的阴道细胞涂片中可见复层扁平上皮细胞、柱状上皮细胞、间质细胞、非上皮细胞及微生物。阴道涂片检查主要观察复层扁平上皮的结构与变化。受雌激素的影响，复层扁平上皮由基底至游离面分为底层、中层及表层，逐渐趋向成熟。其形态变化规律为：细胞的体积由小变大；细胞核由大变小，最后固缩，甚至消失。柱状上皮细胞又可分为黏液细胞、带纤毛细胞两种，来自子宫颈管及子宫内膜。

（四）阴道细胞学的临床应用

1．用于卵巢功能的检查：阴道脱落细胞受卵巢激素的影响，连续涂片检查能反映卵巢功能的动态变化，可协助诊断不孕的原因、月经失调的类型以及随诊治疗效果。临床常用下列三种指数来表示体内雌激素水平。

（1）阴道上皮细胞成熟指数：以阴道上皮细胞之底层、中层、表层所占百分数表示，若底层细胞增加表示雌激素水平下降，若表层细胞增加则表示雌激素水平升高。

（2）角化指数：是指用复层扁平上皮细胞中的表层角化细胞的百分率来表示雌激素水平。

（3）致密核细胞指数：是指复层扁平上皮细胞中的表层致密核细胞的百分率，指数愈高，表示上皮愈成熟，雌激素水平也愈高。

雌激素对阴道的影响多以角化细胞指数为依据，在月经周期的卵泡期（增生期）角化细胞占 20% 以下（轻度），在卵泡中期至排卵期占 20%～60%（中度），在病理性高雌激素水平或接受一定量雌激素治疗时角化细胞超过 60%。以上各指数可用于闭经、功能失调性子宫出血（功血）等疾病的诊治。

2．用于妇科癌瘤的诊断：细胞学诊断的标准根据巴氏 5 级分类法，已普遍用于妇科的防癌普查。子宫颈癌的早期诊断率可达 90%以上。采用宫腔吸片，子宫内膜癌的检出率高者可达 90%。然而涂片检查不能判明癌的部位及浸润程度，最后确诊仍需依靠活组织检查。

（1）巴氏 5 级分类法

Ⅰ级（正常）：为正常的阴道细胞涂片。

Ⅱ级（炎症）：细胞核普遍增大，淡染或有双核，但无恶性证据。

Ⅲ级（可疑癌）：细胞核增大，染色加深，形状不规则或见双核。细胞质少，异性程度较轻，但比Ⅱ级为重，又称"核异质"或"间变细胞"。

Ⅳ级（高度可疑癌）：细胞具有恶性特征，但数量少。

Ⅴ级（癌）：涂片中出现大量典型癌细胞。

（2）各级涂片的处理：Ⅰ级或Ⅱ级者，每1～3 年定期复查。Ⅲ级者应进行复查，有炎症者给予治疗后复查。复查阴性后，每 3 个月定期检查，连续 3 次阴性时可延长至半年及 1 年复查。若复查仍为Ⅲ级则应行阴道镜检查，酌情做宫颈及宫颈管活检。Ⅳ级或Ⅴ级者应及时做宫颈多点活检并注意自宫颈管取材，送病理检查确定诊断。

（3）宫颈阴道细胞学计算机辅助检测系统（computenzed cytological test，CCT）：传统的宫颈阴道脱落细胞涂片技术出现假阴性结果的主要原因包括：取材细胞真正用于涂片的仅约 20%，即细胞丢失高达 80%；炎性物及炎性细胞污染；涂片厚薄不均匀，随机性差。CCT 可以在相当程度上克服上述缺点，避免因视觉疲劳和人为因素造成的检测误差。ThinPrep 技术（即 TCT 检测）给传统细胞学的镧片技术带来了革命性的进展。该技术保证了取材的宫颈阴道细胞全部送检；过滤系统可以减少涂片污染，使涂片背景清洁；涂片细胞薄层均匀分布，图像更清晰，因此提高了宫颈阴道细胞学的诊断率。目前这项系统在我国已逐渐取代巴氏涂片检查得到普及。

四、生殖道活组织检查

生殖道活组织检查是自病灶或可疑病变部位取小部分组织做病理学检查，常用的有外阴、子宫颈及子宫内膜活组织检查。

（一）外阴活组织检查

1. 适应证

（1）确定外阴白色病变的类型及排除恶变。

（2）外阴部赘生物或久治不愈的溃疡需明确诊断及排除恶变者。

2. 方法：患者取膀胱截石位，常规外阴消毒，局部浸润麻醉。小赘生物可自蒂部剪下或用活检钳钳取，局部压迫止血。病灶面积大者行长 1cm、宽 0.5cm 左右的梭形切口，切除病灶部位的皮肤、皮下组织以及病灶周围的部分正常皮肤，切口以细丝线缝合1～2针，无菌纱布覆盖，5 天后拆线。术后可给予抗生素预防感染。标本置于 10%甲醛溶液固定后送病检。

（二）宫颈活组织检查

1．适应证

（1）宫颈刮片细胞学检查发现可疑恶性细胞或癌细胞需要明确诊断者。

（2）慢性宫颈炎重度糜烂疑有癌变者。

（3）宫颈病变，如息肉、结核、尖锐湿疣等需明确诊断者。

2．术前准备及要求

（1）患有阴道炎症、阴道滴虫及真菌感染者应治愈后做活检。

（2）月经前期不宜做宫颈活检，以免与切口出血相混淆，且月经来潮时切口仍未愈合，增加内膜组织在切口上种植的机会。

（3）对病变明显者，可做单点活检以最后明确诊断。对于可疑癌症者，应多点活检取材，一般取 3、6、9、12 点处组织送检。

（4）注意在鳞柱交界处或正常与异常上皮交界处取材，所取组织要有一定的深度，应包括上皮及上皮下组织，以确定间质浸润情况。

3．方法

（1）窥器暴露宫颈，用干棉球揩净宫颈黏液及分泌物，局部消毒。

（2）以宫颈活检钳抵住取材部位，一次钳取小块组织。

（3）创面压迫止血。若出血较多，局部填塞纱布或带尾棉球，纱布末端或尾绳留于阴道口外，嘱其 24 小时后自行取出。

（4）标本固定于 10%甲醛溶液中，多点取材时要将标本分别固定，注明部位，送检。

（三）子宫内膜活组织检查详见诊断性刮宫。

五、诊断性刮宫

诊断性刮宫简称诊刮，是诊断宫腔疾病采用的重要方法之一。目的在于刮取宫腔内容物（子宫内膜和其他组织）做病理检查。若同时疑有宫颈管病变时，则需分部进行刮宫称为分段诊刮。

（一）适应证

1．子宫异常出血：需证实或排除子宫内膜癌、宫颈管癌或其他病变者，如流产、子宫内膜炎等。

2．月经失调：如功能失调性子宫出血，需了解子宫内膜变化及其对性激素的反应。

3．不孕症：需了解有无排卵。

4．闭经：如疑有子宫内膜结核、卵巢功能失调、宫腔粘连等。

5．异位妊娠的辅助诊断。

（二）方法及步骤

1．排空膀胱，取膀胱截石位。常规外阴阴道消毒、铺巾。

2．做双合诊检查，确定子宫大小、位置及周围组织情况。

3. 用窥器扩张阴道暴露子宫颈，以消毒液再次消毒阴道及子宫颈。

4. 用宫颈钳钳住子宫颈前唇，以探针查得子宫方向，缓缓进入，探测宫腔深度。

5. 用一块纱布垫于后穹隆处，以收集刮出的内膜碎块。

6. 用特制的诊断性刮匙，刮取子宫内膜。

7. 刮宫时，刮匙由内向外沿宫腔四壁、宫底及两侧角有次序地将内膜刮除并注意宫腔有无变形、高低不平等。

8. 刮出的子宫内膜全部固定于10%甲醛溶液或95%乙醇溶液中，送病理检查。

（三）注意事项

1. 刮宫时必须注意慎防子宫穿孔。子宫穿孔的原因如下：

（1）由于术前未查清子宫位置，以致送入探针或刮匙时采取了错误方向，造成前壁或后壁穿孔。

（2）用力不当，尤其是哺乳期或绝经后妇女的子宫壁薄而脆弱且软，用力过猛即可造成穿孔。

（3）子宫内膜腺癌、绒毛膜癌等病灶已深入子宫肌层者，刮宫时易造成穿孔。如刮出的组织足够做病理检查，则可停止操作。

2. 如为了解卵巢功能而做诊刮时，术前至少1个月停止应用性激素，否则易得出错误结果。

3. 疑子宫内膜结核者，刮宫时要特别注意刮其两角部，因该处阳性率较高。

4. 长期阴道流血者，宫腔内常有感染，刮宫能促使感染扩散，故术前和术后应用抗生素控制感染。

5. 术后一般禁盆浴及性交2周。

6. 正确掌握诊断性刮宫的时间及范围。

（1）了解卵巢功能：应在月经前1～2天或月经来潮12小时内。

（2）功能失调性子宫出血：如疑为子宫内膜增生症者，应于月经前1～2天或月经来潮24小时内诊刮。如疑为子宫内膜剥脱不全时，则应于月经第5～7天诊刮。

（3）原发性不孕症：应在月经来潮前1～2天诊刮，如分泌象良好，提示有排卵；如内膜仍呈增殖期改变，则提示无排卵。

（4）子宫内膜结核：应于经前1周或月经来潮12小时内诊刮，诊刮前3天及术后3天应每天肌内注射链霉素1g，以防诊刮引起结核病灶扩散。

（四）分段诊刮

分段诊刮是将宫颈管、宫腔的组织分别取出做病理检查，以明确病变部位及相互蔓延、累及的情况，指导临床分期、治疗及预后的估计，用于子宫内膜癌及子宫颈癌的患者。操作时注意慢慢送入刮匙，当刮匙已伸入颈管并达内口时，即由内向外刮宫颈管一圈。刮出物分开置于纱布上，然后再送刮匙进入宫腔，做诊刮术刮取子宫内膜组织，方法同前。刮出之组织与宫颈管内组织分瓶固定送病理检查。

六、后穹隆穿刺

后穹隆穿刺术是一种操作简便的辅助诊断方法之一。主要目的在于了解子宫直肠窝有无积液和积液的性质，以便协助明确诊断。偶尔亦用于对某些疾病的治疗。

（一）适应证

1. 了解盆腔有无积血或积脓。

2. 吸取组织做细胞涂片或病理检查。

3. 对个别盆腔脓肿或输卵管卵巢炎性积液患者，亦可经后穹隆穿刺放液，并将抽出之液体送常规检查或细菌培养。同时于局部注入抗生素治疗。

4. 某些晚期癌肿（如卵巢癌）手术不能切除时，可经后穹隆做药物注射。

（二）方法及步骤

1. 取膀胱截石位，常规消毒外阴、阴道，窥器暴露宫颈。

2. 以宫颈钳钳住宫颈后唇向前上方牵拉，暴露后穹隆。用 5%活力碘溶液消毒后穹隆。

3. 用 10mL 空针接 12 号以上长针头，由后穹隆正中刺入，于宫颈平行稍向后刺入 2～3cm。当针穿过阴道壁后失去阻力呈空虚感时抽吸空针。必要时适当改变方向或深浅度。抽出液体后随即拔出针头。

4. 将抽出液体进行大体观察，必要时镜检、培养。如做细胞涂片检查，则将吸出物射于玻片上并固定。如做药物注射，经抽吸后无血液抽出，方可注入药物。

5. 拔针后，如有渗血，可用无菌干纱布压迫片刻，待血止后取出。

（三）注意事项

1. 穿刺时针头应与宫颈方向平行，不要穿入直肠。子宫后位时，注意勿使针头刺入宫体。穿刺不宜过深，以防损伤盆腔器官，或者因子宫直肠窝积液量少，抽不出液体而延误诊断。

2. 若抽出为鲜血，可放置 1～2 分钟，血凝者为血管内血液，应改变穿刺部位、方向及深度。若抽出为不凝血（放置 6 分钟后确定），则为内出血，可结合病史及体征确定诊断。若抽出为淡红色稀薄的血性液体，多为盆腔炎症的渗出物。若为脓液则更有助于诊断。

七、腹腔穿刺

通过腹壁穿刺进入腹腔，吸取其内液体进行目检、化验或病理学检查。一般用于诊断性质不明的腹腔积液。有时也用于治疗。

（一）适应证

1. 辨明腹腔积液的原因和性质，如疑为异位妊娠破裂出血或腹腔炎性渗出液。

2. 鉴别贴接腹壁的炎性或出血性肿块，鉴别贴接腹壁疑为肿瘤而性质不明者。

3. 因腹水引起呼吸困难等压迫症状者。

4. 腹腔内注射药物。

（二）方法及步骤

1. 排空膀胱，以免误伤膀胱。一般取半卧位或侧卧位。选择下腹部脐与髂前上棘连线中外 1/3 交界处为穿刺点，下腹部常规消毒、铺洞巾。

2. 用 1% 普鲁卡因溶液做局部麻醉，深达腹膜，用腰穿针垂直刺入腹壁，穿透腹膜，此时针头阻力消失，拔去针芯，即有液体流出，连接注射器抽出少许送检。如需放腹水，用胶布固定针头，接上消毒橡皮管和引流袋。

3. 放液完毕，拔出针头，局部再次消毒，盖以消毒纱布。如针眼有腹水外溢，可稍加压迫。

（三）注意事项

1. 腹腔液体过少，无移动性浊音者，不宜经腹壁穿刺。

2. 抽取的穿刺液，首先观察其性状，包括颜色、混浊度及黏稠度。腹腔穿刺液应送常规化验及细胞学检查，包括比重、总细胞数、红细胞与白细胞计数、李凡他试验及有无癌细胞等。脓性穿刺液应送检做细菌培养及药物敏感试验。

3. 如为查清盆腔包块，宜放液至腹壁松软易于诊查为止。

4. 积液量多者，在放液过程中应密切注意患者的血压、脉搏、呼吸、心率及感觉，可在橡皮管上安置输液活塞，随时控制放液量及速度。

第二节　产科诊断技术

一、产科检查

产科检查包括腹部检查、骨盆测量、阴道检查、肛门指诊。

（一）腹部检查

孕妇排尿后仰卧在检查床上，头部稍垫高，露出腹部，双腿略屈曲稍分开，使腹部放松。检查者站在孕妇右侧进行检查。

1. 视诊：注意腹形及大小。腹部过大，宫底过高应想到双胎妊娠、羊水过多、巨大胎儿的可能；腹部过小、子宫底过低应想到胎儿宫内生长受限（fetal growth restriction，FGR）、孕周推算错误等；腹部两侧向外膨出、宫底位置较低应想到肩先露；尖腹（多见于经产妇）或悬垂腹（多见于经产妇），应想到可能伴有骨盆狭窄。

2. 触诊：用手测宫底的高度，用软尺测子宫长度及腹围值。运用四步触诊法（four maneuvers of leopold）检查子宫大小、胎产式、胎先露、胎方位以及胎先露部是否衔接。在做前三步手法时，检查者面向孕妇，做第四步手法时，检查者应面向孕妇足端。

第一步手法：检查者两手置于子宫底部，测得宫底高度，估计胎儿大小与妊娠周数是否相符。然后以两手指腹相对交替轻推，判断在子宫底部的胎儿部分，若为胎头则硬而圆且有浮球感，如为胎臀则软而宽且形状略不规则。

第二步手法：检查者将两手分别置于腹部左右侧，一手固定，另一手轻轻深按检查，两手交替，仔细分辨胎背及胎儿四肢的位置。如触到平坦饱满部分为胎背，并确定胎背向前、向侧方或向后。触到可变形的高低不平部分为胎儿肢体，有时感到胎儿肢体在活动。

第三步手法：检查者右手拇指与其余4指分开，置于耻骨联合上方握住胎先露部，进一步查清是胎头或胎臀，左右推动以确定是否衔接。若胎先露部仍可以左右移动，表示尚未衔接入盆。若已衔接，则胎先露部不能被推动。

第四步手法：检查者面向孕妇足部，左右手分别置于胎先露部的两侧，沿骨盆入口向下深按，进一步核对胎先露部的诊断是否正确，并确定先露部入盆的程度。先露为胎头时，一手能顺利进入骨盆入口，另一手则被胎头隆起部阻挡，该隆起部称胎头隆突。枕先露时，胎头隆突为额骨，与胎儿肢体同侧；面先露时，胎头隆突为枕骨，与胎背同侧。

3. 听诊：胎心在靠近胎背上方的孕妇腹壁上听得最清楚。枕先露时，胎心在脐右（左）下方；臀先露时，胎心在脐右（左）上方；肩先露时，胎心在靠近脐部下方听得最清楚。听胎心音时，应注意有无与胎心音一致的吹风样的脐带杂音。此外，胎心音须和胎盘杂音相区别，后者是血流通过胎盘时产生的吹风样杂音，与母体脉搏一致。

（二）骨盆测量

骨盆大小及其形状对分娩有直接影响，是决定胎儿能否经阴道分娩的重要因素，故骨盆测量是产前检查时必不可少的项目。骨盆测量有外测量和内测量两种。

1. 骨盆外测量：骨盆外测量虽不能直接测出骨盆内径，只能间接判断，但是由于操作简便，临床仍广泛应用。用骨盆测量器测量以下径线：

（1）髂棘间径（interspinous diameter，IS）：孕妇取伸腿仰卧位，测量两髂前上棘外缘的距离。正常值为23～26cm。

（2）髂嵴间径（intercristal diameter，IC）：孕妇取伸腿仰卧位，测量两髂嵴外缘最宽的距离。正常值为25～28cm。以上两径线可以间接推测骨盆入口（骨盆上口）横径的长度。

（3）粗隆间径（intertrochanteric diameter，IT）：孕妇取伸腿仰卧位，测量两股骨粗隆外缘的距离。正常值为28～31cm。此径线可以间接推测中骨盆横径的长度。

（4）骶耻外径（external conjugate，EC）：取左侧卧位，右腿伸直，左腿屈曲。测量第5腰椎棘突下至耻骨联合上缘中点的距离。正常值为18～20cm。第5腰椎棘突下相当于米氏菱形窝（Michaelis' thomboid）的上角，或相当于髂嵴后联线中点下1.5cm。此径线可以间接推测骨盆入口前后径的长度，是骨盆外测量中最重要的径线。骶耻外径与骨质厚薄相关，骶耻外径值减去1/2尺桡周径（指围绕右侧尺骨茎突及桡骨茎突测得的前臂下端的周径）值，即相当于骨盆入口前后径值。

（5）坐骨结节间径（intertuberal diameter）：或称出口横径（transverse outlet，TO）。

取仰卧位，两腿弯曲，双手抱双膝。测量两坐骨结节内侧缘的距离。正常值为 8.5～9.5cm。也可用检查者拳头测量，如其间能容纳成人手拳，则属于正常（即大于 8.5cm）。此径线直接测出骨盆出口横径的长度。若此径值小于 8cm 时，应测量出口后矢状径。

（6）出口后矢状径（posterior sagital diameter of outlet）：检查者将戴有指套的右手示指伸入孕妇肛门后向骶骨方向，拇指置于孕妇体外骶尾部，两指共同找到骶骨尖端，用尺放于坐骨结节径线上，用汤姆斯出口测量器一端放于坐骨结节间径的中点，另一端放于骶骨尖端处，看测量器刻度数字即得出口后矢状径的长度。正常值为 8～9cm。出口后矢状径不小，可以弥补坐骨结节间径小。只要出口后矢状径与坐骨结节间径之和大于 15cm 时，表示骨盆出口无明显狭窄。

（7）耻骨弓角度（angle of subpubic arch）：用两手拇指尖斜着对拢，放于耻骨联合下缘，左右两拇指平放在耻骨降支的上面。测量两拇指间的角度，即为耻骨弓角度。正常值为 90°，小于 80° 为不正常。此角度可以反映骨盆出口横径的宽度。

2. 骨盆内测量：能较准确地经阴道测知骨盆大小，适用于骨盆外测量有狭窄者，测量时孕妇取仰卧截石位，外阴部需消毒。检查者需消毒、戴手套并涂以润滑油。动作要轻柔。

（1）对角径（diagonal conjugate，DC）：又称骶耻内径，为耻骨联合下缘至骶岬上缘中点的距离。正常值为 12.5～13.0cm；此值减去 1.5～2.0cm，即为骨盆入口前后径的长度，又称为真结合径（conjugata vera）。方法是检查者一手的示指、中指伸入阴道，用中指尖触到骶岬上缘中点，示指上缘紧贴耻骨联合下缘，另一手示指正确标记此接触点，抽出阴道内的手指，测量中指尖至此接触点的距离，即为对角径，再换算出真结合径值。正常值约为 11cm。若测量时阴道内的中指尖接触不到骶岬，表示对角径大于 12.5cm。测量时期以妊娠 24 周以后，妊娠 36 周以前，阴道较松软为宜。

（2）坐骨棘间径（biischial diameter）：测量两侧坐骨棘间的距离。正常值为 10cm 左右。方法是以一手的示指、中指两指放入阴道内，分别触及两侧坐骨棘，估计其间的距离。也可用中骨盆测量器，以手指引导测量，如放置恰当，则所得数字较为准确。

（3）坐骨切迹（incisura ischiadica）宽度：代表中骨盆后矢状径，其宽度是坐骨棘与骶骨下部间的距离，即骶棘韧带的宽度。将阴道内的示指、中指并捧置于韧带上。如能容纳 3 横指（5.0～5.5cm）为正常，否则属中骨盆狭窄。

（三）阴道检查

一般于妊娠 6～8 周做一次阴道检查（方法详见妇科检查）。明确内外生殖器有无异常及大小。双会诊发现有些孕妇的子宫颈变软且峡部极软，子宫颈与子宫体似不相连，称为黑加征（Hegar sign），若经验不足，易将柔软的子宫体误诊为卵巢肿瘤。若于妊娠 24 周以后，应同时测量对角径、坐骨切迹宽度；于妊娠最后 1 个月则应避免不必要的阴道检查。临产时阴道检查多用于：①产程进展缓慢；②先露下降、宫口扩张受阻；③需进一步查明胎先露位置；④宫口开大情况不清楚等。一般情况下通过肛门检查即可明确先露性质、位置、高低、宫口扩张情况等。

（四）肛门诊查

可以了解胎先露部、骶骨前面弯曲度、坐骨切迹宽度以及骶尾关节活动度，还可以结合肛门诊查测得出口后矢状径。

二、绒毛取样

妊娠早期绒毛组织是胚胎组织的一部分，能反映胎儿宫内的质量状况。妊娠早期取绒毛检查（chorionic villus sampling，CVS）显著的优点是比妊娠中期羊膜穿刺术能提前1～2个月对胎儿遗传病等作出诊断，已成为产前诊断的重要组成部分。

（一）适应证

1. 染色体分析。

2. 单基因病的诊断

3. DNA 分析。

4. 先天性代谢异常的诊断。

5. 胎儿性别的判断。

6. 胎儿病毒感染的诊断。

7. 胎儿血型检查。

（二）取样时间

多主张在妊娠10～13周，过早不易定论，成功率低，且恐有致畸作用，过晚操作难度大，因孕囊张力大易误入而致流产。

（三）取绒毛组织量

不同诊断目的所需的组织量不同，染色体检查需 10～20mg，DNA 分析需 5～10mg，生化测定仅需 1～2mg 组织。

（四）绒毛取样途径

经腹、经宫颈及经阴道三种途径。

（五）操作方法

1. 经宫颈绒毛取样

（1）孕妇取截石位，常规外阴阴道消毒铺巾。

（2）超声探测子宫位置、大小、孕囊大小、胎心、叶状绒毛附着部位及其下缘距宫颈外口距离。

（3）将长 200mm、直径为 1.5mm 的塑料导管（带有软金属芯），沿子宫壁缓缓伸入叶状绒毛所在处约 0.2cm 深，抽出轴芯，接上 10mL 空针，一般抽 10mL 负压，边抽边退，抽 0.5mL 血性液即可，然后注入装有生理盐水的试管中送检。

（4）一次抽取量不够时，可继续抽取 1～2 次。

2. 经腹绒毛取样

（1）孕妇取仰卧位，常规腹部消毒铺巾。

（2）超声胎盘定位。

（3）超声引导下，用 19 号穿刺针穿过腹壁及宫壁，沿胎盘长轴穿入抽吸绒毛组织。

3. 经阴道绒毛取样

当子宫极度后倾后屈，无法用上述方法时，在超声引导下以 18～19 号穿刺针，依次穿入子宫直肠窝、子宫壁及胎盘抽吸绒毛。

（六）并发症

1. 流产：经子宫颈盲目抽吸，自然流产发生率为 9.3%；在超声引导下经腹及经宫颈抽吸，自然流产发生率分别为 3.5%及 3.7%～5.5%。

2. 出血：经子宫颈者 10%～25%有少量阴道流血，多能自行止血。导管或内镜划伤绒毛引起血肿者占 4.3%。血肿小，数日后可自行吸收，少数血肿继续扩大，可导致流产。

3. 感染：常见于导管消毒不严或未严格掌握适应证。

4. 刺破胎膜：抽吸时误入羊膜腔内，可抽出羊水或血水，而在超声引导下可避免。

三、妊娠中期羊水穿刺

羊膜腔穿刺（anuuocentesis）早在 1882 年由 Schatz 提出，20 世纪 50 年代开始应用于临床，但主要限于妊娠中期进行鉴别胎儿性别。20 世纪 60 年代中期国外开始用羊水细胞进行染色体疾病的产前诊断。

（一）指征

1. 染色体分析。

2. DNA 分析。

3. 生物化学分析。

4. 胎儿性别的判定。

5. 胎儿畸形的诊断。

6. 胎儿病毒感染的诊断。

7. 胎儿成熟度的评价。

（二）取样时间

遗传性疾病诊断；妊娠 16～20 周；生物化学分析：妊娠 15～17 周。

（三）抽取羊水量

妊娠 10 周后，安全抽吸羊水量为 10mL，妊娠 16～20 周可抽 15～20mL，是抽取羊水成功率最高时期，取出的羊水量不应超过此量，否则易引起早产及破膜。

（四）操作方法

1. 孕妇排空膀胱，取仰卧位，常规消毒铺巾。

2. 超声检查了解胎儿情况、胎盘位置、羊水深度，以便选择穿刺部位。

3．用 21～23 号 PTC 穿刺针，左手固定穿刺部位皮肤，右手将针垂直方向刺入子宫腔，术者有两次落空感，即可抽出针芯，见有淡黄色清晰的羊水溢出，接上 20mL 注射器，抽出 2mL 羊水弃之，避免母血污染，再缓慢抽出羊水 20mL 待做各种检查。然后插入针芯，拔出针头，针眼处消毒后以消毒纱布适当压迫。

4．再次超声检查。

（五）并发症

1．流产或早产：是羊膜腔穿刺的主要并发症。术后 1 周内流产者与穿刺有关，发生率约为 0.1%，晚期妊娠偶在穿刺后胎膜早破导致早产。

2．损伤脐带、胎盘或胎儿：穿刺针偶可刺伤脐带或胎盘，导致脐带或胎盘血肿，也可刺伤胎儿引起血肿。

3．母体损伤：刺伤血管可导致腹壁血肿、子宫浆膜下血肿；刺伤胎盘可导致胎儿直进入母体。对 Rh 阴性孕妇，应预防性地注射抗 D 免疫球蛋白，预防发生致敏反应或羊水栓塞。

4．羊水渗漏：羊水自穿刺孔渗出，会因羊水过少而影响胎儿发育。

5．宫内感染：术后母体发热，胎儿可因感染导致发育异常或死亡，严格无菌操作可避免。

四、脐带穿刺

1983 年 Daffos 首次报道在超声引导下脐血管穿刺获取胎血进行产前诊断，现已被广泛采用。

（一）适应证

1．染色体分析。

2．胎儿病毒感染的诊断。

3．单基因病的诊断：如地中海贫血的诊断、血友病的诊断。

4．确定胎儿血型，诊断母儿血型不合。

5．检查胎儿血小板的质和量。

6．胎血血气分析，是诊断宫内缺氧最确切的依据。

（二）胎血取样方法

目前有脐带穿刺术、胎儿肝内静脉穿刺术及胎儿心脏穿刺术三种方法，而以脐带穿刺术最为常用，包括胎儿镜下脐带穿刺术和超声引导下经腹脐带穿刺术两种。

（三）操作方法

1．胎儿镜下脐带穿刺术：1973 年，Valeti 首先采用该法取血用于胎儿血红蛋白病的诊断。由于并发症较多，胎儿死亡率达 5%。

（1）孕妇取仰卧或侧卧位，常规下腹部消毒铺巾。

（2）2%利多卡因或 1%普鲁卡因溶液局部麻醉，穿刺部位做 2～5mm 的皮肤切口。

（3）用带有套管的穿刺针垂直进入羊膜腔，两次落空感，即可抽出针芯，有羊水溢出，接通冷光源后插入胎儿镜，B超引导下观察胎儿体表情况。

（4）在胎儿镜观察下经操作孔放入穿刺针活检钳，穿刺脐带取血。

（5）操作完毕，将胎儿镜连同套管一同取出，局部压迫。

（6）术后复查B超，了解胎儿情况。

2．超声引导下脐带穿刺术：1983年由Daffos首先采用，并逐步加以完善。穿刺时间一般在妊娠18周后进行。

（1）孕妇取仰卧位，先行超声扫描找到胎儿脐带位置。

（2）确定穿刺点：多认为在脐带进入胎盘处较适当，因此处脐带比较固定，易于抽取。

（3）腹部消毒、铺巾。

（4）在超声引导下用23号针经母体腹壁、宫壁、胎盘和（或）羊膜腔刺入脐带血管，抽取胎血待检，一般抽血2mL。

（5）穿刺结束后对胎儿进行超声监测，观察孕妇1小时。

（四）脐带穿刺的安全性

1．流产或死胎：其发生率据Daffos报道，超声引导取胎血为1.9%，国内报道为3.22%，但均较胎儿镜取胎血所致流产率5%为低。

2．脐带穿刺取胎血量：一般认为2mL内较合适，有人抽胎血8～10mL，连续观察24小时内胎儿状况，未发现对胎儿血循环的影响。

3．血管穿刺点出血：在超声观察下可见在15～30秒内便停止出血，穿刺点出血可致胎儿急性失血，重者可致胎儿死亡，但发生率很低。

4．感染：严格无菌操作可避免。

5．胎血进入母体血循环：根据Kleihauer试验，算出胎血进入母体血中的量<0.1mL。对于母亲Rh（一）而胎儿Rh（＋）者，术后应肌内注射300ng抗D抗体，以预防胎血刺激母体而产生抗体。

五、胎心率电子监护

（一）操作分类

胎心率电子监护分为内监护和外监护两种。内监护是将螺旋形胎心率电极置于胎儿头皮上。内监护不受孕妇体位及腹壁厚度的影响。外监护将胎心探头和宫缩探头分别置于孕妇腹壁胎心处和宫底下3cm。外监护结果可受各因素的影响，但方便，无损伤，重复性强，目前国内已广泛应用。其可持续观察胎心率及胎心与胎动、胎心与子宫收缩的关系。

（二）胎心监护的意义

1．监测胎心率

（1）基线胎心率：指一定时间内（＞10分钟）无宫缩或宫缩间歇时的胎心率。正常基线胎心率为120～160次/分,且伴有基线的变异,即每分钟胎心波动≥6次,波动范围为10～25次/分。基线<120次/分为心动过缓,>160次/分为心动过速,基线变异减弱或消失提示胎儿宫内窘迫。

(2)胎心率一过性变化:指胎动、宫缩、触诊时的胎心变化。

①加速:宫缩时胎心加快15～20次/分为正常。表示胎儿躯干和脐静脉暂时受压。

②减速:A. 早期减速,胎心减速几乎与宫缩同时发生。宫缩后很快恢复正常,下降幅度<40次/分。早期减速与胎头受压有关,表示脑血流量一过性减少。一般认为对胎儿无损害。B. 变异减速,胎心减速与子宫收缩的关系无规律性,下降幅度>70次/分,恢复也快。变异减速提示脐带受压。C. 晚期减速:宫缩开始30秒后胎心才开始减速,下降缓慢,持续时间长,宫缩恢复后30～60秒胎心才恢复,下降幅度一般<50次/分。晚期减速提示胎盘功能不良、胎儿宫内窘迫。

2. 预测胎儿宫内储备能力

(1)无应激试验(NST):NST是指胎心对胎动的反应性。正常情况下,胎动时胎心率会加快,监护20分钟内至少有2次胎动,伴胎心率加快≥15次/分,持续15秒以上,此为NST阳性。如果胎动减少或消失或无胎心加快,应进一步寻找原因。

(2)缩宫素激惹试验(OCT):诱发宫缩,了解胎盘于宫缩时一过性缺氧的负荷变化,测定胎儿的储备能力。

诊断标准:①阴性,无晚减和明显的变异减速,1周后重复本试验。②阳性,超过50%宫缩有晚减。③可疑阳性,有间隙的晚减或有明显的变异减速。④可疑的过度刺激,宫缩频率>1次/2分,或每次宫缩持续时间>90秒,且每次宫缩胎心均减速。⑤试验不满意,宫缩10分钟内出现<3次。

3. 胎儿生物物理监测:Manning评分法,10分为满分,8～10分无急慢性缺氧,6～8分可能有急或慢性缺氧,4～6分有急或慢性缺氧,2～4分有急性缺氧伴慢性缺氧,0分有急慢性缺氧。

六、胎儿心电图

(一)原理与目的

胎儿心电图(fetal electrocardiograph,FECG)是通过置于母体或胎儿体表的电极记录胎儿心脏活动之电位变化及其在胎儿心脏传导过程中的图形。可测出瞬间的胎心率,观察瞬间胎心率的变化,可预测胎儿在宫内的安危。

(二)适应证

1. 确认胎儿是否存活。

2. 鉴别胎心异常类型。

3. 胎儿生长迟缓的监护。

4. 双胎的监测。

5. 先天性心脏病的监测。

6. 胎盘功能低下的监测。

7. 巨大胎儿、羊水过少、母儿 Rh 血型不合的监测。

（三）测定方法

1. 直接法：将两个电极分别置于胎先露（经阴道）和母体会阴部，无关电极置于母亲大腿内侧。此方法准确，不受其他因素干扰，但易发生感染。

2. 间接法：将两个电极置于母体腹部，一电极位于宫底部，另一电极位于胎先露处，而无关电极置于母亲大腿内侧。间接法受母体心电及外界的干扰，但简便、无损伤，适合于推广应用。

（四）正常胎儿心电图

1. P 波：代表左右心房去极化波，前半部由右心房去极化产生，后半都由左心房去极化产生。P 波自妊娠 17 周开始增宽，临产后宽度与振幅均可缩短。

2. PR 间期：代表心房去极化至心室去极化开始的时间。随孕周增加而延长，宫缩开始后逐渐缩短。

3. QRS 波群：代表心室去极化电位变化，在妊娠期逐渐增宽。

4. ST 段：代表自 QRS 波群终点至 T 波起点间的电位线，在宫缩时期和其后的短时间内 ST 段压低。

5. T 波：代表心室复极化的电位变化。

此外，产时正常胎儿心电图特征为：小 P 波、小 Q 波、大 S 波、大小不定的 R 波、ST 段位等电位及 T 波较小或缺失。

（五）异常胎儿心电图

1. 胎儿缺氧：PR 间期在缺氧早期延长，晚期缩短，ST 段偏离等电位线，T 波振幅增大。

2. 胎儿生长迟缓：QRS 波群时限缩短。

3. 先天性心脏病：表现为胎儿心率明显失常、QRS 波群增宽、PR 间期延长，或心动过缓、传导阻滞。

4. 过期妊娠：表现为 P 波振幅增大，PR 间期延长，QRS 波群增宽，部分可表现为 ST 段压低。

5. 巨大胎儿：QRS 波群时限＞0.05 秒。

6. 羊水过多及羊水过少：羊水过多时 QRS 波群振幅减小，而羊水过少时 QRS 波群振幅增大。

7. 母儿 Rh 血型不合：QRS 波群增宽。

8. 死胎：不能检测到 FECG 波。

第三节 计划生育诊断技术

一、基础体温

基础体温（BBT）指机体维持基本生命活动状态时的体温，亦称静息体温。正常生育年龄妇女的基础体温受雌激素、孕激素的影响而呈周期性变化。排卵后，孕激素水平升高，刺激丘脑下部体温中枢，使体温升高 0.3~0.5℃，故排卵后基础体温升高。至月经前 1~2 天，孕激素水平下降，基础体温也随之下降。将每天测得的基础体温连成线，则呈双相曲线。

（一）方法

每晚睡前将体温计水银柱甩至 36℃ 以下，置于床头易取处。清晨醒后（或夜班休息6~8 小时），未进行任何活动之前，立即试口表 5 分钟，将所测得的体温记在基础体温表格上，按日连成曲线。同时将影响体温波动的有关因素，如性生活、月经期、失眠、感冒及用药情况随时记录在体温单上。一般要连续测定 3 个月经周期以上。

（二）临床应用

1. 计划生育中的应用：①安全期避孕，从基础体温上升 4 天至下次月经来潮前约10 天即为安全期。②基础体温上升前、后 2~3 天是排卵期，此时最易受孕，可以指导妇女掌握受孕时间。③初步了解不孕症患者的卵巢功能，基础体温呈双相提示有排卵，呈单相则提示无排卵。测量基础体温可以对促排卵药物的治疗效果进行观察。

2. 妊娠期的应用：①协助诊断早孕，如基础体温上升超过 3 周，提示有妊娠的可能。②协助鉴别由黄体功能不全或胎盘功能不全所致的先兆流产、过期流产。

3. 协助月经失调的诊断：无排卵型功血基础体温为单相；黄体期过短和黄体期缓慢衰退，基础体温呈缓慢上升或幅度偏低，升高的时间不足 12 天，或下降缓慢。

二、输卵管通畅检查

输卵管通畅检查的常用方法有输卵管通气术、输卵管通液术、子宫输卵管造影。其中输卵管通气术因有发生气体栓塞的潜在风险，且准确率不高，在临床上已逐渐被其他方法取代。

（一）输卵管通液术

1. 适应证

（1）不孕症妇女疑有输卵管阻塞者。

（2）检查和评价输卵管绝育术、再通术或输卵管成形术的效果。

（3）治疗轻度输卵管粘连。

2. 禁忌证

（1）急性、亚急性生殖道炎症。

（2）可疑妊娠期者。

（3）月经期或不规则阴道出血者。

（4）严重的全身性疾病，如心肺疾患不能耐受手术者。

3. 时间选择

月经干净后 3~7 天，禁性生活。

4. 方法

（1）排空膀胱，取膀胱截石位，消毒、铺巾。

（2）再次检查盆腔情况。

（3）暴露宫颈，宫颈钳钳夹宫颈前唇，将通液导管插入宫颈管，使宫颈外口与导管紧密相贴。

（4）注射器内装有 20mL 无菌生理盐水或加入抗生素的生理盐水，缓缓推注，压力不可超过 160mmHg。

5. 结果判断

（1）输卵管通畅：注入液体 20mL 无阻力，患者下腹无酸胀等不适，停止注射后，无液体反流。

（2）输卵管通而不畅：注射时阻力较大，停止注射后液体回流。

（3）输卵管阻塞：注入液体 5mL 时，患者感下腹部酸痛，且压力持续上升，液体回流至注射器内或从宫颈口反流出来。

6. 注意事项

（1）注射用生理盐水最好加温至接近体温后应用，以免过冷刺激输卵管发生痉挛。

（2）注入液体时使通液管紧贴宫颈口，防止液体外漏。

（3）术后 2 周内禁止性交和盆浴，酌情给予抗生素。

（二）子宫输卵管造影

1. 适应证

（1）了解输卵管是否通畅及其形态、阻塞部位。

（2）了解宫腔形态，确定有无子宫畸形及类型，有无宫腔粘连、子宫黏膜下肌瘤、子宫内膜息肉及异物等。

（3）习惯性流产了解有无子宫颈内口松弛或子宫畸形、宫腔粘连等。

2. 禁忌证

（1）生殖器官急性或亚急性炎症。

（2）严重的全身疾病。

（3）正常分娩、流产或吸宫后 6 周之内。

（4）碘过敏者。

3．术前准备

（1）造影时间：月经干净后 3～7 天进行，禁性生活。如造影时间过早，子宫内膜创面未修复，容易发生油栓，或使残存经血逆流，造成子宫内膜异位症。如造影时间过晚，子宫内膜增厚，易致出血，还可妨碍造影剂进入输卵管。为确定子宫内口松弛症，应在排卵后进行。

（2）造影剂种类：有油剂和水剂两种。40%碘化油密度大，显影清晰，刺激性小，但碘油吸收较慢，可引起异物反应，甚至形成肉芽肿；多量进入静脉可引起油栓。一次造影用量为 6～10mL。水剂为 25%碘化钠，能迅速通过输卵管，易被吸收，但对腹膜有刺激性，引起腹痛。因碘水剂流动较快，摄片操作必须迅速。

（3）碘过敏试验：询问有无碘过敏病史。一般可做皮肤划痕试验，将 2.5%碘酊涂布于前臂屈面直径 2～3cm 范围，在其上划痕。20 分钟后观察有无红肿反应。阴性时方可进行造影。

4．造影方法

（1）取膀胱截石位，消毒，铺巾，检查子宫位置。

（2）暴露宫颈，消毒宫颈及穹隆部。

（3）将造影剂充盈于导管内，排除管内空气，用宫颈钳钳夹宫颈，将金属导管顺子宫方向插入宫颈管，使导管橡皮塞紧贴，避免造影剂外溢。若用双腔气囊导管，气囊要在宫颈内口以上。

（4）在荧光屏监测下，徐徐注入造影剂，观察其进入子宫及流经输卵管情况，摄片一张。如在注入造影剂时见子宫角部圆钝，输卵管不能显影，表示输卵管有痉挛。遇此情况，可暂停操作，待下次造影前先注射解痉药后再次操作。碘油造影在第一次摄片 24 小时后，再摄盆腔平片，观察腹腔内有无游离的碘化油。水剂造影剂则在首次摄片后 10～20 分钟摄第二片。

（5）在透视下发现造影剂进入血管或淋巴管，或患者发生咳嗽，应停止注射造影剂，置患者于头低足高位，严密观察。

（6）造影后 2 周禁止性交和盆浴。必要时，应用抗生素预防感染。

5．常见的子宫输卵管造影图像

（1）正常图像宫腔呈倒三角形，输卵管细长、柔软。24 小时平片，可见造影剂在盆腔内均匀分布。

（2）内生殖器结核宫腔变形，边缘呈锯齿状或有充盈缺损，输卵管形态僵硬，呈棒状或串珠状。

（3）输卵管积水输卵管呈球形膨大，24 小时后造影剂仍滞留原处。

（4）子宫畸形如双子宫、双角子宫、纵隔子宫等多种形态。

（5）子宫黏膜下肌瘤或内膜息肉宫腔内有充盈缺损。

三、精液检查

精液检查以 WHO 第五版《人类精液检查与处理实验室手册》为准。

（一）精液采集

受检者 2～7 天内无射精活动。排尿，洗净手和阴茎，以手淫法取精，将全部精液收集于清洁干燥广口小瓶内，保存于接近体温环境（25～37℃），1 小时内送检（应先检测证实容器对精子没有毒性作用）。一次射精中各部分的精液成分不全相同，若只收集一部分或在未完全液化之前检查可导致错误结果，尤其是富含精子的射精最初部分。如有丢失应在 2～7 天后再次采集做进一步检测。对手淫法取精困难或因宗教道德观而拒绝手淫者可通过性交方法取精，用性交中断是不可取的，必须用经特殊设计的对精子没有毒性的硅胶避孕套采样，用普通阴茎套收集精液可杀死正常精子。精液检查至少进行 3 次，每次样本参数可能有明显差异，多次检查其结果更为客观。

（二）常规检查

1. 正常精液：呈均质、灰白色外观，久未排精者呈淡黄色，中等黏稠，30 分钟内完全液化；量 2～6mL；pH 为 7.2～8.9；精子密度＞20×10^9/L；总精子数＞40×10^9/L，畸形精子＜95%，白细胞＜1×10^9/L。

2 精子活力：精子活动力分为前向运动（PR）、非前向运动（NP）和不活动（IM）。前向运动指精子主动地呈直线或沿一大圆周运动，不管其速度如何。非前向运动指所有其他非前向运动的形式，如以小圆周泳动，尾部动力几乎不能驱使头部移动，或者只能观察到尾部摆动。不活动指精子没有运动。射精后 30～60 分钟，正常精子总活力（PR＋NP）大于 40%，前向运动精子的正常参考值大于 32%。

3. 精子存活率：精子的存活率通过检测精子膜的完整性来评价。对于前向运动精子少于 40% 的精液标本特别重要。这个试验能够核查精子活力评估的准确性。精液标本一旦液化应该立即检测精子存活率，最好在 30 分钟内。正常精子存活率应大于 58%。

（三）生化检查

1. 果糖：正常值 850～5730mg/L。果糖主要由精囊产生，是精子能量代谢的主要来源，与精子活动率及活力有关。射精管阻塞、双侧输精管先天性缺如、不完全逆行射精和雄激素缺乏的特征。

2. 酸性磷酸酶（ALP）：正常值 470～1300U/mL。ACP 与精子活力和代谢有关。慢性前列腺炎及雄激素缺乏时其含量降低。

3. 枸橼酸：正常值 36～76mg/L。精液中枸橼酸影响精液的液化过程，并能激活 ACP。前列腺炎和雄激素缺乏时其含量降低。

4. 锌：正常值 1.99mmol/L。锌是维持男性性功能的重要微量元素。锌含量下降导致精子活力下降。

（四）细菌学检查

正常情况下精液涂片做革兰染色和抗酸染色检查，应无致病菌。当附睾、精囊、前列腺和尿道有细菌性炎症时，精液内可查出病原菌，如淋病奈瑟菌、葡萄球菌、链球菌及大肠杆菌（大肠埃希菌）、抗酸杆菌。这些感染将会引起精液质量的改变及生育能力的降低。

四、性交后试验

（一）适应证

了解精子穿透宫颈黏液的能力。

（二）注意事项

1. 性交在预计的排卵期进行，即月经前的第 14 天或第 15 天，或可按基础体温上升前后日期进行。

2. 试验前禁房事 3～4 天，男方也避免手淫。

3. 性交后抬高臀部 0.5～1 小时，2 小时内到医院检查。

（三）方法与结果

检查时窥器上不宜涂蘸润滑剂，用棉球擦净宫颈表面及阴道内的分泌物。用长细弯钳伸入宫颈管内约 1cm，张开，旋转，钳夹黏液，轻轻取出涂于玻片上，加上盖玻片于显微镜下检查。每高倍视野内有 5～10 个以上活动较好的精子为正常，少于 5 个活精子则生育能力较差。如宫颈黏液及性交后试验结果不好时，应分析试验是否选在排卵期，如不是，应重复进行。阴性者应首先考虑有无性交方式的不当，可在指导性生活后重复进行。经排除性交技术不良及外用润滑剂等原因影响外，要考虑隐伏的男性因素如功能性不射精、逆行射精或严重的精液不液化，反复性交后试验差者应进一步行免疫学检查。

第四节　妇产科特殊检查

一、HCG 测定

绒毛膜促性腺激素（HCG）是一种由滋养细胞分泌的糖蛋白激素，由两条多肽链组成，分别为α亚单位和β亚单位，α亚单位和 FSH、LH、TSH 的α亚单位一样，因此可产生交叉反应，而β亚单位则为 HCG 所特有。HCG 的测定在妊娠诊断以及滋养细胞疾病的诊断、治疗以及随访中具有重要意义。

1. HCG 正常值：因各实验室条件及选择的方法不同而存在差异，目前应用最广泛的测定方法为化学发光法。

2. 正常妊娠妇女 HCG 的变化：第一次高峰出现在末次月经的第 70～80 天，最高可达 20 万 U/L 或以上，以后逐渐下降，并维持在一定的水平。第二次高峰在末次月经的第 260 天左右，但较第一次为低，以后逐渐下降，至产后 1～4 周降为正常水平。

3. 人工流产后血清 HCG 变化：人工流产后血清 HCG 转为正常约需 4 周，个别可长达 8 周。自然流产后 HCG 较早转为正常，一般为 7～8 天，个别也可达 3 周，异位妊娠妇女血清 HCG 消失时间为妊娠物完全清除后 1～5 周。

4. 葡萄胎排出前后 HCG 变化：葡萄胎排出前 HCG 滴度一般＞20 万 U/L，最高可达 240 万 U/L，且持续不下降。排出后 HCG 成直线下降至一定程度后，下降转缓，80% 的患者在 8 周左右降至正常，约 20% 的患者至 12 周降至正常水平，个别患者至 16 周才降至正常水平。

二、垂体激素测定

（一）垂体促性腺激素 FSH、LH 测定

1. 正常值：正常月经周期中，月经期后 LH 和 FSH 含量低，以后逐渐增多，到排卵前达高峰，以后又下降。绝经期和绝经后 FSH 和 LH 显著升高，个体差异大。

LH 正常值：卵泡期为 5～30U/L，排卵峰 75～100U/L，黄体期：3～30U/L，绝经期为 30～130U/L。FSH 正常值：正常女性 5～20U/L，绝经后＞40U/L。

2. 临床意义

（1）月经失调：在闭经患者测定 FSH、LH，并同时测定 17p-雌二醇，有助于鉴别垂体性和卵巢性闭经。垂体或垂体以上部位引起的闭经时，血 FSH、LH 低；而卵巢性闭经时，血 FSH、LH，尤其是 FSH 明显升高。如 FSH 值大于 40U/L，并且 17B-雌二醇低于 20pg/mL 时，则可诊断为卵巢功能不全；若 LH、FSH 正常，雌二醇在 40pg/mL 以上，则可排除卵巢功能不全。

（2）多囊卵巢综合征患者，LH/FSH 比值增高，大于 2，甚至大于 3。

（3）月经中期测定 LH、FSH 可了解排卵情况和预测排卵时间，90% 妇女在 LH 峰后 36 小时左右发生排卵。

（二）垂体催乳素测定

1. 正常值：催乳素（PRL）浓度有明显波动，但无月经周期性变化，正常值为 3～25ng/mL。妊娠期间 PRL 水平逐日升高，至妊娠足月时可为非妊娠期的 5～10 倍。产后如哺乳，PRL 的分泌升高将持续一个很长的时间，且在每次喂奶时还有一个过度的暂时升高。如果不哺乳，则在产后 4～6 周，PRL 水平可恢复至正常。

2. 临床意义

（1）催乳素分泌过多：如血 PRL 超过 30ng/mL，为高催乳素血症。高催乳素血症常伴有月经紊乱（闭经）、泌乳和不孕。其原因除某些药物刺激，如吩噻嗪、甲氧氯普胺、雌激素、萝芙木生物碱类、吗啡等外，主要是垂体催乳素腺瘤，如 PRL 超过 100ng/mL，提示垂体催乳素腺瘤存在。其他原因还有原发性甲状腺功能低下、肾功能不全、胸壁损伤及异位 PRL 分泌等。

（2）催乳素分泌过少：一般认为与下丘脑、垂体区域病变有关。

三、卵巢激素测定

（一）雌激素测定

雌激素的测定主要用于检查卵巢及胎盘功能。雌激素主要由卵巢、胎盘产生，少量来自肾上腺，在肝脏灭活和代谢，经肾脏由尿液排出。雌激素可分为雌二醇、雌酮和雌三醇（E3）。

1．正常月经周期中的雌激素测定

（1）正常值：外周血 17B-雌二醇浓度，早期卵泡期 30～77pg/mL，排卵前期 250～350pg/mL，黄体期 100～200pg/mL，绝经后期 4～20pg/mL。

（2）临床意义：①雌激素降低，见于原发和继发性卵巢功能不全或受药物抑制，如应用雄激素或避孕药后。重度雌激素降低如发生于生育年龄妇女，常有月经过少、闭经、不孕等。当血浆 17p-雌二醇低于 50pg/mL 时，则孕激素撤退性出血试验可能阴性。有时雌激素虽低，但持续时间长，也能导致子宫内膜增生过度。②雌激素增高，多见于无排卵型功血或受药物（如氯米芬、HMC、HCG）刺激后；妇女患卵巢颗粒细胞瘤、卵泡膜细胞瘤时，血、尿中雌激素水平往往升高。雌激素持续增高时，子宫内膜出现增生过度。绝经后妇女雌激素升高可引起绝经后阴道流血。

2．妊娠期雌三醇测定

（1）正常值：妊娠期 E，主要由胎儿胎盘单位产生，测定孕妇尿 E，可反映胎儿胎盘功能状态。正常妊娠 29 周尿雌激素迅速增加，正常足月妊娠时尿 E3 排出量平均值为 84.7nmol/24h（24.2mg/24h）尿。

（2）临床意义：足月妊娠时尿 E，排出量连续多次均在 34.7nmol/24h（10mg/24h）尿以下，提示胎盘功能减退。在 22.2nmol/24h（6mg/24h）尿以下或急剧减少 50% 以上，提示胎盘功能显著减退。也可用孕妇尿查雌激素/肌酐（E/C）比值，以估计胎儿胎盘功能，此值大于 15 为正常，10～15 为警戒值，10 以下为危险值。

用放射免疫法测定血浆 E3 较尿 E3 能更早地反映胎儿胎盘单位功能的急剧变化，孕 26～34 周血浆游离 E，逐渐上升，自孕 35～36 周开始快速上升，在孕 41～42 周达高峰 [（16.25±3.17）ng/mL]，43 周后逐渐下降。如血 E3 低于 24.29nmol/L（7ng/mL）时，50% 有异常情况发生。

（二）孕激素测定

1．正常值：正常妇女血中孕酮在卵泡期低，仅为 0.1ng/mL，在 LH 峰后血中孕酮逐渐上升，LH 峰后第 8 天达最高值，孕酮为 6.6～29.6ng/ml。

2．临床意义：主要了解卵巢有无排卵。在正常月经周期，排卵前孕酮水平低，排卵后黄体形成，血孕酮上升，如血中孕酮达 10ng/mL 以上为排卵的标志。此外，也可了解黄体功能，基础体温升高后 4、6 和 8 天三次测定孕酮，若血中平均值大于 10ng/mL，则认为黄体功能正常，否则为黄体功能不全。

（三）雄激素测定

1. 正常值：正常妇女体内也有少量雄激素，来自肾上腺和卵巢。最主要的雄激素是睾酮，其正常血浆浓度为 18～76pg/mL。

2. 临床意义：妇女雄激素分泌过多常伴有多毛、秃发及皮肤油脂分泌等表现。其常见原因除肾上腺皮质肿瘤和卵巢产生雄激素肿瘤（卵巢含睾丸细胞瘤、卵巢门细胞瘤）外，非肿瘤性雄激素分泌过多有肾上腺性（先天性肾上腺性腺综合征、库欣综合征）和卵巢性（多囊卵巢综合征）因素。此外，还有医源性因素，如激素类药物（雄激素、蛋白质同化剂、19 去甲睾酮衍生物、达那唑、ACTH、糖皮质激素）和非激素类药物（利尿药、抗风湿药、二氮嗪、乙内酰脲）等。

四、胎盘激素测定

胎盘是重要内分泌器官，通过合成多种激素来维持妊娠，孕育胎儿。生化检测方法主要检测胎盘合成物质在血、尿中的含量，间接了解胎盘功能及胎儿发育情况。各种激素的测定中，妊娠晚期最常用的是雌三醇测定，雌激素与肌酐比值及胎盘泌乳素的测定。

（一）雌三醇

1. 尿 E3 测定：收集 24 小时尿液，采用化学定量分析法或气体色层分析法。因测定值波动范围较大，故需连续多次测定。

临床意义如下：

（1）连续多次测定 E3 值<15mg/24h 尿，或突然降低至原来测定值的 500h，提示胎盘功能减退：10～15mg/24h 尿为警戒值，<10mg/24h 尿为危险值，表明胎盘功能严重受损，<4mg 为死胎。

（2）双胎、巨大胎儿及糖尿病合并妊娠胎儿过重等 E3 值可增高。

2. 血浆 E3 测定：优点是短时间内出结果，放射免疫测定较简便，且干扰因素少。但受条件限制。正常值：>40nmol/L，若低于此值，表示胎盘功能低下。

（二）尿雌激素/肌酐比值

采用随意尿测定尿雌激素/肌酐比值（estriol/ creatinine，E/C）。正常孕期中 E/C 随妊娠进展而逐渐增加，孕 32 周后急剧升高，孕 38 周达高峰，以后稍下降并维持在一定水平。多数作者认为 E/C 更能准确反映胎盘功能。

临床意义：E/C 比值>15 为正常值，10～15 为警戒值，<10 为危险值。

（三）血胎盘泌乳素测定

血胎盘泌乳素（human placental lactogen，HPL）是胎盘合体细胞分泌的特异性产物，孕期浓度增加。母血中 HPL 含量直接反映胎盘功能状态，故可作为胎盘功能的特异性指标。采用放射免疫测定法测定。

临床意义：孕足月正常值为 4～11mg/L，<4mg/L 或突然下降 50%提示胎盘功能低下。HPL 水平与胎盘大小成正比，如糖尿病合并妊娠时胎儿较大，胎盘也大，HPL 值可

能偏高，临床应用时还应再配合其他监测指标。

五、甲胎蛋白测定

甲胎蛋白（Alpha-feto protein，AFP）是一种糖蛋白，是胎儿性蛋白之一，胎儿性蛋白是胎儿所特有，在出生后及正常人为阴性或仅有微量的一种蛋白质。AFP 主要产生于胎儿肝脏和卵黄囊，胎儿的消化道和肾脏也能产生微量 AFP。AFP 由胎肝注入胎儿血循环，经胎儿尿排出到羊水中去，同时经胎盘渗透到孕妇血清中或由胎血直接通过胎盘进入母体血循环。胎血中 AFP 自妊娠 6.5 周即可测出，以后急剧上升，分娩前很快下降，出生 1 周以后，用一般方法已不能测出。

母体血清中 AFP 值一般在妊娠 16 周左右开始上升，28～32 周时达到最高峰，至 36 孕周逐渐下降，羊水内 AFP 值随孕周增加而逐渐下降，36 孕周后下降到与母体血清 AFP 值相近似。

AFP 测定方法很多，有琼脂扩散法、对流免疫电泳法、补体结合试验、红细胞凝集试验、火箭电泳自显影法、放射免疫法等，以放射免疫法应用最为普遍。

其正常值在成人应＜25μg/L，小儿（3 周～6 个月）＜39μg/L。在以下情况时可异常增高：①胎儿开放性神经管缺陷性疾病：如无脑儿、开放性脊柱裂、脑膜膨出等，由于脑脊膜暴露，AFP 随脑脊液流入羊水，故羊水中 AFP 含量可比正常高出 4～10 倍。②多胎妊娠、死胎、胎儿上消化道闭锁、胎儿先天性膈疝和内脏外翻等可能伴有孕妇血清或羊水 AFP 增高。③卵巢内胚窦瘤及部分恶性畸胎瘤：AFP 可持续增高，是其诊断和治疗监护的重要指标。④原发性肝癌：可出现于 90% 的病例中。⑤肝炎：急性肝炎和慢性活动性肝炎 AFP 均可增高，随损伤肝细胞恢复可逐渐减少或消失。

若 AFP 浓度异常降低，应考虑：①21-三体综合征（Down 综合征）。②高血压或妊娠高血压综合征。③糖尿病。

六、血浆内皮素的测定

血浆内皮素（endothelin，ET）是血管内皮细胞所分泌的一种多肽激素，具有强烈的收缩血管作用。妊娠期高血压疾病时由于血管内皮受到损伤，ET 分泌可明显升高。Dekker 等（1991）认为血浆内皮素浓度的高低可作为判断妊娠期高血压病情轻重的主要指标之一。各种文献也一致认为 ET 浓度愈高其病情愈重。临床上以放射免疫测定法进行测定。

临床意义：正常妊娠晚期 ET 值为（40±2）ng/L，轻度子痫前期为（52±6）ng/L，重度子痫前期为（96±27）ng/L，因各实验室测定值均有较大差异，故应以各自实验室测定值为准。

七、CA125 测定

CA125（癌抗原 CA125）是一种卵巢肿瘤癌细胞系作为免疫原所产生的、并被鼠单克隆抗体所识别的一个大分子量糖蛋白的抗原决定簇。因其在卵巢癌患者血清中阳性检出率高，现已作为一种卵巢肿瘤标志物应用于临床。

（一）测定原理

1. 放射免疫法原理：利用 131I 标记的 CA125 抗体（抗原），与血清中或腹水中的 CA125 抗原（抗体）结合，用计数器测定该复合物的浓度。

2. 酶联免疫吸附法：利用酶标记的 CA125 二级抗体与血清中或腹水中 CA125 抗原与一级 CA125 抗体复合物结合，而后根据酶动力学原理测定样品中的 CA125 浓度。

（二）CA125 检测的敏感性和特异性

酶联免疫吸附法：一般以 35μg/L 作为监测上皮性癌病情变化的临界值。血清 CA125 监测上皮性癌的敏感性为 73.3%～93.5%，特异性为 75.2%～86.6%。敏感性的高低与卵巢癌组织类型有关，浆液性和子宫内膜样癌较高，一般在 80% 以上；而黏液性癌及透明细胞癌则较低，前者为 47.8%～66.7%，后者为 33.3%。有报道以 CA125＞65μg/L 为临界值，CA125 可检测出 98% 的卵巢恶性肿瘤。

（三）临床意义

根据测定方法和试剂盒不同，CA125 阳性值不相同。放射免疫法测定 CA125 阳性值为 35μg/L。其临床意义表现如下：

1. 可作为卵巢上皮性癌的辅助检查。约有 85% 以上的上皮性卵巢恶性肿瘤患者血清术前有明显升高。以浆液性囊腺癌阳性检出率最高。在绝经后妇女中，CA125 联合盆腔超声的策略可以达到令人兴奋的特异性，为 99.9%，阳性预测值为 26.8%，灵敏度达 78.6%。在 Ⅰ 期患者中，50% 的患者 CA125 水平升高，90% 以上的晚期患者 CA125 升高。

2. 监测卵巢上皮性癌的病情进展。CA125 逐渐下降，表明治疗有效；反之，则预示治疗无效。CA125 低于 35U/mL 并不排除活跃疾病的存在，因此 CA125 绝对值不是判定临床反应和评估化疗疗效的唯一标准。

3. 评估卵巢上皮性癌的预后。卵巢恶性肿瘤的术前 CA125 水平与组织类型、分级和肿瘤负荷有关。对 Ⅰ 期患者术前 CA125 水平高者，5 年存活率较高；对 Ⅱ～Ⅲ 期患者，术前血清 CA125 水平与预后关系不大，但术后 3 个月 CA125 水平下降较快者，生存时间较长；复发患者血清 CA125 阴性者预后较好。二次探查手术前行 CA125 监测研究表明：CA125 升高预测复发的准确性为 62%～88%，并常比临床复发出现得早。

4. CA125 升高还出现在其他恶性肿瘤（如子宫内膜癌等），同时也可出现在部分急性妇科炎症（如盆腔炎急性期 CA125 可高于正常值）和生理性状态下（如怀孕和月经期）。

5. 对子宫内膜异位症患者，血清中 CA125 术前亦有升高，同时对此类患者用药治疗后，测定血清 CA125 有助于观察疗效，CA125 高于正常值提示病情进展。

八、染色体检查

染色体是在细胞分裂时能够被碱性染料着色的丝状或棒状小体，是 DNA 不断螺旋化的结果。细胞分裂中期的染色体结构最典型、清晰，所以在研究染色体时常用分裂中期染色体进行检查分析。人体的任何一种体内或离体的处于旺盛有丝分裂或减数分裂的细胞群，经过特有的细胞学处理，都可以作为染色体的标本，如外周血、绒毛组织、羊水组织等。正常人体细胞的染色体数目为 46 条，按它们的形态特征可配成 23 对。这些成对的染色体叫同源染色体，将一个体细胞中的全套染色体按一定方向排列起来叫作核型。由于染色体数目和结构异常所引起的疾病叫染色体病，可造成涉及多系统的综合征。

（一）外周血染色体检查

1．适应证

（1）家族中有遗传性疾病史者。

（2）具有染色体异常家系者。

（3）脆性 X 染色体家系者。

（4）有原因不明的自然流产史、畸胎史、死产或新生儿死亡史者。

（5）原发性闭经和不孕症者。

（6）有两性外生殖器畸形者。

（7）明显体态异常，智能发育不全，特别是伴有先天畸形者。

（8）某些恶性肿瘤者。

2．方法

（1）采血：用灭菌注射器抽肘静脉血 1～2mL。

（2）培养：将血液缓缓注入装有 5mL 1640 培养基的培养瓶内，每瓶 0.3～0.5mL，轻轻摇动，置 37℃恒温箱中培养 72 小时。

（3）秋水仙碱处理：终止培养前 1.5～2 小时，加入秋水仙碱 $20\mu g/mL$，使细胞分裂停止在中期。

（4）低渗处理及固定：染色体标本的制作将细胞液移入 5mL 的离心管中，2400r/min 离心 10 分钟，去上清，加入已预温至 37℃的 0.075mol/L KCl 溶液 8mL 进行低渗处理，吸管打匀使细胞悬浮，37℃水浴（或温箱）20～40 分钟，加固定剂（甲醇：冰醋酸=3：1）1～2mL 吹打均匀，1000r/min 离心 8 分钟，去上清，固定两次，每次 30 分钟，均离心去上清，再加入新固定剂 8mL，吸管轻轻将细胞团打散成细胞悬液，用吸管滴在预先用冰水冷却的载玻片上，每片 1～2 滴，立即将载玻片置 75～80℃的烤箱中烘烤 2～4 小时，编号。

5．染色：显带（常用 G 显带）烤片后取出自然冷却，浸入已升温至 37℃的 0.25% 胰酶溶液（用 0.85%NaCl 溶液配制，用 1mol/L NaOH 溶液调 pH 至 7.2～7.5）1～2 分钟（时间自行摸索），再用预温 37℃生理盐水漂洗，立即投入已升温至 37℃的用磷酸盐缓冲液配制的 Ciemsa 染液中染色 5 分钟，自来水漂洗，干燥，镜检。

（二）绒毛细胞染色体制备

1. 适应证

（1）生育过唐氏综合征（先天愚型）患儿及低能儿者。

（2）生过先天畸形儿的孕妇。

（3）孕妇年龄大于或等于 35 岁。

（4）近亲婚配者。

（5）孕早期发热用过多种药物者。

（6）夫妇一方有辐射及有害化学药剂接触史者。

（7）孕妇系唐氏综合征患者。

（8）夫妇一方系染色体平衡易位或生产过染色体异常儿的孕妇。

（9）性连锁疾病基因携带者应做胎儿性别预测。

2. 方法

（1）绒毛细胞直接制备染色体

①挑选绒毛组织 5～10mg，置生理盐水漂洗。

②低渗：1%枸橼酸钠 5～10mL，37℃，30 分钟。

③秋水仙处理：低渗期间放入适量秋水仙胺（最终浓度 0.04μg/mL）及放线菌素 D。

④预固定：加 1mL 固定液（甲醇：冰醋酸=3：1），离心去上清，连续固定 2 次，每次 20 分钟，置 4℃冰箱过夜。

⑤反固定：反固定液（甲醇：冰醋酸=1：2），半小时后离心去上清，去除绒毛枝，加少量新鲜固定液。

⑥制片：细胞悬液常规清片，空气干燥。

⑦常规 Giemsa 染色或 G 分带。

（2）绒毛细胞短期培养制备染色体

①挑选绒毛 5～10mg 种入含 40%新生牛血清的 RPMI-1640 培养液，稍加离心后立即放入 37℃恒温箱密封培养 24 小时。

②秋水仙处理：收获前 1 小时放入放线菌素 D（终浓度 1μg/mL），收获前半小时加秋水仙胺（终浓度 0.04μg/mL）。

③胰酶消化：加 0.25%胰酶消化。

④制片、染色及分带均同直接法。

（三）羊水细胞培养染色体制备

1. 适应证

同绒毛细胞染色体制备＋羊水过多临床疑有胎儿畸形者。

2. 方法

（1）离心：将采集的羊水（10～15mL）在无菌条件下分装在两个离心管中，1000r/min 离心 10 分钟，弃上清，留 0.5mL 沉淀放入培养瓶中。

（2）培养：加入含 30% 牛血清培养基 5mL 于培养瓶，放入恒温 37℃ 二氧化碳培养箱中静置 4～5 天，在倒置显微镜下观察羊水细胞贴壁生长情况，至第 7 天可换液。

（3）换液：在无菌条件下倒出培养液，加入新配培养液 2mL 继续培养，每天观察细胞生长情况，每 2～3 天换培养液一次，第 11～14 天可达收获期。

（4）收获细胞：当培养瓶内发现 5～6 个克隆即可加秋水仙碱，最终浓度 0.02～0.04μg/mL，继续培养 4 小时，使分裂细胞停止在分裂中期，倒出上清液，在瓶中加 0.25% 胰酶进行消化，加入 2mL 培养液停止消化。离心 10 分钟，去上清。

（5）低渗：加入已预温至 37℃ 的 0.075mol/L KCl 溶液 5～8mL，立即用吸管吹打，置 37℃ 水浴 12～15 分钟，离心前加固定液（甲醇∶冰醋酸=3∶1）1mL，离心 8 分钟，去上清。

（6）固定：连续固定两次，每次 30 分钟。

（7）制片：加入新固定剂 8～10 滴，吹打成细胞悬液，用吸管滴入预先用冰水冷却的载玻片上，立即置 75～80℃ 的烤箱中烘烤 2～3 小时，编号。

（8）显带、染色、镜检同外周血。

（四）结果判断

正常染色体核型人类染色体总数 46 条，正常男性核型为 46，XY，正常女性核型为 46，XX。人类染色体异常，通常可分为数目异常、结构异常和细胞株嵌合异常三类。

1. 染色体数目异常

（1）非整倍体异常：染色体数目增加或减少不是成倍的，统称为非整倍体。少于 46 者称亚二倍体，多于 46 者称超二倍体。

（2）整倍体的异常：人类在某种病理情况下细胞的染色体数目成倍地增加，如三倍体、四倍体等，又称为多倍体。此类在新生儿活婴中极为少见。

2. 染色体结构异常

（1）断裂：染色体的长臂或短臂的部分断离称为断裂。

（2）缺失：当染色体断裂后，其断片往往很快丢失，称为缺失，可分为末端缺失和中间缺失。

（3）重复：若一条染色体存在着两个或两个以上的某种额外的遗传物质时，这种增多的片段为重复。

（4）易位：两条染色体如同时断裂，这两条染色体的断裂部分相互转移到另条染色体上并粘合起来，造成染色体间的重新排列称为易位。平衡易位其遗传物质基本上没有增减；不平衡易位即新形成异常的染色体，包括两套遗传物质。

结构上的异常有的来源于遗传，有的是受到外界环境影响所致，如药物、放射线等。

3. 细胞株嵌合异常

同一机体内具有两种或两种以上不同核型的细胞，这种现象叫嵌合，这种个体称为嵌合体。嵌合体有性染色体嵌合体和常染色体嵌合体。

（五）临床意义

人类染色体异常可引起先天多发性畸形、痴呆、闭经、不育、习惯性流产及各种性别分化异常，由染色体畸变引起的疾病可分为常染色体疾病、性染色体疾病及染色体易位携带者。

（六）常染色体异常疾病

1．唐氏综合征（21-三体综合征）：是最常见的一种染色体畸变，男女患病相仿，其发生与母高龄关系密切，其核型约92.5%为单纯三体型。患者表现为眼裂小、眼距宽、两眼内侧角低、鼻梁低平，经常流涎伸舌。患儿肌张力低下，双手常呈通贯手，第5指中节骨骼发育不全，常伴有先天性心脏病，常因呼吸道感染或心脏疾患而死亡。染色体核型为47，XX或XY，+21。

2．18-三体综合征：患儿以小下颌、枕部突出、手指重叠、摇篮足、重度生长发育迟缓或智力障碍为特征，95%以上的病儿有先天性心脏病，预后甚差，绝大多数于生后6个月内死亡。染色体核型47，XX或XY，+18。

3．13-三体综合征：患儿有多发畸形，以唇裂、小眼和多指畸形为基本特征，绝大多数病例在出生后3个月死亡。染色体核型47，XX或XY，+13。

（七）性染色体异常疾病

1．先天性卵巢发育不全综合征：亦称Tumer综合征。患者外表为女性，但卵巢萎缩，子宫发育不全或缺如，外生殖器幼稚，第二性征缺乏。表现为体形矮小、宽胸蹼颈、肘外翻、后发际低等症状，大多数患者的染色体核型为45，X。

2．先天性睾丸发育不全综合征：外表为男性，阴茎短小，小睾丸，睾丸组织发育不全，无精子产生。部分患者青春期可出现女性乳房、腋毛、阴毛稀疏，喉结不明显，皮下脂肪发达，有轻度或中度智力低下。染色体核型为47，XXY。

3．超雌综合征：外表为女性，眼距宽，睑裂上斜，鼻梁低平，月经异常，不孕，中度到重度智力障碍。也有智力、生育正常者。染色体核型可为47，XXX；48，XXXX；49，XXXXX等。

（八）染色体易位携带者

携带者是带有染色体结构异常但表型正常的个体，可分为易位和倒位两大类，其共同的临床特征是在婚后引起流产、死产、新生儿死亡、生育畸形或智力低下儿等疾患。因此，为了防止染色体病患儿的出生，检出携带者，进行宫内诊断在我国更具有重要意义。

九、TORCH 感染的检测方法

TORCH是一组病原体，妊娠期TORCH感染后可导致胎儿受染，引起胎儿生长发育障碍，故越来越引起临床工作者的高度重视，其常用的检测方法如下：

1．血清学方法：对母体外周血清中病原体IgC、IgM抗体进行检测，常用的方法有放射免疫法（RIA）、酶联免疫吸附试验（ELISA）等，根据其特异性抗体出现的时间不同，其意义不一。一般来讲，IgIII 是急性感染的标志。胎儿期可经过脐带穿刺抽取脐血，测定 IgM 抗体，意义较大。

2．分子杂交法：采用放射性核素或非放射性核素标记的探针对各种不同组织进行 DNA-DNA、RNA-DNA 杂交，但因费时、样品制作复杂、需要特殊条件等，较少应用。分子杂交准确性可达 100%。

3．PCR 法：PCR 是一种选择性的体外扩增 DNA 片段的方法，该方法具有微量、快速、特异等优点，能检测各种不同来源的组织标本，如血清、淋巴细胞、羊水、胎儿各种组织及其附属物，取材方便。据研究，PCR 法比细胞培养敏感性高 100 多倍，能检测出 4 万个感染细胞中的一个病毒颗粒。现在 PCR 的种类很多，常用的有套式 PCR、多重 PCR、反转录 PCR、定量 PCR 等。PCR 实验要求高，应防止 DNA 污染。

4．病毒分离为病毒类感染的最佳标准，但由于耗时长、过程复杂、容易失败而临床应用较为困难。

5．快速培养系统即早期抗原荧光单克隆抗体检测法，操作简便、快速，敏感性亦较高，可作为日常检测手段。

6．电镜下直接观察病毒颗粒对胎盘组织、绒毛、胎儿脏器进行超微切片后电镜下直接观察病毒颗粒形态。

十、性传播疾病检测

（一）淋球菌的检测

1．直接涂片法：应用革兰染色在多核细胞内见到典型的双球菌，但对女性宫颈内分泌物不如培养敏感，敏感性为 60%～90%。

2．分离培养：淋球菌需在特定的培养基里生长，常用的有四种培养基（改良 Thayer-Martin 含有制霉菌素，Martin-Lewis 含有茴香霉素，New York City 琼脂含两性霉素 B，James 培养基）。培养 24～48 小时，典型菌落直径 0.5～1mm，灰白色，不透明，有光泽，菌落氧化酶阳性，在三种选择性培养基上传代时出现较大菌落。此种方法敏感性明显提高。

3．单克隆抗体免疫荧光法：在采集的标本中滴加抗淋球菌单克隆荧光素标记抗体，使之与标本中的淋球菌结合，可在荧光显微镜下查见阳性标本中发亮绿色荧光的双球菌。此法敏感性及特异性均明显提高。

（二）沙眼衣原体的检测

1．包涵体检查：取分泌物标本直接涂片行碘染色或 Giemsa 染色，在镜下观察感染细胞内的包涵体，但阳性率甚低。

2．分离培养：用 HeLa229 或 McCoy 单层细胞培养，观察细胞病变（肿大、变性、脱落）及细胞内特征性包涵体。培养需 3 日又需较高的条件和技术，难以用于临床诊断。

3. 单克隆抗体免疫荧光法：在采集的标本中滴加抗沙眼衣原体单克隆荧光素标记抗体，使之与标本中的沙眼衣原体结合，可在荧光显微镜下查见阳性标本中发亮绿色荧光的包涵体。此法迅速简便，敏感性及特异性较高。

4. 检查患者血清中的抗体：可用补体结合反应、间接血凝试验、荧光素标记抗体和ELISA。

5. 沙眼衣原体基因探针：以其质粒中重复 4 次的 226bp 核苷酸为探针，可特异、快速地检查出标本中的沙眼衣原体 DNA。

6. PCR 法检测沙眼衣原体：用无菌棉拭子采取阴道分泌物，采集后半个小时内送检。按照试剂盒说明处理样本，制模板经 35 次热循环，电泳后在紫外灯下判断阴阳性。此方法是目前最简单、灵敏、适用的方法之一。

（三）支原体的检测

1. 分离培养：最可靠的方法是先接种于液体培养基，待有生长后，再接种于固体培养基上至 72 小时，如仍无菌落生长可视为阴性。

2. 单克隆抗体免疫荧光法：标本中滴加抗支原体的单克隆抗体，在荧光显微镜下可见绿色发荧光的菌落。此法特异性及敏感性均较高。

3. 血清中抗体检测法、基因探针检测法、PCR 检测法：参考沙眼衣原体的检测。

第五节 超声在妇产科的应用

一、超声在产科的应用

（一）妊娠期超声检查的时间、次数、每次检查的目的、重点及意义

1. 停经至＜孕 8 周，经腹或经阴道超声检查 1 次。

（1）确定妊娠部位，排除异位妊娠。

（2）确定准确孕周、判断胚胎发育情况。

（3）确定有无多胎妊娠及绒毛膜性。

（4）判断子宫有无异常情况（如子宫畸形、宫腔粘连带、宫内避孕环、子宫肌瘤等）、有无附件包块。

2. 妊娠 11～13＋6 周（头臀长 45～84cm）：经腹二维彩超或三维彩超检查 1 次。

（1）排除致命的颅脑异常：无脑儿、前脑无裂畸形。

（2）排除严重明显的脊柱及肢体异常：脊柱裂、脊柱侧弯、肢体缺失。

（3）排除严重的前腹壁异常：大的腹裂、脐膨出。

（4）排除明显的肢体-体腔壁综合征、羊膜带综合征。

（5）排除明显的内脏异位。

（6）染色体异常（21-三体、18-三体、13-三体、Tumer 综合征）的超声标记物的检

测及测量：鼻骨有无、测量 NT（颈项透明层厚度）、PIV（静脉导管的搏动指数）、RT（心脏三尖瓣反流）。

（7）排除明显的脐带、胎盘异常。

（8）多胎妊娠时判断绒毛膜性、羊膜性，排除连体胎、无心胎。

（9）排除盆腔包块

3. 妊娠 18～28 周：经腹胎儿系统超声筛查 1～2 次。

（1）检查胎位。

（2）胎儿生物测量（BPD、HC、AC、FL），判断胎儿宫内生长速度是否正常。

（3）胎儿各系统结构畸形筛查（最佳时机），染色体异常超声标记物的筛查。

（4）胎儿附属物的检查与测量：脐带、胎盘、羊水。

（5）子宫动脉（UtA）-胎盘动脉（PL-A）-胎儿血管（UA、MCA、KA、DV）血流频谱及参数测量，判断有无胎儿宫内窘迫。

（6）胎儿生物评分。

（7）测量宫颈长度、子宫剖宫产瘢痕厚度。可选择经腹超声（适当充盈膀胱）、经会阴超声或经阴道超声检查与测量。

（8）检查盆腔有无包块。

4. 妊娠 28～40 周：经腹胎儿晚期妊娠常规二维彩超超声筛查 1～2 次。

（1）判断胎位。

（2）胎儿生物测量（BPD、HC、AC、FL），判断胎儿宫内生长速度是否正常。

（3）胎儿在晚期妊娠表现出来的结构畸形筛查。

（4）胎儿附属物的检查与测量：脐带、胎盘、羊水。

（5）子宫动脉（UtA）-胎盘动脉（PL-A）-胎儿血管（UA、MCA、KA、DV）血流频谱及参数测量，判断有无胎儿宫内窘迫。

（6）胎儿生物评分。

（7）测量宫颈长度、子宫剖宫产瘢痕厚度。可选择经腹超声（适当充盈膀胱）、经会阴超声或经阴道超声检查与测量。

（8）检查盆腔有无包块。

（二）早孕超声

1. 直接征象：声像图中增厚的内膜内可见孕囊（GS）无回声，孕囊为圆形或椭圆形无回声，周边回声增强，孕囊着床部位可检测到滋养动脉血流。阴道超声最早在停经 5 周可以显示孕囊，0.2～1.0cm，最早停经 6 周可探及心管搏动。

2. 间接征象：妊娠后子宫的长宽厚三径线均相应增大，其中前后径增大较为明显，内膜增厚。

3. 真假孕囊的鉴别：孕囊着床于内膜内，偏离宫腔线，其周围回声增强，其着床部位可检测到滋养动脉血流。宫腔积血（假孕囊）位于宫腔内，周围没有回声增强，其周边检测不到血流。

4. 早孕的诊断要点：子宫增大、出现孕囊、胚芽或胚胎、心管搏动或胎心。

5. 流产的分类与超声表现

（1）先兆流产：子宫与孕囊均可正常，或有少许宫腔积血。

（2）难免流产：孕囊在子宫内口处或颈管内，孕囊与内口处或宫颈壁分界清晰，无血流联系。

（3）不完全流产：宫腔内不见孕囊，见残留组织。

（4）完全流产：宫腔内未见孕囊或残留物。

（5）过期流产（稽留流产）：胚胎死亡或停止发育 2 个月以上。

（6）习惯性流产：连续流产≥3 次。

（7）感染性流产：宫腔内见残留组织，伴患者发热、腹痛。

（三）正常妊娠 11～13＋6 周超声

妊娠 11～13＋6 周超声可探及到胎儿颅骨光环、脑中线、左/右侧脑室、脊柱、四肢、膀胱、胃泡、心脏的位置及搏动、前腹壁的大体结构，细微结构尚显示不清晰。此次超声检查特别要注意 NT 值、鼻骨、静脉导管、心脏三尖瓣血流。

NT 即胎儿颈项透明层厚度（nuchal translucency），是指胎儿颈后部皮下组织内液体的积聚。NT 检查时机与孕周关系密切，14 周后胎儿淋巴系统发育完全，胎儿颈项部积聚的液体迅速引流，超声不易观察到"透明层"，故其测量的孕周有严格的规定，在妊娠 11～13＋6 周进行，此后（中期妊娠）可测量胎儿皮肤及皮下组织厚度，仍能反映胎儿淋巴回流是否通畅。正常妊娠 11～13＋6 周颈项透明层厚度随孕周略有上升，粗略简单估计方法是，凡测值小于 2.5mm 时判断为正常，凡测值大于 2.5mm 时诊断为颈项透明层增厚。

临床上，大部分妊娠 11～13＋6 周时曾检测到 NT 增厚的胎儿出生后检查并无异常发现，但也有相当多的胎儿被确认染色体异常、解剖结构异常或是一些遗传综合征。NT 增厚程度与胎儿异常的关系十分密切，增厚越明显，胎儿异常概率越高，异常程度也越严重。对增厚者需进一步检查，如染色体检查、DNA 分析、妊娠 18～22 周详细重点超声检查，提高胎儿畸形检出率，指导临床作出正确处理。

（四）正常中晚期妊娠胎儿超声解剖结构

此次超声检查可清晰探及胎儿胎头、脊柱、胸腔、腹部、泌尿、生殖、四肢结构，可检测胎儿血流及胎儿附属物。

1. 胎头：妊娠 12 周以后，颅骨钙化较完全，能见到清晰的圆形或者椭圆形强回声光环，骨壁厚度不超过 3mm。妊娠 18 周后颅内结构清晰，做横断面探查，可显示胎儿的脑中线、侧脑室、丘脑、透明隔、第三脑室、小脑、小脑延髓池。对胎儿面部进行冠状面、矢状面、横切面探查，可显示眼眶、鼻、唇、耳、上下颌结构。

2. 胎儿脊柱：妊娠 11～12 周可探及胎儿脊柱的回声。妊娠 18 周以后可清晰分辨，此时脊柱全长应分段扫查。矢状面扫查，沿着胎头颅部开始，脊柱呈两条平行的弓形排列整齐的光带回声，脊柱的两条光带始终平行至骶尾椎合拢上翘。横切面扫查，可见到三个骨化点强回声光团，呈"∴"形排列，下方较大的为椎体。

3. 胎儿胸腔

（1）胎儿心脏：妊娠 12 周以后可清晰见到胎儿心脏有节律地跳动，每分钟 120～160 次。妊娠 18 周后能显示心脏腔室血管结构。

（2）胎儿肺脏：横切面胎儿肺脏位于胎儿心脏的两侧，呈实质均匀中等回声，晚期略强于肝脏回声。

（3）胎儿胸腺：晚期较易显示，为位于胸骨后方胸腔大血管前方的低回声结构。

（4）胎儿膈肌：矢状面，胎儿膈肌显示为胎肺与肝脏之间一个凸向胸腔的低回声带，分隔胸腔和腹腔脏器。

4. 胎儿腹部

（1）胎儿胃肠：胎儿胃泡最早于妊娠 12 周开始显示为左上腹一无回声结构，15～16 周后左上腹可清晰见到蠕动式变形的胃泡，其下方可见强吼声的小肠，呈蜂窝状结构，并能见到其蠕动。晚期妊娠可见到结肠包绕小肠图像。

（2）胎儿肝脏：胎儿肝脏为腹内最大的实质性脏器，位于右上腹。

（3）脐静脉：脐静脉于胎儿腹部脐根部穿过腹壁，然后向上走行进入肝组织和门静脉窦，在门静脉窦处与静脉导管相连。

（4）胎儿胆囊：胎儿胆囊显示为位于肝内脐静脉右侧的"梨形"无回声结构。

（5）胎儿脾脏：胎儿脾脏位于胃泡的后上方，呈半月形低回声结构，妊娠中期多不易显示，妊娠晚期较易显示。

5. 胎儿泌尿、生殖结构

（1）胎儿肾脏：胎儿肾脏位于脊柱的两侧，妊娠 16 周后横切面显示为位于脊柱两侧的圆形低回声结构，低回声中央可见回声增强的肾盂，妊娠 20 周以后内部结构显示清晰，肾实质回声衰减，中央集合系统回声较强，胎儿膀胱充盈时，集合系统可见到少量液性暗区，属于正常。

（2）胎儿肾上腺：胎儿肾上腺位于肾上方，妊娠 26 周后较易显示，呈椭圆形或三角形低回声结构，中央回声增强，大小约为正常肾脏的 1/3，比新生儿肾上腺大。

（3）胎儿膀胱：胎儿膀胱妊娠 14 周清晰可见，呈一圆形或者椭圆形含液性暗区，如盆腔内未见膀胱，10～30 分钟应重复扫查，同时注意双肾有无缺如。

（4）胎儿生殖器：男性生殖器在妊娠 16～18 周后可显示，女性生殖器在妊娠 20 周后可显示。一般妊娠 20～30 周时观察最好，此时羊水较多，胎儿活动不受限制。男性胎儿会阴部阴囊突起内可见均匀稍强回声的睾丸，有时可见少量液性暗区，并能见到阴茎。女性胎儿会阴区可见两条线状略突起的回声，较平坦。胎儿性别鉴定仅限于有性遗传疾病的高危病例。

6. 胎儿肢体：妊娠中期四肢长骨、关节、掌、指（趾）结构可显示较清楚。四肢的探查及测量，可及早发现短肢及缺肢。

7. 胎儿血流：彩色多普勒广泛应用于临床研究胎儿血流动力学。

（1）胎头脑 Wills 环（大脑前动脉、中动脉、后动脉）：测量大脑中动脉的阻力指数对胎儿宫内缺氧有重要的参考价值。

（2）胎儿心脏的血流循环：从胚胎的原始心管一直监测到分娩前的胎儿心脏，通过观察胎儿心血管结构，可及早在宫内对胎儿先心病作出诊断；观察测量胎儿三尖瓣血流及下腔静脉血流变化，可及早诊断胎儿心功能不全；应用彩色多普勒、频谱多普勒及 M 型超声检测胎儿的心血管动力学，对胎儿心律失常作出诊断。

（3）胎儿肺血流：肺血管像树枝样分布在肺组织内，可测到肺静脉频谱。

（4）胎儿肝脏血流：肝内脐静脉、肝门静脉、静脉导管、肝静脉可清晰显示。静脉导管的血流频谱形态变化有助于诊断胎儿心功能不全。

（5）胎儿肾脏血流：妊娠 14 周可显示腹主动脉进入左、右肾两根血管，妊娠中晚期可清晰显示胎儿肾脏血管、血流。

（6）胎儿大血管：胎儿腹主动脉及胸主动脉在早期妊娠即可显示。

（7）胎儿外周血管：中期妊娠以后可显示胎儿四肢血流。

8. 子宫—胎盘—胎儿血流循环

（1）胎儿脐动脉（UA）的检测及其临床应用：胎儿脐动脉 UA 血流的收缩期峰值/舒张末期血流速度比值（S/D）、搏动指数（PI）、阻力指数（RI）的测定是反映胎盘外周阻力的指标，从血流动力学的角度反映了胎儿、胎盘的循环状态。正常妊娠时，随着孕周的增加，UA 的阻力指标应逐渐下降，以保证胎儿血供。表现在妊娠 30 周以后，S/D＜3.0。这是由于随着妊娠的进展，胎盘逐渐成熟，绒毛血管增多、增粗，胎盘血管阻力下降，血流量同时增加。但在高危妊娠中，如妊娠高血压综合征，妊娠末期 S/D 不逐渐下降，而且降不到 3.0 以下，说明胎盘的病理改变，如绒毛血管痉挛、梗死、水肿等，已明显增加了胎儿—胎盘的循环阻力，以致 UA 舒张末期血流减少。胎儿宫内窘迫发生时，临床中发现 UA 舒张末期血流量减少、中断或逆流的出现。胎儿 UA S/D 的明显增高，反映胎儿宫内缺氧严重，应及时加以治疗，并适时终止妊娠，以防胎死宫内。S/D 的测定是估计胎盘功能的敏感指标，可在临床症状出现之前，预测胎儿宫内窘迫，并可采取早期治疗措施，改善子宫胎盘循环，促进胎儿的发育。

（2）胎儿大脑中动脉（MCA）阻力指标监测及其意义：胎儿 MCA 是大脑半球血液供应最丰富的血管，它可以反映胎儿颅脑循环的动态变化。随着孕周的增加，胎儿脑发育逐渐完善，血液供应对氧的需求也逐渐增加，正常妊娠胎儿 MCA 的 IU 妊娠中期为 0.83±，妊娠晚期为 0.72±，有下降趋势，正常胎儿 RIMCA/RIUA＞1。当胎儿缺氧时，其脑动脉阻力指标的变化规律与 UA 相反，脑血管阻力代偿性减低，脑血流量增加，机体以重新分配心输出量，以保证大脑血供应，即脑保护效应。如胎儿缺氧得不到改善，就会出，现失代偿，大脑中动脉舒张期血流缺失或反向。

（3）胎儿肾动脉（KA）的监测及其意义：①重症妊娠高血压综合征及 FGR 胎儿，除脐动脉、脑血流阻力指标改变外，还存在胎儿体内循环状态的改变，肾动脉的监测可以评价胎儿末梢循环状态，正常妊娠，31～35 周，KA 的 IU 约为 0.76±，36～40 周约为 0.80±，有增高趋势，对于重症孕高症及 IUGR 者，KA 的 RJ 明显升高，代表胎儿末梢循环状况不佳。②在羊水过少病例中，如果胎儿 KA 的 RI 也明显升高，则胎儿 KARI 的增高可能是羊水过少的重要原因之一。RIKA↑→肾血流↓→胎尿↓→羊水过少。

（4）胎盘动脉（PLA）的监测及其意义：PLA IU 直接反应胎盘血管的阻力，可估计胎盘功能。

（5）子宫动脉（UtA）的监测及其意义：母体因素如妊娠高血压综合征引起胎盘胎儿血流阻力增高时，UtA RI 增高。

当 UtA、PLA 反复多次测量均正常，而 UA S/D、MCA RI 反复多次测量均异常，结合产检排除胎儿宫内窘迫、或改善血循环治疗后 UA S/D、MCA RI 仍无改变或加重时要考虑有无胎儿畸形，尤其是染色体畸形的存在。

9. 脐带：胎儿的脐带一端连接于胎盘的胎儿面，另一端连接于胎儿脐部，内含三条血管，两条动脉一条静脉，其直径到妊娠足月时分别为 0.4cm、1.0cm。脐带横断面扫查时可见到一大两小圆形血管无回声。

10. 胎盘

（1）胎盘的附着部位；

（2）胎盘的形状；

（3）胎盘成熟度与胎盘分级。

根据胎盘绒毛膜板、基底板、胎盘实质的回声特点把胎盘成熟度分为四级。

0 级：胎盘胎儿面绒毛膜板显示为平直光整的强光带。

Ⅰ级：胎盘胎儿面绒毛膜板显示为波浪起伏的强光带。

Ⅱ级：胎盘基底板显示为完整的钙化带。

Ⅲ级：胎盘实质内出现广泛的钙化分叶。

绒毛膜板：妊娠中期胎盘的胎儿面有一清晰的线状光滑的绒毛膜反射界面称为绒毛膜板。

基底板：底蜕膜表面覆盖着一层来自固定绒毛的滋养层细胞与底蜕膜共同构成绒毛间隙的底，称为基底板。

11. 羊水

（1）单一径线测量法：孕妇平卧，探头垂直床面测量羊膜囊内最深羊水池的前后径，正常参考范围为 3～8cm。采用这种方法测定时，应全面扫查宫腔内羊水分布情况。

（2）羊水指数（AFL）测量法：孕妇平卧，探头垂直床面测量，以脐为中心，把腹部分为四个象限，在每个象限各测一个垂直径线，相加除以 4,正常参考范围为 8～18cm。

12. 胎儿生物物理指标的监测（FBPS）：主要监测项目有胎动（FM）、胎儿呼吸样运动（FBM）、胎儿肌张力（FT）、羊水（AF）和无应激试验（NST）。前四项由B超监测，后一项由胎心监护仪完成。超声评分最高分8分，最低分0分。6～8分为正常，4～5分为不良，0～3分为危急。

13. 正常妊娠超声检查步骤：应按常规顺序探查，逐一超声扫查，与正常解剖结构进行对比，判断胎儿、子宫、附件、盆腔是否正常。

（1）扫查孕妇耻骨联合上方找到宫颈及宫体，确定胎儿在宫内。

（2）大范围扫查下腹部及盆腔，判断有无子宫畸形、子宫肿瘤、盆腔肿块。

（3）大范围扫查子宫，判断胎儿个数及胎位。

（4）根据胎位调整探头姿势开始系统检查胎儿。

（5）胎头的形状、结构、标准切面上的测量[双顶径切面即丘脑，透明隔横切面测量双顶径（BPD）、头围（HC），小脑标准测量切面即小脑、丘脑、透明隔斜切面测量小脑（TCD）]。

（6）胎儿脊柱，以胎头为起点，顺着脊柱的生理弯曲连续矢状面扫查至骶尾部，观察排列与连续性，然后自骶尾部连续横切面扫查至颈部。

（7）胎儿四肢，自肢体与躯干的连接部开始，顺着肢体的姿势扫查肢体的全长，观察肢体长骨、关节、掌指（趾）的有无、形态结构。于股骨长轴标准切面测量股骨的长度（FL）。

（8）胎儿躯干，自颈部到盆腔或自盆腔到颈部，颈部观察有无肿块；胸部观察心胸比值、心脏的位置、搏动、心脏及大血管的结构，肺脏的形态、大小，横膈的观察；腹部观察前腹壁的完整性，腹腔内脏器～肝脏、胃泡、双肾、肠管；盆腔观察肠管、膀胱；外生殖器的观察。于腹围标准横切面测量腹围（AC）。

（9）观察胎儿附属物，胎盘的附着部位、胎盘的形态，脐带、羊水情况。

（五）胎儿孕龄的评估

1. 孕囊计测法（6～8周）：孕囊测量时膀胱应适当充盈，或经阴道超声测量，各径线一律测孕囊内径。

根据孕囊大小计测孕龄（Hellman）：

孕囊平均内径（cm）=（孕囊长＋宽＋前后径）/3 或（孕囊最大径＋最小径）/2

孕周（W）=（孕囊平均内径＋2.543）/0.702

2. 根据孕囊发育及胚胎发育声像图估测孕龄（6～12周）：孕囊6周肯定可见，6周前≤1.5cm，胎芽6～7周可见，且可见心管搏动，胎心7～8周可见，胎动8～9周可见，胎盘9～10周可见，胎头11～12周可测BPD。

3. 胎儿头臀长（CRL）计测法（8～14周）：测量胚胎颅顶部至臀外缘的距离。

（1）查表法：超声仪器内的生物测量表提供了超声孕周。

（2）简易估测法：孕龄（W）=CRL（cm）＋6.5

（3）回归方程式：Y=0.933X-5.674

孕龄（天）=51.08＋0.6CRL（mm）（Nelson）

4．胎儿双顶径或头围计测法（15周至分娩）：15周以后孕周与BPD的相关性很好。BPD的测量一定要在双顶径的标准测量切面即丘脑，透明隔横切面测量自近场颅骨外缘垂直脑中线至远场颅骨内缘的最大距离。HC的测量一定要在双顶径的标准测量切面上确定近场颅骨外缘、远场颅骨外缘最大距离的两点自动包绕颅骨外缘。当胎头呈窄长椭圆形（双顶径/枕额径小于0.7）或胎头过圆（双顶径/枕额径大于0.86）时BPD不适于估计孕周，应以HC估计的孕周为准。

（1）查表法：超声仪器内的生物测量表提供了超声孕周。

（2）回归方程式：

y=1.74＋3.82X

孕周（W）=1.74＋3.82BPD（cm）

（3）简易估测法：国内外资料一般认为15～31周孕周与BPD相关性良好，每周BPD平均增大3.0mm，31～36周每周BPD平均增大20mm，36周后每周BPD平均增大1.0mm。

5．胎儿股骨长度（FL）计测法（15周至分娩）：FL的测量具有高度的可重复性。在股骨的长轴切面且股骨长轴与声束垂直的切面上自股骨的一头端点的中点测至另一头端点的中点。

（1）查表法：超声仪器内的生物测量表提供了超声孕周。

（2）回归方程式：Y=6.837＋4.316X

6．胎儿腹围（AC）计测法（15周至分娩）：胎儿腹围的大小直接反映了胎儿的营养状况，可提供有关孕龄的重要信息。在AC标准测量切面即包括脊柱、肝脏、胃泡、门静脉的尽可能圆的横断面上确定两点自动包绕腹壁外缘。

查表法：超声仪器内的生物测量表提供了超声孕周。

7．联合测量胎儿多项参数评估孕周（15周至分娩）：超声最常运用BPD、HC、AC、FL四项参数综合评估孕龄，监测胎儿的生长发育。

查表法：超声仪器内的生物测量表提供了超声孕周。

（六）多胎妊娠

1．超声表现

（1）妊娠早期，宫腔内可探及两个或两个以上孕囊（双绒或两个以上绒毛膜囊），或一个孕囊内可探及两个胚芽、两个羊膜囊或一个羊膜囊（单绒双羊或单绒单羊）。

（2）妊娠中晚期，宫腔内可探及两个或两个以上的胎儿，判断各自的胎位、检查测量每个胎儿、分辨胎盘的个数及羊膜分隔的有无。

2．需注意的问题

（1）当单绒单羊时要判断有无胎儿联体畸形。

（2）当单绒双胎时要判断有无双胎输血综合征。

（七）双胎输血综合征 TTTs

两个同性别的胎儿共同一个胎盘即单绒毛膜双胎妊娠时，且在胎盘内两胎儿的胎盘动静脉间存在动静脉血管吻合时，就会发生 TTTs。

1. 超声表现：严重的 TTTs 妊娠早期受血儿颈璜透明层增厚，心率增快，两个羊膜囊的大小不一，供血儿羊膜囊偏小。中期妊娠起出现典型的 TTTs 表现，病情越严重异常声像图出现越早。最易观察到的是两个胎儿的各生物测量值不一致，供血儿各生物测量值小于正常，受血儿各生物测量值正常或大于正常，腹围特别明显。随着妊娠的继续，两者的差别越来越大。供血儿羊水过少、羊膜腔狭小，严重者无羊水、羊膜紧贴胎儿，成为"固定胎"或"贴壁儿"；而受血儿羊水过多。供血儿所有器官都小，如心、肝、肾、膀胱，脐直管细小；受血儿心脏增大、膀胱大、脐血管增粗，发生充血性心力衰竭时出现胎儿水肿，心脏进一步增大，三尖瓣反流、心包积液、胸腔积液及腹水，静脉导管血流显示心房收缩期反流血。

2. 鉴别诊断：需与之鉴别的是双胎之一宫内生长受限。FGR 声像图上显示为两个胎儿大小不一，小胎儿羊水减少甚至"固定胎"，但大胎儿径线正常，很少径线过大，羊水量也正常，不存在充血性心力衰竭。然而早期的、不严重的 TTTs 仍较难与 FGR 鉴别。

（八）胎儿宫内生长受限

胎儿宫内生长受限（FGR）是指胎儿出生体重低于正常同孕龄胎儿体重的第 10 百分位数或低于 2 个标准差，或足月胎儿体重小于 2500g。

1. 分型：FGR 可分为匀称型 FGR 和非匀称型 FGR。

（1）匀称型：发生较早（小于 28 周），HC/AC 比例正常，又称内因性 FGR，胎儿发育匀称，多为胎儿先天畸形的表现之一，预后不良。

（2）非匀称型：发生较晚（大于 28 周），HC/AC 比例大于 95 百分位数，FL/AC×100 正常值为 22±2，如大于 24 则为非匀称型 FGR。又称外因性 FGR，胎儿发育不匀称，多源于因母体疾病或胎盘功能低下导致的营养不良。

2. 超声表现

（1）匀称型：发生较早（小于 28 周），胎儿双顶径、头围、腹围和股骨长度测值均低于同孕龄胎儿正常值的第 10 百分位数或低于两个标准差以上。HC/AC 比例正常，胎儿发育匀称。

（2）非匀称型：发生较晚（大于 28 周），胎儿双顶径、头围和股骨长度测值接近同孕龄胎儿正常值，腹围测值则明显低于同孕龄胎儿正常值两个标准差以上。HC/AC 比例大于 95 百分位数，FL/AC×100 大于 24，胎儿发育不匀称。

（3）羊水减少。

（4）胎盘显示小而薄。

（5）子宫动脉、脐动脉的 IU 增高、大脑中动脉 RI 增高或降低、肾动脉的 RI 增高。

3. 需注意的问题：检查对 FGR 的诊断和指导临床治疗有较大的意义，超声诊断 FGR 前应准确核实临床孕周。若无法准确确定临床孕周，则在判断时不能仅根据一次测量的结果，至少应动态观察 2～3 周后才下结论。

（1）BPD：妊娠 36 周前 BPD 每周增长应大于 2mm，连续 2 次测量 BPD 增长速度均低于 2mm/周时，也可考虑 FGR，BPD 增长曲线可判断 FGR，连续 2 次测量曲线低于第 10 百分位数。

（2）胎儿头围与腹围比值（HC/AC）：腹围反映胎儿肝脏体积和腹部脂肪的多少。妊娠 36 周前胎儿头围较腹围大，妊娠 36 周后则相反。非匀称型 FCR 头围大于腹围，匀称型的 HC/AC 则基本不变，据此可判断 FGR 的类型。

（3）股骨长度（FL）：FL 与胎儿身高和体重有密切的关系。妊娠 30 周以前平均每周增长 2mm，36 周后则平均每周增长 1mm，FGR 时则增长速度减低。

（九）胎儿畸形

1. 神经系统畸形

（1）无脑畸形：无颅骨光环，无大脑，仅显示面部和颅底回声，胎儿颈项短小。

（2）露脑畸形：无颅骨光环，大量脑组织飘在羊水中。

（3）脑膨出、脑膜膨出、脑脑膜膨出：部分颅骨缺失，脑膜及脑组织呈囊状自颅骨缺失处膨出，常发生于枕部。

（4）脑室扩张、脑积水：侧脑室无回声区增宽，横径大于 1.0cm，脉络丛悬挂。

（5）全前脑：由于前脑完全或部分未分裂而引起的一系列异常。包括脑部结构异常和面部畸形。分三型：无叶全前脑、半叶全前脑和叶状全前脑。无叶全前脑胎儿超声表现为：脑中线结构消失，脑组织位于前部，变薄，呈均匀一致回声，单一弧形脑室，其内为大量无回声，丘脑融合，小脑蚓部缺失。眼间距相对较窄，喙鼻或单鼻孔，略呈三角形，常伴唇腭裂。半叶全前脑时部分脑中线结构存在，叶状全前脑大部分脑中线结构存在。

（6）水脑：双侧大脑半球缺失，仅存脑干和小脑，颅腔内充满了脑脊液。

（7）孔洞脑：脑实质有囊性腔隙，内含脑脊液。

（8）脉络丛囊肿：侧脑室内的脉络丛内的囊性结构。

（9）Dandy-Walker 畸形：小脑蚓部全部或部分缺失，颅后窝增宽，无回声增多。

（10）胼胝体缺失（Acc）：双侧侧脑室"泪滴状"扩张、透明隔腔消失、第三脑室扩张上抬。

（11）颅内动静脉畸形（Galen 静脉瘤）：脑中线上可见异常无回声，内见血液流动，呈毛刺状频谱（其诊断靠彩超）。

（12）脊柱裂：开放性脊柱裂，病变处皮肤回声中断、脊柱回声中断，伴脊髓脊膜膨出至羊水中；闭合性/隐性脊柱裂，病变处皮肤回声连续，并行排列的脊柱强回声间距增宽，可有脊髓脊膜膨出至皮下形成包块。

（13）小头畸形：胎儿 BPD、HC 小于正常值的三个标准差，而其他生长参数 FL、AC 等均与正常值相符。

2．消化系统畸形

（1）唇裂和腭裂：唇回声连续性中断、可见两个回声增强的断端、中断处为无回声、上腭有缺损，鼻腔、口腔相通。

（2）十二指肠闭锁：胎儿上腹部或中腹部可见两个并行排列并相通的无回声空泡结构，即"双泡征"，见不到充液的结肠及小肠回声，小肠呈一团迂曲增强光团回声，羊水过多。

（3）胎粪性腹膜炎：胎儿腹腔内可有腹水，腹腔内弥漫性钙化斑、钙化点、钙化光环，合并胎儿宫内发育迟缓。

3．肺囊腺瘤：一侧胎肺增大，内可见一局限性光团，光团内呈均匀一致的强光点，或间有大小不等、形态不规则的无回声区。

4．胎儿心血管畸形：常见畸形种类如下（超声声像图描述省略）：

右位心、右旋心、左旋心；左心发育不良综合征、右心发育不良综合征：单心房、单心室、单心房并单心室、三房心；室间隔缺损、房间隔缺损；法洛四联征、大动脉转位、右室双出口、永存动脉干、主动脉缩窄、静脉畸形引流；瓣膜畸形；三尖瓣下移（Ebstein's anomaly）；心脏肿瘤；心律失常；心力衰竭；心包积液。

5．膈疝

（1）右侧膈疝：右侧胸腔内见一实质性肿块回声与肝脏相连续，右侧膈肌连续性中断。

（2）左侧膈疝：左侧胸腔内见胃泡或肠管回声，心脏右移，左侧膈肌连续性中断。

6．胎儿腹壁缺损

（1）腹裂：在脐旁腹壁连续性中断，肠管自腹壁中断处突出漂浮于羊水中，其表面没有包膜覆盖。

（2）脐膨出：胎儿腹部正中脐部突出一包块，内可见肠管、肝脏等，其表面有包膜。

7．泌尿系统畸形

（1）肾缺如：肾脏可显示的孕周却在一侧肾区未见肾脏回声。

（2）异位肾：肾区未见肾脏显示，于盆腔显示一发育正常或发育不良的肾脏。

（3）多囊肾：胎儿型多囊肾显示为双侧体积明显增大的、实质回声明显增强的肾脏、合并羊水少；成人型多囊肾：显示双侧或单侧肾脏形态失常，实质内可见多个互不相通的无回声，羊水可正常或减少。

（4）肾积水：肾集合系统扩张，内见无回声区，前后径大于 1.0cm。

8．胎儿骨骼畸形

（1）软骨发育不全：胎儿头颅稍大，BPD、HC 与孕周相符，四肢长骨的长短低于该孕周的 2 个标准差以上；胸腔狭小、腹部膨隆。

（2）成骨发育不全：胎儿颅骨壁如纸薄，常有塌陷；胸部可变形，肋骨可有骨折；四肢长骨短而宽、弯曲、可成角，亦可见骨折。

（3）局部肢体异常：某一肢体发育不全或缺如、长骨弯曲。

（4）肢体姿势异常：如足内翻，足掌与小腿长轴显示在同一切面上。

9．胎儿水肿（免疫性水肿、非免疫性水肿）：胎儿全身皮下软组织增厚，厚度大于0.5cm；胸腔、腹腔、心包腔积液；胎盘增厚。

10．胎儿肿瘤：胎儿骶尾部畸胎瘤，胎儿骶尾部见一突出包块，有完整光滑的囊壁，内可见无回声、光带分隔、强光团等。

11．羊膜带综合征：羊膜带综合征是指羊膜腔破损后，部分羊膜与胎儿肢体缠绕、粘连，导致胎儿畸形，特征性的羊膜带综合征导致的胎儿畸形为体表的压缩环，部分肢体的缺失，还有非常见部位的脑膨出、唇腭裂等，如果产前超声发现局部的胎儿畸形，畸形处胎儿肢体与周围条带相连时，可以诊断羊膜带综合征。

（十）遗传超声

绝大部分21-三体和其他染色体异常的胎儿其超声检查有一定的阳性体征，包括器官结构畸形或出现于某些器官组织上的异常形态标志物。

1．妊娠早期胎儿染色体异常的超声形态学筛查常见畸形和标志物

（1）颈部透明层（nuchal translucency，NT）厚度：是最重要的早期筛查标志物。与染色体异常及胎儿的其他畸形，尤其是心脏畸形密切相关。NT是指在妊娠早期（11～13＋6周）利用超声观察到胎儿颈后的皮下积液无回声区的厚度。正常情况下，胎儿NT厚度随头臀径增加而增厚，不同长度头臀径测得的每一个NT厚度值相对应一个似然比IR，LR将用来计算一个新的染色体异常的风险值，NT越厚，新风险值越高，反之亦然。妊娠11～13＋6周时，几乎所有的染色体异常都与NT增厚有关，三体综合征NT增厚的模式比较相似，且比相同头臀径胎儿的正常平均厚度＞2.5mm。Tumer综合征胎儿的NT中位数比正常胎儿高8mm。

（2）胎儿鼻骨（nose bone，NB）缺乏：95%以上的胎儿鼻骨在妊娠11～13＋6周可观察到，鼻骨缺乏的发生率随头臀径增长而下降，随NT厚度增加而增加。21-三体胎儿中，60%～70%缺乏鼻骨，18-三体中约50%、13-三体中约30%鼻骨缺乏。

（3）单脐动脉：单脐动脉与所有的主要器官系统畸形和染色体异常相关。妊娠11～13＋6周时约3%核型正常的胎儿伴有单脐动脉，而18-三体胎儿有80%，但大部分18-三体会同时有通过超声容易观察到的其他严重畸形。因此，单脐动脉不能单独作为核型分析的超声形态学标志物。

（4）巨大膀胱：妊娠13周时完全可以观察到胎儿膀胱。膀胱轻度增大（纵向直径7～15mm）染色体异常的发生率为20%，若严重增大（＞15mm），染色体异常的发生率为10%，但其余10%核型正常的胎儿常伴有尿路梗阻性畸形。

（5）脐膨出：妊娠11～13＋6周脐膨出的发生率为0.1%，其中染色体异常导致脐

膨出的发生率为 60%（主要是 18-三体），尤其是膨出物为肠管时，比其他膨出物染色体异常的发生率高 4 倍。由于 18-三体的宫内病死率随孕周的增加而上升。因此，脐膨出的发生率及其染色体异常的相关风险会随孕周的增加而下降。

（6）胎儿心率：正常妊娠时，5 周时胎心率由 100 次/分上升至 10 周时的 170 次/分，至 14 周时下降至 155 次/分。13-三体和 Tumer 综合征会出现心动过速，18-三体和三倍体与心动过缓密切相关。21-三体胎心率变化则不明显。

（7）脐静脉导管和脐静脉 Doppler 超声波形异常：早孕时脐静脉导管血流异常与染色体异常、心脏畸形和不良妊娠结局密切相关。约 80% 的 21-三体会出现脐静脉导管血流 Doppler 波形异常。因此，与 NT 结合可以大大提高 21-三体的超声筛出率，约 25% 正常核型胎儿妊娠早期脐静脉血流呈波动性，而 18-三体、13-三体中 90% 有波动性血流。

2. 妊娠中期胎儿染色体异常形态学筛查常见畸形和标志物

（1）脑室扩大：病因可能与染色体异常、感染和颅内出血有关。脑室扩张的胎儿中出现染色体异常的发生率为 10%，多数为三体和三倍体胎儿。轻微的脑室扩张比严重的脑室扩张与染色体异常的关系更密切。

（2）脉络丛囊肿：正常情况下脉络丛囊肿没有临床意义，约 95% 的病例在妊娠 28 周前会自动消失。但脉络丛囊肿与染色体异常有密切相关性，尤其是 18-三体。但 18-三体常合并其他畸形。因此，发现该标志物需进一步仔细检查是否合并其他畸形。

（3）鼻骨发育不全：妊娠 15～24 周的超声检查中，约 65% 的 21-三体合并鼻骨发育不全（<2.5mm）。与妊娠早期血清学和 NT 测量相结合，可使妊娠中期 21-三体的筛出率达 97%。据推测鼻骨长度测量是妊娠中期筛查 21-三体最敏感、特异性最好的标志物。

（4）心脏畸形：超过 90% 的 18-三体、13-三体和 40% 的 21-三体、Tumer 综合征伴有心脏畸形。产前超声检查心脏畸形胎儿中，约 25% 伴有染色体异常。

（5）泌尿系畸形：见于多种染色体异常。无论任何部位、单侧或双侧泌尿系畸形，其染色体异常似然比 IR 是相似的。但女性胎儿染色体异常发生率是男性的 2 倍。而且不同类型的染色体异常出现的畸形类型也有所不同，如轻度的肾盂扩张与 21-三体有关，而中重度肾盂扩张与 18-三体、13-三体密切相关。

（6）胎儿生长受限：胎儿生长受限是染色体异常常见的特征。与其密切相关的染色体异常通常为 18-三体和三倍体。值得注意的是，临床工作中，染色体异常导致的生长受限与胎盘功能不全导致的生长受限很难鉴别。前者常伴有结构异常，而羊水量增加或正常，子宫动脉和脐动脉多普勒血流值也在正常范围，后者羊水量减少同时伴有子宫动脉和脐动脉多普勒血流值的异常。

3. 其他一些器官结构异常的标志物：如心室内强回声光斑、肠管回声增强、肱骨/股骨偏短等。这些妊娠早期、中期标志物通常不会导致胎儿器官的严重功能障碍，但这些标志物与胎儿染色体异常有关，不同的染色体异常会出现不同的异常标志物或畸形的组合。

4. 常见的四种非整倍体胎儿超声形态学筛查常见畸形和标志物

（1）21-三体：常出现脑膜膨出、颈部水瘤、前额平坦、巨舌、短而圆的小耳朵、三维超声可见典型的圆脸伴面中部发育不良。第五小指中指骨缺如、室间隔缺损、心包积液、法洛四联征、胎儿非免疫性水肿、十二指肠狭窄、食管狭窄、脐膨出、尿路梗阻等。

（2）18-三体：常出现草莓头，胼胝体缺失，唇腭裂，下颌短小，颈部水肿，心脏畸形，膈疝，食管狭窄，脐疝（通常有肠管在囊内），肠管回声增强，肾脏畸形，脑脊膜膨出，FGR，肢体过短，尺骨发育不全，重叠手指，马蹄足或 Rocker 足。

（3）13-三体：前脑分裂障碍和相关的脸部发育异常，小头，心肾畸形，肾增大回声增强，脐疝和轴后型多指。

（4）Tumer 综合征：胎死宫内的发生率很高，致死畸形主要是较大的颈部水瘤、全身水肿、中度的心包积液和腹水、心脏异常和马蹄肾（中度的肾盂积水）等。

如果对出现上述标志物的病例不经风险评估和进一步超声诊断而直接进行侵入性产前诊断，则导致孕妇承担更多的经济损失和妊娠丢失的风险。因此，超声检查时一旦发现相关的标志物，应进行更进一步详细的超声检查以期发现相关的畸形。血清学和超声标志物联合检查的方法是目前最为广泛应用并行之有效的染色体异常筛查方法，若将这两种方法在妊娠早期、中期及时的联合应用，则可以将超过95%的染色体缺陷的胎儿及时筛查出来，并进行下一步的侵入性诊断。因此，充分认识并合理联合应用血清学与超声形态学来进行产前诊断或产前筛查的检测，不仅可以大大提高侵入性诊断技术的诊断准确率，减少侵入性诊断技术的盲目使用，同时也减少妊娠并发症的风险，减轻社会和家庭不必要的经济和精神负担。但需要强调的是，所有的筛查方法都是用来评估妊娠出现染色体异常胎儿的风险，即筛查结果阳性的胎儿未必一定就不健康，阴性的结果也不能完全排除染色体异常的可能性。

（十一）胎儿附属物异常

1. 胎盘异常

（1）前置胎盘（胎盘附着部位异常）：胎盘正常附着在子宫体部的前壁、后壁或侧壁。如果胎盘附着于子宫下段或覆盖在宫颈内口，位置低于胎儿先露部称为前置胎盘。根据胎盘与宫颈内口的关系分为：①完全性（中央性），胎盘完全覆盖宫颈内口；②部分性，胎盘覆盖宫颈内口一部分；③边缘性，胎盘下缘达宫颈内口边缘；④低置性，胎盘下缘距宫颈内口<5cm。

（2）异常胎盘（胎盘形态、脐带插入点等异常）：球状胎盘、球拍状胎盘、二叶胎盘/多叶胎盘、副胎盘；帆状胎盘、膜状胎盘、轮状胎盘等。

（3）胎盘早剥（胎盘后出血）：正常位置的胎盘早期发生剥离。主要的病理变化是底蜕膜出血，形成的血肿使蜕膜分离而胎盘早剥。症状主要是晚期妊娠中阴道出血（占15%~20%）与腹痛。其严重程度视出血量，剥离面积与剥离类型而定，轻症者可无任何症状。声像图特征：①显性剥离，胎盘形态可无变化（血液可由宫颈流出）；②隐性剥离，则显示剥离区的胎盘增厚，向羊膜腔膨出，胎盘厚度＞5cm；③胎盘与子宫壁之间回声杂乱，出现无固定形态的血肿回声；④胎盘剥离面过大，出现胎死宫内。

（4）胎盘绒毛膜血管瘤：胎盘实质内见一实质性界限清晰的肿块，多突向胎儿面脐带插入点旁，肿块内可呈低回声，部分呈无回声及部分呈强回声，在肿块内可测到血流信号，多为静脉频谱。

（5）胎盘植入：胎盘植入是指胎盘全部或部分异常附着于子宫肌层。胎盘植入的超声表现：①胎盘后正常低至无回声区消失，胎盘与子宫肌壁分界不清；②胎盘内多发不规则血管腔，使其呈"硬干酪"样表现；③子宫胎盘或子宫膀胱交界面可探及血管或胎盘组织连接；④胎盘后方子宫肌层变薄；⑤三维彩超胎盘基底部可见杂乱的血管网、大量融合血管。

2. 脐带异常

（1）单脐动脉：脐带内仅见一条脐动脉及一条脐静脉，胎儿膀胱一侧脐动脉缺失。

（2）脐带绕颈：胎儿颈部探测到脐带回声，呈"U"或"W"或"WV"型。彩超可直接显示出环绕颈部的血流。

（3）脐血管前置：临产时脐带位于胎先露的下方。

3. 羊水异常：羊水随妊娠月份的增加而逐渐增加至36周后逐渐减少。足月妊娠时羊水量如超过2000mL，称羊水过多。羊水过多要注意胎儿有无胃肠道梗阻。足月妊娠时羊水量小于300mL时，称羊水过少。羊水过少90%胎儿宫内生长受限、泌尿系统畸形。

（1）羊水过多：子宫大于妊娠月份；羊水增多，最深羊水暗区前后径＞8cm，羊水指数＞18cm。

（2）羊水过少：子宫小于妊娠月份；羊水减少，最深羊水暗区前后径＜3cm，羊水指数＜8cm。

（3）羊水浑浊：羊水透声性下降，内可见密集的光点。

（十二）产科三维、四维超声的优势和局限性

1. 三维、四维超声的优势

（1）三维图像立体、直观、形象，胎儿正常、异常结构的立体图像呈现在产科医生和患者及其家属的面前，便于超声医生与产科医生和患者及其家属间的沟通，尤其是胎儿表面畸形如唇裂、喙鼻、短下巴、脊柱弯曲异常、马蹄内翻足、手桡侧弯曲，有了三维照片无需超声医生的过多解释。四维超声可以实时记录胎儿在母体内的活动情况。

（2）对于某些胎儿畸形如半椎体及肋骨融合，三维超声成像比二维超声可提供更丰富更准确的信息，提高诊断的准确率。

（3）三维超声测量更准确、可测量参数更多。三维重建可获取比二维更标准的切面，在标准切面上可提高对正常和异常解剖结构的观察与测量准确性。体积测量更加准确，可测量任何形状的体积。三维彩色、能量多普勒可获得感兴趣区的血流图，应用VOCAL

软件得到感兴趣区内的血管及血流的量化指标-VI（血管化指数）、FI（血流指数）和VFI（血管化血流指数）。

（4）三维超声可瞬时采集感兴趣区的容积信息，对完整的超声参数进行数字化存储和后处理，并能获得图像回放，便于进一步分析、探讨及会诊。

（5）基于三维超声基础上的超声新技术为胎儿畸形的诊断提供了更好的技术支持。

2. 三维、四维超声的局限性

（1）三维超声图像质量取决于二维超声图像的质量。感兴趣区周围有遮挡，或胎儿姿势不佳影响成像。

（2）羊水过少或近预产期时羊水偏少影响表面成像。

（3）容积数据处理需要一定的时间。

（4）三维彩色超声诊断仪器与普通彩色超声诊断仪相比，价格较贵，同时对超声医生的技术水平要求较高，目前尚未能广泛应用。

三维超声和传统的二维超声之间彼此相辅相成，各有优势。三维超声不能完全代替二维超声在临床广泛应用。三维、四维彩色、能量超声在产科的应用日渐推广，优势日益突出，临床效果不断得到肯定。随着医疗仪器科技水平的不断提高，相信随着技术难点的逐步攻克，高分辨率、高速度的三维及四维超声将成为临床不可缺的检查手段。

二、B超在妇科的应用

（一）检查前准备

1. 经腹部B超检查前应使膀胱适度充盈。

2. 经阴道或经直肠B超检查前应排空膀胱。

（二）正常子宫及附件超声表现

1. 正常子宫

（1）子宫位于膀胱后方，纵切面呈一倒置梨形，宫体轮廓线光滑清晰，内部回声光点均匀，宫腔呈线状强回声，其周围有低回声或强回声的内膜围绕，宫颈回声较宫体稍强，颈管呈带状高回声。

（2）超声探测成年妇女正常子宫的参考值为：纵径 5.5～7.5cm；前后径 3.0～4.0cm，横径 4.5～5.5cm，子宫颈长 2.5～3.0cm。

（3）青春期子宫体长约与子宫颈等长，呈 1:1，生育期子宫体长约为子宫颈的 2 倍，呈 2:1，老年期又成为 1:1。

（4）通过子宫纵切面观察子宫体部与子宫颈的位置关系，来了解子宫的屈度，可分为：前屈位、后屈位和平位。

2. 正常卵巢：正常卵巢通常位于子宫体部外上方，髂血管内侧，但有很多变异，一般成年女性卵巢大小为 3cm×2cm×1cm，纵切面呈长椭圆形，横切面呈近圆形。其内部为低回声，分布均匀，常有一至数个卵泡。

（三）常见子宫疾病超声诊断

1．子宫先天性畸形

（1）纵隔子宫：子宫内膜腔分为两个，宫底部外形正常。

（2）双角子宫：子宫内膜腔在宫底部分开，呈鞍状，形成两个宫腔。

（3）双子宫：盆腔内出现两个完全独立分开的子宫。

2．子宫肌瘤

（1）一般变化：子宫体积增大，形态可正常或失常，内可见一个或数个结节，呈低回声或高回声，较大结节内呈漩涡状，后方可伴声衰减，边界清晰，瘤体周边可出现环状血流信号，阻力指数一般在 0.50 左右。

（2）根据肌瘤与子宫肌壁的关系，可将其分类为：子宫壁间肌瘤，子宫浆膜下肌瘤，子宫黏膜下肌瘤，阔韧带肌瘤和子宫颈肌瘤。

（3）子宫肌瘤变性：①透明变性，变性部位呈低或无回声区，内部隐约可见微弱的回声光点。②红色变性，多数发生在妊娠期或产褥期，伴局部剧烈疼痛，肌瘤中心部位出现液性暗区。③囊性变，肌瘤中心部位可见单个或多个形态不规则的液性暗区。④萎缩与钙化，绝经期后肌瘤变小、变硬，周边有点状或片状，弓形强回声团或强光带，后方有声影。⑤带蒂的肌瘤容易发生扭转，梗死。

3．子宫肉瘤：由病理诊断确诊的一种罕见的子宫肿瘤。不易与子宫肌瘤鉴别，当子宫肌瘤迅速增大时，应怀疑本病可能。

超声表现为肿瘤边界尚清晰，内部回声极低，血流丰富，阻力指数小于 0.5。

4．子宫腺肌病

（1）指子宫内膜异位在子宫肌层，可引起盆腔的疼痛及压迫，超声表现：子宫增大，前后径较明显，外形可不规则，后壁常不平。病变处肌层内回声不均匀，强回声内有散在低回声光点，有时可见小的"蜂窝状"无回声区，与正常子宫间分界不清，呈现"栅栏征"。彩色多普勒检查不显示典型的子宫肌瘤的环状血流信号。

（2）子宫腺肌瘤回声与子宫腺肌病相同，病变区域回声改变较集中，无包膜，以后壁居多。

（四）常见子宫内膜疾病超声诊断

阴道出血是妇产科就诊的常见的主诉，医生需要根据子宫内膜情况来明确诊断。应用经阴道超声检查可以详细地观察子宫内膜的结构和厚度。

1．正常子宫内膜的超声表现

（1）经阴道超声检查时，正常子宫内膜回声差别很大，这取决于患者的月经周期是否正常以及是否正在服用某些药物（如口服避孕药、他莫昔芬等）。

（2）生育期妇女的双层子宫内膜厚度在 5～15mm，月经中期内膜呈三线征，黄体期回声增强。

（3）绝经后妇女内膜变薄（<6mm）。

2．子宫内膜增生和子宫内膜息肉

（1）子宫内膜增生表现为两层子宫内膜厚度增加，且形态稍不规则。

（2）子宫内膜息肉呈高回声，位于两层子宫内膜之间。彩色多普勒血流显像可见息肉内动脉血流信号。

3．激素替代疗法（HRT）：接受 HRT 治疗的妇女，其子宫内膜厚度与未接受 HRT 治疗的妇女的厚度基本相同。

4．子宫内膜癌：①通常表现为绝经后阴道不规则出血，该病的高危因素包括肥胖、高血压及糖尿病；②子宫内膜往往增厚且不规则；③有时表现为息肉样肿物；④浸润性肿瘤可破坏低回声的子宫肌壁内层；⑤肿块内可探测到丰富的血流分布。

（五）卵巢良性肿瘤超声诊断

1．卵巢单纯囊肿：表现为圆形无回声区，壁薄，体积多为 3～5cm。

2．卵巢巧克力囊肿：①卵巢增大，内可见圆形或椭圆形肿块，边界不清，囊壁厚，不光滑；②内部有极低密集光点回声。

3．卵巢畸胎瘤：表现较多，有一定特异性。①圆形或椭圆形，外形规则，边界清楚。②面团征，液性部位内有点状或细线样强回声，实性部分呈"团絮状"或"面团状"强回声，位于包块中央或靠近囊壁，部分囊内尚有强回声团块及可伴后方声影。③脂液分层征，上方为回声较强、密集细小的脂液，下方为液性暗区，中间有一水平分界线。④子宫旁强回声光带，后方有声影。

4．浆液性囊腺瘤

（1）单纯型：①肿瘤轮廓清晰，外形呈圆形或类圆形，壁薄，光滑，可有多个房，内容物为均匀无回声区。②表现多为单侧。

（2）乳头型：囊壁内有大小不一乳头状中强回声光团，突向囊内。

5．黏液性囊腺瘤：①瘤体直径常＞10cm。②外形呈圆形，边缘光滑，囊壁均匀性增厚，内部为无回声区，常呈多房结构，有多个间隔光带。

（六）卵巢恶性肿瘤超声诊断

1．囊性为主的恶性肿瘤：①双侧或单侧附件区混合性肿瘤，外形不规则，边界不清楚，壁厚，不均匀；②肿瘤以无回声为主，内有散在光点和不规则的强回声光点区；③肿瘤壁或分隔光带上有乳头状突起，表面不光滑，呈菜花样；④彩色多普勒超声检查可探及周边及间隔内血流较丰富，血流阻力低。

2．实质性为主的恶性肿瘤：①肿瘤形态不规则，轮廓模糊；②边缘回声不整或中断，厚薄不均；③内部回声强弱不一，呈密集杂乱光点，或有少许无回声区；④后方有轻度衰减；⑤瘤体内血流信号丰富，可见点、条状，树枝状或周围绕行的血管，血流阻力低；⑥常伴有腹水。

3．库肯勃瘤（Krukenberg tumor）：①双侧，中等大，保持卵巢外形；②切面呈肾形，轮廓清晰；③内部呈弥漫性分布的强弱不均回声，出血坏死时有不规则无回声区；

④肿瘤内部及周边血运丰富，可出现动静脉的血流频谱曲线；⑤多伴腹水。

（七）滋养细胞疾病超声诊断

1. 葡萄胎：①增大的子宫腔内充满弥漫分布的小光点和大小不均匀小囊泡样无回声区或呈蜂窝状，周边血流信号不丰富；②常伴有双侧卵巢黄素囊肿，呈多房性无回声结构；③部分性葡萄胎在此基础上可在宫腔内探及胎头、胎体、胎儿或存活，或死亡。

2. 侵蚀性葡萄胎或绒毛膜上皮癌：两者在超声上极难区分，常常需要结合病史及多项临床指标，两者有如下共同超声表现：①子宫轻度或明显增大，宫体失常，轮廓凸凹不平；②子宫肌层失去正常均质图像，病变区域可见回声不均，有不规则低回声和液性无回声，当穿破宫体时，宫旁可见积液暗区；③彩色多普勒超声可显示不均匀的肌壁回声内有异常丰富的血供，特征为高速、低阻的滋养频谱。

（八）输卵管妊娠超声诊断

1. 子宫稍大，子宫内膜常常呈增厚的蜕膜反应，宫腔内无真胚囊。

2. 附件区可探及包块：不同时期有不同表现：有时宫外可见小的环状无回声，内部可探及胚芽甚至心管搏动；有时于子宫一侧见不规则的边界不太清晰的中低回声包块。

3. 盆腹腔积液，一般在陶氏腔可出现中至大量的液性暗区，当发生急性大出血时，子宫漂浮于液体中，腹腔内可见游离血及血凝块。

（九）妇科超声新技术及展望

1. 三维、四维超声在妇科疾病中的应用

（1）子宫畸形：三维超声技术弥补了二维超声的不足，可显示子宫冠状面的形态，反映子宫外形及宫腔结构的变化，因此可为明确子宫畸形的诊断提供直接依据。

（2）子宫内膜：三维超声能显示完整的子宫内膜层，并且可精确计算内膜体积。内膜癌的分级与内膜体积及厚度有关，中低分化的癌体积要大于高分化内膜癌，若内膜体积持续增长还要警惕肌层浸润。

（3）宫腔节育环（IUD）：三维超声克服了二维超声难以如实显示子宫 IUD 整体形态的缺陷，通过切面图和三维重建，将 IUD 的立体形体及其与子宫、内膜间的相互关系直观地显示出来，从而可对 IUD 移位、嵌顿、变形、断裂等异常作出诊断。

（4）异位妊娠：通过三维立体空间重构，对于子宫间质部妊娠、子宫宫角妊娠、残角子宫妊娠、宫颈妊娠、子宫瘢痕妊娠时的孕囊着床位置得以清晰显示，能判断该着床部位与周围组织结构的毗邻关系，大大提高了诊断的准确率。

（5）卵巢肿瘤：三维重建的表面成像可很好地显示二维超声所不能显示的囊肿内壁及隔膜的表面性状，如囊壁、隔膜表面的光滑与粗糙、囊壁上有无结节及其大小、性状等，有助于对病变性质加以判断。三维超声能量图能十分敏感地显示肿块内的微血管的分布，为肿瘤良恶性的鉴别提供更多诊断信息。

（6）对恶性肿瘤治疗疗效评价：三维超声数据处理后可精确测得肿瘤体积，通过测得肿瘤放疗或化疗前后体积变化在妇科恶性肿瘤的诊断和治疗中有一定的评价意义。

（7）在妇科泌尿学中应用：随着妇科泌尿学的进展，三维盆底超声可用来辅助观察女性盆腔底部解剖结构，帮助评价张力性尿失禁患者的盆底结构改变。

2. 超声造影在妇产科的临床应用与进展

（1）经子宫输卵管超声造影（HyCoSy）：近几年出现的新的微泡超声造影技术可以基本抑制基波回声，使经宫腔注入的微泡超声造影剂（SonoVue）可以较清晰地显示输卵管走向及其通畅性。应用 SonoVue 进行的输卵管造影研究表明，微泡造影剂能有效显示输卵管情况。正常情况下，造影推注无明显阻力，无液体反流，输卵管腔快速全程增强显影，并观察到微泡造影剂的增强回声自输卵管远端溢出；如遇输卵管梗阻，推注时阻力较大且有明显疼痛，液体反流入阴道，造影剂微泡增强仅局限于宫腔内，输卵管部分或完全无增强显影，有部分增强显影者微泡强回声流动缓慢，且无造影剂进入盆腔。结合三维、四维成像技术可以客观准确地反映出双侧输卵管卵管的走形及形态，该技术对于输卵管轻度粘连有疏通作用，且无辐射，给不孕症患者带来全新的诊疗方法。

（2）经周围静脉超声造影

①附件包块的良恶性鉴别诊断：附件区包块的超声表现复杂多样，有些良恶性病变的临床及超声表现间也存在不少相似点，给诊断带来困难。由于造影剂可以顺利进入组织微循环，从而能提供更多包块内部的血流灌注信息，因此造影检查对一部分实性病变及囊实性病变的良恶性鉴别方面发挥巨大作用，但值得指出的是由于卵巢肿瘤的良恶性，输卵管及附件区炎性病变与恶性病变的超声造影表现存在重叠，目前仍难以单纯通过超声造影得出十分准备诊断。

②在子宫肌瘤及腺肌瘤中的应用：超声学者们尝试用超声造影对子宫肌瘤与腺肌瘤进行检查分析，结果显示，子宫肌瘤和子宫腺肌瘤在造影增强方式上明显不同，造影各参数值也存在显著差异，因此该方法可以比较准确将其两者区分：通过对子宫肌瘤典型造影增强特征的判断，超声造影也可帮助诊断一些常规超声上未能显示的小肌瘤，研究表明超声造影检出的肌瘤数目更多，直径更小；此外，超声造影还有助于显示浆膜下及黏膜下子宫肌瘤的蒂部；超声造影在子宫肌瘤介入治疗疗效评估中也发挥着重要作用。在子宫肌瘤的高强度聚焦超声消融治疗及射频消融治疗中，超声造影也是一个很好的评价消融疗效的影像方法，子宫肌瘤经治疗后超声造影显示凝固坏死区无造影增强，而残存的肌瘤组织造影后仍呈增强区。

③子宫颈癌：子宫颈癌是最常见的妇科恶性肿瘤之一。常规超声检查对于子宫颈癌诊断及分期的价值有限，子宫颈癌超声造影初步研究显示超声造影较常规超声能更清楚地显示宫颈病灶边界，子宫颈癌的造影特征表现为病灶区增强早于子宫肌层，呈均匀或不均匀性增强，能更清晰地显示宫颈病灶边界及范围，可为临床诊断和分期提供更多有用的信息。主要是显示进展期的子宫颈癌病灶，对宫颈早期浸润癌尚不能清楚显示，应用价值有限。

④靶向微泡超声造影：超声造影逐步应用于临床诊断的同时，大量的实验研究也在

不断深入进行。其中靶向微泡超声造影剂的研究成为最大的热点之一。研究表明，当微泡与治疗性药物或基因结合后，即可以通过血液循环将治疗性药物或基因定向转运到病变组织，这样将可能在局部靶向治疗、基因治疗中发挥重要作用。有研究发现卵巢瘤体内注射造影剂微泡和野生型 p53 质粒混合物后行超声辐照，可明显增加质粒基因在癌瘤组织中的导入及表达，因此将来超声联合造影剂微泡有可能作为卵巢癌基因治疗中促进基因转移的辅助方法。当然，这些研究尚处于初始阶段，但我们仍然可以展望将来的超声造影可能在医学舞台上扮演更重要的角色，在卵巢癌等妇科肿瘤的临床治疗中发挥巨大作用。

图像处理技术的不断改进，促进了三维及四维超声技术的迅猛发展，继而大大提高了我们对正常解剖和病变结构的评价水平。超声造影显像详细地描绘出组织灌注血流，可作为检测生理活动的客观指标。相信随着超声技术应用领域的不断拓宽，检测过程的进一步实时便捷，妇科超声检查必将为患者和临床医生提供更多、更精确的解剖结构及生理参数信息。

三、B 超在计划生育的应用

阴道超声检查应用于辅助生殖技术的始末。由于其操作简单，安全性高，经济实用，可反复多次检查，因此在辅助生殖技术中有着非常重要的意义。

（一）检查前准备

患者检查前应排空小便，检查时呈截石位。阴道探头上涂耦合剂，外套消毒避孕套，置于阴道穹隆处检查

（二）不孕症常见妇科疾病

1. 多囊卵巢综合征（polycystic ovarian syndrome，PCOS）：超声表现为双侧卵巢均匀性增大，体积大于或等于 10cm，包膜增厚，呈高回声，边界清晰。皮质内可见大量无回声小囊区结构，直径一般为 2～9mm，每侧卵巢内的卵泡数大于 12 个。间质回声增强，彩色多普勒显示卵巢直流无周期性改变，血管显示清晰，数量丰富，卵巢动脉血流阻力增高。

2. 卵巢早衰（premature oviarian failure）：在发病早期超声一般无特异性改变，晚期可表现为子宫及卵巢体积均变小，子宫内膜薄，卵巢内探测不到卵泡声像。彩色多普勒监测可见双侧卵巢内血流分布明显减少。

（三）正常子宫内膜及卵泡发育的鉴测

1. 月经期子宫内膜：显示欠清，可见宫腔稍分离，有袋状暗区。增生期子宫内膜呈线状光带，多≤4mm。分泌期子宫内膜逐渐增厚，排卵前可达到 7～11mm，呈"三线征"。

2. 窦状卵泡：通常在月经的第 2～3 天监测。窦卵泡大小通常在 2～5mm，正常双侧卵巢内窦卵泡数为 10～15 个。

3. 优势卵泡：通常在月经周期的第 10 天开始，B 超下直径＞10mm 的卵泡为优势卵泡，生长速度为 1～3mm/d，越接近成熟，生长速度越快，可达到 3～4mm/d。

4. 成熟卵泡：排卵前正常卵泡最大直径为 17～24mm，卵泡饱满呈圆形或椭圆形无回声区，内壁薄且清晰，卵泡内可观察到一小泡状强回声，为卵丘。

5. 排卵：排卵是一个极其短暂的过程，超声往往不能直接观察到卵泡破裂排出的过程，但可根据间接征象判断是否排卵。排卵后超声表现为优势卵泡消失，壁皱缩不平，内部可见逐渐增多的小光点回声。黄体逐渐形成，直径多＜30mm，壁薄，以后随月经周期逐渐消失。排卵后陶氏腔内可见少量无回声区。

（四）卵泡发育异常的监测

1. 无卵泡周期：在月经周期中无排卵占 7%。超声表现为双侧卵巢体积正常或偏小，卵巢内无优势卵泡，排卵期卵泡直径均＜10mm。彩色多普勒超声检测卵巢内血流无周期性变化。

2. 小卵泡周期：超声连续监测有卵泡发育，但卵泡未发育至成熟（直径＜14mm）即闭锁，或接近成熟卵泡的大小范围（直径≥14mm）而闭锁。超声表现为卵巢体积稍增大，优势卵泡生长缓慢＜1mm/d，排卵期卵泡直径多＜14mm，卵泡形态欠规则，张力偏低。彩色多普勒超声检测卵巢动脉血流信号呈低速，血流阻力偏高。

3. 卵泡未破裂黄素化（luteinhed unruptured follicle，LUF）：卵泡发育到一定程度未破裂而黄素化，常发生在子宫内膜异位症、卵巢周围炎性粘连及内分泌失调引起的促黄体生成素排卵前峰不足或早现。超声表现为卵泡未破裂，卵泡壁逐渐增厚，内部光点回声逐渐增多，形成黄体或黄素化囊肿，直径可达 30～40mm。

4. 黄体血肿：正常排卵过程中，卵泡层破裂而引起出血，较多的血液潴留在卵泡或黄体腔内形成血肿。多为单侧，一般直径为 40mm，偶可达 100mm。血肿被吸收后可形成黄体囊肿，较大的血肿破裂时可引起急腹症。

（五）超声在宫腔内人工授精中的应用

阴道超声能准确监测子宫内膜厚度和形态、卵泡数目和大小，预测排卵时间适时实施宫腔内人工授精，判断排卵与否及是否发生卵巢过度刺激综合征等，对提高人工授精成功率和安全性有重要意义。

（六）超声在体外受精—胚胎移植中的应用

1. 周期前监测：进入体外受精胚胎移植周期前应充分了解子宫、内膜和附件的正常及异常的超声影像，尤其是窦卵泡数目，可以预测卵巢储备功能和反应性，决定周期方案的选择。

2. 周期中监测：在周期启动日、控制性超促排卵过程中、人绒毛膜促性腺激素注射日对子宫内膜厚度和形态以及卵泡数目和大小进行连续监测，有助于调整促性腺激素用药剂量和用药天数，决定取卵时机。取消无效的控制性超促排卵治疗周期，避免控制性超促排卵的不良后果及并发症。

3. 取卵术中的监测：阴道超声探头阴道穿刺取卵是取卵的首选方法，其优点是创伤小，简单易行且相对安全，并能减少脏器损伤、出血等并发症的发生。

4．胚胎移植术中的监测：可以在经腹超声直视下监测移植管进入宫颈内口到达宫腔的全过程，提高临床妊娠率并减少异位妊娠的发生。

5．复苏周期中的监测：超声监测子宫内膜厚度和形态以及卵泡情况，决定胚胎移植的最佳时机。

6．经阴道超声介入下穿刺大卵泡，囊肿或积水。

（七）超声在辅助生殖技术并发症中的应用

1．卵巢过度刺激综合征（ovarian hyperstimulation syndrome，OHSS）：超声对于预防和预测卵巢过度刺激综合征的发生有重要意义，简便快捷，更适宜于临床应用。超声表现为卵巢不同程度的增大，腹水。

2．卵巢扭转：超声检查可以显示增大的卵巢或卵巢的占位性病变。卵巢扭转时常表现为一侧附件区的异常团块状回声，形态多规则，边缘清晰，内部回声不均匀，盆腔内可有少量积液。当探头触及扭转的卵巢时，患者可感到明显的疼痛。扭转的卵巢血流信号减少或缺乏。

3．出血：腹腔内出血时超声可见盆腔积液增加，积液内可见絮状或点状强回声，有积血块形成时可在相应部位发现欠均匀的囊实性包块，包块形态欠规列，与周围组织边界欠清晰。

4．多胎妊娠：超声检查在多胎妊娠的诊断中有很重要的作用。

5．宫内宫外同时妊娠：超声检查能够早期诊断宫内异位妊娠，对保留宫内妊娠，防止严重出血等并发症有重要意义。

（八）经阴道超声介入下的减胎术

一般建议三胎以上妊娠者减至两胎，对有高危因素者，建议减为单胎。经阴道穿刺的优点在于：无须充盈膀胱和穿刺经过膀胱，患者痛苦小，相对安全；操作简单，易于掌握；阴道探头贴近子宫，超声图像清晰，穿刺距离缩短，准确性提高，使减胎时间可以提前到孕6周进行，此时孕囊体积小，术后胚胎组织吸收快，有利于改善妊娠结局。减胎的最佳时机是孕7～8周，选择减灭目标妊娠囊的原则是有利于操作；在不损伤其他妊娠囊的基础上，尽量选择发育差的孕囊。

四、多普勒超声对胎儿血流动力学的评估

（一）原理与目的

多普勒超声利用多普勒效应的原理，通过检测胎儿脐动脉、脐静脉导管、大脑中动脉、胎盘动脉和子宫动脉，了解胎儿、胎盘血液循环和胎盘功能状况，评估胎儿生长发育状况、间接判断影响胎儿发育的原因，监护胎儿宫内生长。

（二）常用指标及参数

1．收缩期最大血流速度（S）。

2．舒张期最小血流速度（D）。

3．平均血流速度（M）。

4．舒张末期血流速度或心房收缩速度（a）。

最常用的指标的参数特点：①S/D 比值，即收缩期末最大血流速度与舒张期末最小血流速度的比值。脐动脉舒张期血流在妊娠 18 周后开始出现，脐动脉 S/D 比值在正常妊娠时随孕周增加而逐渐下降，妊娠中期 S/D 比值下降快，孕晚期则下降缓慢。当血管远端阻力增加时，D 值下降，S/D 比值升高，血管阻力越高，S/D 值越高；②阻力指数（resistance index，m），RI=（S-D）/S。反映血管阻力，如果血管阻力越高，D 值就越低，RI 值越高，当舒张末期血流速度为 0 时，IU=1，当舒张末期血流速度反向时，RI＞1；③搏动指数（pulsatile index，PI），PI=（S-D）/M。反映整个心动周期情况，并且反映检测血管下游的阻力。如果血管阻力越高，平均血流速度 M 就越低，D 值也越低，PI 值越高；④静脉导管的舒张末期血流频谱波形，即"a"波，正常胎儿舒张期血流速度大于 10cm/s，当 a 波为 0，或出现反向时，预示胎儿有宫内缺氧或先天性心脏畸形的可能。

（三）检查时间

1．脐静脉导管血流检测：最早可在妊娠 11～13＋6 周时，联合颈项透明层（NT）、三尖瓣血流（TR）、鼻骨检查，预测胎儿部分染色体疾病和复杂心脏畸形的发生，可作为筛查染色体异常的一种无创检测手段。妊娠中期和晚期脐静脉导管 a 波的形态改变是胎儿血流动力学异常的重要指标。

2．脐动脉血流监测：宜在妊娠 18 周以后进行，因妊娠 13 周以前仅有收缩期峰波，而舒张期血流缺如，妊娠 13～18 周才逐渐出现舒张期血流。在发现脐血流频谱异常或妊娠合并妊娠高血压综合征时，大脑中动脉、胎盘动脉、子宫动脉可作为补充检测内容。

（四）多普勒超声对胎儿血流动力学的评估的临床应用及意义

1．评估胎儿发育：脐动脉血流分析可以作为预测早期胎儿宫内发育迟缓的依据和监测胎儿治疗效果。S/D 比值、RI、PI 均随孕周增加而减低，而 FGR 胎儿与适龄胎儿对比，S/D 值反呈增加趋势。在 FGR 胎儿的治疗过程中，脐动脉 S/D 比值下降不明显或升高时，提示宫内治疗效果较差，新生儿预后多不良。

2．提示胎儿畸形：胎儿心脏复杂畸形时由于血流动力学的改变，导致脐动脉血流频谱异常，主要表现 S/D 比值增高。染色体非整倍体异常的胎儿也会表现 S/D 比值增高。

3．胎儿宫内窘迫的监测和预测胎儿心功能不全：脐动脉血流监测是预测胎儿宫内窘迫的重要指标，当脐动脉舒张期血流缺失或反向，伴有脐静脉"a"波形异常时，提示胎儿宫内缺氧状况严重，死胎和围生儿病死率的比例亦随之增加，围生儿病死率高达 60%～100%，应引起高度重视。

4．双胎血流灌注评价：单卵双胎妊娠出现双胎输血综合征时，在胎儿不同的生理病理状态，多普勒变化亦不相同，它受两个胎儿的血容量、低氧血症血压及心功能等多方面的影响。当输血到达Ⅲ期时，供血儿血容量降低，心排血量下降，脐动脉舒张期血流下降。受血儿血容量增加，血压升高，心肌肥厚、心脏扩大、羊水增量加，接受过多的低氧血，出现一系列低氧血症的改变，如胎儿水肿、充血性心力衰竭。多普勒超声表现为脐动脉阻力指数升高、三尖瓣反流、大脑中动脉阻力指数降低、脐静脉导管 a 波缺失或反向、脐静脉搏动等。

5. 子宫胎盘血流循环评价在妊娠中晚期，子宫动脉舒张早期切迹的持续存在，常见于妊娠期高血压疾病孕妇及出现子宫胎盘灌注不足的情况时。

第六章 妇产科常见疾病诊疗

第一节 正常妊娠

一、妊娠诊断

妊娠过程全长 40 周，可以分为三个阶段：第 12 周末以前为早期妊娠，第 13～27 周末为中期妊娠，第 28 周及其以后为晚期妊娠。

（一）早期妊娠的诊断

1．病史与症状

（1）停经：有性生活且平素月经周期规则的育龄妇女，月经过期 10 天以上，应高度怀疑妊娠。

（2）早孕反应：多数妇女在妊娠 6 周后出现头晕、乏力、嗜睡、食欲不振、恶心、呕吐、择食、厌油荤等不适，但不影响日常生活。妊娠 12 周后症状可自行消失。

（3）尿频：子宫增大向前压迫膀胱，孕妇可出现尿频，但不伴有尿痛等泌尿系感染征象。

2．体征

（1）乳房变化：乳房逐渐增大，自觉乳房胀痛，检查发现乳头及乳晕着色加深，乳晕周围出现蒙氏结节。

（2）生殖器官变化：阴道壁及宫颈着色。宫颈变软，子宫峡部极软，宫颈与宫体似不相连，称为"黑加征"（Hegar sign）。子宫体增大、变软，妊娠 12 周子宫体超出盆腔，可于耻骨联合上方触及。

3．辅助诊断

（1）超声检查：阴道超声较腹部超声诊断早孕更早。B 超探及宫腔内孕囊、胚芽及胎心搏动可确诊宫内妊娠、活胎。停经 12 周测量胎儿头臀长度（crown-rump length，CRL）评估孕周较为准确。孕龄 11～13 周测量颈项透明层厚度筛查唐氏综合征患儿。此外，用超声多普勒仅在子宫区域闻及有节律的、单一高调的胎心音，有助于诊断。

（2）妊娠试验：尿 HCG 检测多呈阳性。动态观察外周血 β-HCG 水平有助于分析妊娠状况，与异位妊娠及滋养叶疾病进行鉴别诊断的价值更高。

（3）宫颈黏液检查：取宫颈黏液涂片干燥后在光镜下可见到椭圆形结晶。

（4）基础体温测量：呈双榴型，高温相持续 18 天以上，早孕可能性大。

（二）中晚期妊娠的诊断

1. 病史与症状：有早期妊娠经过，子宫逐渐增大并出现胎动。

2. 体征

（1）子宫增大：测量子宫底高度有助于判断胎儿大小及孕周。

（2）胎动：初产妇妊娠 20 周可自觉胎动，经产妇自觉胎动时间更早。

（3）胎体：妊娠 20 周可自腹壁触及胎体。妊娠 24 周后可区分胎头、胎臀、胎背及胎儿肢体。触诊时，胎头圆而硬，胎臀宽而软且形状略不规则，胎背宽而平坦，胎儿肢体小且有不规则活动。用手指经阴道或腹壁轻触胎体某一部分，得到胎儿漂走又回弹的感觉，尤以胎头明显，称"浮球感"。

（4）胎心音：正常值每分钟 120～160 次。妊娠 12 周可用超声多普勒仪听到，妊娠 18～20 周可用一般听诊器在腹壁听到。妊娠 24 周后胎心音在胎背侧最清晰。听诊时应注意与子宫杂音、腹主动脉音、胎动音及胎盘杂音鉴别。

3. 辅助检查

（1）超声检查：B 超可显示胎儿数目、胎产式、胎方位、胎先露、胎心搏动、胎盘位置及功能、羊水量及分布情况，并能测量胎儿身体各径线判断胎儿大小，检查有无畸形。

（2）胎儿心电图：目前国内常用间接法检测，诊断胎心异常有一定价值。

（三）胎姿势、胎产式、胎先露和胎方位

1. 胎姿势（fetal attitude）：指胎儿在子宫内的姿势。正常情况下，胎头俯屈，脊柱略前弯，四肢交叉屈曲于胸腹之前，整个胎体似椭圆形。

2. 胎产式（fetal lie）：指胎体纵轴与母体纵轴的关系。两纵轴平行为纵产式，垂直为横产式，呈角度交叉为斜产式，后者属暂时性，临产后多转为纵产式。

3. 胎先露（fetal presentation）：指最先进入骨盆入口的胎儿部分。纵产式有头先露及臀先露，横产式为肩先露。根据胎头屈伸程度，头先露可分为枕先露、前囟先露、额先露及面先露。臀先露可分为完全臀先露、不完全臀先露及单臀先露。复合先露较少见，指肢体与头或臀同时入盆。

4. 胎方位（fetal position）：指胎儿先露部指示点与母体骨盆的关系。枕先露以枕骨、面先露以颏骨、臀先露以骶骨、肩先露以肩胛骨为指示点。枕左前位临床较多见，指胎头枕骨位于母体骨盆左前方，其余胎方位可类推。

二、围生期保健及监护

围生期是指妊娠满 28 周到产后 1 周，此期对孕产妇、胎儿、新生儿须进行一系列保健工作。如孕产妇并发症的防治，胎儿的生长发育，健康状况的预测和监护，以及制定防治措施，指导优生等工作。

【孕前保健】

怀孕前应进行健康检查和优生指导，特别对婚后 1 年，未避孕亦未怀孕者，有异常孕产史，孕前到区级妇幼保健所进行检查。

（一）优生指导

1．选择受孕时机，如年龄 25～29 岁，结婚后 1 年内为宜。

2．注意居住和工作环境。

3．体力上、思想上不宜紧张。

4．避开情绪挫折和经济困扰期。

5．男、女中一方在生病期间不宜受孕。

6．受孕前禁烟酒和致畸药物。

（二）孕前检查

1．了解结婚时间、婚后性生活、避孕及生育情况。

2．母亲健康状况如生殖器官发育，以及慢性病如贫血、高血压、肝疾病、肾疾病等。必要时应检查甲状腺功能、糖耐量试验及内分泌。不易受孕者，应详细检查男、女双方性功能。

3．有不良孕产史如流产、死产、围产儿死亡、新生儿缺陷等，详细询问发生发展及治疗经过，有无孕期感染，有关产科质量因素。

4．怀疑有遗传性疾病，男、女双方应进行染色体检查。

5．新生儿溶血性疾病，男、女应进行血型分析。

【孕期保健与监护】

根据妊娠不同阶段的特点，将妊娠全过程分为早、中、晚三个时期。12 周末前称为"孕早期"；13～27 周末称"孕中期"；满 28 周以后为"孕晚期"。孕期常出现不同的并发症，其保健内容各有不同重点。

（一）孕早期保健

1．一旦停经，有早孕反应，明确诊断。

2．适当休息，保持心情舒畅。

3．早孕反应如恶心、呕吐，给予安慰并鼓励进食，根据严重程度到医院就诊。

4．避免密切接触猫、狗等动物，以防 Torch 感染。

5．在医生指导下用药。

6．若有病毒感染，发热或服用过致畸药物，需到优生咨询门诊，在医生指导下诊治，必要时终止妊娠。

7．正确对待流产，适当保胎是必要的，应在医生指导下寻找原因并进行治疗。

8．禁用有害、有毒的药品如接触农药、化肥、放射线等。

9．预防母婴破伤风，保证分娩环境卫生合格。

（二）孕中期保健

此期是胎儿生长发育最快的时期，胎儿各器官基本定型并趋向成熟。保健要点：加强孕妇营养，预防贫血，监测胎儿生长发育。

1．产前检查：是贯彻预防为主、保障母婴健康的重要措施。

（1）时间：一般妊娠 20 周开始在妇幼保健所、辖区妇幼保健院检查，强调早期检查，登记，建卡；妊娠 20～36 周每 4 周查一次，36 周以后每周查一次，特殊情况随时就诊。

（2）内容：年龄、身高、体重、步态等，测量血压及心、肝、肺等，并检查乳房发育。

（3）产科检查：腹部检查，骨盆测量、阴道检查及肛门检查，测宫高腹围，腹部大小、形状及有无手术瘢痕，并进行四步触诊法。

（4）听诊：胎心音在妊娠 18～20 周均可听到正常胎心为 120～160 次/分。

（5）骨盆测量：用骨盆测量器，测量下列径线：髂棘间径正常值为 23～26cm；髂嵴间径正常值为 25～28cm；骶耻外径正常值为 18～20cm；出口横径正常值为 8.5～9.5cm。

（6）根据末次月经或胎动时间，推算预产期。

2．生化检查：血常规、血型；尿常规、蛋白定性；肝功能、乙肝全套及性病检查。

3．特殊检查：如产前诊断染色体等应在专家门诊就诊。

4．电子仪器检查：胎儿监护仪监测胎儿的储备能力；B 超监测胎盘、羊水、胎儿发育情况，妊娠期一般 2 次。

5．自测胎动计数：每天早、中、晚各数 1 小时，3 次胎动相加乘以 4 为 12 小时胎动次数，一般在 20～40 次，平均每小时 3～5 次；胎盘功能低下时，胎动＜10 次/12 小时，提示胎儿宫内缺氧。如有胎动频繁或明显减少甚至消失应立即到医院就诊。

6．适当户外活动和散步，不宜束紧胸、腹，穿宽松衣服，平跟轻便鞋，保证充足睡眠。

7．按期参加医院或妇幼保健所举办的孕妇学习班，了解妊娠的生理过程及保健知识。

（三）孕晚期保健

孕晚期常易出现并发症如妊娠高血压综合征、贫血、胎位不正、产前出血、胎膜早破、早产等，严重影响母胎安全。孕晚期保健要点：每次检查要重视孕妇主诉，产前检查时发现异常及时处理，一般要在有条件的省、市级医院和监护中心检查，必要时应在高危门诊加强监护及治疗。①应用妊娠图监测胎儿生长发育状况；②定期 B 超监测胎盘功能及胎儿大小；③必要时做胎盘无负荷试验监护，了解胎儿、胎盘的储备功能；④孕 28～32 周以前出现异常胎位予以纠正，如艾灸至阴穴和膝胸卧位，每日 3 次，每次 15min，1 周复查；⑤妊娠合并症及并发症者，在高危门诊进行检查及处理，必要时住院治疗；⑥指导孕妇和家属，掌握常规简单可行的自我监护方法，如数胎动、听胎心、观察孕妇体位及水肿状况；⑦让孕妇了解分娩的生理过程；⑧有临产先兆如血性分泌物、不规则腹痛、腰胀，应做好分娩准备；若有阴道流水、出血等应急诊就医。

【产褥期保健】

此期是生殖系统变化最大的阶段，全身器官（除乳房外）逐渐恢复到正常状态，一般要 6 周时间，掌握一定的保健知识很重要。

（1）阴道出血（又称"恶露变化"）：产后阴道出血似月经量，由鲜红到暗红持续 3 天，逐渐减少，并变成淡红色到白色。一般 3～4 周干净，若恶露持续时间延长，应到分娩的医院就诊，查找原因和治疗。

（2）产后 4～6 小时鼓励产妇多饮水和排尿，防止产后尿潴留。如有排尿困难，可用热敷、引尿、新斯的明 1mg 肌内注射；重者理疗或无菌技术操作下行导尿术，并持续导尿，定期开放 2～4 小时一次。

（3）产妇清洁卫生：①勤洗、勤换、及时更换卫生巾；②会阴有伤口者，用 5%活力碘外阴擦洗，每天 2 次，取健侧卧位；③衣着以宽松、吸汗、散热的棉织品内衣为宜。

（4）休养环境清洁、整齐、安静、舒适；室内温度保持在 24～28℃；相对湿度 50%～60%；保持空气新鲜，每日通风 2 次；阳光充足；保证产妇及婴儿睡眠。

（5）乳房护理：产妇哺乳期间，注意清洁，按需哺乳，用乳罩托起乳房；每次哺乳前洗净双手，温水擦洗乳头，在乳房周围及乳头按摩 1～2 分钟；若有平或凹陷乳头，喂奶前用两大拇指向两边平拉或牵拉乳头；每次哺乳后，挤出多余乳汁，留 1～2 滴湿润乳头，防止乳头皲裂。

（6）新生儿护理：每日温水擦洗或淋浴，注意保暖；预防红臀，每次排大便后，温水清洗并涂 10%鞣酸软膏；每次喂奶后，轻拍背部，排出胃中空气，防止溢奶；婴儿睡眠好，不吵闹，大小便正常，说明乳汁充足。

（7）产后锻炼，可促进腹壁、盆底肌张力恢复，锻炼时间根据产妇情况，一般可在产后 1～2 周后进行，逐日加量。

（8）性生活及避孕：产后 2 个月内禁止性生活，一般用避孕套和避孕环，不宜用药物。

（9）产后检查：一般产后 42 天，产妇和婴儿应到辖区医院、妇幼保健院检查并进行新生儿预防注射。

【孕期营养】

孕妇要有丰富的营养，才能满足母儿的需要。应注意营养的搭配及适当增量，保证胎儿健康发育成长。一方面从食物中摄取；另一方面额外补充。

1. 热能：孕妇需要增加热能，特别是中期和晚期，孕妇的基础代谢率比平常人高 10%～20%，随着胎儿的增长，需要的热能更多。膳食热能摄入与新生儿出生体重关系密切。热能来源有糖类、脂肪和蛋白质三大类。其中，糖类供热占总热能的 60%～70%，脂肪供热占 20%～25%，蛋白质供热占 10%～15%。

2. 蛋白质：是构成组织细胞的基本成分。妊娠期为了胎儿、子宫、乳房的增长及母体储备，需增加蛋白质，足够的蛋白质对胎儿的大脑发育十分重要。蛋白质来源于动物性和植物性食物，如鱼、肉、蛋、牛奶与豆类。

3. 无机盐与微量元素：母体和胎儿需要钙以保持骨骼和牙齿正常生长、神经与肌肉的功能以及血浆容量和肾小球滤过率的增加。孕妇血中各种无机盐和微量元素的浓度降低，会导致缺乏钙、铁和锌。

（1）膳食中的钙来源于牛乳和乳制品，各种海产品如虾米、海带、紫菜，豆制品如黄豆，以及蔬菜等。

（2）猪肝和瘦肉均含有丰富的铁质。由于铁的吸收利用率差，难以满足机体的需要，故可适当补充硫酸亚铁，每日 3 次，每次 0.5mg。

（3）锌来源于肉类、鱼类、海产品，尤以牡蛎含量高。

4. 维生素：是维持身体健康、促进生长发育和调节生理功能必不可少的一类营养素，如维生素 A、维生素 D、维生素 B_1、维生素 B_2、维生素 C 以及叶酸。维生素来源于新鲜水果、蔬菜。

【围生儿的喂养】

母乳是新生儿的最佳食品，初乳中含有丰富的蛋白质和脂溶性维生素，具有抗感染特性，是新生儿的特殊营养品。母乳的成分与温度均适宜，且易消化，能有效吸收，更重要的是使母婴之间产生一种特殊的亲切感。婴儿纯母乳喂养 4 个月之内不需添加辅食。

【妊娠期胎教】

胎教可使母儿身心更好地发展，达到优生。具体做法：妊娠 3~4 个月，孕妇全身放松，用手轻轻地抚摸或拍打腹部，让腹中的胎儿进行宫内"散步"活动，有利于胎儿肌肉发育；妊娠 5 个月，让胎儿听音乐（轻松、愉快的乐曲），播放机放在母体腹部两侧，每天一次，定时进行；妊娠 7~8 个月，父母可与胎儿讲话，让其熟悉父母的声音，帮助胎儿脑细胞充分发育。

【孕期用药】

孕妇用药应选择安全、有效、适量的药物，不可滥用，也不能该用时又不用。合理用药原则：①明确指征，在专科医生指导下用药；②尽量选用非致畸药物，剂量适度，疗程宜短；③选用副作用小的药物。

三、正常分娩的处理

分娩（delivery）是指妊娠满 28 周以后胎儿及其附属物，从临产发动至从母体全部娩出的全过程。妊娠满 28 周至不满 37 周为早产（premature delivery），满 37 周至不满 42 周为足月产（term delivery），≥42 周为过期产（posterm delivery）。在分娩过程中的不同阶段需根据不同情况进行处理。

（一）第一产程的处理

第一产程（first stage of labor）是以规律宫缩开始至宫口开全为止，又称"宫颈扩张期"，初产妇需 11～12 小时，经产妇需 6～8 小时。主要表现为宫缩规律，呈进行性加强，子宫颈逐渐扩张，胎头下降及胎膜破裂。

观察产程进展及处理原则：仔细观察，及时发现问题，尽早处理。

目前多采用产程图（panogram），对产程做到一目了然。产程图分潜伏期及活跃期。潜伏期是指临产出现规律宫缩开始至宫口扩张 3cm，此期间扩张速度较慢，平均 1cm/（2～3）h，约需 8 小时，最大时限为 16 小时，超过 16 小时称"潜伏期延长"。

活跃期指宫口扩张 3～10cm，此期扩张速度较快，约需 4 小时，最大时限为 8 小时，超过 8 小时为"活跃期延长"。活跃期又划分为 3 个阶段：最初是加速阶段，指宫口扩张 3～4cm，约需 1.5 小时；接着是最快速阶段，指宫口扩张 4～9cm，约需 2 小时；最后是减速阶段，指宫口扩张 9～10cm，约需 30 分钟，然后进入第二产程。

1. 子宫收缩：定时连续观察宫缩持续时间、强度及间歇时间，并予以记录。还可用胎心宫缩描记图（cardio tocogram，CTG）进行监护。

2. 胎心：用听诊器于潜伏期每 1～2 小时听胎心一次，活跃期后每 15～30 分钟听胎心一次，每次听 1 分钟。用 CTG 观察胎心与宫缩间的关系，判断胎儿在宫内的状态，明显优于听诊器法。若宫缩后胎心不恢复，＜120 次/分或＞160 次/分均提示胎儿缺氧，应寻找原因进行处理。

3. 宫口扩张及胎头下降：潜伏期宫口扩张 1cm/（2～3）h，约需 8 小时。活跃期指宫口扩张 3～10cm，此时宫口扩张明显加快，约需 4 小时，超过 8 小时为活跃期延长，可能有难产因素存在。胎头下降是以胎头颅骨最低点与坐骨棘平面的关系为标志的。胎头平坐骨棘以"0"表示，坐骨棘平面下 1cm 为"＋1"，上 1cm 为"-1"，以此类推。

4. 破膜：胎膜多在宫口近开全时自然破裂，前羊水流出。一旦胎膜破裂，应立即听胎心，并观察羊水的性状、颜色。若先露为胎头，羊水黄绿色混有胎粪，应立即行阴道检查，注意有无脐带脱垂，并给予紧急处理。若羊水清而胎头高浮未入盆，应予以卧床，以防脐带脱垂。若破膜 12 小时未分娩者，应给予抗炎药物预防感染。

5. 肛门检查（简称"肛查"）：肛查可了解宫颈位置、软硬程度、厚薄；宫口扩张程度（以厘米计算），是否破膜；骨盆大小，是否有骨产道异常；确定胎位及胎头下降程度。肛查次数不宜过勤，临产初期 4 小时查肛一次，经产妇或宫缩强者间隔应缩短。

6. 阴道检查：适用于肛查不清，疑有脐带先露或脱垂，轻度头盆不称经试产 4～6小时产程进展缓慢者。应在严格消毒下进行检查，能直接摸清胎头，触清胎头矢状缝及囟门，确定胎位、宫口扩张程度，以决定其分娩方式。

7. 其他：第一产程中应每 4～6 小时测量一次血压，若血压升高应增加测量次数，并予以相应处理；鼓励产妇少量多次饮食；临产后每 2～4 小时排尿一次，以免膀胱充盈影响胎头下降；潜伏期未破膜者可行肥皂水灌肠，清除粪便，避免分娩时排便造成污染；清洗外阴，剃去阴毛。

（二）第二产程的处理

第二产程（second stage of labor）是从宫口开全到胎儿娩出。初产妇需 1～2 小时，经产妇数分钟可完成。主要表现为宫口已开全，胎头下降达盆底，产妇有排便感，屏气用力，宫缩强，间隙短，会阴膨隆变薄，肛门松弛。

1．密切监测胎心：此期宫缩频而强，需了解胎儿有无急性缺氧，应勤听胎心，每 10～15 分钟听一次。必要时可使用 CTG 连续检测，若发现胎心确有变化，应立即进行阴道检查，尽快结束分娩。

2．正确指导产妇屏气：宫口开全后，正确指导产妇用腹压，一旦宫缩出现，先深吸气屏住，然后如解大便样向下用力屏气以增加腹压。若发现第二产程延长，应及时找原因，采取措施结束分娩。

3．接生：接生者应按无菌操作常规进行消毒铺巾等，掌握好接生要领，保护会阴防止撕裂伤，若会阴体（会阴中心腱）较高，胎儿较大，母儿有紧急情况，急需结束分娩者就行会阴切开术。胎头娩出后，不要急于娩出胎肩，应先以左手自鼻根部向下挤压，挤出口鼻腔黏液及羊水，然后协助娩出全部胎儿，记录出生时间。断脐并结扎好脐带后交台下处理新生儿。

（三）第三产程的处理

第三产程（third stage of labor）是从胎儿娩出至胎盘娩出，需 5～15min，不超过 30min。产妇感到轻松，宫腔变小，胎盘剥离。

1．胎盘剥离征象有：①宫底重新升高达脐上。②脐带自然下降。③阴道少量出血。④压迫子宫下段脐带不再回缩。胎盘娩出有两种方式：A．舒式（Schultz mechanism），胎盘胎儿面先捧出，阴道出血较少。B．顿式（Duncan mechanism），胎盘母体面先捧出，阴道出血较多，此种娩出式较少见。仔细检查胎盘及胎膜是否完整，同时检查会阴有无裂伤及侧切伤口，并予以按解剖关系进行缝合。

2．新生儿处理：清理呼吸道，用新生儿吸痰管或导尿管吸净口鼻腔黏液羊水，然后用手轻拍新生儿足底，新生儿大声啼哭，表示呼吸道通畅。

3．阿普加评分（Apgar score）：判断有无新生儿窒息及严重程度，以出生后 1 分钟时的心率、呼吸、肌张力、喉反射及皮肤颜色 5 项体征为依据，每项 0～2 分，满分为 10 分。4～7 分为轻度窒息，<4 分为重度窒息。

4．预防产后出血：正常分娩多数出血<300mL，若遇子宫收缩乏力的产妇，应在胎头娩出后给予催产素（oxytocin）10～20U 静脉注射或胎盘娩出后注射 0.2～0.4mg；麦角新碱（ergonovine）预防产后出血。产后应在产室观察 2 小时，注意子宫收缩、宫底高度、阴道出血量及会阴有无血肿等。

四、产褥期的处理

从胎盘娩出至产妇全身各器官（除乳腺外）恢复至妊娠前状态，包括形态和功能，这一阶段称为"产褥期"（puerperium），一般规定为 6 周。

1．休息与卧位：会阴无伤口者取自由卧位，有伤口者应健侧卧位或平卧。保证充足的睡眠，以便恢复体力。

2．饮食护理：给予易消化和富于营养的饮食，适量的新鲜蔬菜及纤维素，避免吃刺激性食物，少食多餐，并适当补充维生素和铁剂。多喝各种汤类促进乳汁分泌。

3．病情观察

（1）子宫复旧的观察：正常情况下，产后当日，宫底平脐或在脐下 1 横指，以后逐日下降 1～2cm，至产后 10 日降入骨盆腔内。此期应严密观察子宫收缩情况，子宫不能如期复原常提示异常。

（2）恶露的观察：密切观察恶露情况，注意色、量、气味，正常恶露有血腥味，总量约 500mL，持续 4～6 周，量逐渐减少。如宫缩不良或胎盘胎膜残留，则恶露增多有臭味。

（3）严密观察生命体征，如体温＞37.5℃以上，应测量体温、脉搏、呼吸，每天 4 次。

4．会阴护理

（1）产妇如有外阴、阴道剧烈疼痛，排尿困难或直肠有压迫症状，应注意有无会阴血肿发生，如发现会阴血肿，应立即配合医生进行切开、止血及缝合。

（2）会阴切开或自然破裂者，嘱产妇取健侧卧位，每日用 5%活力碘棉球擦洗外阴两次并垫消毒卫生垫。保持外阴部清洁、干燥。

（3）会阴水肿者可用 50%硫酸镁液湿敷，会阴伤口红肿者，可用 95%乙醇湿敷，每天 2 次，每次 20 分钟。

（4）会阴感染裂开者可提前拆线引流或行扩创处理，产后伤口愈合不佳者，在产后 7～10 天用 1∶5000 高锰酸钾溶液坐浴，每天 2 次；并根据医嘱给予抗生素治疗。

5．排尿的护理

产后 4～6 小时鼓励并协助产妇自行排尿，以防膀胱充盈影响子宫收缩而至产后出血。如不能自行排尿，可用下列方法诱导：

（1）鼓励和帮助产妇下床排尿。

（2）让产妇听流水声，用温开水冲洗外阴诱导排尿。

（3）下腹部正中放置热水袋。

（4）遵医嘱肌内注射新斯的明 1mg。

（5）上述方法均无效时给予导尿，并留置导尿管 1～2 天，定时开放，同时给予抗生素预防感染。

6．排便的护理

产后 2 天未能大便者给予缓泻剂，如中药番泻叶、酚酞（果导）片、开塞露等，必要时少量肥皂水灌肠，如有痔者可用 10%鞣酸软膏涂在消毒纱布上轻轻按摩送入肛门。

7．乳房护理

（1）一般护理：乳房应保持清洁、干燥，哺乳前用温水擦洗乳头及乳晕，切忌用肥皂及乙醇擦洗。每次哺乳前应按摩乳房，刺激泌乳反射；哺乳时应让新生儿吸空乳汁，如乳汁充足未吸尽时，可挤出，以免乳汁淤积，影响再生。

（2）平坦及凹陷乳头护理：①乳头伸展练习，将两拇指平行放在乳头两侧，慢慢地向乳头两侧外方拉开，使乳头向外突出；②乳头牵拉练习，用一手托住乳房，另一手的拇指和中、示指抓住乳头向外牵拉，重复多次；③配制乳头罩，对乳头周围组织起稳定作用；④在婴儿饥饿时先吸吮平坦的一侧。

（3）乳房胀痛及乳腺炎护理：产后3天内，因淋巴及静脉充血，乳腺管不畅，乳房可胀痛并有硬结、疼痛，可有轻度发热，1周乳腺管通畅后自然消失，如胀痛明显，可用以下方法缓解：①尽早哺乳，产后半小时哺乳，促进乳汁畅通；②热敷乳房，或轻轻拍打乳房；③按摩乳房，使乳腺管畅通，减少疼痛。

（4）退乳：因疾病和其他原因不能哺乳者，应尽早退乳，按医嘱给予退乳药物，如苯甲酸雌二醇；已泌乳者可用生麦芽泡茶服用，每天3次，连服3天。退乳期间限进汤类食物。

8．健康教育

（1）一般指导：出院后保证合理的营养，适当地活动与休息，注意个人卫生，保持良好的心态。

（2）计划生育指导：指导产妇选择适当的避孕方法。一般产后42天采取避孕措施，产后4周内禁止性生活。

（3）产褥期保健操：保健操可以促进腹壁、盆底肌肉张力的恢复，防止尿失禁、膀胱直肠膨出及子宫脱垂的发生。

（4）计划生育指导：顺产分娩后3个月、剖宫产术后6个月可上宫内节育器，产后6周在妇产科门诊及辖区妇幼保健院进行产后健康检查。

五、正常新生儿的监护、喂养及处理

孕龄达到37周至不足42周，出生体重≥2500g的新生儿称为"足月新生儿"。从胎儿出生断脐到满28天前的时期称为"新生儿期"，它是胎儿逐渐适应子宫外生活的过渡时期，也是护理工作的重要时期。

1．入母婴同室评估

（1）了解母亲的特殊病史、本次妊娠的经过、分娩经过；了解产程中胎儿情况、出生体重、性别、Apgar评分及出生后检查结果等；检查出生记录是否填写完整，并与新生儿身上的手圈核对床号、姓名、性别、出生时间。

（2）进行身体评估，评估时应注意保暖。

①一般检查：注意新生儿的发育、反应，观察皮肤颜色，有无瘀斑或感染灶。在沐

浴后测裸体体重、身高；测量新生儿体温、呼吸、心率。

②头面部：观察头颅大小、形状，有无产瘤、血肿及皮肤破损；检查囟门大小和紧张度，有无颅骨骨折和缺损；巩膜有无黄染或出血点；口腔外观有无唇腭裂。

③颈部：注意颈部对称性、位置、活动范围和肌张力。

④胸部：观察胸廓形态、对称性，有无畸形；呼吸时是否有肋下缘和胸骨上下软组织下陷；通过心脏听诊了解心率、节律，各听诊区有无杂音；通过肺部听诊判断呼吸音是否清晰，有无啰音及啰音的性质和部位。

⑤腹部：出生时腹形平软，以后肠管充满气体，腹略膨出。观察呼吸时胸腹是否协调，外形有无异常；触诊肝脾大小；听诊肠鸣音。

⑥脐带：观察脐带残端有无出血或异常分泌物。如脐部红肿或分泌物有臭味，提示脐部感染。

⑦脊柱、四肢：检查脊柱、四肢发育是否正常，四肢是否对称，有无骨折或关节脱位。

⑧肛门、外生殖器：肛门外观有无闭锁，外生殖器有无异常，男婴睾丸是否已降至阴囊，女婴大阴唇有无完全遮住小阴唇。

⑨大小便：正常新生儿出生后不久排尿，出生 24 小时内排胎便。如 24 小时后未解大便，应检查是否有消化道发育异常。

⑩肌张力、活动情况：新生儿正常时反应灵敏、哭声洪亮、肌张力正常。如中枢神经系统受损，可表现为肌张力及哭声异常。嗜睡时，予以刺激引起啼哭后观察。

⑪反射：通过观察各种反射是否存在，可以了解新生儿神经系统的发育情况。持久存在的反射有觅食反射、吸吮反射、吞咽反射等，而拥抱、握持等反射随着小儿的发育逐渐减退，一般于出生后 3～4 个月消失。

（3）提供良好的环境：母婴同室的房间宜向阳，光线充足、空气流通、室温保持在 20～24℃，相对湿度在 55%～65%；床单元（一张母亲床加一张婴儿床）所占面积不应少于 6～12 平方米。

（4）安全措施：①新生儿出生后，在其病历上印上其右脚印及其母亲右拇指手印。②新生儿手腕上系有手圈，手圈上正确书写母亲姓名、新生儿性别、住院号。每项有关新生儿的操作前后都应认真核对。③新生儿床应铺有床垫，配有床围。④新生儿床上不放危险物品如锐角玩具、过烫的热水袋等。

2．预防感染措施

（1）每一房间应配有洗手设备或放置消毒溶液，以使医护人员或探访者在接触新生儿前洗手或消毒双手。

（2）医护人员必须身体健康，每年需体格检查，每季度做鼻咽拭子培养，如带菌者应调离接触新生儿的岗位，经治疗 3 次培养阴性后才可恢复原工作。患有呼吸道、皮肤黏膜、肠胃道传染性疾病者，在接触新生儿前应采取相应的措施，如戴口罩、手套等。

（3）新生儿患有传染性疾病如脓疱疮、脐部感染等，应采取相应的消毒隔离措施。

3．帮助新生儿适应母体外环境

（1）维持正常的体温。

（2）维持呼吸道的通畅。

4．帮助家属做好新生儿日常生活护理

（1）喂养：新生儿的喂养方法有母乳喂养、人工喂养和混合喂养。

母乳是婴儿最佳的天然营养品，是任何代乳品、牛奶、各类食物都无法代替的，初乳中含有丰富的蛋白质和脂溶性维生素，具有抗感染特性。母乳的成分与温度均适宜，且易消化，能有效吸收；既经济又方便，更重要的是使母婴之间产生一种特殊的亲切感。纯母乳喂养是指新生儿4～6个月内不需添加辅食，实行母婴同室、早接触、早吸吮及按需哺乳是促进母乳喂养成功的关键。

①一般护理：把母乳喂养的好处告诉产妇及家属，做好饮食营养指导，产妇每天摄入的总热量不低于12550kJ。摄入足够的蔬菜、水果及谷类。控制食物中总的脂肪的摄入，每天胆固醇的摄入量不超过300mg。补充足够的钙、铁、碘等必需的无机盐类。

②早接触、早吸吮：阴道分娩的正常新生儿，出生半小时内全裸放在母亲胸部，进行皮肤接触30分钟，并帮助婴儿早吸吮。剖宫产母亲有应答后30分钟内进行皮肤接触30分钟。

③指导哺乳方法：哺乳前嘱产妇洗净双手及奶头。母亲采用舒适体位，常见坐式、卧式（侧卧、仰卧）、环抱式（剖宫产及双胎婴儿）。一只手托住婴儿，另一只手托起乳房，拇指与四指分别放在乳房上下呈"C"形。婴儿含接时，应将乳头及大部分乳晕充分放入婴儿口中，吸吮时可见婴儿两颊鼓起，嘴唇突起，听到有节奏的吸吮和吞咽声。

④按需哺乳：母乳哺乳不限时间及次数，奶胀就喂，婴儿饿了就喂。喂哺时母亲及新生儿均应选择舒适位置，采取正确的姿势；注意婴儿含接姿势。每次哺乳后，应将新生儿抱起轻拍背部1～2分钟，排出胃内空气，以防止吐奶。

⑤哺乳时，护士应巡视婴儿吃奶情况，了解乳汁分泌情况，注意母亲的乳房不要堵塞婴儿鼻子，并宣教哺乳知识。

（2）沐浴：沐浴可以清洁皮肤、评估身体状况、促进舒适。沐浴时室温以26～28℃，水温以38～42℃为宜；沐浴前不要喂奶，新生儿出生后体温未稳定前不宜沐浴；沐浴动作应轻而敏捷，防止损伤；每个婴儿用一套沐浴用品防止交叉感染。

（3）脐部护理：断脐后要密切观察脐部出血情况，保持脐部清洁干燥，每次沐浴后用75%乙醇消毒脐带残端及脐轮周围，然后用无菌纱布覆盖包扎。保持包扎敷料的干燥、清洁。

（4）皮肤护理：新生儿娩出后应及时抹净皮肤表面血迹，去除胎脂，剪去过长的指（趾）甲。

（5）臀部护理：目的是避免发生红臀、溃疡或皮疹等。定时更换尿布，大便后用温水清洗臀部，揩干后涂上软膏。尿布使用松紧合适，不宜用橡皮布或塑料纸作为婴儿床垫。一旦发生红臀，可用红外线照射，每次 10～20min，每天 2～3 次。如皮肤糜烂，可用消毒植物油或鱼肝油纱布敷于患处。

5. 免疫接种

（1）卡介苗：将 0.1mL 卡介苗做左臂三角肌下端偏外侧皮内注射，一般于出生后12～24 小时接种。禁忌证：①早产儿；②低体重儿；③体温在 37.5℃以上；④严重呕吐、腹泻、湿疹、脓疱疹；⑤产伤或其他疾病者。

（2）乙肝疫苗：正常新生儿在出生后 24 小时、1 个月及 6 个月各注射基因工程乙肝疫苗 10μg。

6. 心理护理：新生儿期的心理护理，对今后发展良好的母儿心理、培养母儿亲情具有重要意义。

第二节　异常妊娠

一、流产

妊娠于 28 周前终止，胎儿体质量不足 1000g，称为"流产"（abortion）。妊娠不足 12 周发生流产者称为"早期流产"，发生于 12 周至不足 28 周者称为"晚期流产"。按流产的发展过程分为先兆流产、不全流产、难免流产和完全流产。胚胎在子宫内死亡超过 2 个月仍未自然排出者称为"过期流产"。自然流产连续 3 次或 3 次以上者称为"习惯性流产"。

早期流产的原因多数是遗传因素（如基因异常），其次为母体因素（如孕妇患急性传染病、胎儿感染中毒死亡、黄体功能不足等），此外，母儿双方免疫不适应或血型不合亦可引起流产，晚期流产则因宫颈内口松弛、子宫畸形等因素所致。

【诊断】

（一）临床表现

1. 先兆流产：妊娠 28 周前出现少量阴道出血和（或）轻微下腹疼痛或腰酸下坠感，无破水及组织排出，妊娠反应持续存在；检查宫口未开，胎膜未破，子宫大小与停经月份符合；妊娠试验阳性；B 超显示有孕囊及胚芽，孕 7 周以上者有胎心波动。如胚胎发育正常，经休息和治疗后出血及腹痛消失，妊娠可以继续；若胚胎发育异常或出血增多、腹痛加重，则可发展为难免流产。

2. 难免流产：多由先兆流产发展而来，流产已不可避免。阴道出血量增多（常多于月经量），腹痛加重，呈阵发性下腹坠胀痛，可伴有阴道流水（胎膜破裂）。妇科检查见宫口已扩张，可见胚胎组织或胚囊堵塞于宫颈口，子宫大小与停经月份符合或略小，尿妊娠试验可呈阴性或阳性，B 超宫腔内可见胚囊、胚芽，有时可见胎动及胎心搏动。

3. 不全流产：妊娠物已经部分排出子宫，尚有部分残留于子宫内，由难免流产发展而来。残留妊娠物影响子宫收缩，有持续性阴道出血，严重者可发生休克。检查时可发现宫颈口扩张，有血液自宫颈口流出，有时可见妊娠物在宫颈口或阴道内出现，部分仍残留在宫腔内，子宫大小一般小于停经月份。

4. 完全流产：常发生于妊娠 8 周以前或 12 周以后。经过腹痛及阴道出血后，妊娠产物已完全排出，阴道出血逐渐停止或仅有少量出血，腹痛消失。妇科检查见宫口关闭，子宫略大或已恢复正常大小，妊娠试验阴性或阳性，B 超显示宫腔线清晰，可有少量血液，但无组织残留。

5. 过期流产：胚胎或胎儿在宫内已经死亡，但没有自然排出。胚胎或胎儿死亡后子宫不再继续增大，反而缩小。妊娠反应消失，胎动消失。检查时发现宫颈口关闭，子宫小于停经月份，听不到胎心。

6. 习惯性流产：每次流产往往发生于相同妊娠月份，流产经过与一般流产相同。早期流产的原因常为黄体功能不全、甲状腺功能低下症、染色体异常等。晚期流产较常见的原因则为宫颈内口松弛、子宫畸形、子宫肌瘤等。

7. 孕卵枯萎：也称为"空卵"，在超声检查时发现有妊娠囊，但是没有胚胎，说明胚胎已经死亡，不再发育。

8. 流产感染：流产过程中若出血时间长、有组织残留、非法堕胎或不洁性生活可引起宫腔内感染，严重者感染可扩散到盆腔、腹腔乃至全身，引起盆腔炎、腹膜炎、败血症甚至感染性休克。患者除有一般流产症状外，尚有发热、下腹痛、阴道分泌物味臭或流脓性液体等感染症状及相应体征，可因感染性休克而导致患者死亡。

（二）辅助检查

1. 妊娠试验：胚胎或绒毛滋养细胞存活时，妊娠试验阳性；当妊娠物与子宫壁分离已久失活时，妊娠试验阴性。

2. 激素测定：定期测绒毛膜促性腺激素（hCG）、胎盘催乳素（HPL）、雌二醇（E2）及孕酮（P）的含量，动态观察其变化情况，如有进行性下降，提示将发生流产。

3. 细菌培养：疑有感染时做阴道或宫腔拭子的细菌培养及药物敏感试验，有助于感染的诊断和治疗。

4. B 超检查：显示子宫增大，明确宫腔内有无孕囊、胚胎、胎心搏动及残留组织或积血，以协助诊断。

5. 病理检查：对于阴道排出的组织，可以用水冲洗寻找绒毛以确定是否为妊娠流产。对于可疑的病例，要将组织物送病理检查以明确诊断。

（三）诊断要点

1. 生育年龄妇女，既往月经规律，若有月经过期，出现早孕反应，妇科检查子宫增大，尿妊娠试验阳性，应诊断为妊娠。

2. 妊娠后阴道出血、下腹坠痛、腰骶酸痛，要考虑流产的可能。流产可以分为许多种不同类型，在诊断时需要根据不同的病史、临床表现及辅助检查来进行判断和区分。

（四）鉴别诊断

需与异位妊娠及葡萄胎、功能失调性子宫出血、盆腔炎及急性阑尾炎等进行鉴别。

1. 异位妊娠特点是有不规则阴道出血，可有腹痛，但常为单侧性；超声检查显示宫腔内无妊娠囊，在宫腔以外部位，特别是输卵管部位可见妊娠囊或液性暗区；hCG 水平较低，倍增时间较长。

2. 葡萄胎特点是有不规则阴道出血，子宫异常增大而软，触摸不到胎体，无胎心和胎动；B 超检查显示宫腔内充满弥漫的光点和小囊样无回声区；hCG 水平高于停经月份。

3. 功能失调性子宫出血特点是有不规则阴道出血，子宫不增大，B 超检查无妊娠囊，hCG 检查阴性。

4. 盆腔炎、急性阑尾炎一般无停经史，尿妊娠试验阴性，hCG 水平正常，B 超检查宫腔内无妊娠囊，血白细胞总数＞10×10^9/L。

【治疗】

1. 先兆流产

（1）一般治疗：卧床休息，避免性生活。

（2）药物治疗：①口服维生素 E，每次 10mg，每天 3 次；②肌内注射黄体酮，每天 20mg，共 2 周；③肌内注射 hCC，每天 1000U，共 2 周；或隔天肌内注射 hCG 2000U，共 2 周。

（3）其他治疗：经过治疗后进行定期随访，症状加重或胚胎（胎儿）死亡时，及时手术终止妊娠。

2. 难免流产：治疗原则是尽早排出妊娠物。

（1）药物治疗：晚期流产时，子宫较大，可静脉滴注缩宫素，具体方法是缩宫素 10U 加入 5% 葡萄糖 500mL 静脉滴注；加强子宫收缩，维持有效的宫缩。

（2）手术治疗：早期流产时行吸宫术或刮宫术。晚期流产当胎儿及胎盘排出后，检查是否完整，必要时行清宫。

3. 不全流产

（1）药物治疗：出血时间长，考虑感染可能时应给予抗生素预防感染。

（2）手术治疗：用吸宫术或钳刮术清除宫腔内妊娠残留物，出血量多者输血。

4. 完全流产：一般不予特殊处理，必要时给予抗生素预防感染。

5. 稽留流产：胚胎死亡时间长，可能会发生机化与子宫壁粘连，也可能会消耗凝血因子，造成凝血功能障碍，导致大量出血，甚至 DIC。因此，在处理前应先进行凝血功能的检查（血常规、出凝血时间、血小板计数、纤维蛋白原、凝血酶原时间、3P 试验、血型检查）并做好输血准备。

（1）一般治疗：凝血功能异常者，先输注血液制品或用药物纠正凝血功能，然后进行引产或手术。

（2）药物治疗：凝血功能正常者，口服己烯雌酚每次 5～10mg，每天 3 次，共 3～5 天，以提高子宫对缩宫素的敏感性。子宫＞12 周者，可以用缩宫素、米索前列醇、依沙吖啶引产。具体方法如下：缩宫素 10U 加入 5%葡萄糖 500mL 静脉滴注；米索前列醇 0.2mg（0.2mg/片）塞于阴道后穹隆，每隔 4 小时 1 次；依沙吖啶 50～100mg 溶于 5mL 注射用水，注射到羊膜腔内。

（3）手术治疗：子宫＜12 周者可行刮宫术，＞12 周者需行钳刮术。

6．孕卵枯萎：确诊后行吸宫术或刮宫术。

7．习惯性流产：在下次妊娠之前，需要测定夫妇双方的 ABO 和 Rh 血型、染色体核型、免疫不合的有关抗体，以明确病因，对发现的异常情况进行相应的治疗。

（1）如果女方的卵巢功能和甲状腺功能异常，应及时补充黄体酮、甲状腺素。

（2）如果有生殖道畸形、黏膜下肌瘤、宫颈功能不全等，应及时手术纠正。

（3）如果是自身免疫性疾病，可以在确定妊娠以后口服小剂量阿司匹林每天 25mg，或泼尼松 5mg/d，或是皮下注射肝素 5000U/12h 治疗，持续至分娩前。目前推荐阿司匹林为首选方案，因为其效果肯定且不良反应比较少。

（4）如果是男方精液异常，进行相应的治疗。

【病情观察】

对流产患者除了要观察主要症状如腹痛和阴道流血的变化以外，还要了解子宫的大小、宫颈口是否扩张、是否有妊娠物、胎膜是否破裂以及双侧附件的情况。近年来，B超检查在流产的诊断和观察中起了越来越重要的作用。通过超声检查可以了解有无妊娠囊、胚胎或胎儿的大小、胎儿是否存活、是否有出血等，结合临床表现基本上可以确定是哪一种类型的流产。

【病历记录】

（1）在门诊病历记录时，对流产患者的询问要详细，特别要重视记录既往生育史、月经史以及末次月经情况。

（2）如果没有条件做超声检查，在诊断流产时不要忘记考虑异位妊娠的可能性，并记录已经向患者和（或）家属交代异位妊娠的可能。

【注意事项】

1．医患沟通

（1）对先兆流产的患者进行检查之前，要解释检查的必要性和安全性并征得患者的同意，因为检查会对子宫带来一定的刺激。如果没有征得患者的同意就进行检查，一旦出现流产，患者往往就会认为是检查本身造成了流产，从而引起不必要的纠纷。

（2）超声检查时，如果妊娠囊平均直径超过 20mm 还没有胚胎出现，胚胎的头臀径超过 5mm 还没有胎心搏动，则胚胎存活的可能性比较小。但是对于多年不孕、期盼生育的患者，可以考虑其继续观察，不要强求其接受刮宫，1～2 周后再次复查。

（3）对于有停经、腹痛以及阴道流血而要求保胎的患者，仅仅靠妇科检查不能诊断先兆流产，在保胎之前切记要进行超声检查，以确认是宫内妊娠。因为部分有此症状的患者是异位妊娠，盲目保胎会导致严重的后果，因此在保胎之前要向患者和家属强调超声检查的必要性。即使是超声检查在宫内见到妊娠囊，也不能完全放松，因为在异位妊娠患者中，有时宫内会出现假妊娠囊，所以保胎过程中一旦出现症状和体征的突然改变，要想到异位妊娠的可能性。

2．经验指导

（1）早期流产多数是先有阴道流血，然后有腹痛，或是两者同时出现；而晚期流产则类似于早产，往往是先有腹痛，然后阴道流血。

（2）在所有的妊娠中，30%左右会出现阴道出血，出血患者中有一定比例会流产，流产最常见的原因是胚胎染色体异常。

（3）在超声检查时，如果妊娠囊平均直径超过20mm，还没有胚胎出现，胚胎的头臀径超过5mm还无胎心搏动，则胚胎存活的可能性比较小。但是对于有疑问的病例，应该在几日以后再复查1次。

（4）流产最需要和异位妊娠进行鉴别诊断，因为一旦发生误诊，会危及患者生命安全。

（5）妊娠8周之前，胚胎和蜕膜组织多数可以完全排出，出血不多。妊娠12周之后，胎盘已经完全形成，一般是先有腹痛，然后将胎儿和胎盘排出，在发生妊娠物残留时出血比较多。在妊娠8～12周时，胎盘绒毛生长良好，流产时容易发生残留，出血可能会比较多。

（6）使用hCG保胎有一定的效果，但是还需要大样本、前瞻性的研究来判断其效果。

（7）超声检查时，如果子宫内容物厚度超过5mm，一定有组织残留，可以通过药物治疗促进残留物的排出，并不是所有人都需要刮宫。

（8）流产后要告诫患者不主张在3个月内再次怀孕，如果怀孕，流产率比较高。

二、早产

妊娠满28周至不满37足周之间终止者称"早产"（preterm-labor，PTL），娩出的新生儿称"早产儿"，其出生体重不足2500g，器官发育尚不成熟，早产儿有比较高的并发症和死亡率。早产约占分娩总数的10%。早产儿中约有15%于新生儿期死亡，8%早产儿留有智力障碍或神经系统后遗症。因此，防止早产应得到产科工作者的重视。早产的原因常与孕妇从事重体力劳动或吸烟、酗酒、有麻醉药瘾以及各种妊娠并发症（如妊娠高血压综合征）等因素有关。

【诊断】

（一）症状

患者主要的表现为子宫收缩，最初为不规则宫缩，与足月妊娠先兆临产相似，并常伴有少许阴道出血或血性分泌物，以后可发展为规则宫缩。在诊断时应与妊娠晚期出现的生理性宫缩区别。生理性宫缩为不规则、无痛感、不伴宫颈管消失。若子宫收缩规则，间隔 5～6 分钟，持续 30 秒以上，伴宫颈管短缩及进行性扩张时，则可诊断为早期临产。

（二）体征

腹部检查时可以感觉到间歇性的子宫收缩，阴道检查有时会发现少许出血，如果伴有胎膜早破，可以发现阴道内有羊水。宫颈管有不同程度的消退，宫颈口扩张。

（三）辅助检查

1．实验室检查

（1）胎儿纤维结合蛋白（fetal fibronectin，fFN）。在妊娠期，fFN 一般只出现在母亲的血液和羊水中，如果在宫颈黏液中出现 fFN，预示在近期发生早产的可能性比较大。

（2）胰岛素样生长因子结合蛋白-1（insulin like growth factor binding protein-1，IGFBP-1）。在妊娠期，IGFBP-1 一般只出现在母亲的血液和羊水中，其羊水中 IGFBP-1 的浓度要比血液中高 100～1000 倍。如果在宫颈黏液中出现 ICFBP-1，预示在近期发生早产的可能性比较大。

2．特殊检查

（1）超声检查：通过超声检查可以估测孕周，大体判断胎肺成熟度；经会阴超声检查，可以了解宫颈管的长度和宫颈口扩张的情况，如果宫颈口缩短、呈漏斗状、宫颈口扩张，则短期内分娩的可能性比较大。

（2）胎心监护：通过胎心监护可以了解宫缩的强度、频率以及胎心变化情况。

（四）诊断要点

1．既往有流产、早产史者易发生早产。

2．临床表现

（1）有规则宫缩出现，间歇 5～10 分钟，持续 30 秒以上，且逐渐加强。

（2）阴道血性分泌物。

（3）肛查宫颈管缩短，宫口扩张≥2cm。根据上述临床表现，可诊断为先兆早产。当胎膜已破，或宫口已开大 4cm 以上者，早产已不可避免。

（五）鉴别诊断

需要区分正常的生理性宫缩、先兆早产以及早产临产，主要看宫缩的情况以及是否有宫颈管的进行性消退和宫颈口的扩张。孕晚期生理性子宫收缩一般不伴宫口开大，休息或用镇静药后能缓解或消失。

【治疗】

妊娠 36 周以上可待其自然分娩。妊娠 36 周以下，胎儿存活，无宫内窘迫，胎膜未破，估计新生儿生活能力低于正常，初产妇宫口开大 2cm 以下，经产妇宫口开大 4cm 以下，应抑制宫缩，尽量继续妊娠。

1．一般治疗

先兆早产阶段，应侧卧位休息，适当使用镇静药如苯巴比妥。

2．抑制宫缩

（1）β-肾上腺素受体激动药：此类药物能激动子宫平滑肌中的β受体，抑制子宫平滑肌收缩，使子宫松弛，从而抑制宫缩。常见不良反应有加快心率、降低血压、升高血糖等。服药前常规做心电图检查，心率＞100次/分、糖尿病、青光眼者不宜服用。

（2）硫酸镁：镁离子直接作用于子宫肌细胞，拮抗钙离子收缩子宫的作用，达到抑制宫缩的目的。用法：25%硫酸镁20mL加入5%葡萄糖250mL中静脉滴注，半小时内输入；以后25%硫酸镁40mL加入5%葡萄糖500mL中静脉滴注维持，每小时2g，宫缩减弱后每小时1g维持，直到宫缩消失。用药过程中应注意：呼吸＞16次/分，尿量＞25mL/h，膝腱反射存在，及其他无异常者，可以继续使用，反之则考虑硫酸镁中毒，可用10%葡萄糖酸钙解救。

（3）前列腺素合成酶抑制药：该类药物可抑制前列腺素合成酶、减少前列腺素的合成或前列腺素的释放以抑制宫缩，常用药物有吲哚美辛及阿司匹林。因其可能导致动脉导管过早关闭而引起胎儿血液循环障碍，故目前此类药物已较少应用。

（4）钙通道阻滞药等药物对宫缩的抑制作用也在研究中。

3．新生儿呼吸窘迫综合征的预防

当早产不可避免时，为促使胎儿肺成熟，预防早产儿发生新生儿呼吸窘迫综合征，如不足36周可给予地塞米松每次10mg，静脉注射，每日1次，共2日；或地塞米松每次5mg，肌内注射，每日2次，共2日。紧急情况下，可以经腹向羊膜腔内注射地塞米松10mg，并同时取羊水行胎儿肺成熟度检查。

4．分娩时注意事项

行会阴侧切，缩短第二产程，减少胎儿头部受压，预防新生儿颅内出血。胎儿娩出后注意保暖，进行胎龄评分，不足37周按早产儿处理。

【病情观察】

1．诊断明确者　主要观察经过治疗后子宫收缩、宫颈口扩张的情况，必要时做胎心监护，以便于准确了解宫缩的强度、频率以及是否有胎儿窘迫的情况出现。

2．诊断未明者　对于尚未明确是生理性宫缩，还是先兆早产或早产临床的患者，可以暂时不治疗，观察子宫收缩的情况和宫颈口扩张的情况。

【病历记录】

1．门诊病历的书写

详细记录宫缩出现的时间、频率、强度，了解是否同时伴有阴道流血或是有液体流出。同时还要了解是否有引起宫缩的诱发因素。

2．住院病历的书写

（1）由于某些药物有一定的不良反应，在应用之前需要详细解释并取得患者或家属的同意，并在病史中予以记录。

（2）在保胎过程中，如果决定终止妊娠，需要在病史中记录终止妊娠的理由以及和患者或家属交谈后的知情同意。

【注意事项】

1. 医患沟通

（1）对于孕周比较早的早产要不要保胎，需要和患者及其家属进行充分的沟通。在医疗条件不够先进的情况下，妊娠 32 周，特别是妊娠 30 周之前出生的胎儿存活机会比较小，即使存活，也多数有较严重的后遗症。因此，对妊娠 30 周之前发生的胎膜早破，如果没有先进的医疗条件，一般不主张保胎。

（2）极低出生体重儿（出生体重＜1000g）的存活率比较低，即使存活，发生严重后遗症的机会也比较大。这种孩子出生后，要及时与儿科医生一起与患者和家属沟通，解释存在的各种风险，并在病史上记录谈话的时间和内容，希望患者或家属能够理解并签字。

2. 经验指导

（1）早产多数有比较明确的诱因，在诊断时要注意寻找诱因，例如是否有阴道感染、胎盘早剥、胎膜早破等。

（2）目前临床上普遍存在对早产的过度诊断问题，往往会将生理性的宫缩或先兆早产诊断为早产临产，因而导致过度治疗。

（3）仅仅根据末次月经来判断是否早产并不可靠，大约有 1/4 的女性记不清楚自己的末次月经。在进行诊断之前，除了问清楚末次月经、早孕反应出现的时间以及胎动出现的时间以外，还需要进行超声检查，以明确孕周。

（4）积极治疗泌尿生殖道感染，妊娠晚期节制性生活，预防胎膜早破，以达到预防早产的目的。

（5）妊娠前积极治疗基础疾病，把握好妊娠时机；妊娠后积极预防各种妊娠并发症的恶化及并发症的发生。

（6）使用宫缩抑制药抑制宫缩时，应注意其不良反应，严密观察患者呼吸、血压、脉搏等生命体征的变化，应用吲哚美辛时还应注意胎儿动脉导管的开放情况。

（7）对胎膜早破早产新生儿，在进行期待治疗、促进胎肺成熟的同时，要注意应用抗生素预防宫内感染的发生。一旦发生感染，要及时终止妊娠。

（8）应做好围生期保健，防止及纠正妊娠期并发症，针对不同病因采取不同防治措施。①改善营养状况，保持心情愉快，妊娠晚期应多卧床休息，左侧卧位，增加子宫—胎盘血流，减少宫缩，防止早产。②定期产前检查加强高危妊娠的管理，积极治疗妊娠并发症。③宫颈内口松弛者，需选择 14～16 周做宫颈缝合术。④有高危因素者，妊娠晚期禁止性生活。⑤B 超监测宫颈，测量宫颈长度、宫颈内口扩张度等，对有早产危险者给予宫缩抑制药治疗。

三、异位妊娠

正常妊娠时孕卵着床于子宫体部内膜,当孕卵在子宫体腔以外着床,称为"异位妊娠",即宫外孕。其中输卵管妊娠占95%,仅有小部分病例着床在子宫角或残角、宫颈,亦可见于腹腔妊娠、卵巢妊娠。故主要阐述输卵管妊娠。

输卵管妊娠是妇产科常见急腹症之一,当输卵管妊娠流产或破裂急性发作时,可引起腹腔内严重出血,如不及时诊断、积极抢救,可危及生命。其发病部位以壶腹部最多,占55%~60%,其次为峡部,再次为伞端,间质部妊娠最少见。常见的病因为输卵管炎、输卵管黏膜破坏、纤毛受损,阻碍孕卵正常运送;输卵管发育异常;放置宫内节育器后可能造成输卵管炎,也可引起输卵管妊娠的发生。异位妊娠的发生率约为1%,但近年来有明显增高趋势,是妇科常见的急腹症之一。

【诊断】

(一)临床表现

1.症状

(1)停经:多数患者有5~8周的短暂停经史,20%~30%的患者无明显停经史。停经时间的长短与妊娠部位有关,输卵管峡部妊娠破裂多在停经6周左右;输卵管妊娠流产,多见于妊娠8~12周;间质部妊娠破裂常发生于闭经后3~4个月。

(2)腹痛:是异位妊娠的主要症状。当发生输卵管妊娠流产或破裂时,表现为突然发生下腹一侧撕裂样剧烈疼痛,常伴恶心、呕吐;当出血积于直肠隐窝时出现肛门坠胀感,随着血液流向全腹,疼痛由下腹向全腹扩散,血液刺激膈肌时引起肩胛部放射性疼痛。

(3)阴道出血:常表现为不规则阴道出血,量多少不等,可有蜕膜管形成碎片排出,一般在病灶清除后出血方能停止。

(4)晕厥与休克:由内出血所致,与阴道出血量不成比例。轻者出现晕厥,重者导致休克。内出血越多越快,症状越严重。

(5)腹部包块:陈旧性异位妊娠或形成大血肿时,下腹部可扪及包块。

2.体征

(1)一般情况:患者呈急性病容,腹痛拒按,贫血貌。脉搏快,血压低,重者出现休克。

(2)腹部检查:下腹有明显压痛、反跳痛,可有腹肌紧张,以患侧为重。出血多时叩诊有移动性浊音,病程较长者可触及包块。

(3)妇科检查:子宫口有少量出血,子宫略大。未破裂者宫旁可扪及胀大的输卵管并压痛,破裂或流产者后穹隆饱满触痛,宫颈举痛明显,出血多时子宫有漂浮感,子宫一侧可扪及不具体包块,压痛明显。陈旧性异位妊娠时包块具体不活动。

(二)辅助检查

1.实验室检查

在怀疑异位妊娠时,一般先进行妊娠试验检查。可以用尿液进行定性试验,阳性者要进一步鉴别是宫内妊娠还是异位妊娠；阴性者如果临床症状提示有异位妊娠的可能性，还需要重复测定或是抽血进行定量 β-hCG 检测，因为尿妊娠试验有假阴性的可能。对于停经时间较短，不能判断是宫内妊娠还是异位妊娠时，要连续测定血 β-hCG。一般情况下，宫内妊娠时，β-hCG 倍增时间小于 48 小时；异位妊娠时，β-hCG 倍增时间往往会大于 48 小时。

2．后穹隆穿刺

腹腔内血液易积聚在子宫直肠陷凹处，多能经后穹隆穿刺抽出。18 号长针自阴道后穹隆刺入子宫直肠凹，抽出暗红色不凝血为阳性，说明有腹腔内出血。

3．超声检查

B 超检查时显像诊断异位妊娠准确率为 70%～94%。如在输卵管部位看到妊娠囊或胎心搏动即可确诊。

4．腹腔镜检查

适用于早期和诊断有困难，但无腹腔大出血和休克的病例。腹腔镜检查若为早期病例，可见一侧输卵管肿大，表面紫蓝色，腹腔内无血液或少量血液。陈旧性异位妊娠时可见一侧输卵管肿大，周围有血肿形成或与邻近器官粘连。

5．子宫内膜病理检查

阴道出血较多的病例，为排除宫内妊娠，应做诊断性刮宫，刮出物送病理检查，呈 A-S 反应可协助诊断，结果仅见蜕膜未见绒毛者应考虑输卵管妊娠，但不能确诊，需要结合病情做出诊断。

（三）诊断要点

1．停经后出现腹痛和（或）不规则阴道出血。

2．下腹有压痛及反跳痛，叩诊有移动性浊音，可触及包块。输卵管妊娠流产或破裂者，阴道后穹隆饱满，有触痛，宫颈举痛明显。

3．尿妊娠试验阳性，有内出血时后穹隆穿刺阳性。超声检查时子宫虽增大但宫腔内空虚无孕囊，宫旁出现低回声区，有时发现胚芽。

（四）鉴别诊断

异位妊娠应与流产、急性输卵管炎、急性阑尾炎、黄体破裂、卵巢囊肿蒂扭转等鉴别。

【治疗】

治疗原则以手术治疗为主，非手术治疗为次。根据病情轻重及再生育要求决定治疗方案。

（一）手术治疗，

异位妊娠并发内出血者一经诊断应立即手术治疗，有休克者在抗休克的同时进行手术治疗。

1．输卵管切除术

适用于输卵管妊娠流产或破裂并无生育要求者，尤其是病变破坏严重伴有休克者，能达到根治的目的。

2. 保守性手术

适用于有生育要求的年轻妇女，特别是对侧输卵管已经切除或有明显病变者。

（1）输卵管造口术（开窗术）：适用于未破裂或早期破裂输卵管无严重损伤者。在输卵管妊娠部位对着输卵管的一侧纵向切开输卵管壁，清除妊娠物，电凝或缝扎止血，切口敞开不缝合，术后1周行输卵管通液治疗，术后复通率＞75%。

（2）输卵管部分切除、端端吻合术：适用于输卵管峡部妊娠。先切除病灶，再将两断端用70无损伤针线吻合，术后第3、第7、第14天行输卵管通液术。

（3）输卵管伞端排出术：适用于输卵管妊娠未破裂或不全流产，尤其是伞端妊娠者。挤压输卵管使妊娠物自伞端排出，或钝性剥离后轻轻钳夹、搔刮，清除妊娠物。

（4）输卵管子宫腔植入术：适用于输卵管近子宫端过短无法行端端吻合术者。此术式成功率较低。

3. 腹腔镜手术

随着腹腔镜手术技术的提高，已成为诊断和治疗异位妊娠的重要手段，国内外一些大医院已用腹腔镜手术取代了开腹手术。腹腔镜下可行输卵管切除术、输卵管开窗术、病灶切除端端吻合术、病灶挤出术、病灶内注药及粘连分离术。术中暴露好，损伤少，术后恢复快，深受患者的欢迎。

4. 自体输血

这是一种快速有效的补充血容量的方法，尤其是在缺乏血源的情况下更有价值。该方法经济、卫生，可避免传染病及输血反应，是一种值得推广的好方法。

（1）适应证：妊娠＜12周、胎膜未破、出血时间＜24小时、血液未受污染。

（2）方法：严格消毒后经开腹或腹腔镜进入腹腔，吸出积血收集于消毒瓶内，每100mL血加3.8%枸橼酸钠溶液10mL抗凝，经6～8层纱布或20pg微孔过滤器过滤即可经静脉回输患者体内。每回输400mL血液，应静脉补充10%葡萄糖酸钙10mL。

（二）非手术治疗

1. 化学药物

主要用于早期异位妊娠未破裂或症状轻者。

（1）用药指征：①输卵管妊娠直径≤4cm；②输卵管妊娠未破裂或流产；③无明显内出血；④血β-hCG＜2000U/L；⑤无药物治疗的禁忌证。

（2）方法：分为全身用药及局部用药。①甲氨蝶呤（MTX）0.4mg/（kg·d）肌内注射，5天为1个疗程，间隔7天，共用2个疗程；②MTX 50mg/（kg·d）肌内注射一次疗法；③MTX 1mg/（kg·d）静脉滴注第1、3、5、7天，四氢叶酸（CF）0.1mg/（kg·d）肌内注射第2、4、6、8天；④MTX 10～25mg溶于2～4mL生理盐水中在B超引导下穿刺或经腹腔镜注入孕囊内；⑤氟尿嘧啶（5-Fu）10mg/（kg·d）加入5%葡萄糖注射液500mL内静脉滴注，6天为1个疗程；⑥5-Fu 250mg经宫腔注入患侧输卵管内；⑦前列腺素 2a（PGF2a）0.5～1.5mg 局部注入；⑧50%高渗葡萄糖 5～20mL 腹腔镜下局部注入，成功率为 91.6%；⑨米非司酮（RU 486）100mg，每 12 小时口服 1 次或 50mg 每天 2 次口服，共 3 天，总量 600mg，方便、安全、有效，无明显不良反应。

2. 中医

中药以活血祛瘀、消癥止血为原则。主方为丹参 9～15g、赤芍 6～9g、桃仁 6～9g，随症加减。可加入三七 3g（吞服）、阿胶 12g（烊化）、山羊血 15g 加强止血作用，加入三棱 9g、山楂 9g 以加强祛瘀破坚，消除陈旧性异位妊娠。

3. 非手术治疗的观察

非手术治疗期间应定期（2～3 天）行 B 超检查和 hCG 测定，以了解胎囊及血 hCG 的变化情况。严密监护血压、脉搏、腹痛情况以及药物的不良反应。用药 3～5 天可有 hCG 升高和腹痛加重，这是因为用药后绒毛变性溶解，释放出更多的 hCG 进入血液中，妊娠物脱落或排出伴随出血使腹腔出血增多所致。一般用药后 3～5 天血中 hCG 开始下降，症状减轻，孕囊或包块缩小，用药后 2～8 周恢复正常。如用药后 3～5 天症状继续加重，hCG 持续上升，包块增大，应考虑非手术治疗失败，立即行手术治疗。

【病情观察】

1. 诊断明确者

（1）已经手术者：术后要观察患者的血压、脉搏、尿量等，以了解血容量是否已经补充足够，以及是否有发生术后输卵管（输卵管保留手术）或输卵管残端（输卵管切除术）出血。（2）药物治疗的患者：每日观察患者的腹痛及阴道流血情况，定期进行 B 超检查和血 β-hCG 测定。

2. 诊断未明确者在住院观察期间，除了观察腹痛以及阴道流血情况变化以外，还应该定期进行 B 超检查和血 β-hCG 测定，直到诊断明确为止。

【病历记录】

1. 门诊病历的书写

（1）要详细询问并记录患者的症状、末次月经（有 50%的患者会主诉没有明显的停经史）、性生活史（即使是有，部分患者也会否认性生活史）、既往生育史、既往盆腔手术史或感染史、生殖道感染史以及是否放置 IUD。对所进行的检查，特别是 B 超检查和尿 hCG 检查，要进行详细的记录，即使是阴性结果，也要予以记录。

（2）如果患者拒绝检查，在劝说无效后应进行书面记录，最好能有患者本人的签字。

2. 住院病历的书写

（1）在切除输卵管以后，一定要有病理报告的记录，这是对所切除器官的证明和所患疾病的证明。

（2）对于患者的病情变化、化验检查以及所采取的治疗方案，特别是要进行输卵管切除或结扎时，都要详细记录在病史中。如果患者或其亲属拒绝输血或拒绝进行手术，需要患者知情签名。

【注意事项】

1. 医患沟通

（1）由于异位妊娠是一个突发事件，在诊断方面有一定的不确定性，而且在处理方式方面有比较多的选择，不同的治疗方案会对以后的生育能力带来不同程度的影响，因此要给患者和亲属足够的时间去接受并选择处理方案。患者和亲属得不到足够的相关信息，在匆忙之下做出决定，往往会导致以后的后悔，并可能带来不必要的医疗纠纷。

（2）在手术之前谈话时，除了要告知一般的麻醉意外、手术并发症以外，还要询问患者的生育要求。对于没有生育要求的患者，在其签署知情同意书以后，一般建议行输卵管切除术，为了防止再次发生异位妊娠，应同时行对侧输卵管结扎术。对于有生育要求的患者，可以行保留输卵管的手术或进行药物治疗。对于保守治疗的患者，要告之可能会有以下的近远期并发症：①持续性异位妊娠。保守性手术时，可能会有绒毛或胚胎组织残留并继续生长，导致 hCG 不下降甚至上升，因而需要再次进行手术或用药物治疗。②药物治疗失败。由于患者选择不当，或者是药物剂量不足，会导致药物保守治疗失败，这就需要进行手术治疗。如果病情严重，可能需要切除患侧的输卵管。③下次妊娠发生再次异位妊娠。由于导致异位妊娠的危险因素并没有去除，再加上手术本身或药物治疗后输卵管不通畅的机会增加，因此这些患者再次发生异位妊娠的机会要比正常人群高，一般在 5%～10%。

（3）患者出院之前，要帮助其选择合适的避孕方法，一般不主张继续保留或放置 IUD，因为 IUD 本身就是异位妊娠的高危因素。在避孕半年、最好是 1 年以后，再考虑怀孕。由于有再次发生异位妊娠的可能，建议停经以后及早去医院就诊。

2. 经验指导

（1）典型的异位妊娠会有明确的停经史、腹痛和不规则阴道流血，但是部分患者可没有典型的症状和体征。因此，对于育龄期妇女，如果有腹痛或阴道出血，首先要考虑是否和妊娠有关，是否有异位妊娠的可能性。需要对患者进行尿 hCG 检查和 B 超检查，对可疑患者，须谨慎排查。

（2）部分患者有婚外或婚前性行为，在就诊时往往会断然否认妊娠的可能。对于这类患者，不能轻易排除异位妊娠的可能，在不影响患者情绪的情况下，仍然应该进行必要的相关检查。

（3）超声检查发现子宫内出现妊娠囊时，不一定就能排除异位妊娠的可能。有时候看到的妊娠囊是"假妊娠囊"，在少数的情况下会有宫内妊娠和异位妊娠同时存在。正常情况下，宫内妊娠和异位妊娠同时存在的发生率为 1：（10000～15000），但是在促排卵和体外授精患者中，其发生率可高达 1：100。

（4）对于症状严重、有晕厥和休克症状的患者，在腹部有移动性浊音出现时，可以直接进行腹腔穿刺。穿刺抽出不凝血时，直接送手术室或就地进行手术抢救，不必再等 B 超检查，延误时间会使患者的休克加重并最终丧失抢救的机会。

四、母儿血型不合

母儿血型不合是因孕妇与胎儿之间血型不合而产生的同种免疫。1938 年，Darrow 认识到胎儿血是致病的抗原。胎儿由父亲遗传而获得的血型抗原恰为母亲所缺少，此抗原通过胎盘进入母体，使母体发生同种免疫。产生的抗体再通过胎盘进入胎儿体内，引起胎儿、新生儿红细胞破坏，称"新生儿溶血病"。这类溶血性疾患仅发生在胎儿与早期新生儿，是新生儿溶血性疾患中相当重要的病因。该病因与免疫和遗传有关，故可连续数胎均得病。本病对孕妇无不良影响，对胎儿和新生儿可因严重贫血而死亡，或因溶血所产生的大量胆红素渗入脑组织发生新生儿胆红素脑病。

【诊断】

（一）症状

1. 孕妇有早产、死胎、流产，其新生儿皮肤发黄。

2. 新生儿有贫血、水肿、肝脾大、皮肤黏膜黄染、胎盘有水肿。

（二）体征

母亲产前检查往往无特殊表现，只是在超声检查时发现胎儿水肿。

（三）辅助检查

1. 实验室检查

（1）母血中抗体测定。一般采用抗 A（抗 B）IgG 定量法测定，抗体检查的时间应在第一次妊娠的第 16 周或第二次妊娠的 28～30 周开始，每 2～4 周测查 1 次。当抗 A 或抗 B 血型的 IgG 滴度达到 1：128，或 Rh D 抗体滴度＞1：64 或＞2.5μg/mL 时，提示胎儿可能发生溶血。如果母血抗 A（抗 B）IgG 滴度＞1：512，或抗 Rh D＞20μg/mL 时，提示病情严重。

（2）羊水中胆红素测定。当母血中抗体水平升高时，应行羊水穿刺做胆红素测定。通常在 28～30 周时进行，3～4 周后再复查一次。羊水胆红素 ΔOD450 吸光度＞0.06 为危险值，0.03～0.06 为警戒值，＜0.03 为安全值。晚期妊娠时羊水中胆红素定量检查时水平应为"0"，如果妊娠 36 周后羊水胆红素值增至 3.42～μmol/L 以上，提示胎儿有溶血发生。羊水中 Rh 抗体效价＞1：8 时，提示胎儿宫内溶血，＞1：32 时提示病情严重。

（3）脐带血穿刺。因 B 超引导下的脐带血穿刺术有 1%左右的流产率和一定的并发症，因此在羊水检查能充分诊断的情况下，一般不做该项检查。胎儿脐带血的检查有两个主要作用：①早期鉴定胎儿血型。如果胎儿血型和母亲一致，则不需要进行其他处理，但为防止取样时对母血的污染，应再复测母血抗体一次。②可以准确测定胎儿血循环中的抗体水平和胎儿血的血红蛋白值以及脐血中的胆红素水平。

2. 特殊检查

（1）B 超检查：通常每个月一次，如果母血抗体升高，应增加检查次数。B 超图像在严重病例可表现为典型的胎儿水肿状态，胎儿胸、腹腔积液，头皮水肿，心脏增大、肝脏增大，胎盘水肿增厚。

（2）产后检查：分娩时可见胎盘明显水肿、增大增厚、苍白。新生儿贫血貌，全身水肿。若脐带血血红蛋白＜140g/L、脐血胆红素＞51μmol/L、新生儿网织红细胞百分比＞0.06、有核红细胞＞0.02～0.05、出生后 72 小时血胆红素＞342μmol/L，即可诊断新生儿溶血病。出生后 1～2 日应严密观察新生儿黄疸出现的时间和程度。新生儿出生后 2～7 日，应严密监测新生儿黄疸程度的变化以及胆红素血症的进展。当间接胆红素浓度达308～342μmol/L 时，可出现胆红素脑病，新生儿表现为嗜睡、肌张力下降、吸吮反射消失、脑性尖叫、抽搐、角弓反张和发热等。

（四）诊断要点

1．临床表现：在胎儿期出现重度贫血、水肿，重症者出现全身水肿、腹腔积液、肺水肿、胎盘水肿，甚至胎死宫内。

2．体格检查：常规产前检查母亲无特殊。

3．辅助检查：产前常规进行配偶双方的血型 ABO 和 Rh 血型鉴定。

（1）母血中抗体测定可发现有 ABO 抗体或 Rh D 抗体；羊水中胆红素测定可发现有胆红素不同水平的升高。

（2）B 超检查时，严重病例可表现为典型的胎儿水肿状态：胎儿胸腹腔积液、头皮水肿、心大、肝大、胎盘水肿增厚。B 超引导下的脐带血穿刺可鉴定胎儿血型，测定脐血中的胆红素水平。

（3）产后检查可见胎盘明显水肿；增大增厚，苍白；新生儿贫血貌，全身水肿。

（五）鉴别诊断

典型的母儿血型不合的诊断并不困难，但新生儿黄疸症状要和下列疾病相鉴别。

1．新生儿生理性黄疸：出生后 2～3 日出现，4～6 日最明显，10～14 日自然消退。一般情况好，无伴随症状。未成熟儿生理性黄疸往往较重，可持续 2～3 周。

2．新生儿感染或败血症：各种感染或败血症都可以出现黄疸，多有感染病灶，伴发热及其他中毒症状，血培养阳性可鉴别。

3．先天性胆管闭锁：初生后可无黄疸，在 1～2 周后出现，进行性加重，肝大质硬、尿色深、粪便灰色或淡黄，血胆红素升高，以直接胆红素为主。

4．新生儿病毒性肝炎：常在出生后 1～3 周出现，病程缓慢，表现为生理性黄疸已消退又出现或持续或加重。多伴恶心、呕吐，消化不良，肝、脾大等。多项肝功能异常。

5．其他维生素 K₃、磺胺等药物中毒，半乳糖血症、呆小症及先天性遗传性高胆红素血症等，均可在新生儿期出现黄疸。

【治疗】

（一）妊娠期处理

1．综合治疗：在妊娠 24 周、30 周、33 周各给予 25%葡萄糖液 40mL 加维生素 C 1g 静脉注射，每日 1 次，共 10 日；吸氧每日 2 次，每次 30 分钟；维生素 E 100mg，每日2 次口服，可提高胎儿在宫内分解代谢胆红素的能力。

2．促胆红素代谢：孕 38 周始，苯巴比妥（鲁米那）30mg，每日 3 次口服，以促进胎肝细胞葡萄糖醛酸与胆红素的结合能力、缓解病情。

3．子宫内输血：孕 33 周前，当胎儿有宫内危险时，在 B 超引导下，向胎儿脐血管或胎盘血管灌注安全的红细胞，可提高足月胎儿的存活率。

4．注射 Rh 抗 D-丙种球蛋白：对 Rh 血型阴性的母亲，在任何有可能造成母—儿血液交换的情况下，如人工流产、胎盘早剥、羊水或脐血穿刺等手术的同时，给抗 D-丙种球蛋白（Rh-IgG）300μg 肌内注射，可中和可能进入母体的抗原，避免母体抗体的产生。

5．血浆置换：是目前最为有效的治疗措施。应用血液细胞分离机置换胎儿含高效价抗体的血浆，可用于宫内或出生后的患儿，特别适用于 Rh 抗 D 效价＞1：64 的病例。

（二）产时处理

1．向刚出生的新生儿脐静脉内注入 20%葡萄糖 2～4mL/kg、维生素 C 100mg、地塞米松 1mg，推注速度每分钟 1mg。

2．保留脐带 10cm 长，以备必要时行血浆置换或输液用。

3．胎盘剥离后，可给 Rh 血型阴性的母亲在产后 72 小时内肌内注射抗 D-丙种球蛋白 300μg，以中和进入母体的 Rh 阳性抗原。

（三）新生儿期

1．综合治疗：对较轻型的患儿，输血浆 20～30mL，25%人血白蛋白 20mL 静脉滴注，葡萄糖静脉滴注以及苯巴比妥 5mg/kg，每日分 3 次口服，共 5～7 日。

2．光照疗法：波长 425～475nm 的蓝光照射后，能明显加速间接胆红素水解成双吡咯和胆绿素从尿液排出。以 20W 或 40W 的蓝色荧光灯 8～10 支弧形环绕排列，对裸体及戴眼罩的患儿（男婴应保护睾丸），距皮肤 35cm 处照射，每次光疗 8～12 小时，可降低胆红素 17～34μmol/L。一般对溶血病例持续照射 96 小时。治疗中注意，体温＞38℃或腹泻较重则应停止照射，光照时应给予足够水分和补充维生素 B_2（核黄素），并注意皮肤颜色和皮疹等。"青铜皮肤综合征"为肝脏不能排出胆红素的氧化产物所致，停止光照后能自愈。如果光照后胆红素不降，提示病情严重，应考虑换血。

3．血浆置换指征：①严重贫血、水肿或腹水、肝脾大，出生后 72～96 小时的胆红素值，成熟儿达 342μmol/L，早产儿达 257μmol/L；②经中西医治疗效果不显著；③出现早期胆红素脑病症状；④对缺氧、酸中毒或低蛋白血症者应将换血指征放宽。方法：Rh 血型不合者选用 Rh 阴性和新生儿同型血，ABO 血型不合者选用新鲜 O 型红细胞和 AB 型血浆，或血浆抗 A（B）抗体效价＜1：32 的新鲜 O 型血。可经脐静脉进行换血治疗，每次血浆交换率不低于 70%，每 2 分钟交换一次，每次 20mL，以新生儿体重 3kg 计算，交换 450～600mL 血，可清除 85%～90%的致敏红细胞。换血过程中，防止输入过多过快而引起心力衰竭、气栓或血栓形成、电解质和代谢紊乱、出血和感染等并发症。

【病情观察】

1．由于母儿血型不合在严重时容易导致胎儿宫内死亡，因此在妊娠期要加强胎儿宫内监测。

2．产后对新生儿的生命体征以及血胆红素水平要进行严密观察，一旦出现问题，要及时处理。

【病历记录】

1．门诊病历的书写：产前常规进行配偶双方的血型检查，ABO 和 Rh 血型检查的结果要记录清楚，并告知家属检查结果及可能的后果。

2．住院病历的书写：产时新生儿的情况及产后新生儿的观察情况要详细记录。

【注意事项】

1．医患沟通：告知家属有严重母儿血型不合的病例时，胎儿可出现全身水肿、腹水、肺水肿、酸中毒、循环衰竭，甚至胎死宫内。出生后，可发生胆红素脑病，新生儿死亡率很高。

2．经验指导

（1）ABO 血型不合主要发生在 O 型血的母亲，当胎儿血型携带来自父方的 A 或 B 抗原，母体有抗 A 或抗 B 抗体时，即为母儿血型不合。因 ABO 类物质在环境中常见并可引起母亲致敏，所以 40%～50%的 ABO 血型不合发生在第一胎，ABO 血型不合导致新生儿溶血的机会和程度比较小。

（2）父亲的血型为 Rh 阳性、母亲的血型为 Rh 阴性时，很容易发生母儿血型不合，可能产生严重的胎儿或新生儿溶血。在我国，汉族人的血型绝大多数为 Rh 阳性，Rh 阴性比较少见。

（3）提前分娩是一项挽救新生儿的果断措施，在终止妊娠之前必须对新生儿的存活能力做出客观的评价，同时还应对本单位的早产儿监护水平有充分的估计。

（4）生后 1～2 小时，应注意黄疸出现时间、胆红素升高速度，若有指征，及时换血治疗。

（5）发生胆红素脑病的胆红素临界浓度是 308～342 μmol/L，在此之前应采取积极的预防措施，一旦发生，死亡率极高。

（6）注意光疗中可能出现的情况，如发热、一过性皮疹、青铜皮肤综合征，应与其他疾病相鉴别，并给予适当的处理。若光照后胆红素不降甚至升高，应考虑换血。

（7）严密监测换血过程中可能出现的并发症，如心力衰竭、心律失常、血栓形成、电解质紊乱、酸中毒等，及时给予处理。

五、胎儿生长受限

胎儿生长受限（fetal growth restriction，FGR）亦称"胎儿宫内生长迟缓""胎盘功能不良综合征"或称"胎儿营养不良综合征"，系指胎儿体重低于其孕龄平均体重第 10 百分位数或低于其平均体重的 2 个标准差。

胎儿生长发育与多种因素有密切关系，如孕妇外环境、孕妇身体的病理生理条件、胎盘和脐带、胎儿本身的内环境等，还与妊娠前的精子情况有关。这些因素如影响胎儿细胞数目减少或细胞大小异常者，则可导致小样儿或巨大儿等。

【诊断】

（一）症状

FGR 的母亲除可能存在的基础疾病外，无其他不适。有的孕妇自觉腹部膨隆较小。

（二）体征

1. 扪诊发现胎儿小于正常，但有 20%的胎儿体重估测与胎儿实际体重相关较大，而且 50%的患儿可能被误诊。

2. 宫底高度和腹围测量可作为初步筛选的方法。宫高测量值小于正常孕周平均值的第 10 百分位以上。但测量值的变异较大，结合腹围测量和动态的测量才具有较可靠的诊断价值。

3. 孕妇体重测量孕妇需要进行规律的产前检查，一般 36 周前每 2～4 周一次，连续 3 次体重不增加，排除其他体重减轻的原因，应考虑 FCR。

（三）辅助检查

1. B 超检查：主要测量的指标有胎儿双顶径、头面积、头围、躯干面积、躯干围长、躯干横截面直径、坐高，坐高×躯干面积，头面积/躯干面积，长骨长度等。许多 B 超的软件系统可对胎儿的各测量值进行计算，预测胎儿体重以及胎龄，一般误差在±2 周内。更精确的计算方法是将母亲的各种数据输入，得到更加准确的计算值。

2. 多普勒超声：脐动脉多普勒超声可作为诊断 FGR 的筛选方法。约 50%的 FGR 被认为是胎盘滋养细胞侵蚀性差，表现为子宫胎盘的血管阻力增大。

3. 雌三醇（E_3）测定：动态观察 E_3 在整个妊娠期的水平可以鉴别对称型和非对称型的 FGR。非对称型的 FGR 其 E_3 在妊娠前半期在正常范围，而以后渐渐偏离正常范围，对称型的 E_3 水平持续在较低值。

（四）诊断要点

1. 自觉腹部膨隆较小，营养状态比较差，有吸烟、酗酒及吸毒等不良嗜好，有宫内感染、内外科合并症等。

2. 扪诊发现胎儿小于正常；宫高测量值小于正常孕周平均值的第 10 百分位以上，结合腹围测量和动态的测量才具有较可靠的诊断价值；连续 3 次检查体重不增加。

3. B 超检查估计胎儿体重小于孕周 2 个星期，脐动脉多普勒超声表现为子宫胎盘的血管阻力增大；非对称型的 FGR 其 E_3 在妊娠前半期在正常范围，而以后渐渐偏离正常范围，对称型的 E_3 水平持续在较低值。

（五）鉴别诊断

1. 胎儿畸形：有 FCR 时，胎儿畸形的机会明显增加，因此要注意与胎儿畸形相鉴别。

2. 非对称型与对称型 FGR 的鉴别：对称型 FGR 胎儿全身均小性发育，身长、头围均小；非对称型 FCR 胎儿身长和头围与孕周相符合，但体重偏低。

【治疗】

1. 休息卧床休息，左侧卧位，可使肾血流量和肾功能恢复正常，从而改善子宫胎盘的供血。临床上可以见到不少病例，在卧床休息 1～2 周后，宫底高度从第 10 百分位数以下很快升高至第 50 百分位数，最后胎儿生长受限得以纠正，分娩出发育良好的新生儿。

2. 葡萄糖：糖类是胎儿生长发育的主要营养成分之一。每日给 25%～50% 葡萄糖溶液 100mL 静脉推注或 5% 葡萄糖溶液 500mL 与能量合剂静脉滴注，7～10 日为 1 个疗程。

3. 蛋白质：胎儿的生长发育每日需一定量的蛋白质，目前应用必需氨基酸溶液静脉滴注来治疗胎儿生长受限，可见胎头双顶径明显增加。

4. 肝素：妊娠高血压综合征或慢性肾炎合并妊娠所致的胎儿生长受限，可用肝素治疗。肝素剂量为 25mg 溶于 500mL 低分子右旋糖酐溶液中，每日 1 次，7 日为 1 个疗程，有眼底出血、溃疡病出血或其他出血倾向者禁用。

5. 其他药物治疗：β 型拟肾上腺素药物，如沙丁胺醇等，用以扩张血管，松弛子宫体及子宫颈平滑肌，改善子宫胎盘供血，在治疗因妊高征、妊娠合并慢性肾炎和慢性高血压等疾病引起的胎儿生长受限中取得良好的效果。其他扩血管药物如氨茶碱或静脉滴注硫酸镁也可增加 21%～45% 子宫胎盘供血量。

6. 积极治疗引起胎儿生长受限的高危因素：尤其是妊高征，必须与上述疗法同时进行。

7. 适时分娩：①胎儿生长受限经过治疗后，如无内科或产科并发症，尿 E_3、胎头双顶径、子宫底高度等测定均有进展者，可继续妊娠。②如有内科或产科并发症，虽未达 37 孕周，需考虑终止妊娠时，酌行羊膜腔穿刺，测定羊水中 L/S 比值、肌酐等，了解胎儿成熟度。③36 孕周前需终止妊娠者，为促使胎儿肺表面活性物质产生，可用地塞米松 5mg 肌内注射，每 8 小时 1 次，共 2 日。

8. 新生儿的处理：胎儿生长受限容易发生胎粪吸入综合征，使新生儿窒息加重，应做好新生儿复苏抢救。及早喂养糖水以防止血糖过低，并注意血钙过低，防止感染及纠正红细胞增多症等并发症。

【病情观察】

1. 监测胎儿生长速度以及宫内安危状态。

2. 对出生的小于胎龄的新生儿，按高危儿进行观察和处理。

【病历记录】

1. 门诊病历的书写：注意画好妊娠图，及时发现 FGR 的发生，同时询问并记录相关的高危因素。

2. 住院病历的书写：注意向家属交代 FGR 的后果，即使近期预后比较好，也不能排除远期不良结局的可能性。

【注意事项】

1. 医患沟通：需要告知家属，FGR 患儿在出生后一般持续低身材和低体重，特别是对称型的患儿。而非对称型患儿多为宫内因素影响，出生后 6 个月内生长迅速。FCR 患儿与正常出生体重的孩子相比，在神经系统和智力方面有差距，可伴神经系统的其他异常，特别是头径偏小的患儿。

2. 经验指导

（1）对称型 FGR 可因妊娠早期开始的营养不良、病毒感染、胎儿先天畸形等病因影响发育所致；非对称型多为妊娠晚期胎盘功能不良导致的慢性缺氧所致，而妊娠早期的胎儿生长发育正常。

（2）FGR 并不危及母亲的生命，但引起 FGR 的母亲的系统性疾病则可能是致命的，如先兆子痫、肾病等。发生 FGR 以后，第二次妊娠时发生 FGR 的危险性也会增加，二级亲属中发生 FGR 的概率增加 2 倍。

（3）不要轻易诊断 FGR，要根据妊娠反应、胎动时间、B 超检查等来判断孕妇末次月经时间，确定孕周以后再看是否有胎儿生长受限。

（4）除了药物治疗以外，一般处理也很重要，要增加孕期母亲的休息，减少工作压力和紧张焦虑状态，吸烟、酗酒的母亲要停止烟酒。

（5）每日 60～300mg 的阿司匹林口服有较好的预防和治疗效果。

（6）如果治疗护理得当，大多数 FGR 新生儿能够和正常婴儿一样生存。

（7）适时分娩十分重要。

六、前置胎盘

前置胎盘（placenta previa）指妊娠 28 周后胎盘覆盖于子宫下段，甚至下缘达到或覆盖于子宫颈内口处。前置胎盘是妊娠晚期的严重并发症，也是妊娠晚期出血的常见原因。按胎盘边缘与子宫颈内口的关系可分为三型：①完全性前置胎盘（中央性前置胎盘），子宫颈内口完全为胎盘组织覆盖；②部分性前置胎盘，子宫颈内口部分为胎盘组织覆盖；③边缘性前置胎盘，胎盘主要附着于子宫下段，其下缘虽已靠近子宫颈内口，但不覆盖内口。此外，如胎盘下缘附着于子宫下段，其与子宫颈内口相距在 7cm 以内，称为"胎盘低置"。

【诊断】

（一）症状

前置胎盘的典型症状是妊娠晚期或临产时发生无诱因、无痛性反复阴道出血。宫颈外口扩张，附着于子宫下段及宫颈内口的胎盘前置部分不能相应伸展而与其附着处分离，血窦破裂出血。前置胎盘出血前无明显诱因，初次出血量一般不多，剥离处血液凝固后，出血自然停止；也有初次即发生致命性大出血而导致休克。由于子宫下段不断伸展，前置胎盘出血常反复发生，出血量也越来越多。阴道出血发生迟早、反复发生次数、出血量多少与前置胎盘类型有关。完全性前置胎盘初次出血时间早，多在妊娠 28 周左右。边缘性前置胎盘出血多发生在妊娠晚期或临产后，出血量较少。部分性前置胎盘的初次出血时间、出血量及反复出血次数介于两者之间。

（二）体征

1．子宫大小与妊娠周数符合，可有宫缩，间歇时子宫可完全松弛。

2．胎位清楚，可伴有胎位异常，如横位、臀位或胎先露高浮。

3．耻骨联合上方或侧方有时可闻及与孕妇脉搏一致的吹风样的胎盘血管杂音（胎盘附着在子宫下段前壁时）。

4．于休克状态时，可伴有胎心变化，甚至胎心消失。

（三）辅助检查

1．实验室检查：查血常规、血小板、出凝血时间以了解贫血的程度及排除凝血功能障碍性疾病。

2．超声检查：B超已成为诊断前置胎盘的最基本方法，从胎盘显像可看到其边缘与宫颈内口的关系，从而确定前置胎盘的诊断和类型，其最大优点为准确、无创伤及可重复性。在妊娠中期，B超检查约1/3的胎盘位置较低甚至越过内口，但是以后随子宫长大、宫体上升、下段形成、胎盘随之上移，故妊娠中期B超检查发现胎盘低置时，不宜过早做出诊断，应嘱患者随访，以观察其位置的变化。

3．产后胎盘及胎膜检查：见胎盘边缘或部分胎盘有凝血块，胎膜破口距胎盘边缘在7cm以内提示胎盘前置。

（四）诊断要点

1．在妊娠中晚期，反复出现无痛性阴道出血。

2．胎头高浮、臀位的发生率比较高。严重出血者的胎心率可变快、减慢，甚至消失，耻骨联合上缘及两侧有时可听到吹风样杂音，速率与孕妇脉搏一致。

3．B超检查发现胎盘位置比较低，甚至达到或覆盖宫颈内口。

（五）鉴别诊断

1．胎盘早剥：阴道出血伴腹痛及宫底升高，胎心变化或消失，贫血貌与阴道出血不成比例。

2．胎盘边缘血窦破裂：多为发生于36周后的无痛性阴道出血。其特点为胎盘位置正常，产后可见胎盘边缘的血窦破裂，边缘粗糙，血块不大但较硬，常有裂隙。胎膜破口距胎盘边缘大于7cm。

3．宫颈病变：如息肉、糜烂及肿瘤。B超提示胎盘位置正常，阴道检查可见宫颈病变，必要时病理协助诊断。

【治疗】

应根据前置胎盘的种类、出血量的多少、发病早迟、胎次、胎位、胎儿存活情况、是否临产、宫口开大程度、有无休克等全面考虑，选择恰当处理方法。临床上常采用以下几种方法：

1．期待治疗：适用于阴道出血量不多，全身情况好，妊娠在孕34周以前的患者。在确保母体安全的前提下，可等待胎儿成长达到或接近足月，以提高胎儿存活率。患者应住院静卧，给予镇静及止血药物，积极纠正贫血。必要时可给予宫缩抑制药，如硫酸沙丁胺醇、硫酸镁等。等待期间应严密观察阴道出血情况，配血备用。

2. 终止妊娠：对阴道大出血或反复多次出血者、胎儿存活已足月者，应终止妊娠并根据具体情况，选择终止妊娠的方式。

（1）剖宫产术：是处理前置胎盘的主要手段，若胎盘位于子宫下段前壁，多主张做下段偏高的横切口或古典式剖宫产以避开胎盘。

（2）阴道分娩：适用于边缘性或低置性前置胎盘，先露已入盆，出血不多，已临产，估计短时间内可以结束分娩者。

①备血，输液后行阴道检查，予人工破膜。

②破水后腹部包扎，促使胎先露下降，压迫胎盘。

③加强宫缩：5%葡萄糖 500mL 及缩宫素 2.5U 静脉滴注。

④若破膜后仍有出血，若胎露不下降，胎儿存活者，应立即行剖宫产。若胎儿已死亡，可用头皮钳牵夹胎儿头皮或牵出胎足，以压迫胎盘止血并促使胎儿下降。此法有大出血危险，应有输血准备。

3. 预防产后出血及感染：当胎儿娩出后，及早使用宫缩药，以防产后大出血。产时、产后给予抗生素，预防感染，并注意纠正贫血。

4. 紧急情况转运的处理：在无条件进行手术的地方，发现此种大出血患者，应迅速建立静脉通道，立即送附近具备治疗条件的医院，不可冒险进行阴道检查及肛门检查。

【病情观察】

1. 诊断明确者主要观察患者的出血量、血压变化、血红蛋白变化；同时还要注意胎心情况，了解是否有胎心率加快或是减慢。

2. 诊断未明者及时进行 B 超检查，了解胎盘位置与宫颈口的关系，明确诊断。

【病历记录】

1. 门诊病历的书写

（1）要详细询问并记录患者的症状、末次月经、既往分娩、人工流产、刮宫、产褥感染及引产史、生育史。

（2）对于位置比较低的前置胎盘，特别是中央性前置胎盘，一般在诊断以后就建议住院观察治疗。如果患者或家属拒绝入院治疗，应该在门诊病史上记录并要求患者或家属签字。

2. 住院病历的书写：详细记录患者的病情变化，特别是患者的阴道出血量以及胎心的变化。在终止妊娠或切除子宫之时，要记录理由，事先要获得患者及家属的知情同意并签字。

【注意事项】

1. 医患沟通

（1）位置比较低的前置胎盘，特别是中央性前置胎盘，在保守治疗的过程中很容易发生阴道出血，甚至是危及母亲和胎儿生命安全的大出血。在明确诊断以后，需要向患者和家属解释出血的风险和危害，以期得到患者和家属对治疗方案的理解和配合。

（2）对于有中央性前置胎盘和合并胎盘植入的患者，还需要告知，如果各种止血的措施失败，最终可能会需要切除子宫。

2. 经验指导

（1）怀疑有前置胎盘，特别是中央性前置胎盘时，不主张进行阴道检查，因可致大量出血。目前诊断前置胎盘最简单而可靠的方法是 B 超检查。

（2）有前置胎盘患者，胎盘植入的发生率增加，因此在终止妊娠前要进行详细的超声检查，以明确诊断。

（3）胎盘下缘与宫颈内口的关系可以随着子宫下段的延伸而发生变化，因此前置胎盘的分类随着妊娠孕周的增加、产程的进展可以发生变化。在进行临床处理时，按照最后一次检查的分类来决定。

（4）剖宫产术前后应有新生儿科医生在场并做好新生儿复苏准备。

（5）若因当地条件有限而难以就地处理，应立即做阴道大纱条堵塞，转院治疗，并有医生陪送。

（6）无论剖宫产还是阴道分娩，贫血应予迅速纠正，并用抗生素以预防感染。

（7）注意预防产后出血，前置胎盘不仅能引起产前出血，还易并发产后出血，由于子宫下段肌肉组织菲薄，收缩力差，既不能使附着的胎盘完全剥离，又不能使胎盘剥离后的血窦关闭，故出血量较多。

七、胎盘早期剥离

妊娠 20 周后，正常位置的胎盘在胎儿娩出前部分或全部从子宫壁分离，称为"胎盘早期剥离"（简称"胎盘早剥"）。在我国发病率为 4.6%～21%。因起病急、发展快，故是妊娠中、晚期的严重并发症，处理不及时可危及母儿生命。临床可分为三类，即显性剥离：剥离出血沿胎膜与子宫壁间从宫颈口流出；隐性剥离：出血不能外流而积聚于胎盘与子宫壁间或渗入羊膜腔内；混合性剥离：介于两者之间。

【诊断】

（一）症状

1. 腹痛：一般表现为轻微腹痛，胎盘剥离面比较大时表现为严重的持续性腹痛，少数患者因为剥离面比较小而不表现为腹痛。

2. 阴道出血：取决于早剥的类型，出血量比较少的隐性型可以没有阴道出血；显性型和混合型则表现为不同程度的阴道出血。

3. 休克症状：出血量达到一定程度时，患者可出现恶心、呕吐、面色苍白、脉细速而呈休克状态。

（二）体征

1. 轻型：以外出血为主，胎盘剥离面通常不超过胎盘的 1/3，分娩期多见。主要症状为阴道出血，量较多，色暗红，伴轻度腹痛或无腹痛，贫血体征不明显。腹部检查：子宫软，宫缩有间歇，子宫大小与妊娠周数相符，胎位清楚，胎心率多正常。若出血量多，胎心可有变化。腹部压痛不明显或仅有局部轻压痛。产后检查见胎盘母体面有凝血块及压迹。

2. 重型：以内出血和混合性出血为主，胎盘剥离面超过胎盘面积的 1/3，有较大的胎盘后血肿，多见于重度妊高征。主要症状是突然发生的持续性腹痛、腰酸、腰背痛，疼痛程度与胎盘后积血量多少呈正相关，严重时可出现恶心、呕吐、面色苍白、出汗、脉弱、血压下降等休克征象。可无阴道出血或少量阴道出血及血性羊水，贫血程度与外出血量不相符。腹部检查：子宫硬如板状，有压痛，以胎盘附着处显著；若胎盘附着于子宫后壁，则子宫压痛不明显，但子宫比妊娠周数大，宫底随胎盘后血肿增大而增高。偶见宫缩，子宫多处于高张状态，子宫收缩间歇期不能放松，因此胎位触不清楚。若剥离面超过胎盘面积的 1/2，胎儿因缺氧死亡，故重型患者胎心多已消失。

（三）辅助检查

1. 实验室检查

（1）血常规检查：可以出现不同程度的血红蛋白水平下降，但是阴道出血量不一定和血红蛋白下降程度成正比。血小板减少，出、凝血时间延长。

（2）尿常规检查：在出血量比较多，导致肾脏受损害时，可表现出不同程度的肾功能减退。

（3）凝血功能检查：如怀疑有 DIC，应进行纤维蛋白原定量、凝血酶原时间、部分凝血活酶时间测定，在纤溶方面可进行凝血时间及血浆鱼精蛋血副凝试验（3P 试验）。

2. 特殊检查：B 超检查底蜕膜区回声带消失，常为早剥的最早征象。在胎盘及子宫壁之间出现液性暗区或界限不清，常提示胎盘后血肿存在。如见胎盘绒毛板向羊膜腔内凸出，为胎盘后血肿较大的表现。然而，B 超检查阴性，不能除外胎盘早剥。仅 25% 的胎盘早剥病例可经 B 超证实，但 B 超检查有助于除外前置胎盘。

（四）诊断要点

1. 症状：有创伤史、胎膜早破、重度妊高征等病史。根据病情轻重，腹痛程度不一。轻者可无或仅有轻微腹部胀痛，重者出现腹部剧烈持续性疼痛和腰酸、腰痛。可有不同程度的阴道出血。重者可伴有恶心、呕吐、冷汗，甚至晕厥、休克等。

2. 体征：子宫张力增大，可呈硬板状，压痛明显。子宫底升高，胎位不清。常伴有胎心音变化或消失。可有脉搏增快、血压下降、贫血及休克体征。

3. 辅助检查：超声检查有时会发现胎盘后有液性暗区。

（五）鉴别诊断

1. 前置胎盘：表现为反复出现的无痛性阴道出血，阴道出血量与贫血程度成正比，一般无腹痛及胎儿窘迫。通过超声检查可帮助鉴别。

2. 先兆子宫破裂：先兆子宫破裂与重度胎盘早剥的临床表现相类似，但是先兆子宫破裂往往有子宫瘢痕史。在进入产程后出现头盆不称、梗阻性难产，往往有强烈的子宫收缩，子宫下段有压痛甚至出现病理性子宫缩复环。

3. 产后出血：胎盘早剥可致子宫肌层发生病理改变影响收缩而易出血，并且一旦发生 DIC，产后出血不可避免，必须提高警惕。

【治疗】

胎盘早剥若处理不及时，会严重危及母儿生命，故应及时诊断，积极治疗。

1. 纠正休克：对处于休克状态的危重患者，积极开放静脉通道，迅速补充血容量，改善血液循环。休克抢救成功与否，取决于补液量和速度。最好输新鲜血，既可补充血容量又能补充凝血因子，应使血细胞比容提高到 0.30 以上，尿量＞30mL/h。

2. 及时终止妊娠：一旦确诊重型胎盘早剥应及时终止妊娠。根据孕妇病情轻重、胎儿宫内状况、产程进展、胎产式等，决定终止妊娠方式。

（1）阴道分娩：以外出血为主，Ⅰ度胎盘早剥患者一般情况良好，宫口已扩张，估计短时间内能结束分娩可经阴道分娩。人工破膜使羊水缓慢流出。缩小子宫容积，用腹带裹紧腹部压迫胎盘使其不再继续剥离，必要时静脉滴注缩宫素缩短第二产程。产程中应密切观察心率、血压、宫底高度、阴道出血量及胎儿宫内状况，一旦发现病情加重或出现胎儿窘迫征象，应行剖宫产结束分娩。

（2）剖宫产：指征为Ⅰ度胎盘早剥，出现胎儿窘迫征象，需抢救胎儿者；Ⅱ度胎盘早剥，特别是初产妇，不能在短时间内结束分娩者；Ⅲ度胎盘早剥，产妇病情恶化，胎儿已死，不能立即分娩者；破膜后产程无进展者。剖宫产取出胎儿胎盘后，立即注射宫缩药并按摩子宫。发现有子宫胎盘卒中，配以按摩子宫和热盐水纱垫湿热敷子宫，多数子宫收缩转佳。若发生难以控制的大量出血，可在输鲜血、新鲜冷冻血浆及血小板的同时行子宫次全切除术。

3. 并发症的处理

（1）凝血功能障碍：必须在迅速终止妊娠、阻断促凝物质继续进入母血循环基础上纠正凝血机制障碍。①补充凝血因子：及时、足量输入新鲜血及血小板是补充血容量和凝血因子的有效措施，输纤维蛋白原更佳。每升新鲜冷冻血浆含纤维蛋白 3g，补充 4g 可使患者血浆纤维蛋白原浓度提高 1g/L。②肝素的应用：是个有争议的问题，目前多数学者主张在 DIC 高凝阶段应及早应用肝素，禁止在有显著出血倾向时应用。还应注意使用剂量，因子宫剥离面的存在，使用小剂量肝素更为安全，如在使用肝素前补充凝血因子，可加重 DIC，故应慎重选择用药时机。③抗纤溶药物的应用：应在肝素化和补充凝血因子的基础上应用抗纤溶药物。常用的药物有氨甲环酸、氨甲苯酸等，亦可用氨基己酸，但不良反应稍大。

（2）肾衰竭：若尿量＜30mL/h，提示血容量不足，应及时补充血容量；若血容量已补足而尿量<17mL/h，可给予 20%甘露醇 500mL 快速静脉滴注，或呋塞米 20～40mg 静脉推注，必要时可重复用药，通常 1～2 小时尿量可以恢复。若短期内尿量不增且血清尿素氮、肌酐、血钾进行性升高，并且二氧化碳结合力下降，提示肾衰竭。出现尿毒症时，应及时行透析治疗以挽救孕妇生命。

（3）产后出血：胎儿娩出后立即给予子宫收缩药物，如缩宫素、麦角新碱、米索前列醇等；胎儿娩出后人工剥离胎盘，持续子宫按摩等。若仍有不能控制的子宫出血，或血不凝、凝血块较软，应快速输入新鲜血补充凝血因子，同时行子宫次全切除术。

【病情观察】

1．诊断明确者：在分娩前观察患者的阴道出血量，母亲的血压、脉搏、呼吸、尿量、胎心变化。分娩后观察子宫收缩情况、产后出血量以及是否有肾衰竭的征象。

2．诊断未明者：及时进行超声检查，并根据临床表现明确诊断。

【病历记录】

1．门诊病历的书写

（1）要详细询问并记录患者的症状，并对所进行的检查，特别是 B 超检查进行详细的记录，即使是阴性结果，也要予以记录。要告知患者，即使是 B 超检查没发现胎盘早剥，也不能除外其诊断。

（2）如果患者拒绝入院进行观察和进一步的治疗，在劝说无效后应进行书面记录，最好能有患者本人的签字。

2．住院病历的书写：详细记录患者的病情变化，特别是患者的阴道出血量以及胎心的变化。在终止妊娠或切除子宫之时，要记录理由，并且事先获得患者及家属的知情同意签字。

【注意事项】

1．医患沟通

（1）隐性胎盘早剥时，胎盘后血液渗入子宫肌层，造成肌肉纤维的分离断裂及变性，导致子宫收缩乏力、产后出血，应用子宫收缩药也不能很好地收缩子宫。因此，一旦出现子宫卒中，需要及时和患者及家属沟通，使之做好子宫切除的心理准备。

（2）出现比较严重的胎盘早剥时，往往会伴有胎心的变化。胎心减慢到 60～80 次/分时，如果能够在很短的时间内娩出胎儿，新生儿还有存活的机会；如果处理不及时，可能会导致剖宫产后仍有胎儿死亡的情况。在这种情况下，应该手术还是放弃治疗，需要患者和家属在短时间内做出决定，并签署选择治疗方案的知情同意书。

2．经验指导

（1）与前置胎盘不一样，胎盘早剥的阴道出血量并不一定代表全部的出血量，部分或绝大出血可以积在宫腔内，而只表现为少量出血或无出血。因此，阴道的外出血与患者的休克往往不成比例。

（2）在怀疑有胎盘早剥而又没有条件进行超声检查、胎儿已经成熟时，可以行人工破膜，见到羊水呈血性，则基本上可以明确诊断。

（3）孕期发生创伤或腹部受撞击后，首先考虑发生胎盘早剥的可能性，要及时听胎心和进行超声检查。即使没有发现异常，也不能放松警惕，需要在短期内观察母亲的症状和胎心的变化，并进行超声的复查。

（4）妊娠晚期避免长时间仰卧位与外伤。行外转胎位术纠正胎位时操作必须轻柔，不能强行倒转。对羊水过多与多胎妊娠分娩时，避免宫内压骤减。行羊膜腔穿刺前做胎盘定位，穿刺时避开胎盘。人工破膜时，应选宫缩间歇期高位穿刺，缓慢放出羊水。

八、羊水过多

正常妊娠时在妊娠 36 周后羊水量逐渐减少，足月时羊水量在 800mL 左右。在妊娠任何时期内羊水总量超过 2000mL 者称为"羊水过多"（polyhydramnios）。发病率为0.5%～1%，并发糖尿病时高达 20%。可由多胎妊娠或一些母儿疾病引起，但 30%羊水过多无任何病因。羊水过多者 18%～40%并发胎儿畸形，以神经管畸形为主。

【诊断】

（一）症状

1. 子宫明显大于妊娠月份：常于产前检查时发现宫高、腹围均明显大于同期妊娠子宫，妊娠图可见宫高曲线超出正常百分位数。

2. 呼吸困难：多见于急性羊水过多，常于孕 20～24 周发生。由于羊水快速增多，数日内子宫急剧增大，横膈上抬，出现呼吸困难，不能平卧，甚至出现发绀。腹部张力过大，患者可感到疼痛，食量减少，发生便秘。由于增大的子宫压迫下腔静脉，影响血液回流，可引起下肢及外阴部水肿及静脉曲张。慢性羊水过多多发生在妊娠 28～32 周，数周内羊水缓慢增多，多数孕妇能适应，无明显自觉症状，多于产前检查时发现。

（二）体征

腹部明显膨隆，宫高、腹围均明显大于妊娠月份，腹壁皮肤发亮、变薄。触诊时感到皮肤张力大，有液体震颤感，胎位不清，有时扪及胎儿部分有浮沉感，胎心遥远或听不到。如为急性羊水过多，则可有发绀、下肢及外阴水肿及静脉曲张。

（三）辅助检查

1. 实验室检查：如有羊水过多，通常需考虑有无胎儿畸形可能。有开放性神经管缺陷的胎儿（如无脑儿、脊柱裂及脑脊膜膨出等），羊水中 AFP 值超过同期正常妊娠平均值 3 个标准差以上，而母血清 AFP 值超过同期正常妊娠平均值 2 个标准差以上。

2. 特殊检查

（1）B 超检查：以单一最大羊水暗区垂直深度测定表示羊水量的方法（AFV），超过 7cm 即可考虑为羊水过多；若用羊水指数法（AFI），则>18cm 为羊水过多。经比较，AFI 法显著优于 AFV 法，当 AFV 法发现羊水过多时需以 AFI 法测定羊水量。B 超可见胎儿在宫腔内只占小部分，胎儿与子宫壁间的距离增大，肢体呈自由体态，漂浮于羊水中，并可同时发现胎儿畸形、双胎等。

（2）羊膜囊造影及胎儿造影：可了解胎儿有无消化道畸形，但羊膜囊造影可能引起早产、宫内感染，且造影剂、放射线对胎儿有一定损害，应慎用。

（四）诊断要点

1. 孕 20 周后体重增加明显，腹部明显大于妊娠月份。

2. B 超检查示羊水过多。

（五）鉴别诊断

诊断羊水过多时需与双胎妊娠、葡萄胎、巨大儿、胎儿水肿等相鉴别。

1. 双胎妊娠：宫高、腹围明显大于妊娠月份，产科检查时可触及两个胎头，可于不同部位闻及两个频率不同的胎心音，B 超可见两个胎头光环及两个胎心搏动。

2. 葡萄胎：停经后有不规则阴道出血史，有时阴道可排出葡萄串样组织，早孕反应较剧烈。体检时子宫明显大于妊娠月份，但宫体较软，不能触及胎体，不能闻及胎心音。B 超可见增大的宫腔内充满弥散分布的光点和小囊样无回声区，呈落雪状图像，无胎儿结构及胎心搏动征，血β-hCG 明显高于同期妊娠。

3. 巨大儿：孕妇常合并有糖尿病史及巨大儿分娩史。产科检查发现宫高、腹围大于正常妊娠月份，先露高浮。B 超提示胎头双顶径大于 10cm。胎儿腹围及股骨长径均大于同期胎儿。

【治疗】

羊水过多的处理，主要应视胎儿是否畸形、孕周以及羊水过多的程度而定。合并胎儿畸形者根据畸形的程度决定是否终止妊娠；当胎儿发育正常，轻、中度羊水过多无须处理，重度羊水过多可予以治疗，吲哚美辛是治疗羊水过多十分有效的药物，但不良反应明显。当羊水过多引起腹痛或呼吸困难时，可行羊水穿刺。

1. 羊水过多合并胎儿畸形：一般应终止妊娠，终止妊娠的方法应根据具体情况加以选择。行人工破膜、静脉滴注缩宫素或应用前列腺素等方法。破膜时应以高位破膜器破膜，也可以用针头刺一个小孔，让羊水缓慢流出，使宫腔内压力逐渐降低，以免宫腔内压力骤减而引起胎盘早剥。如果破膜过程不慎，胎膜破口过大，羊水大量涌出，应以手堵住宫口或垫高臀部，以减缓流速。重度羊水过多者，为了安全也可先经腹穿刺放羊水，待宫腔压力降低后再引产。如果宫颈条件较好，已经完全容受，胎儿一般可在短时间内分娩；若宫颈不成熟，往往需要缩宫素或前列腺素等准备宫颈条件，在 24～48 小时后引产。羊水流出后，于宫底部加一沙袋，增加宫内压力，防止出现腹腔压力突然减少导致的并发症。产程中注意孕妇心率、血压等生命体征，同时观察是否有阴道出血。密切注意胎盘早剥的早期表现，一旦出现应及时处理。

2. 羊水过多而胎儿正常：在这种情况下，根据羊水过多的程度和胎龄决定处理方式。若妊娠足月，胎儿成熟，可以考虑终止妊娠。若孕周较小，胎儿尚未成熟，宜在密切监护下继续妊娠，必要时住院观察。

轻度或中度羊水过多不必治疗。许多文献认为吲哚美辛治疗羊水过多有效。吲哚美辛的用量为 1.5～3mg/kg。但是应用吲哚美辛最大的顾虑是可能引起胎儿动脉导管狭窄或过早关闭。应用多普勒超声检查动脉导管的血流，孕妇应用吲哚美辛后，胎儿动脉导管的血流减少。但尚未发现该现象持续性存在，并且常发生在 34 周之后，因此，在妊娠 34 周后禁用。亦有报道称吲哚美辛与新生儿的颅内出血、支气管肺发育不全以及出血坏死性小肠炎等发病有关。

3．羊膜腔穿刺术（amniocentesis）：羊膜腔穿刺的指征是当羊水过多引起子宫张力增高引起腹痛，或增大的子宫压迫引起呼吸困难。治疗目的是暂时缓解孕妇的压迫症状，争取时间促胎肺成熟；同时获取羊水检测 US 比值，判断胎肺成熟度。但是，羊膜腔穿刺术可以诱导宫缩，引起早产。

羊膜腔穿刺术的方法：术前行 B 超检查或术中 B 超引导以确定穿刺点，尽量避开胎盘附着的部位，并且穿刺能到达羊水池。定点后，18 号套针穿入羊膜腔，用静脉输液管把羊水引到放置在地上的容器。放液速度不超过 500mL/h，放液量在 1500～2000mL；拔出穿刺针后要局部压迫止血。术中要求无菌操作，术后 B 超检查，排除胎盘早期剥离，且密切观察孕妇的生命体征。

【病情观察】

1．羊水过多诊断明确者，应进一步检查以明确有无胎儿畸形。

2．无胎儿畸形的孕妇应注意观察是否有明显腹胀、呼吸困难等。

3．症状较轻者应定期观察羊水量的变化。

【病历记录】

1．门诊病历的书写

（1）要详细询问并记录孕妇有无合并糖尿病、ABO 或 Rh 血型不合，有无妊娠高血压综合征、急性肝炎、严重贫血史等高危因素。

（2）羊水过多者告之应该进行产前诊断，以了解胎儿是否有染色体异常或其他畸形，如果患者和家属拒绝的，需要其在告知书上签字。

2．住院病历的书写：在进行放羊水之前，应告诉患者可能的并发症，并由患者知情同意签名。

【注意事项】

1．医患沟通

（1）在临床工作中，一旦诊断羊水过多，须告知患者和家属胎儿畸形的发生率比较高。即使无明显的胎儿畸形时，也应告知有些畸形需要出生后才能明确诊断，甚至出生后很长一段时间方能表现出来。

（2）羊水过多时易发生胎膜早破或胎膜破裂后的脐带脱垂，危及胎儿。因此要告知患者，一旦阴道有流液则需绝对平卧，同时尽快到医院，不主张行走。

2．经验指导

（1）孕妇腹部大于停经月份时，要认真仔细地进行产科检查，以四步触诊法初步判断羊水是否过多。如果估计羊水量比较多，需要通过超声检查进一步确定羊水量。

（2）要尽可能了解羊水过多的原因，由于胎儿畸形的发生率比较高，需要请有经验的超声科医生检查。在超声检查时要特别注意是否有胎儿神经管发育异常，如果有怀疑，需要配合检查 AFP 等生化指标。

（3）约 30%病例不合并有孕妇、胎儿或胎盘的异常，此种情况称"特发性羊水过多"。

（4）一般羊水量超过 3000mL 才出现机械性压迫所引起的临床症状，羊水量愈多，发生时间愈短，则临床症状愈明显。急性羊水过多约占 2%，大多发生在妊娠 20～24 周。慢性羊水过多约占 98%，多见于妊娠 28～32 周。

（5）放出过多羊水可引起早产。放羊水应在 B 超监测下进行，防止损伤胎盘及胎儿。严格消毒防止感染，酌情用镇静保胎药以防早产。

（6）在引产时，先经腹部穿刺放出部分羊水，使压力减低后再做人工破膜，可避免胎盘早剥。

九、羊水过少

妊娠足月时羊水总量少于 300mL 者称"羊水过少"（oligohydramnios）。发病率为 0.4%～4%，常与胎盘功能低下并存。常见于过期妊娠、胎儿宫内发育迟缓、胎儿畸形、妊高征等。妊娠早期羊水过少，多发生流产。当羊水少于 50mL 时易发生胎儿窘迫及新生儿死亡。

【诊断】

（一）症状

孕妇于胎动时感腹痛，临产后阵痛剧烈，宫缩多不协调，宫口扩张缓慢，产程延长。若羊水过少发生在妊娠早期，胎膜可与胎体粘连，造成胎儿畸形，甚至肢体短缺。若发生在妊娠中晚期，子宫周围的压力直接作用于胎儿，容易引起胎儿肌肉骨骼畸形，如斜颈、曲背、手足畸形。

（二）体征

1．检查子宫高度及腹围均小于正常孕妇，胎儿在子宫内有充实感，而无漂浮或浮动感，子宫较敏感，可引起宫缩。

2．胎儿窘迫时胎心可出现异常变化。

3．人工破膜时发现几乎无羊水流出。

（三）辅助检查

1．B 超检查

（1）AFV 法：测最大羊水池与子宫轮廓相垂直径线≤2cm 为羊水过少，≤1cm 为严重羊水过少。

（2）AFI 法：测子宫 4 个象限的最大羊水池径线之和≤ 8cm 作为诊断的临界值，5cm 为诊断羊水过少的绝对值。B 超下可见胎儿与子宫壁之间几乎无液性暗区，胎儿肢体有挤压卷曲等征象。B 超可以发现并存的胎儿肾脏畸形。

2. 胎盘功能检查：通过超声的生物物理评分、胎心监护、尿雌三醇以及胎盘泌乳素的检查，常发现在羊水过少时会同时合并胎盘功能减退。

（四）诊断要点

1. 孕妇常于胎动时感腹痛，腹部较同期孕妇小。

2. 产前检查腹围及子宫底高度均小于同期妊娠，胎儿活动受限，自然回转不易，故臀先露多见。触诊腹部时有胎体被宫壁紧裹的感觉，羊水振波感不明显，子宫敏感，易激惹。

3. 分娩过程中常出现宫缩乏力而阵缩显著，宫口扩张缓慢，易发生第一产程延长。

4. 胎膜破裂时羊水极少，产时或手术时直接测量羊水少于 300mL，黏稠，多呈现黄绿色。

5. 若胎儿有手指或肢体离断现象，应考虑羊水过少发生于妊娠早期；若胎儿皮肤干燥如羊皮状，应考虑羊水过少发生于妊娠晚期。

6. B 超检查测定羊水暗区厚度，若其暗区<2cm 或胎儿周围左、右、上、下四个羊水暗区之和<8cm，表示羊水少。羊水与胎体交界面不清，胎儿肢体明显聚集。

7. 人工破膜观察羊水量及其性质。在缺乏胎儿监护条件下及时进行人工破膜，测量流出的羊水量，观察羊水性质，是一种比较简便的方法。如羊水过少，所测得的羊水量最多在 300mL 以内甚至仅有数毫升。

（五）鉴别诊断

1. 胎儿宫内发育迟缓：其腹围及宫底亦小于孕月。B 超检查测量胎儿双顶径、股骨长度、头围、腹围、羊水最大深度即可做出诊断。但往往羊水过少者同时存在胎儿宫内发育迟缓。

2. 早产：指孕满 28 周、不足 37 周而妊娠终止者，宫底高度虽小，但符合孕周，与羊水过少不同点为子宫内羊水振波感明显，胎体无“实感”，B 超测双顶径符合孕周，破膜时羊水量多，新生儿体重在 1000～2500g 是早产儿特征。

【治疗】

1. 足月妊娠应尽快终止，若宫颈条件已成熟，可行破膜引产术。宫颈条件差，应放宽剖宫产指征。若引产过程中出现胎儿窘迫，除外胎儿畸形后宜剖宫产终止妊娠。

2. 孕周<28 周应警惕胎儿畸形的可能，如发现异常及时终止妊娠，如未发现明显异常，应严密随访。

3. 孕周<37 周胎动正常，NST 反应型者，根据情况 3～7 日后复查 B 超及 NST，注意羊水量的变化。

4. 羊膜腔内灌注治疗：对未足月除外胎儿畸形者，可应用，但目前临床效果有限，尚处于试验阶段。对胎膜早破及在产程中发现羊水过少者，可解除脐带受压，提高围生儿成活率。方法：37℃生理盐水 250～1000mL，以每分钟 10～25mL 速度注入羊膜腔，再以每分钟 3mL 做持续量灌入直至分娩结束。在 30 分钟内至少灌注 500mL，生理盐水能使 95%的产妇恢复正常羊水量。

【病情观察】

主要是动态监测羊水量的变化，以及胎儿的储备功能和胎盘功能。

【病历记录】

1. 门诊病历的书写：在门诊发现有羊水过少时，患者要立即收入院，并立即告知家属及患者本人，记录在案，如患者拒绝入院，应在告知后果后要求其签字。

2. 住院病历的书写

（1）入院后要准确记录胎心次数、胎动以及胎心监护情况。

（2）告知患者和家属羊水过少的危险性，并记录谈话的情况。

（3）分娩后要准确记录羊水量、羊水性状、胎儿情况。

【注意事项】

1. 医患沟通

（1）对于羊水过少的危险性，一定要及时告知患者本人及家属。

（2）应该告知患者本人及家属，在检查时即使没有发现明显的胎儿畸形，也不能完全除外小畸形的可能。

（3）有胎儿畸形决定是否继续妊娠时，或胎儿成熟决定分娩方式时，需要患者及家属的知情选择，应该事先详细告知，以获得患者和家属的配合和理解。

2. 经验指导

（1）羊水过少患者，约 1/3 伴有胎儿畸形，因此应进行仔细的 B 超检查，或其他产前诊断措施，明确胎儿有无畸形后再进行相应处理。

（2）羊水过少是胎儿危险的重要信号，一旦确诊为羊水过少，处理应积极，并密切观察胎儿情况。

（3）选择剖宫产终止妊娠时需向家属说明清楚，即羊水过少时 B 超检查泌尿系统畸形有时不易看清。

（4）胎儿娩出后应仔细检查肺及肾脏有无畸形。

十、胎膜早破

胎膜早破（premature rupture of membrane，PRM）可发生在妊娠各期，但绝大多数胎膜早破发生在临产前，胎膜早破可引起早产、脐带脱垂、感染等，以增加围生儿死亡率，并可引起宫内感染及产褥感染。宫颈内口松弛、妊娠期性交、生殖道感染、头盆不称、胎位异常、微量元素缺乏等均可引起胎膜早破。发病率在 3%～17%。

【诊断】

（一）症状

孕妇突然感觉阴道有水样液流出，以后有间断或持续少量的阴道流液。在腹压增加，如咳嗽、打喷嚏等时，阴道流液会增加。

（二）体征

有液体自阴道流出。打开窥阴器可见阴道后穹隆有积液，有液体自宫颈管内流出。触诊时胎体明显。患者咳嗽或按压宫底可有液体自宫口流出。

（三）辅助检查

1．实验室检查

（1）阴道流液 pH 测定：阴道自身分泌物的 pH 为 4.5～5.5，羊水的 pH 为 7～7.5。用 pH 试纸测定阴道液体时，如果 pH≥6.5，胎膜早破的可能性极大。但是一些污染因素，例如精液、尿液、宫颈黏液等，会导致假阳性的出现。

（2）阴道液涂片检查：用消毒吸管吸取阴道液，滴于玻片上，干燥后用显微镜观察。如果见到羊齿植物叶状结晶，就可以确定液体是羊水。

（3）阴道液染色检查：吸取的阴道液，经用 0.5%尼罗蓝染色，在显微镜下找到毳毛、橘黄细胞即可以证实为羊水，证实胎膜已破。

2．特殊检查

（1）羊膜镜检查：在外阴消毒后，将羊膜镜放入阴道观察胎儿先露部，如果看不到前羊膜囊，即可以诊断胎膜早破。

（2）超声检查：通过超声检查，可以了解羊水量，如果羊水量比较少，而且在先露部位以下未发现羊水，则有可能是胎膜早破。不过超声检查只能辅助检查，不能进行确诊。

（四）诊断要点

1．未临产突然出现阴道流液，量时多时少，活动后增加。

2．肛诊触不到前羊膜囊，向上推胎先露或腹部宫底处加压时，液体流出量增多。

3．阴道窥器检查后穹隆有积液，宫颈管内有液体流出。

4．阴道酸碱度检查 pH＞7。

5．阴道液涂片检查悬滴液可见到成堆的胎儿上皮细胞和毳毛，加温烘干后镜下见羊齿状结晶可以确诊。

6．B 超检查羊水量少。

7．破水后是否并发感染的诊断为体温升高、羊水有臭味和（或）宫底有压痛，胎心≥160 次/分。

（五）鉴别诊断

1．宫颈分泌物增多：临产前伴随宫颈条件的成熟，会分泌较多的液体自阴道排出，易被误诊为胎膜早破。宫颈分泌物为黏性，量较典型的胎膜破裂流出的羊水少，实验室检查可证实无羊水内容物。

2. 尿失禁：观察液体从尿道口排出而不是来自阴道，压迫膀胱时明显，涂片无羊水内容物。

【治疗】

1. 足月妊娠胎膜早破：胎先露已入盆，等待自然临产。破膜超过12小时，应用抗生素预防感染，并用缩宫素静脉滴注引产。胎先露高浮者，需抬高臀部，防止脐带脱垂。

2. 早产胎膜早破

（1）已达孕35周者，其处理原则与足月胎膜早破相同。

（2）不足孕35周者，无感染体征，可采取期待疗法，予以抗生素预防感染，子宫收缩抑制药抑制宫缩预防早产，在严密观察下使妊娠继续，延长胎龄，以提高胎儿存活率。

（3）疑有宫内感染者，产后胎盘胎膜送病检。一旦出现宫内感染征象，立即终止妊娠。

（4）妊娠不足34周者，应给予糖皮质激素促胎儿肺成熟。常用地塞米松10mg，肌内注射或静脉滴注，连用2日。

（5）破膜时间距分娩时间超过12小时者，产后以抗生素预防产褥感染。新生儿予以抗生素预防感染，如氨苄西林30～40mg/（kg·d），静脉滴注3日。

（6）行宫颈分泌物培养及药敏，培养阳性者，按药敏结果给予抗生素治疗。

【病情观察】

在进行期待治疗时，要注意是否有宫缩出现，观察羊水的量、性状以及气味。每日测量体温，每周检查2次血常规。

【病历记录】

1. 门诊病历的书写：要详细询问并记录患者的末次月经、目前孕周、胎膜破裂发生的时间、羊水流出量、羊水的性状、是否伴有生殖道感染等。在决定收入院时还要记录是否有宫缩、胎心变化情况以及是否有脐带脱垂等。

2. 住院病历的书写：入院后除了要记录每日症状变化，检查结果等资料以外，还要记录与患者和家属谈话的情况。特别是有关保守治疗可能导致宫内感染、保守失败、脐带脱垂等并发症，最好有患者或家属对谈话记录认可的签字。

【注意事项】

1. 医患沟通

（1）为了预防脐带脱垂，胎膜早破患者需要卧床休息，孕周越小，需要卧床的时间越长。患者心理压力很大，因此，在决定治疗方案时需要患者和家属的知情选择。如果选择进行保守治疗，需要与患者和家属谈话，进行积极有效的沟通，告知保守治疗的利弊以及有可能保守治疗失败，这样可以减轻患者的心理压力。

（2）脐带脱垂是胎膜早破的严重并发症，一旦发生，有可能导致胎儿窘迫和胎儿死亡。因此，在患者入院后，要告知其可能的风险，并要求患者积极配合医生的治疗。

（3）保守治疗的另外一个风险是宫内感染，严重者可能导致胎儿窘迫、新生儿脑瘫、母亲由宫内感染发展为全身感染等，这需要事先与患者和家属进行沟通。

2．经验指导

（1）宫内感染应做宫腔内分泌物细菌培养及药敏试验，以指导抗生素的选择和应用；胎盘也应送病理切片检查。

（2）怀疑宫内感染的新生儿出生后，立即送咽喉分泌物或耳拭子分泌物做细菌培养，同时静脉滴注氨苄西林 100mg/（kg·d），连用 3 日防治感染。

（3）阴道液体酸碱度检查时，如阴道内有血液，可出现假阳性结果；破膜时间较长，或较长时间无羊水流经阴道时，则可出现假阴性结果，故诊断时应综合考虑。

（4）重视孕期卫生指导。避免负重及腹部撞击，妊娠后期避免性交，积极预防和治疗下生殖道感染。

（5）宫颈口内松弛者，妊娠后应卧位休息，于妊娠 14～16 周施行宫颈内口环扎术。

十一、妊娠期高血压疾病

妊娠期高血压疾病（hypertensive disorders in pregnancy）是发生于妊娠期特有的疾病。多数病例表现为妊娠期一过性高血压、蛋白尿症状，分娩后随之消失。该病严重影响母婴健康，是孕产妇及围生儿死亡的重要原因之一。

【分类】

根据《妊娠期高血压疾病诊治指南》（2012 年版）分类如下：

（一）妊娠期高血压

妊娠期出现高血压，收缩压≥140mmHg 和（或）舒张压≥90mmHg，于产后 12 周恢复正常。尿蛋白（－），产后方可确诊。少数患者可伴有上腹部不适或血小板减少症状。

（二）子痫前期

轻度：妊娠 20 周后出现，收缩压≥140mmHg 和（或）舒张压≥90mmHg，伴有尿蛋白≥0.3g/24h。

重度：血压和尿蛋白持续升高，发生母体脏器功能不全或胎儿并发症。

子痫前期患者出现下述任一不良情况可诊断为重度子痫前期：①血压持续升高，收缩压≥160mmHg 和（或）舒张压≥110mmHg；②尿蛋白≥5g/24h 或间隔 4 小时两次尿蛋白≥（＋＋＋）；③持续性头痛或视觉障碍或其他脑神经症状；④持续性上腹部疼痛，肝包膜下血肿或肝脾破裂症状；⑤肝功能异常，肝酶 ALT 或 AST 水平升高；⑥肾脏功能异常，少尿（24 小时尿量＜400mL 或每小时尿量＜17mL）或血肌酐＞106μmol/L；⑦低蛋白血症伴胸腔积液或腹水；⑧血液系统异常，血小板呈持续性下降并低于 100×10⁹/L；血管内溶血、贫血、黄疸或血 LDH 升高；⑨心力衰竭、肺水肿；⑩胎儿生长受限或羊水过少；⑩妊娠 34 周以前发病。

（三）子痫

子痫前期基础上发生不能用其他原因解释的抽搐。

（四）妊娠合并慢性高血压

妊娠 20 周前收缩压≥140mmHg 和（或）舒张压≥90mmHg，妊娠期无明显加重；或妊娠 20 周后首次诊断高血压并持续至产后 12 周以后。

（五）慢性高血压并发子痫前期

慢性高血压孕妇妊娠前无蛋白尿，妊娠后出现尿蛋白≥0.3g/24h；或妊娠前有蛋白尿，妊娠后尿蛋白明显增加或血压进一步升高或出现血小板减少<$100×10^9$/L。

【高危因素】

初产妇、孕妇年龄过小或大于 35 岁、多胎妊娠、妊娠期高血压疾病史及家族史、慢性高血压、慢性肾炎、抗磷脂抗体综合征、糖尿病、肥胖、营养不良、低社会经济状况，均与妊娠期高血压疾病发病风险增加密切相关。

【病因与病理】

（一）病因

病因至今尚未明了，目前主要集中在子痫前期—子痫的病因和发病机制的研究认为起源于胎盘的病理生理改变，导致全身血管内皮细胞损伤，进而引起一系列子痫前期的临床症状。子痫前期—子痫的发病机制可能与以下机制有关。

1. 胎盘缺血学说：子痫前期—子痫患者，妊娠早中期（14～16 周）合体滋养细胞侵入子宫螺旋动脉重铸不足，螺旋动脉总横截面积仅为正常妊娠的 40%，胎盘灌注不足，处于相对缺氧状态。胎盘缺血造成血管内皮细胞的损伤可能存在两种理论。一种理论认为子痫前期—子痫患者胎盘缺血，合体滋养层微绒毛膜退化可导致血管内皮细胞损伤，并抑制其增生；另一种理论则认为胎盘缺血后，氧化应激反应增强使血管内皮细胞发生损伤。

2. 免疫适应不良学说：子痫前期被认为是母体的免疫系统对滋养层父系来源的抗原异常反应的结果。蜕膜的免疫活性细胞释放某些介质作用于血管内皮细胞，包括弹性蛋白酶、组织坏死因子、白介素-1。这些在子痫前期孕妇的血液和羊水中的浓度明显升高，并且对血管内皮细胞起作用。

3. 氧化应激学说：子痫前期缺氧胎盘的局部氧化应激反应转移到孕妇全身的体循环系统，导致全身血管内皮细胞的氧化应激损伤。氧化应激反应产生的不稳定的活性氧沉积于血管内皮下，产生相对稳定的脂质过氧化物。正常妊娠中可以通过同步增加的抗氧化作用抵消脂质过氧化物的增加；而在子痫前期患者中氧化-抗氧化平衡被打乱，氧化作用占优势，导致血管内皮细胞损伤。

4. 遗传易感学说：对于子痫前期的遗传方式尚未定论，目前认为可能是女性单基因常染色体隐性遗传或显性基因的不完全外显或更加复杂的多基因遗传。

（二）病理

妊娠期高血压疾病以全身小动脉痉挛为基本病变。由于小动脉痉挛，造成管腔狭窄，周围阻力增大，内皮细胞损伤，渗透压增加，体液及蛋白质渗出，临床表现为血压升高、蛋白尿、水肿及血液浓缩等。全身各器官组织因缺血及缺氧而受到损害，严重时脑、心、肝、肾及胎盘等病变可导致抽搐、昏迷、脑水肿、脑出血、心肾功能不全、肺水肿、肝细胞坏死及被膜下出血，胎盘绒毛退行性变、出血及梗死，胎盘早期剥离及 DIC 等。

【临床表现】

典型临床表现为妊娠 20 周以后出现高血压、水肿、蛋白尿。轻者可无症状或有轻微头晕，血压轻度升高，伴水肿或轻微蛋白尿；重者出现头痛、眼花、恶心、呕吐、持续性右上腹疼痛等，血压明显升高，蛋白尿增多，水肿明显，甚至昏迷、抽搐。

【诊断】

1．病史：注意询问妊娠前有无高血压、肾病、糖尿病、抗磷脂综合征等病史，了解此次妊娠后高血压、蛋白尿等征象出现的时间和严重程度，有无妊娠期高血压疾病家族史。

2．高血压：至少出现两次以上血压升高（≥140/90mmHg）、其间隔时间≥6 小时。血压较基础值升高 30/15mmHg，但低于 140/90mmHg，不作为诊断依据，需密切观察。

3．尿蛋白：留取 24 小时尿做定量检查；也可取中段尿测定，避免阴道分泌物污染尿液。

4．水肿：一般为凹陷性水肿，限于膝以下为"＋"，延及大腿为"＋＋"，延及外阴及腹壁为"＋＋＋"，全身水肿或伴有腹水为"＋＋＋＋"。若孕妇体重每周突然增加 0.5kg 以上，或每月增加 2.7kg 以上，表明有隐性水肿存在。

5．辅助检查

（1）血液检查：包括全血细胞计数、血红蛋白含量、血细胞比容、血小板计数、凝血功能、电解质等。

（2）肝肾功能测定：肝细胞功能受损时 ALT、AST 升高。可出现白蛋白缺乏为主的低蛋白血症，白/球比值倒置。肾功能受损时，血清肌酐、尿素氮、尿酸升高，肌酐升高与病情严重程度相平行。

（3）尿液检查：尿比重＞1.020 提示尿液浓缩，尿蛋白（＋）时尿蛋白含量约 300mg/24h；尿蛋白（＋＋＋）时尿蛋白含量约 5g/24h。尿蛋白检查在严重妊娠期高血压疾病患者应每 2 日一次或每日检查。

（4）眼底检查：眼底改变是反映子痫前期—子痫病变程度的重要标志，对估计病情有重要意义。眼底的主要改变为视网膜小动脉痉挛，动静脉管径之比可由正常的 2：3 变为 1：2，甚至 1：4。严重时可出现视网膜水肿、视网膜脱离或有棉絮状渗出物及出血，患者可出现视物模糊或突然失明。

（5）损伤性血流动力学监测：当子痫前期—子痫患者伴有严重的心脏病、肾脏疾病、难以控制的高血压、肺水肿以及不能解释的少尿时，可以监测孕妇的中心静脉压或肺毛细血管楔压。

（6）其他检验：如心电图、B超等。疑有脑出血可行CT或MRI检查。

【并发症】

1．脑卒中（脑梗死、脑出血）。

2．心脏病。

3．肾衰竭。

4．胎盘早期剥离。

5．凝血功能障碍。

6．HELIP综合征，即溶血（haemolysis，H）、肝酶升高（elevated liver enzymes，EL）、低血小板（low platelet count，LP）。

7．胎儿宫内发育迟缓（IUGR）或胎死宫内。

8．产后血液循环衰竭。

【治疗】

妊娠期高血压疾病的治疗目的是预防重度子痫前期和子痫的发生，降低母胎围生期发病率和死亡率，改善母婴预后。治疗基本原则：镇静、解痉，降压、利尿，适时终止妊娠。

根据病情轻重分类，进行个体化治疗：①妊娠期高血压，休息、镇静、监测母胎情况，酌情降压治疗。②子痫前期，镇静、解痉，有指征的降压、补充胶体、利尿，密切监测母胎情况，适时终止妊娠。③子痫，控制抽搐，病情稳定后终止妊娠。④妊娠合并慢性高血压，以降压治疗为主，注意子痫前期的发生。⑤慢性高血压并发子痫前期，同时兼顾慢性高血压和子痫前期的治疗。

（一）评估和监测

妊娠高血压疾病病情复杂、变化快。了解病情轻重和进展情况，及时合理干预，早防早治，避免不良临床结局发生。

1．基本检查：了解头痛、胸闷、眼花、上腹部疼痛等自觉症状。检查血压、血尿常规、体质量、尿量、胎心、胎动、胎心监护。

2．孕妇特殊检查：包括眼底检查、凝血指标、心肝肾功能、血脂、血尿酸及电解质等检查。

3．胎儿的特殊检查：包括胎儿发育情况、B超和胎心监护，监测胎儿宫内状况和脐动脉血流等。

（二）一般治疗

1．地点：妊娠期高血压疾病患者可在家或住院治疗，轻度子痫前期应住院评估决定是否院内治疗，重度子痫前期及子痫患者应住院治疗。

2．休息和饮食：应注意休息，并取侧卧位。保证充足的蛋白质和热量。

3．镇静：为保证充足睡眠，必要时可睡前口服地西泮 2.5～5mg。

（三）降压治疗

降压治疗的目的：预防子痫、心脏血管意外和胎盘早剥等严重母胎并发症。

收缩压≥160mmHg 和（或）舒张压≥110mmHg 的高血压孕妇应降压治疗；收缩压≥140mmHg 和（或）舒张压≥90mmHg 的高血压患者可使用降压治疗。

目标血压：孕妇无并发脏器功能损伤，收缩压应控制在 130～155mmHg，舒张压应控制在 80～105mmHg。

孕妇并发脏器功能损伤，则收缩压应控制在 130～139mmHg，舒张压应控制在 80～89mmHg。

降压过程力求下降平稳，血压不可低于 130/80mmHg，以保证子宫胎盘血流灌注。

常用的口服降压药物常用有：拉贝洛尔、硝苯地平短效或缓释片。

如口服药物血压控制不理想，可使用静脉用药，常用有：拉贝洛尔、尼卡地平、酚妥拉明。

妊娠期一般不使用利尿剂降压，以防血液浓缩、有效循环血量减少和高凝倾向。不推荐使用阿替洛尔和哌唑嗪。

硫酸镁不可作为降压药使用。禁止使用血管紧张素转换酶抑制剂（ACEI）和血管紧张素Ⅱ受体拮抗剂（ARB）。

1．拉贝洛尔：β肾上腺素受体阻滞剂。用法：50～150mg 口服，3～4 次/天。静脉注射：初始剂量 20mg，10 分钟后如未有效降压则剂量加倍，最大单次剂量 80mg，直至血压被控制，每天最大总剂量 220mg。静脉滴注：50～100mg 加入 5%葡萄糖溶液 250～500mL，根据血压调整滴速，待血压稳定后改口服。

2．硝苯地平：二氢吡啶类钙离子通道阻滞剂。用法：5～10mg 口服，3～4 次/天，24 小时总量不超过 60mg。紧急时舌下含服 10mg，起效快，但不推荐常规使用。

3．尼莫地平：二氢吡啶类钙离子通道阻滞剂。可选择性扩张脑血管。用法：20～60mg 口服，2～3 次/天。静脉滴注：20～40mg 加入 5%葡萄糖溶液 250mL，每天总量不超过 360mg。

4．尼卡地平：二氢吡啶类钙离子通道阻滞剂。用法：口服初始剂量 20～40mg tid。静脉滴注 1mg/h 起，根据血压变化每 10 分钟调整剂量。

5．酚妥拉明：β肾上腺素受体阻滞剂。用法：10～20mg 溶入 5%葡萄糖溶液 100～200mL，以 10μg/min 静脉滴注。必要时根据降压效果调整。

6．甲基多巴：中枢性肾上腺素能神经阻滞剂。用法：250mg 口服，每日 3 次，以后根据病情酌情增减，最高不超过 2g/d。

7．硝酸甘油：作用于氧化亚氮合酶，可同时扩张动脉和静脉，降低前后负荷，主要用于合并心力衰竭和急性冠脉综合征时高血压急症的降压治疗。起始剂量 5～10μg/min 静脉滴注，每 5～10 分钟增加滴速至维持剂量 20～50μg/min。

8. 硝普钠：强效血管扩张剂。用法：50mg 加入 5%葡萄糖溶液 500mL 按 0.5～0.8|Lg/（kg·min）静脉缓滴。妊娠期仅适用于其他降压药物应用无效的高血压危象孕妇。产前应用不超过 4 小时。

（四）硫酸镁防治子痫

硫酸镁是子痫治疗的一线药物，也是重度子痫前期预防子痫发作的预防用药。除非存在硫酸镁应用禁忌或硫酸镁治疗效果不佳，否则不推荐使用苯妥英钠和苯二氮䓬类（如地西泮）用于子痫的预防或治疗。对于轻度子痫前期患者也可考虑应用硫酸镁。

1. 用法

（1）控制子痫：静脉用药：负荷剂量硫酸镁 2.5～5g，溶于 10%葡萄糖溶液 20mL 静脉注射（15～20 分钟），或者 5%葡萄糖溶液 100mL 快速静滴，继而 1～2g/h 静滴维持。或者夜间睡眠前停用静脉给药，改为肌内注射，用法：25%硫酸镁 20mL＋2%利多卡因 2mL 臀部肌内注射。24 小时硫酸镁总量 25～30g。

（2）预防子痫发作（适用于子痫前期和子痫发作后）：负荷和维持剂量同控制子痫处理。用药时间长短根据病情需要掌握，一般每天静脉滴注 6～12 小时，24 小时总量不超过 25g。用药期间每日评估病情变化，决定是否继续用药。

2. 注意事项：血清镁离子有效治疗浓度为 1.8～3.0mmol/L，超过 3mmol/L 即可出现中毒症状。使用硫酸镁必备条件：①膝腱反射存在；②呼吸≥16 次/分钟；③尿量≥25mL/h 或≥600mL/d；④备有 10%葡萄糖酸钙溶液。镁离子中毒时停用硫酸镁并静脉缓慢推注（5～10 分钟）10%葡萄糖酸钙溶液 10mL。如患者同时合并肾功能不全、心肌病、重症肌无力等，则硫酸镁应慎用或减量使用。若条件许可，用药期间可监测血清镁离子浓度。

（五）扩容疗法

除非有严重的液体丢失（如呕吐、腹泻、分娩出血）或高凝状态者。子痫前期孕妇不推荐扩容治疗，否则会增加血管外液体量，导致一些严重并发症的发生如肺水肿、脑水肿等。子痫前期患者出现少尿如无肌酐升高不建议常规补液，持续性少尿不推荐使用多巴胺或呋塞米。

（六）镇静药物的应用

应用镇静药物的目的是缓解孕产妇精神紧张、焦虑症状，改善睡眠，预防并控制子痫。

1. 地西泮（安定）：口服 25～5.0mg，2～3 次/天，或者睡前服用，可缓解患者的精神紧张、失眠等症状，保证患者获得足够的休息。地西泮 10mg 肌内注射或者静脉注射（＞2 分钟）可用于控制子痫发作和再次抽搐。

2. 苯巴比妥：镇静时口服剂量为 30mg/次，3 次/天。控制子痫时肌内注射 0.1g。

3. 冬眠合剂：冬眠合剂由氯丙嗪（50mg）、哌替啶（100mg）和异丙嗪（50mg）三种药物组成，可抑制中枢神经系统，有助于解痉、降压、控制子痫抽搐。通常以 1/3～

1/2 量肌内注射，或以半量加入 5%葡萄糖溶液 250mL，静脉滴注。由于氯丙嗪可使血压急剧下降，导致肾及胎盘血流量降低，而且对母胎肝脏有一定损害，故仅应用于硫酸镁治疗效果不佳者。

（七）利尿治疗

子痫前期患者不主张常规应用利尿剂，仅当患者出现全身性水肿、肺水肿、脑水肿、肾功能不全、急性心力衰竭时，可酌情使用呋塞米等快速利尿剂。甘露醇主要用于脑水肿。甘油果糖适用于肾功能有损伤的患者。严重低蛋白血症有腹水者应补充白蛋白后再应用利尿剂效果较好。

（八）促胎肺成熟

孕周＜34 周的子痫前期患者预计 1 周内可能分娩的均应接受糖皮质激素促胎肺成熟治疗。用法：地塞米松 5mg，肌内注射，每 12 小时 1 次，连续 2 天；或倍他米松 12mg，肌内注射，每天 1 次，连续 2 天；或羊膜腔内注射地塞米松 10mg 1 次。不推荐反复、多疗程产前给药。临床已有宫内感染证据者禁忌使用糖皮质激素。

（九）分娩时机和方式

子痫前期患者经积极治疗母胎状况无改善或者病情持续进展的情况下，终止妊娠是唯一有效的治疗措施。

1．终止妊娠时机

（1）妊娠期高血压、轻度子痫前期的孕妇可期待至孕 37 周以后。

（2）重度子痫前期患者

①小于妊娠 26 周的经治疗病情不稳定者建议终止妊娠。

②妊娠 26～28 周根据母胎情况及当地围生期母儿诊治能力决定是否可以行期待治疗。

③妊娠 28～34 周，如病情不稳定，经积极治疗 24～48 小时病情仍加重，应终止妊娠；如病情稳定，可以考虑期待治疗，并建议转至具备早产儿救治能力的医疗机构。

④大于妊娠 34 周患者，胎儿成熟后可考虑终止妊娠。

⑤妊娠 37 周后的重度子痫前期可考虑终止妊娠。

（3）子痫：控制 2 小时后可考虑终止妊娠。

2．终止妊娠的方式：妊娠期高血压疾病患者，如无产科剖宫产指征，原则上考虑阴道试产。但如果不能短时间内阴道分娩、病情有可能加重，可考虑放宽剖宫产指征。

3．分娩期间注意事项：①注意观察自觉症状变化；②检测血压并继续降压治疗，应将血压控制在≤160/100mmHg；③检测胎心变化；④积极预防产后出血；⑤产时不可使用任何麦角新碱类药物。

（十）子痫的处理

子痫发作时的紧急处理包括一般急诊处理，控制抽搐，控制血压，预防子痫复发以及适时终止妊娠等。

子痫诊治过程中，要注意和其他强直性-痉挛性抽搐疾病（如癔症、癫痫、颅脑病变等）进行鉴别。同时，应监测心、肝、肾、中枢神经系统等重要脏器功能、凝血功能、水和电解质及酸碱平衡。

1. 一般急诊处理：子痫发作时需保持气道通畅，维持呼吸、循环功能稳定，密切观察生命体征、尿量（应留置导尿管监测）等。避免声、光等刺激。预防坠地外伤、唇舌咬伤。

2. 控制抽搐：硫酸镁是治疗子痫及预防复发的首选药物。当患者存在硫酸镁应用禁忌或硫酸镁治疗无效时，可考虑应用地西泮、苯妥英钠或冬眠合剂控制抽搐。子痫患者产后需继续应用硫酸镁 24～48 小时，至少住院密切观察 4 天。

3. 控制血压：脑血管意外是子痫患者死亡的最常见原因。当收缩压持续≥160mmHg，舒张压≥110mmHg 时要积极降压以预防心脑血管并发症。

4. 适时终止妊娠：子痫患者抽搐控制 2 小时后可考虑终止妊娠。

（十一）产后处理（产后 6 周内）

重度子痫前期患者产后应继续使用硫酸镁 24～48 小时预防产后子痫。

子痫前期患者产后 3～6 天是产褥期血压高峰期，高血压、蛋白尿等症状仍可能反复出现甚至加剧，因此这期间仍应每天监测血压及尿蛋白。如血压≥160/110mmHg 应继续给予降压治疗。哺乳期可继续应用产前使用的降压药物，禁用 ACEI 和 ARB 类（卡托普利、依那普利除外）。

注意监测及记录产后出血量，患者在重要器官功能恢复正常后方可出院。

十二、死胎

妊娠 20 周后胎儿在宫内死亡称为"死胎"（fetal death）。胎儿在分娩过程中死亡称为"死产"（still birth），是死胎的一种。约 80%死胎于胎儿死亡 2～3 周内自然娩出。若死亡 3 周以上胎儿仍未排出，退行性变的胎盘组织释放凝血活酶进入母血循环，可导致弥散性血管内凝血（DIC），甚至引起分娩时严重出血。

【病因】

1. 胎盘及脐带因素：胎盘早剥、前置胎盘、脐带血管前置、脐带帆状附着、急性绒毛膜羊膜炎、脐带过短、脐带扭转、脐带打结、脐带脱垂等，导致胎儿窘迫。

2. 胎儿因素：胎儿生长受限、严重胎儿畸形、胎儿宫内感染、严重遗传性疾病、母儿血型不合等。

3. 孕妇因素：包括全身因素，如妊娠期高血压疾病、抗磷脂抗体综合征、过期妊娠、糖尿病、慢性肾炎、心血管疾病、全身和腹腔感染、休克等；子宫局部因素，如宫缩过强或张力过大、子宫破裂、子宫肌瘤、子宫畸形等。

【诊断】

孕妇自觉胎动停止，子宫停止增长。检查时子宫大小低于停经周数，听不到胎心。

超声检查显示胎心和胎动消失，胎儿死亡时间较长可出现颅板塌陷、颅骨重叠、袋状变形等。

【处理】

确诊后应尽早引产。可经羊膜腔注入依沙吖啶引产，或先地诺前列酮促宫颈成熟、再静滴缩宫素。应注意预防并发症，产后仔细检查胎儿及胎盘、脐带，寻找死胎原因。

胎儿死亡 4 周尚未排出者，应检查凝血功能，防治 DIC。当纤维蛋白原<1.5g/L、血小板<100×10^9/L 时，可使用肝素，每次 0.5mg/kg，间隔 6 小时可重复给药，用药期间检测试管凝血时间。一般 24～48 小时后纤维蛋白原和血小板恢复到有效止血水平，再引产，配备新鲜血，注意预防产后出血和感染。

多胎妊娠如其中一胎先死于宫内，一般可观察等待，孕妇常有一过性纤维蛋白原及血小板降低，其后又自行恢复正常。一旦纤维蛋白原下降至 2g/L，估计胎儿已能存活，应立即引产；如胎龄尚小，可静脉滴注小剂量肝素 150～200mg/24h，用药期间以试管法维持凝血时间在 20 分钟以内。通常 24～48 小时后血浆纤维蛋白原水平回升，以后酌情减量，适时终止妊娠。

十三、多胎妊娠

一次妊娠宫腔内同时有两个或两个以上胎儿时，称为"多胎妊娠"（multiple pregnancy）。多胎妊娠与家族史及辅助生育技术有关。近年来多胎妊娠发生率升高可能与人工辅助生殖技术广泛使用有关。多胎妊娠较易出现妊娠期高血压疾病等并发症，孕产妇及围生儿死亡率增高。多胎妊娠以双胎最常见，本节主要讨论双胎妊娠。

【分类】

1. 双卵双胎（dizygotic twins）：两个卵子分别受精而成，约占单卵双胎的 70%。胎儿的遗传基因不完全相同，性别和血型可以不同，外貌和指纹等表型不同。胎盘可为两个或一个，但胎盘的血液循环各自独立，胎儿分别位于自己的胎囊中，两胎囊之间的中隔由两层羊膜和两层绒毛膜组成，两层绒毛膜有时融合为一层。

2. 单卵双胎（monozygotic twins）：一个受精卵分裂而成，约占单卵双胎的 30%。原因不明。胎儿的遗传基因完全相同，性别、血型、表型等也完全相同。根据受精卵分裂时间不同而形成双羊膜囊单绒毛膜单卵双胎、双羊膜囊双绒毛膜单卵双胎、单羊膜囊单绒毛膜单卵双胎以及极罕见的联体双胎四种类型。胎儿畸形儿发生率相对较高。

【临床表现及诊断】

1. 病史及临床表现：多有双胎妊娠家族史或人工助孕史（如使用促排卵药、移植多个胚胎等）。临床表现主要为早孕反应较重，中期妊娠后体重及腹部迅速增加、下肢水肿等压迫症状明显，妊娠晚期常有呼吸困难、心悸、行动不便等。

2. 产科检查：子宫大小超过同孕龄的单胎妊娠子宫。妊娠中晚期腹部可触及多个肢体和两个胎头。在子宫不同部位听到两个节律不同的胎心，两个胎心音之间间隔一个无音区或两个胎心率差异大于 10 次/mm。产后检查胎盘胎膜有助手判断双胎类型。

3. 超声检查

（1）妊娠早期在子宫内见到两个孕囊、两个原始心管搏动。

（2）判断双胎类型：胎儿性别不同可确诊双卵双胎。胎儿性别相同，应测量两个羊膜囊间隔厚度，间隔厚度达到或超过 2mm、尤其是两个胎盘部位不同，提示双绒毛膜；间隔厚度小于 2mm 则提示单绒毛膜。妊娠早期超声检测有助于确定绒毛膜性。

（3）筛查胎儿结构畸形。

（4）确定胎位。

【并发症】

1. 孕产妇并发症

（1）妊娠期高血压疾病：发病率 40% 以上。发病早、程度重、易出现主要器官并发症。常伴随胎盘功能不良而导致围生儿死亡率升高。

（2）贫血：发生率 40% 以上，与机体对铁及叶酸的需求量增加有关，可引起孕妇多系统损害以及胎儿生长发育障碍等。

（3）羊水过多：羊水过多发生率约 12%，多见于单卵双胎，尤其是双胎输血综合征、胎儿畸形胎膜早破。

（4）胎膜早破发生率约 14%，可能与宫腔压力增高有关。

（5）胎盘早剥：是双胎妊娠产前出血的主要原因，可能与妊娠期高血压疾病、羊水过多突然破膜、双胎之第一胎娩出后宫腔压力骤减相关。

（6）宫缩乏力：与子宫肌纤维过度伸展有关。

（7）产后出血：与宫缩乏力及胎盘附着面积增大有关。

（8）流产：发生率高于单胎妊娠，可能与畸形、胎盘发育异常、胎盘血供障碍、宫内溶剂相对狭窄有关。

2. 围生儿并发症

（1）早产：发生率约 50%，与胎膜早破、宫腔压力过高以及严重母儿并发症相关。

（2）胎儿生长受限：一般认为，胎儿数量越多，胎儿生长受限越严重。胎儿生长受限可能与胎儿拥挤、胎盘占蜕膜面积相对较小有关。两胎儿大小不一致可能与胎盘血液灌注不均衡、双胎输血综合征以及一些胎儿畸形有关。应建立多胎妊娠胎儿生长发育生理曲线。

（3）双胎输血综合征（twin to twin transfusion syndrome，TTTS）：见于双羊膜囊单绒毛膜单卵双胎，发生率 10%～20%。两个胎儿体重差别大于 20%、血红蛋白差别大于 50g/L 提示双胎输血综合征可能。

（4）脐带异常：主要是脐带脱垂和脐带互相缠绕、扭转，后者常见于单羊膜囊双胎。

（5）胎头碰撞和胎头交锁：胎头碰撞发生于两个胎儿均为头先露且同时入盆。胎头交锁发生于第一胎儿臀先露头未娩出、第二胎儿头先露头已入盆。

（6）胎儿畸形：是单胎的 2 倍，联体双胎、无心畸形等为单卵双胎特有畸形。

【处理】

1．妊娠期处理

（1）一般处理：注意休息和营养，预防贫血及妊娠期高血压疾病等。

（2）预防早产：孕龄 34 周前出现产兆者应测量阴道后穹隆分泌物中的胎儿纤维连接蛋白及宫颈长度，胎儿纤维连接蛋白阳性且超声测量宫颈长度＜3cm 者近期早产可能性较大，应预防性使用宫缩抑制剂及糖皮质激素（详见早产）。

（3）及时防治妊娠期并发症：注意血压及尿蛋白、血胆汁酸、肝功能等。

（4）监护胎儿发育状况及胎位：动态超声及胎儿电子监测观察胎儿生长发育状况、宫内安危及胎位，发现胎儿致死性畸形应及时人工终止妊娠，发现 TTTS 可在胎儿镜下激光凝固胎盘表面可见血管吻合支，胎位异常一般不予处理。

（5）终止妊娠指征：合并急性羊水过多伴随明显的压迫症状、胎儿致死性畸形、孕妇严重并发症、预产期已到尚未临产、胎盘功能减退等。

2．分娩期处理

（1）阴道分娩注意事项：①保持体力；②观察胎心变化；③注意宫缩和产程进展；④必要时行会阴后侧切开术；⑤第一个胎儿娩出后由助手扶正并固定第二个胎儿为纵产式；⑥第一个胎儿娩出后立即钳夹脐带以预防胎儿失血或继续受血；⑦第一个胎儿娩出后 15 分钟仍无宫缩可行人工破膜并静滴催产素；⑧一旦出现脐带脱垂、胎盘早剥等严重并发症，应立即行阴道助产，快速娩出第二胎儿。

（2）剖宫产指征：①第一胎儿为肩先露或臀先露；②孕龄 26 周以上的联体双胎；③其他：同单胎妊娠。

（3）积极防治产后出血：临产时备血，其余见产后出血。

十四、脐带异常（先露、脱垂）

胎膜未破时脐带位于胎先露前方或一侧，称为"脐带先露"（presentation of cord），也称"瞻性脐带脱垂"。若胎膜已破，脐带进一步脱出于胎儿先露的下方，经宫颈进入阴道内，甚至到外阴部，称为"脐带脱垂"（prolapse of cord），其发生率为 0.4%～10%。

【病因】

骨盆狭窄、头盆不称、臀先露、横位、羊水过多、脐带过长等。

【对母儿影响】

1．对产妇影响：增加剖宫产率。

2．对胎儿影响：隐性脱垂、宫缩不强时可能危害不大。若宫缩强，先露下降，脐带受压严重，可致胎心明显减速；若脐带脱垂，已有宫缩，胎儿严重缺氧，脐血流阻断 7～8 分钟，胎儿即可死亡。

【诊断】

有上述脐带脱垂原因时，应随时想到有脐带脱垂发生的可能。如果胎膜未破，胎心出现减速（变异），尤其是改变体位后胎心恢复者应考虑脐带先露，若胎膜已破，胎心异常应立即行阴道检查，是否能触及宫颈口异物，并触及是否有血管搏动，可以诊断脐带脱垂或确诊胎儿是否存活。B超等有助于明确诊断。

【处理】

1. 一旦发现脐带脱垂，胎心存在或基本正常，若宫颈口未开全，应抬高臀部，立即剖宫产；若宫颈口已开全，先露较低应立即用产钳牵拉娩出胎儿；若臀先露，应立即行臀牵引。若胎心消失时间较长，应按死胎处理。

2. 隐性脐带脱垂，经产妇、胎膜未破、宫缩良好者，取头低臀高位，胎心持续良好者，可经阴道分娩。初产妇、足先露或肩先露者，应选择剖宫产。

【预防与注意事项】

1. 妊娠晚期及临产后，超声检查有助于尽早发现脐带先露。

2. 对临产后胎先露迟迟不入盆者，尽量不做或少做肛查或阴道检查。

3. 需人工破膜者，应行高位破膜，避免脐带随羊水流出而脱出。

第三节　妊娠合并症

一、妊娠合并心脏病

妊娠合并心脏病（包括妊娠前已有心脏病及妊娠后发现或发生心脏病）是孕产妇死亡的重要原因，在我国占孕产妇死亡原因第二位，我国 1992 年报道其发病率为 1.06%，主要类型有先天性心脏病、风湿性心脏病、妊娠期高血压性心脏病、围生期心肌病等。

【病理生理】

1. 对母亲的危害性：妊娠后血容量的增加以及血流动力学的急剧变化大大加重心脏的负担，在妊娠 32～34 周、分娩期及产后 3 日内是全身血液循环变化最大、心脏负担最重的时期，极易诱发心力衰竭和心律失常，严重者甚至造成死亡。妊娠合并心脏病对孕妇的主要影响为心力衰竭、亚急性感染性心内膜炎、缺氧、发绀、静脉栓塞和肺栓塞。

2. 对胎儿的危害性：不宜妊娠的心脏病患者一旦妊娠或妊娠后心功能恶化者，流产、早产、死胎、胎儿生长受限、胎儿窘迫及新生儿窒息的发生率均明显增高。一部分先天性心脏病与遗传因素有关。

【诊断】

1. 妊娠合并心脏病的诊断

（1）病史：妊娠前有心悸、气急或心力衰竭史；体检曾被诊断有器质性心脏病；曾有风湿热病史。

（2）症状：有劳力性呼吸困难、经常性夜间端坐呼吸、咯血、经常性胸闷胸痛等。

（3）体征：以下体征提示有心脏病：①发绀、杵状指、持续性颈静脉怒张。②心脏听诊有舒张期杂音或Ⅲ级或Ⅲ级以上全收缩期杂音，性质粗糙。③有心包摩擦音、舒张期奔马律、交替脉。

（4）X线、心电图及超声心动图的改变：X线提示心脏显著扩大；心电图有严重的心律失常，如心房颤动、心房扑动、三度房室传导阻滞、ST段及T波异常改变等；超声心动图显示心腔扩大、心肌肥厚、瓣膜运动异常、心内结构异常。

2. 心功能分级：纽约心脏病协会（NHYA）1994年开始采用以下两种并行的心功能分级方案。

（1）依据患者对一般体力活动的耐受程度，将心脏病患者心功能进行分类。

Ⅰ级：一般体力劳动不受限制。

Ⅱ级：一般体力劳动略受限制，休息时无症状，活动后心悸、轻度气短。

Ⅲ级：一般体力劳动显著受限，休息时无不适，轻微日常工作即感不适、心悸、呼吸困难，或既往有心力衰竭史。

Ⅳ级：不能进行任何活动，休息时仍有心悸、呼吸困难等心力衰竭征象。

（2）根据心电图、负荷试验、X线、超声心动图等客观检查结果，评估心脏病的严重程度。

A级：无心血管病的客观依据。

B级：客观检查表明属于轻度心血管病患者。

C级：属于中度心血管病患者。

D级：属于重度心血管病患者。

【处理】

1. 心脏病育龄妇女应行孕前咨询，明确心脏病类型、病变程度、心功能状态，并确定能否妊娠。

2. 妊娠期处理

（1）凡妊娠3个月以内有以下情况者应考虑人工流产终止妊娠：①心功能Ⅲ级或Ⅲ级以上者。②以往有心力衰竭史或伴有严重内科合并症。③肺动脉高压者。④慢性心房颤动。⑤高度房室传导阻滞。⑥并发细菌性心内膜炎。⑦先天性心脏病有明显发绀或肺动脉高压者。⑧活动性风湿热。妊娠12周以上者应与内科医师配合，严格监护下行钳刮术或中期引产。

（2）对于继续妊娠者，应注意以下几方面：①充分休息，避免过劳及情绪过度激动。②妊娠期应适当控制体重，整个妊娠期体重不超过10kg，高蛋白、高维生素、低盐、低脂肪饮食。③定期进行产前检查，妊娠20周前，每2周产前检查1次，妊娠20周后每周1次。检查内容除针对产科情况外，还应判断心脏病的性质和心功能的分级。④及时发现心力衰竭早期症状，如轻微活动后即出现胸闷、心悸、气短；休息时心率每分钟超过 110 次，呼吸每分钟超过 20 次；夜间经常因胸闷而坐起呼吸，或到窗口呼吸新鲜空气；肺底部出现少量持续性湿啰音。⑤预防感染，尤其是上呼吸道感染；纠正贫血；治疗心律失常；防治妊娠期高血压疾病和其他合并症及并发症。⑥住院治疗，心功能Ⅲ级或Ⅲ级以上者，应立即住院治疗，心功能正常者应在预产期前 1～2 周住院待产，未临产的心力衰竭患者应先住入内科病房处理，待病情稳定，临近预产期可转入本科待产。⑦选择性剖宫产术，由于子宫下段剖宫产术是一种较为安全的分娩方式，因而对于心脏病患者，可就其骨盆情况、胎儿大小及其病情做出综合判定，估计从阴道分娩有一定困难者，可在胎儿成熟后尽早行选择性剖宫产术娩出胎儿，避免进入产程后的血流动力学变化更加加重病情，有心力衰竭者可在心力衰竭控制的情况下进行。

3．分娩期处理

（1）第一产程：首先应根据患者的子宫颈评分情况、胎儿大小、骨盆情况及其病情综合评估决定分娩方式，估计胎儿短期内可从阴道分娩者，可行阴道试产，其间监测生命体征和心力衰竭征象；估计短期间不能经阴道分娩者，宜在控制心力衰竭的情况下尽早行剖宫产术。非产科因素的剖宫产指征有：主动脉根部扩张＞45mm 的马方综合征，分娩期使用华法林，突发血流动力学恶化、严重的肺动脉高压和严重的主动脉狭窄。

（2）第二产程：以缩短产程为原则。

①宫颈口开全后应避免产妇用力屏气增加腹压，应行会阴侧切术、胎头吸引或产钳助产术。

②胎儿娩出后，立即用沙袋压迫腹部，防止腹压骤降而导致心力衰竭，24 小时后去除沙袋。

③产后酌情肌内注射地西泮。

（3）第三产程：继续严密监测生命体征和心力衰竭征象，对于宫缩不良者可用缩宫素 10～20U，禁用麦角新碱，以防静脉压增高。

4．产褥期处理

（1）继续严密监测患者生命体征和心力衰竭征象。

（2）保证产妇充分休息。

（3）继续应用广谱抗生素预防感染，直至产后 1 周左右，无感染征象时停药。

（4）心功能Ⅲ级以上者不宜哺乳。

（5）产前、产时有心力衰竭者，产后继续用强心药。

（6）产后至少住院 2 周，如无心力衰竭，一般情况尚好，可酌情提前出院。

（7）不宜妊娠者，应严格避孕或行绝育术。

二、妊娠合并病毒性肝炎

病毒性肝炎为多种病毒引起的以肝脏病变为主的传染性疾病，致病病毒包括甲型（HAV）、乙型（HBV）、丙型（HCV）、丁型（HDV）和戊型（HEV）五种病毒。妊娠合并病毒性肝炎的发病率为 0.8%～17.8%，以乙型肝炎最为常见，可发生于妊娠的任何时期。

【妊娠对病毒性肝炎的影响】

妊娠不增加对肝炎病毒的易感性，但妊娠期新陈代谢率高，营养消耗增多，肝脏负担加重，易使病毒性肝炎病情加重、复杂，增加诊断和治疗的难度，妊娠期限越晚，越易发展成为重症肝炎。

分娩期间，由于体力消耗、出血、缺氧等引起代谢障碍，导致肝细胞缺血坏死。分娩后 1～3 天，部分患者的肝功能进一步下降，多数于产后 2 周肝功能恢复正常。

1. 对母体的影响：妊娠早期合并病毒性肝炎，可使早孕反应加重，晚期合并肝炎，可使妊娠期高血压疾病的发病率增加。分娩时，因凝血因子合成减少，易发生产后出血；若为重症肝炎，常并发 DIC，出现全身出血现象，直接威胁母婴生命。

2. 对胎儿的影响：妊娠合并病毒性肝炎使流产、早产、死胎、死产、胎儿畸形的发生率明显增高，新生儿患病率和死亡率也增高；围生期感染的婴儿，一部分将转为慢性病毒携带状态。

3. 传播方式：甲型肝炎病毒（HAV）及戊型肝炎病毒（HEV）主要通过分娩过程中接触母血、吸入羊水或受粪便污染而感染，不能通过胎盘屏障传给胎儿；乙型肝炎病毒（HBV）主要通过宫内传播、产时传播及产后接触母乳及母亲唾液等途径传播；丙型肝炎病毒（HCV）在母婴间垂直传播率 4%～7%，妊娠晚期感染丙肝病毒，约 2/3 发生母婴传播；丁型肝炎病毒（HDV）通过体液、血行或注射途径传播，需同时有乙型肝炎病毒感染。

【诊断】

1. 病史：有与病毒性肝炎患者密切接触史，半年内有输血、注射血制品史。

2. 潜伏期：甲型肝炎为 2～7 周；乙型肝炎为 1.5～5 个月；丙型肝炎为 2～26 周；丁型肝炎为 4～20 周；戊型肝炎为 2～8 周。

3. 临床表现：患者出现不能用早孕反应或其他原因解释的消化系统症状，如食欲减退、恶心、呕吐、肝区疼痛、乏力等；部分患者有皮肤巩膜黄染、尿色深黄，妊娠早期、中期可触及肝大，肝区触痛或叩击痛。

4. 辅助检查

（1）血清谷丙转氨酶增加，血清胆红素增加，尿胆红素阳性。

（2）病原学检查：甲型肝炎抗体（抗 HAV-IgM）、丙型肝炎抗体（抗 HCV-IgM）检查，以及乙型肝炎病毒的两对半检查（HBsAg、HBsAb、HBcAb、HBeAg 和 HBeAb）。

5. 肝炎病毒病原学检查的临床意义

（1）抗 HAV-IgM 阳性：提示甲型肝炎（HAV）急性感染。

（2）抗 HCV-IgM 阳性：提示丙型肝炎（HCV）急性感染。

（3）HBsAg 阳性：HBV 感染标志，见于乙型肝炎患者或病毒携带者。

（4）抗 HBsAb 阳性：提示过去曾感染过 HBV（或行过预防注射）。

（5）抗 HBc-IgM 阳性：提示处于乙型肝炎病毒复制阶段。

（6）HBeAg 阳性：提示血中大量 HBV 存在，目前传染性极强。

（7）抗 HBeAb 阳性：提示处于 HBV 感染恢复期，传染性较弱。

6. 妊娠合并急性重症肝炎的诊断要点

（1）消化道症状严重，表现食欲极度减退，频繁呕吐，腹胀，出现腹水。

（2）黄疸迅速加深，血清总胆红素值＞171μmol/L。

（3）出现肝臭气味，肝呈进行性缩小，肝功能明显异常，酶胆分离，白/球蛋白倒置。

（4）凝血功能障碍，全身出血倾向。

（5）迅速出现肝性脑病表现，烦躁不安、嗜睡、昏迷。

（6）肝肾综合征出现急性肾衰竭。

【治疗】

1. 轻症肝炎：妊娠期处理原则与非妊娠期是相同的。

（1）注意休息。

（2）加强营养，补充高维生素、高蛋白、足量糖类，低脂肪饮食。

（3）预防感染。

（4）进行护肝治疗，避免使用肝毒性药物。

（5）有黄疸者应立即住院，按重症肝炎处理。

2. 重症肝炎

（1）保护肝脏：高血糖素、胰岛素、葡萄糖联合应用能改善氨基酸及氨的异常代谢，有防止肝细胞坏死和促进肝细胞新生的作用。

（2）预防及治疗肝昏迷：口服新霉素或甲硝唑、醋谷胺、六合氨基酸等降低血氨治疗。

（3）凝血功能障碍的防治：补充凝血因子、输新鲜血、凝血酶原复合物、纤维蛋白原、抗凝血酶和维生素 K 等。

（4）并发肾衰竭：按急性肾衰竭处理。严格限制入液量，一般每日入量为 500mL 加前一日尿量。呋塞米 60～80mg 静脉注射，多巴胺或山莨菪碱（654-2）静注，扩张肾血管，检测血钾浓度，避免应用损害肾脏的药物。

3. 产科处理

（1）妊娠期：妊娠早期若为轻症应积极治疗，可继续妊娠。慢性活动性肝炎妊娠后对母体威胁较大，应适当治疗后终止妊娠；妊娠中晚期，尽量避免终止妊娠，避免手术、药物对肝脏的影响。给予维生素 C 和维生素 K，加强胎儿监护，注意防治妊娠期高血压疾病，经治疗病情仍进展者，考虑终止妊娠。

（2）分娩期：分娩前数日肌内注射维生素 K，每日 20～40mg。尽量缩短第二产程，注意防止产道损伤和胎盘残留，减少产后出血情况；对于重症肝炎者，经积极控制 24 小时后迅速终止妊娠，以剖宫产术为宜，术后注意加强宫缩，严密观察，及时对症处理。

（3）产褥期：采用对肝脏损害小的广谱抗生素，控制感染，密切观察病情变化，给予相应的对症处理。母血 HBsAg、HBeAg、抗-HBc 抗体 3 项阳性及后 2 项阳性孕妇，均不宜哺乳。乳汁 HBV-DNA 阳性者不宜哺乳。

三、妊娠合并糖尿病

妊娠期间的糖尿病包括两种情况：糖尿病合并妊娠和妊娠期糖尿病。

糖尿病合并妊娠是指在原有糖尿病的基础上合并妊娠者，或者非妊娠期为隐性糖尿病，妊娠后发展为临床糖尿病（即出现糖尿病表现在先，妊娠在后）。

妊娠期糖尿病（gestational diabetes mellitus，GDM）是指妊娠期首次发现或发病的糖尿病（即妊娠在先，出现糖尿病表现在后）。由于从妊娠早期开始胎儿不断从母体中摄取葡萄糖，使孕妇血糖水平低于非妊娠期，随着妊娠进展，葡萄糖代谢率不断增高，所需的胰岛素也相应增加。如果胰岛素分泌相对不足或胰岛素抵抗，则其平衡失调，表现为糖耐量增高甚或糖尿病。大多数 GDM 患者产后糖代谢异常能恢复正常。但 20%～50%将来发展成真性糖尿病，应引起重视。

【病理】

（一）妊娠对糖尿病的影响

1. 妊娠期：拮抗胰岛素的激素分泌增多，主要为胎盘分泌的胎盘泌乳素、雌激素、孕激素、肾上腺皮质激素等，故母体对胰岛素的需要量较非妊娠期增加 1 倍，加上胎盘泌乳素的脂解作用，使外周脂肪分解为糖类和脂肪酸，容易发生酮症酸中毒。另一方面，妊娠期由于血容量增加，血液稀释，则胰岛素相对不足，并且肾小球滤过率增多、肾小管对糖的再吸收减少，使肾排糖阈降低，尿糖增加，易使病情复杂化，影响对胰岛素需要量的正确计算。

2. 分娩期：子宫收缩消耗大量糖原、临产后孕妇进食减少，容易发生酮症酸中毒。

3. 产褥期：随着胎盘的排出及全身内分泌激素的逐渐下降至非妊娠期水平，胰岛素的需要量随之相应减少，如不及时减少用量，极易发生低血糖症。

（二）糖尿病对妊娠的影响

1. 对孕妇的影响：GDM 者妊娠期血糖控制不满意时，常伴微血管病变，其并发妊娠期高血压疾病的概率较普通孕妇高 4～8 倍，子痫及其并发症的发生率亦相应增高。糖尿病患者白细胞存在多种功能缺陷，杀菌作用明显降低，妊娠期、产时及产后容易发生感染，甚至败血症。由于羊水中糖含量增高，刺激羊膜过多分泌羊水，故并发羊水过多者可达 8%～30%，容易发生胎膜早破和早产。胎儿体内糖含量的增高使巨大胎儿的发生率上升，因而手术产率增高。

2. 对胎儿的影响：由于孕妇体内葡萄糖可通过胎盘进入胎儿体内，而胰岛素不能通过胎盘，使胎儿长期处于高血糖状态，刺激胎儿胰岛 B 细胞增生，产生大量胰岛素，蛋白质、脂肪合成增加，胎儿体内脂肪聚集，体重增加。同时畸形儿的发生率亦相应增高。另外，糖尿病患者常由于严重的血管病变及产科并发症，子宫胎盘血液循环障碍，死胎、死产发生率增高。胎儿出生后由于母体血糖供应迅速中断，而新生儿自身处于高胰岛素状态，极易发生反应性低血糖，并且由于肺泡表面活性物质不足而并发新生儿呼吸窘迫综合征，新生儿死亡率极高。

【诊断】

糖尿病合并妊娠的诊断不太困难，而妊娠期糖尿病（GDM）患者常无明显症状，有时空腹血糖及尿糖也可正常，诊断容易漏诊、延误治疗。

1. GDM 筛查及诊断

（1）病史和临床表现：典型患者常表现为多饮、多食、多尿及反复发作的外阴阴道真菌感染；常有糖尿病家族史、多囊卵巢综合征、孕前体重＞90kg、胎儿出生体重＞4kg、既往可有不明原因的流产、死胎、死产、巨大胎儿、畸形儿等病史；本次妊娠胎儿偏大或羊水过多者应警惕患糖尿病。

（2）口服葡萄糖耐量实验（OGTT）：妊娠早期空腹血糖 5.1～7.0mmol/L，在 24～28 周或以后（就诊晚者）直接进行 75g OGTT，不再推荐妊娠期 50g 葡萄糖负荷实验（ccr）。

75g OGTT 诊断标准：口服葡萄糖 75g，测空腹血糖及服糖后 1 小时、2 小时血糖值，分别为为 5.1mmol/L、10.0mmol/L、8.5mmol/L（92mg/dl、180mg/dl、153mg/dl），其中任何一点血糖达到或超过上述标准即诊断为 CDM。

（3）医疗资源缺乏地区，24～28 周检查空腹血糖，若空腹血糖＞5.1mmol/L，可直接诊断为 GDM；空腹血糖＜4.4mmol/L，可暂不做 OGTT；空腹血糖 4.4～5.1mmol/L 者，做 OGTT。

2. 糖尿病合并妊娠的诊断

（1）妊娠前已确诊为糖尿病患者。

（2）妊娠前未进行过血糖检测的孕妇，存在高危因素，首次检查达到以下任何一项标准应诊断为糖尿病合并妊娠：糖化血红蛋白≥6.5%；空腹血糖≥7.0mmol/L；OGTT 2 小时≥11.1mmol/L；伴有典型的高血糖或高血糖危象症状，同时任意血糖≥11.1mmol/L。

【妊娠合并糖尿病的分期】

White 分类法，有利于估计病情程度、判断预后。

A 级：妊娠期糖尿病。

A1 级：单纯膳食治疗即可控制血糖。

A2 级：需用胰岛素控制血糖。

B 级：20 岁以后发病，病程＜10 年。

C 级：发病年龄 10～19 岁，或病程长达 10～19 年。

D 级：10 岁以前发病，或病程≥20 年，或眼底单纯性视网膜病变。

F 级：糖尿病性肾病。

R 级：眼底有增生性视网膜病变或玻璃体积血。

H 级：并发冠状动脉粥样硬化性心脏病。

T 级：有肾移植史。

【治疗】

处理原则为维持血糖正常范围，减少母儿并发症，降低围生儿死亡率。

1. 妊娠期处理

（1）妊娠期监护：严密监护血糖、尿糖及酮体、糖化血红蛋白、眼底检查和肾功能等。妊娠早期、中期采用超声波及血清学筛查胎儿畸形。妊娠 32 周起可采用 NST、脐动脉血流测定及胎动计数等判断胎儿宫内安危。

（2）血糖监测：①推荐每日监测血糖，孕妇每日监测血糖 4 次（空腹及餐后 2 小时）。建议标准：GDM 者餐前 ≤5.3mmol/L，餐后 1 小时 ≤7.8mmol/L，餐后 2 小时 ≤6.7mmol/L；DM 者餐前、睡前、夜间控制在 3.3～5.6mmol/L，餐后血糖峰值在 5.4～7.1mmol/L。②尿糖及酮体测定。③糖化血红蛋白测定：1～2 个月测定 1 次，使其控制在 ≤6% 的水平，理想水平是 ≤5.5%。

（3）血糖控制：①饮食控制，低糖低盐，每日能量约 125kJ/kg（30kcal/kg），补充维生素、钙和铁剂，以控制在上述水平且孕妇无饥饿感为宜，辅以适量运动。如血糖仍控制不佳，则需药物治疗。②药物治疗选用胰岛素，常采用速效胰岛素或速效中效混合制剂，应从小剂量开始，根据血糖水平调节。随孕周增加，胰岛素用量应不断增加，高峰时间在妊娠 32～33 周，一部分患者妊娠晚期胰岛素用量减少；产程中，孕妇血糖波动大，应停用所有皮下注射胰岛素，每 1～2 小时检测一次血糖；产褥期，随胎盘排出，体内抗胰岛素物质急骤减少，胰岛素用量应减少至产前的 1/3～1/2，并根据产后空腹血糖调整用量。③妊娠合并糖尿病酮症酸中毒时，应立即给予小剂量胰岛素持续静滴降低血糖，纠正代谢紊乱，补液改善循环血容量和组织灌注，纠正电解质紊乱，去除诱因，酮体转阴后可改为胰岛素皮下注射。

2. 终止妊娠

（1）有下列情况者应终止妊娠：糖尿病血糖控制不满意，伴血管病变，合并重度子痫前期，严重感染，胎儿宫内生长受限，胎儿窘迫，胎儿畸形等。

（2）终止妊娠的时间以妊娠 38～39 周为宜，患者应在妊娠 32 周后住院治疗。同时放宽剖宫产指征，手术采用连续硬膜外麻醉，如用局部麻醉则不用肾上腺素。术前给予地塞米松 10mg/d，连续 2 天，以防止发生新生儿呼吸窘迫综合征。并在术前控制血糖在 4.44～6.66mmol/L，基本纠正水电解质紊乱，尿酮阴性。

（3）新生儿均按早产儿处理，因新生儿易发生反应性低血糖，故应于娩出后 30 分钟开始定时喂服葡萄糖水，多数新生儿在产后 6 小时内血糖恢复正常，应严密观察并酌情处理。

3. 产后随访：产后 6～12 周及以后每 3 年做 1 次 OGTT，高危因素者增加检查次数。

四、慢性肾炎

妊娠期慢性肾小球肾炎（chronic glomerulonephntis），又称"慢性肾炎"，多由急性原发性肾小球肾炎发展而来，临床表现以蛋白尿、血尿、水肿、高血压为主，妊娠可使其逐渐加重。在妊娠合并高血压的患者中，约有 20% 有肾脏的病变。

【病理】

1. 妊娠期泌尿系统的变化：妊娠后，孕妇及胎儿代谢产物增多，肾脏负担加重，肾脏略增大约 1cm，肾血浆流量（RPF）及肾小球滤过率（GFR）于妊娠早期均增加，至妊娠末期时，RPF 比非妊娠期增加 35%，GFR 增加 65%。并且由于醛固酮、肾素、孕酮、雌激素的增加以及增大的子宫压迫骨盆入口处的输尿管，使肾盏、肾盂、输尿管扩张，容易继发肾盂肾炎。

尽管妊娠期 RPF、GFP 增加，但是尿素氮及肌酐的产生并无明显相应增加，故血中尿素氮和肌酐的含量相对降低，约为 3.11mmol/L（8.7mg/dl）和 40.66mmol/L（0.46mg/dl），低于非妊娠期的 4.64mmol/L（13.11mg/dl）和 59.23mmol/L（0.67mg/dl）。

2. 妊娠与慢性肾炎的相互影响：妊娠使肾小球原有的病变加重。妊娠后，血液处于高凝状态，易发生纤维蛋白沉积和肾小球新月体的形成，由于肾脏病变可导致高血压的发生，肾脏缺血缺氧、病变加重，并容易并发妊娠期高血压疾病，进一步加剧肾脏的病变，可发生严重的肾衰竭或肾皮质坏死，导致尿毒症、死亡。妊娠前已有慢性肾炎者，妊娠往往会使病情进一步恶化。

慢性肾炎对胎儿的生长发育有明显的影响，视病情程度而有所不同。在病变早期，如仅有蛋白尿而无高血压，肾功能损害较轻，血肌酐不超过 132.6μmol/L（1.5mg/dl）时，对母儿影响不大。然而，病程较长者由于胎盘绒毛表面纤维素样物质沉积，胎盘功能减退，子宫胎盘血液循环障碍，可致胎儿宫内发育迟缓，甚至胎死宫内。如孕妇存在高血压、高氮质血症，肌酐＞132.6μmol/L（1.5mg/dl），随妊娠的进展肾功能极容易恶化，流产、早产、死胎、死产的发生率亦随之增多。血压愈高，血肌酐越高，对母儿的危害就越大。

【诊断】

1. 临床表现：多种多样，可无症状，亦可有水肿、高血压或少尿、无尿等肾功能不全的症状，可有急性肾小球肾炎史，但部分病例无急性期病史。

2. 鉴别诊断：本病由急性肾炎发展而来，多有相应急性表现：蛋白尿、水肿，可有血尿或伴有管型，病情发展常有贫血、高度水肿、高血压、肾功能不全。如发病前有链球菌感染史，则诊断不太困难，但应与以下几种疾病相鉴别。

（1）妊娠期高血压疾病：一般在妊娠 28 周后发病，多为年龄较轻的初孕妇，血压一般＜200/120mmHg（26.7/16.0kPa），常有头痛、头晕、视物模糊等自觉症状，水肿多在下肢，眼底检查有小动脉痉挛及视网膜水肿，尿蛋白常有，一般无管型，血尿酸增高。而妊娠期慢性肾炎者则相反，常在非妊娠期有急性肾炎病史，发病早，一般无头痛、头晕，水肿除下肢外，面部尤其是眼睑水肿明显，并与体位有关，眼底动脉硬化屈曲、动静脉压迹，视网膜棉絮状渗出或出血，尿蛋白多，可有红细胞，管型较为多见，有低蛋白血症及高胆固醇、高尿素氮血症。

（2）慢性肾炎者合并妊娠期高血压疾病：原有慢性肾炎的孕妇，于妊娠 20 周后，血压较原来水平升高≥30/15mmHg（4/2kPa）、尿蛋白含量增多、水肿加重或者伴有肾功能减退，可考虑此病。

（3）慢性高血压：有高血压病史，一般无明显水肿及蛋白尿，眼底可见小动脉硬化，肾功能无大改变，产后血压不能恢复至正常。

【治疗】

1. 低蛋白低磷饮食：为降低血尿素氮和减轻肾小球的高灌注、高压、高滤过状态，宜低蛋白低磷和低钠饮食，其蛋白质含量每日低于 40g，给予含丰富必需氨基酸的高质量蛋白质，可每日静脉滴注复方氨基酸 250mL，并补充 B 族维生素及维生素 C，以防止肾小球硬化。

2. 控制血压：缓慢降低和控制血压是防止病情恶化的关键。

3. 预防感染，纠正水电解质紊乱与酸碱平衡失调，禁用肾毒性药物。

4. 适时终止妊娠：妊娠期密切动态监测血清尿素氮和肌酐变化，如妊娠前肌酐＞265.2mmol/L（3mg/dl）或尿素氮＞10.71mmol/L（30mg/dl），母儿死亡率极高，不宜妊娠，如已妊娠，则应及早终止妊娠；如血清肌酐＜132.61mol/L（1.5mg/dl），妊娠后不再继续升高，可在严密动态监护下继续妊娠，同内科医师协同治疗，同时要积极防止并发妊娠期高血压疾病。妊娠 28 周后应住院治疗，密切观察肾功能的变化，如肾功能恶化，则立即终止妊娠。妊娠 32 周后，胎儿有存活的希望，如有良好的新生儿监测条件，一旦胎盘功能减退，应及时行剖宫产终止妊娠，以免胎死宫内，同时进行绝育手术。

五、妊娠合并甲状腺功能亢进症

甲状腺功能亢进症（甲亢），发生率 0.02%～0.1%，患者妊娠后对胎儿和孕妇本身都会带来一定的影响，甚至引起甲亢危象，属高危妊娠范畴，应予以高度重视。

【病理】

1. 妊娠对甲亢的影响：妊娠可使甲亢患者的心血管系统症状加重，甚至出现心力衰竭和甲亢危象，这是由于胎盘分泌的促甲状腺激素释放激素（TRH）和绒毛膜促性腺激素（HCC）加重甲状腺激素的分泌所致。

2. 甲亢对妊娠的影响：轻度或经治疗得到控制的患者，对妊娠的影响较小。重度或经治疗不能控制的患者，妊娠期容易引起流产、早产、死胎、妊娠期高血压疾病，产时容易出现宫缩乏力、产后出血，并易继发产褥感染。如产妇服用硫脲类药物可通过胎盘进入胎儿体内，引起胎儿甲状腺功能减退、甲状腺肿、畸形等。患者血液内的长效甲状腺素为一种免疫球蛋白，可通过胎盘进入胎儿体内，导致胎儿一过性甲亢，可持续至产后3～4周。先天性甲亢者，围生儿死亡率高。

【临床表现】

发病常缓慢，时间不定，感染和精神刺激可致急性发作。临床表现轻重不一。

1. 症状：患者常表现为高代谢症群和多系统异常，如怕热多汗、食亢善饥、情绪激动、失眠心悸、心律不齐、腹泻等，常在妊娠早期加重，中期后趋于稳定。

2. 典型者常有甲亢三征，即高代谢率征、弥漫性对称性甲状腺肿、突眼症，此三征的程度及先后可不平行。甲状腺肿大者可闻及血管杂音，心率常大于100次/分，有房颤、房扑者可扪及震颤，重者有消瘦、乏力、恶病质等，易并发妊娠期高血压疾病、IUGR。

在分娩、手术、感染以及其他各种应激情况下，可发生甲亢危象：持续高热39℃以上，心率＞140次/分，甚至高于160次/分，收缩压增高而舒张压变化不大使脉压增大，房颤或房扑，患者焦躁、大汗淋漓，恶心、厌食、呕吐、腹泻、大量失水致虚脱、休克，甚至昏迷，少数伴有黄疸，重者可随时出现心力衰竭、肺水肿、多系统脏器功能衰竭。孕产妇死亡率极高。

【诊断】

1. 病史：患者常于孕前即有甲亢病史，妊娠后常常症状加重。

2. 临床表现：典型者常有上述症状和体征，则基本可以确诊。

3. 辅助检查：甲亢患者基础代谢率（BMR）升高，但其准确率只有50%。目前已经很少应用。在检查甲状腺功能的试验中，其诊断价值高低，依次排列是FT3＞FT4＞TT3＞TT4，妊娠期禁用甲状腺131I试验。妊娠期间由于甲状腺功能生理性亢进，故妊娠合并甲亢的实验室诊断标准较非妊娠期甲亢有所提高。

【治疗】

1. 一般治疗：妊娠伴甲亢一般不是终止妊娠的适应证，通过治疗绝大多数患者都能安度妊娠和分娩，除非并发甲亢性心脏病以及高血压等重症者，才考虑终止妊娠。妊娠期应予以充分休息，补充足够热量和营养物质，适当使用镇静药。对甲亢孕妇的治疗，既要控制甲亢的发展，又要保障胎儿的正常发育和生长。妊娠期严禁使用放射性131I和125I进行诊断和治疗，因胎儿甲状腺已有摄碘和合成甲状腺素的功能，并且对促甲状腺素有反应。

2. 抗甲状腺药物治疗：宜小剂量应用抗甲状腺素药物，切勿过量，剂量一般为非妊娠时的半量，用药过程中应根据症状、体征、T3、T4等调整用量，不可骤然停药。常用药物有丙硫氧嘧啶、甲巯咪唑、卡比马唑等。丙硫氧嘧啶能阻断T4转变为T3，可较快地控制甲亢，并且不易通过胎盘，为首选药物。一般300mg/d，分3次口服，逐渐减至25～50mg/d，抗甲状腺药物治疗应注意：①剂量不宜过大，应将TT4控制在正常妊娠时中度增高水平，以免发生甲减和流产。②抗甲状腺药多可通过胎盘，引起胎儿甲减，应在病情稳定后逐渐减量，每1～2周递减1/3量，以能控制症状的最小剂量为维持量。

3．手术治疗：凡甲状腺肿大有明显压迫症状、药物治疗失败、可疑恶变者，应考虑手术治疗。手术时间以妊娠16～20周为宜，术前应做碘剂快速准备。目前采用内镜手术切除甲状腺已获得成功，技术上已经成熟，效果显著，术后恢复优于传统手术，且不影响美观。

4．产科处理

（1）妊娠期：加强围生期孕妇及胎儿的监护，如出现 IUGR 应进行对症处理，补充氨基酸、维生素等，妊娠32周后每周胎心监护一次。在妊娠37～38周时住院待产，并与内科共同协助治疗。

（2）分娩期：无产科并发症及其他合并症者，可考虑经阴道分娩，临产后适当给予镇静及精神安慰，吸氧，注意补充能量，缩短第二产程，必要时行手术助产。如有产科并发症及其他合并症者，应放宽剖宫产手术指征，术前应控制心率＜100 次/分及基础代谢率＜30。产后均常规使用广谱抗生素预防感染，防止产后出血，注意甲状腺危象的发生。注意胎儿娩出后，避免使用前列腺素类药物止血，如卡孕栓、米索前列醇等，以免诱发甲亢的发生。

（3）产褥期：部分患者产后病情加重，不但需要继续用药，而且要增加药量。PTU可以通过乳腺到达乳汁，但乳汁含 PTU 量很少，24 小时内乳汁含量为母亲口服量的0.07%，因此产后哺乳是安全的。如能定期监测新生儿甲状腺功能则更理想。

（4）新生儿处理：对新生儿应仔细检查甲状腺，必要时可测脐血中 T3、T4 值，有异常者积极处理。

5．甲亢危象的处理

（1）采用物理降温（冰袋、冰枕、酒精擦浴）和药物降温（双氯芬酸、氨基比林等），必要时可行人工冬眠。

（2）丙硫氧嘧啶剂量加倍，以阻断甲状腺激素的合成，症状缓解后立即减量。

（3）给予 PTU 后 1 小时，开始口服饱和碘化钾溶液，5 滴/次，4 次/天，每日20～30 滴，以抑制甲状腺激素向血中释放。10%葡萄糖 500mL＋碘化钠溶液 0.5～1.0g 静脉滴注。病情好转后减量，一般使用 3～7 日停药。

（4）心率过快者可口服普萘洛尔 10～20mg，每天 3 次，以控制心率。

（5）纠正水电解质紊乱、酸碱平衡失调。

（6）地塞米松 10～30mg 静脉滴注，并补充营养、维生素，吸氧。

（7）未分娩者应在病情控制后 2～4 小时结束分娩，最好是行剖宫产术，术后使用大剂量广谱抗生素预防感染。

六、妊娠合并阑尾炎

急性阑尾炎是妊娠期较常见的外科合并症之一，占妊娠合并外科腹部手术的 2/3，发生率为 1/2000~1/1000，妊娠 24 周前发生者多见。由于妊娠子宫的不断增大，使阑尾的位置亦不断发生改变，增加了诊断的困难，临床误诊率高达 27%，流产率为 11.1%。由于妊娠期阑尾炎的病情发展极快，容易发生阑尾穿孔、腹膜炎等，故早期诊断、及时处理尤为重要。

【病理】

1. 妊娠期阑尾位置的改变情况：随着妊娠的进展，不断增大的子宫将盲肠和阑尾推向外上方。妊娠 12 周末，阑尾位于髂棘下 2 横指，20 周末在髂棘水平，32 周末在髂棘上 2 横指，孕足月时可达右肋弓肝下缘，产后随着子宫的复旧而逐渐下降，至产后 10 天回复到原来位置。

2. 妊娠期阑尾炎的特殊临床表现：妊娠期盆腹腔脏器充血，炎症发展较非妊娠期快，易发生化脓、坏死和穿孔，并且由于增大子宫的推移，穿孔后不易局限，极易造成弥漫性腹膜炎。且炎症刺激子宫浆膜，可诱发子宫收缩，导致流产、早产或强直性子宫收缩，细菌毒素亦可导致胎儿缺氧窒息死亡。

【诊断】

（一）临床表现

1. 早期妊娠合并阑尾炎：右下腹疼痛不一定呈转移性，伴有发热、恶心、呕吐，腹泻较少，如诱发流产者在持续性右下腹疼痛的基础上，还有阵发性腹痛，为节律性子宫收缩所致，极易与原发症状相混淆。体检下腹有压痛和反跳痛，麦氏点处最为明显，伴有腹肌紧张，化验白细胞及中性粒细胞增高等。病史、症状及体征与非妊娠期阑尾炎相似。超声检测对阑尾炎、阑尾周围脓肿有一定的诊断价值。

2. 中晚期妊娠合并阑尾炎：阑尾被增大的子宫推移，其压痛点则相应上升，有时甚至可达右肋下。如阑尾位于子宫后下方，往往局部腹膜炎体征不典型，容易误诊，应予注意。

（二）鉴别诊断

1. 早期妊娠合并阑尾炎：典型的阑尾炎诊断并不困难，但应注意与卵巢囊肿蒂扭转、异位妊娠破裂、子宫肌瘤变性、子宫扭转等相鉴别。

2. 中晚期妊娠合并阑尾炎：此时阑尾已发生移位，应与右侧卵巢囊肿蒂扭转、右侧输尿管结石、右侧肾盂肾炎、急性胆囊炎及胆囊结石相鉴别。

3. 晚期妊娠合并阑尾炎：需与急性胆囊炎及胆囊结石、胎盘早剥、子宫肌瘤红色变性相鉴别。

4. 其他分娩期、产褥期：需与子宫破裂、产褥感染相鉴别。此外，要注意与淋球菌感染、盆腔脓肿相鉴别。

【治疗】

妊娠合并阑尾炎，越近妊娠晚期，诊断越困难，疾病发展越快，处理不及时极易化脓穿孔，稍有延误，可危及孕妇及胎儿生命，应及早诊断、积极处理。

1. 治疗原则：一旦确诊，应以手术治疗为主，尤其是怀疑阑尾化脓或穿孔者，应及早手术，否则发展为弥漫性腹膜炎、感染性休克，母儿均有生命危险。对于病情较轻的早期患者，要求保守治疗者可使用对胎儿无危害性的抗生素，如青霉素每天 800 万～1200 万 U，至症状、体征消失，血象恢复正常后继续使用 3～7 天。保守治疗过程中如病情发展则应随时手术，切不可贻误时机。

2. 麻醉及手术方式：选用连续硬脊膜外腔阻滞麻醉为宜，晚期妊娠者术中应防止仰卧位低血压综合征及缺氧。手术切口在早期妊娠者取麦氏切口，中期妊娠后亦取高于麦氏点的右侧腹直肌旁切口，约相当于子宫体上 1/3 处，并且孕妇取左斜 30° 卧位，使子宫向左移，有利于寻找阑尾。手术基本方式为阑尾切除术，一般不放置腹腔引流，以免刺激子宫。阑尾穿孔者，切除阑尾后尽量吸净脓液，根据情况可做戳创引流。脓液送细菌培养及药敏试验，使用大剂量、高效广谱抗生素。妊娠足月、胎儿已成熟者，可先行剖宫产术，再行阑尾切除术。如选择腹膜外剖宫产缝合子宫切口后再打开腹腔切除阑尾则更佳，可减少或避免宫腔感染的机会。

3. 产科处理：对要求继续妊娠且无产科并发症者，应予以宫缩抑制药行安胎治疗，如硫酸镁、沙丁胺醇、利托君（羟苄羟麻黄碱）、多力玛（复方孕烯二醇）、黄体酮、维生素 E、HCG 等，以防止发生流产和早产。如病情严重，阑尾穿孔导致弥漫性腹膜炎、盆腔感染严重波及子宫或胎盘者，可考虑行剖宫产加阑尾切除术的同时行子宫次全切除术，并做盆腔引流术。

第四节 异常分娩

一、产力异常

子宫收缩力是分娩过程中最重要的产力，贯穿于分娩全过程，并具有节律性、对称性、极性及缩复作用等特点，任何原因使子宫收缩的特性发生改变，使其失去节律性或极性都称为"子宫收缩力异常"，简称"产力异常"。子宫收缩力异常临床上分为子宫收缩乏力和过强两类，每类又分协调性和不协调性子宫收缩乏力或过强。

【诊断】

（一）临床表现

1. 子宫收缩乏力

（1）症状：①协调性子宫收缩乏力一般无不适，宫缩时腹痛轻微，间隔时间长且不规律，持续时间短；②不协调性子宫收缩乏力时产妇自觉下腹部持续疼痛、腹胀、尿潴留、胎动异常。

（2）体征：协调性子宫收缩乏力，节律性、对称性和极性正常，宫缩达极期时，子宫体不隆起和变硬，手指压宫底部肌壁可出现凹陷，宫缩＜2 次/10 分、持续时间短。不协调性子宫收缩乏力，节律不协调、极性倒置，子宫中、下段宫缩强于宫底部、宫缩间歇期子宫壁不能完全松弛，产妇烦躁不安，腹拒按，胎位不清，胎心不规律。

2. 子宫收缩过强

（1）协调性子宫收缩过强，指子宫收缩的节律性、对称性和极性均正常，仅子宫收缩过强、过频。若产道无阻力，胎位正常，宫颈口迅速开全，短时间内结束分娩，总产程<3小时。产妇往往有痛苦面容，大声叫喊。由于宫缩过强而易造成胎儿缺氧，胎死宫内等情况。

（2）不协调性子宫收缩过强，有两种表现。

①强直性子宫收缩：即出现强直性痉挛性收缩，产妇烦躁不安，持续性腹痛，拒按。胎心音听不清，胎方位触不清，有时可在脐下或平脐处出现病理性缩复环，导尿时可发现血尿，这是子宫先兆破裂的征象。

②子宫痉挛性狭窄环：产妇可表现为持续性腹痛，烦躁，宫颈扩张延缓，胎先露下降阻滞，胎心不规律，此环在子宫上、下交界处，阴道检查可触及狭窄环。胎体的某一狭窄部如胎颈、胎腰处常见，此环特点是不随宫缩上升。

（二）辅助检查

1. 胎儿电子监护

这种监护一方面可以了解子宫收缩时胎心的变化，另一方面可以通过压力探头了解子宫收缩的强度，从而对宫缩强度有一个量化的判断。

（1）低张性宫缩乏力：宫缩描记图显示子宫收缩持续时间短，间歇时间长且不规律，说明宫腔内压力低。

（2）高张性宫缩乏力：子宫收缩频率高、持续时间长，局部宫缩压力比较大。

（3）子宫收缩过强：整个子宫收缩强度高，持续时间长，间歇期比较短，根据描记的曲线还可以判断是否有不协调的宫缩出现。

2. 产程曲线异常：在宫缩乏力时，宫口扩张和胎头下降缓慢或阻滞。如果子宫收缩过强，可能会出现急产的现象。

（三）诊断要点

1. 协调性子宫收缩乏力：其特点是子宫收缩具有正常节律性、对称性和极性，但弱而无力，持续时间短，间歇时间长且无规律，当子宫收缩达极性期时，子宫不隆起变硬，用手指压宫底部肌壁仍可出现凹陷。先露下降及宫口扩张缓慢，产程延长。产妇随产程延长可出现疲劳、肠胀气、尿潴留等，但对胎儿影响不大。

2. 不协调性子宫收缩乏力：其特点是子宫收缩失去正常的节律性、对称性和极性，极性倒置；宫缩不是起自两侧子宫角部，兴奋点来自子宫的一处或多处，节律不协调，这种宫缩不能使宫口扩张、先露下降，属无效宫缩。但产妇自觉宫缩强、腹痛剧烈，致精神紧张、烦躁不安、肠胀气等。胎儿可因胎盘循环障碍出现胎儿窘迫。

3. 产程异常常见有以下几种，可以单独存在也可合并存在。

（1）潜伏期延长：从临产开始至宫颈口扩张 3cm 称"潜伏期"，初产妇正常需 8 小时，最大时限 16 小时，超过者称"潜伏期延长"。

（2）活跃期延长、停滞：从宫颈口扩张 3cm 开始至宫颈口开全称为"活跃期"，初产妇正常约需 4 小时，最大时限 8 小时，超过者称"活跃期延长"。活跃期宫颈口不再扩张达 2 小时以上称"活跃期停滞"。

（3）第二产程延长、停滞：第二产程初产妇超过 2 小时、经产妇超过 1 小时尚未分娩，称"第二产程延长"。第二产程达 1 小时胎头下降无进展称"第二产程停滞"。

（4）胎头下降延缓、停滞：活跃晚期至宫颈口扩张 9～10cm，胎头下降速度每小时少于 1cm 称"胎头下降延缓"。胎头停留在原处不下降达 1 小时以上称"胎头下降停滞"。

（5）滞产：当总产程超过 24 小时称"滞产"，必须严格避免发生滞产。

4. 协调性子宫收缩过强：宫缩过频过强，产程快，容易发生胎儿窘迫、死产、新生儿窒息或死亡。胎儿娩出过快，可致新生儿颅内出血。

5. 强直性子宫收缩：产妇烦躁不安，持续性腹痛、拒按。胎位触不清，胎心音听不清，有时可出现病理性缩复环、血尿等先兆子宫破裂征象。

6. 子宫痉挛性狭窄环：产妇持续腹痛、烦躁不安、宫颈扩张缓慢，胎先露停滞，胎心音时快时慢。阴道检查可触及狭窄环，特点是此环不随宫缩上升，与病理性缩复环不同。狭窄环可发生在任何产程，若发生在第三产程，表现为胎盘滞留。

（四）鉴别诊断

1. 假临产：原发性宫缩乏力需与假临产鉴别。假临产可以有较长时间的不规则子宫收缩，收缩时间短或无规律性，不伴有子宫颈扩张和胎先露下降。有时可通过肌内注射哌替啶 100mg 来鉴别。若是假临产，则经过镇静休息可使宫缩消失；宫缩乏力的特征是子宫收缩具有正常的节律性、对称性和极性，但收缩力弱，宫腔内压力低。

2. 胎盘早剥：强直性子宫收缩乏力需与胎盘早剥相鉴别。胎盘早剥往往也首先出现高张性不规则性子宫收缩，继而出现强直性收缩，腹部张力高，伴有或无阴道出血。可通过 B 超检查胎盘情况来鉴别。

【治疗】

宫缩乏力，不论是原发性还是继发性，首先应寻找原因，检查有无头盆不称与胎位异常，阴道检查了解宫颈扩张和胎先露部下降情况。若发现有头盆不称，估计不能经阴道分娩者，应及时行剖宫产术；若判断无头盆不称和胎位异常，估计能经阴道分娩者，应采取加强宫缩的措施。

（一）一般治疗

第一产程，消除产妇精神紧张，可以活动者适当活动，鼓励多进食，注意营养与水分的补充。

（二）药物治疗

1. 不能进食者静脉补充营养，静脉滴注 10%葡萄糖液 500～1000mL，内加维生素 C

2g。

2．伴有酸中毒时应补充 5%碳酸氢钠 100～200mL。

3．低钾血症时应给予氯化钾缓慢静脉滴注。

4．产妇过度疲劳时，可缓慢静脉注射地西泮 10mg 或哌替啶 100mg 肌内注射，以镇静放松情绪，有利于恢复体力。

5．缩宫素静脉滴注适用于协调性宫缩乏力。若无头盆不称，于第二产程期间出现宫缩乏力时，也应加强宫缩，给予缩宫素静脉滴注促进产程进展。用法：缩宫素 2.5U 加于 5%葡萄糖液 500mL 内，从 8 滴/分开始，根据宫缩强弱进行调整，通常不超过 30 滴/分，维持宫缩时宫腔内压力达 50～60mmHg（6.7～8.0kPa），宫缩间隔 2～3 分钟，持续 40～60 秒。

6．静脉注射地西泮，地西泮能使宫颈平滑肌松弛，软化宫颈，促进宫口扩张，适用于宫口扩张缓慢及宫颈水肿时。常用剂量为 10mg，静脉注射，与缩宫素联合应用效果更佳。

7．当确诊为强直性宫缩时，应及时给予宫缩抑制药，如 25%硫酸镁 20mL 加于 5%葡萄糖液 30mL 内缓慢静脉注射（不少于 5 分钟），或用羟苄麻黄碱 100mg 加入 5%葡萄糖液 500mL 静脉滴注，目的是减缓子宫收缩、放松子宫张力。

（三）手术治疗

1．人工破膜：宫口扩张至 3cm 或 3cm 以上、无头盆不称、胎头已衔接者，可行人工破膜。破膜后胎头将直接紧贴子宫下段及宫颈内口，引起反射性子宫收缩，加速产程进展。也有学者主张潜伏期宫颈条件好、无明显头盆不称者也可行人工破膜，认为破膜后可促进胎头下降入盆。

2．阴道助产：进入第二产程，若胎头双顶径已通过坐骨棘平面，可等待自然分娩；若出现第二产程延长，则可行胎头吸引术或产钳术助产。

3．剖宫产：若胎头仍未衔接或伴有胎儿窘迫征象，应行剖宫产术。

（四）其他治疗

1．排尿困难者，先行诱导法，无效时及时导尿，因过分充盈的膀胱可影响胎头下降，如长时间压迫还可能损伤膀胱，排空膀胱能增宽产道，且有促进宫缩的作用。

2．破膜 12 小时以上应给予抗生素预防感染，如头孢拉定 1g 肌内注射，每日 2 次。

【病情观察】

主要观察的内容：子宫收缩情况、产程进展情况（阴道检查了解宫口扩张、胎先露下降）、胎儿情况（胎心率监护、羊水性状）。

【病历记录】

1．门诊病历的书写

（1）详细询问记录与妊娠有关的过去史、生育史、手术史。

（2）测量记录骨盆各径线数值。

（3）记录孕期检查资料包括 B 超记录。

2．住院病历的书写

（1）记录与妊娠有关的过去史、生育史、手术史。

（2）记录入院时胎心、血压、开始腹痛的时间、胎膜破裂的时间、羊水的性状。

（3）详细记录子宫收缩情况、产程进展情况（包括宫口扩张、胎先露下降、有无产瘤），对产程图进行描记。

（4）记录胎儿宫内情况，包括胎心率记录、胎心率监护图及其分析报告。

（5）准确记录医疗操作时间、指征，如哌替啶使用、人工破膜术、导尿术、静脉滴注缩宫素、阴道检查等。

（6）对于出现胎心变化的时间、医务人员所采取的处理方法、有无及时向家属告知等都应及时记录在案。

【注意事项】

1．医患沟通

（1）分娩不像患病求医，医生可以起决定性作用，分娩必须由产妇自己来完成，且产妇和家属对分娩都处于一种期盼、兴奋、焦急的心情，如果配合不好，就容易产生医患矛盾。尽管目前大多数医院开设了孕妇学校，介绍了分娩过程，但多是书面知识，所以对于入院待产的产妇及家属应简单细致地介绍自然分娩的过程，介绍可能出现的情况、针对这些情况医生的相应处理手段，以使产妇和家属心里有所准备，在产程观察中能很好地配合医务人员。

（2）产力异常可以在产程中的任何阶段，发生的原因不尽相同，处理方式也有不同的选择，且不同的治疗方案对分娩结局会有不同的影响。所以对产力异常的原因应加以分析，及时与产妇和家属沟通，不能草率盲目地做出结论，以避免对母亲胎儿造成不利影响。

（3）对于处理产力异常所采取的医疗手段如静脉滴注缩宫素、人工破膜术等，应及时告知该方法的目的、意义，说明如果不成功，下一步的方案会是什么，这样产妇和家属才能有信心，听从医生的指导。

2．经验指导

（1）产妇精神心理因素可以直接影响产力，对分娩有顾虑、精神高度紧张的产妇，往往在分娩早期即出现产力异常，即原发性宫缩乏力。

（2）胎儿偏大者应特别注意骨盆条件及分娩后期的胎先露下降情况。头盆不称和胎位异常的产妇常出现的产力异常为继发性宫缩乏力，即在分娩开始时产力很好，但渐渐出现产程进展异常，子宫收缩乏力，这时要警惕胎位异常、头盆不称，应及时进行阴道检查以了解头盆关系。

（3）高张性子宫收缩或强直性子宫收缩多数是梗阻性难产的表现，但临床上也存在由于缩宫素使用不当或者是使用前列腺素类药物所致者。一旦发生，应迅速判断发生原因，了解是胎位异常所致还是药物使用不当所致，并根据原因做出相应的处理，如遇瘢痕子宫还应警惕子宫破裂的危险。

（4）解除产妇心理的紧张和恐惧，对于特别紧张的产妇要与之很好地交流，了解她最担心的是什么，细致地解释分娩过程，以增强其信心，预防精神因素所导致的宫缩乏力。

二、产道异常

产道异常包括骨产道异常及软产道异常，以骨产道异常多见。骨产道异常又包括骨盆形态异常及骨盆径线的狭窄。骨盆径线过短或形态异常，会使骨盆腔容积小于胎先露部能够通过的限度，从而阻碍胎先露部下降，影响产程顺利进展，此称为"骨盆狭窄"。骨盆狭窄可以是一个径线过短或多个径线同时过短，可以是一个平面狭窄，也可是多个平面同时狭窄。无论哪种类型的骨盆狭窄均可减小盆腔容积，影响产道通畅。

【诊断】

（一）症状

常见初产妇腹型呈尖腹、经产妇呈悬垂腹；在头先露胎位中，常见已临产初产妇的胎头高浮不入盆，检查胎头跨耻征阳性；产程早期胎头常呈不均倾位或仰伸位于盆，产程进展缓慢或停滞。

（二）体征

1. 全身检查：注意身高、脊柱及下肢残疾情况以及米氏菱形窝是否对称等。身高＜145cm者易合并均小骨盆，脊柱侧突或跛行者可伴偏斜骨盆畸形。体格粗壮、颈部较短者易伴漏斗型骨盆狭窄，米氏菱形窝对称但过扁者易合并扁平骨盆、过窄者易合并中骨盆狭窄，两个髂后上棘对称突出且狭窄者往往是类人猿型骨盆特征，米氏菱形窝不对称、一侧髂后上棘突出者偏斜骨盆可能性大。

2. 腹部检查：初产妇腹型呈尖腹，经产妇呈悬垂腹者，往往提示可能有骨盆狭窄。临产后还应充分估计头盆关系，了解是否有骨盆相对或绝对狭窄可能，但头盆是否相称还与骨盆倾斜度和胎方位有关，不能单凭一次检查就武断地做出临床诊断，必要时可动态观察并参考产程进展等做出最终诊断。

3. 骨盆测量：有关骨盆测量证实相关径线值异常。除测量髂棘间径、髂嵴间径、骶耻外径和坐骨结节间径外，还应注意检查耻骨弓角度、对角径、坐骨切迹宽度、坐骨棘内突程度、骶凹曲度及骶尾关节活动度等，以便充分预测骨盆各平面的狭窄程度。

（三）辅助检查

1. B超骨盆测量：骨盆测量是诊断头盆不称和决定分娩方式的重要依据，由于X线骨盆测量对胎儿不利，目前产科已很少应用。临床骨盆外测量虽方法简便，但准确性较差。

2. X线骨盆测量：X线摄片骨盆测量较临床测量更准确，可直接测量骨盆入口面及骶骨的形态，胎头位置高低与俯屈情况，以决定在这些方面有无异常情况。但由于 X 线对孕妇及胎儿可能有放射性损害，因此国内外多数产科工作者均认为只有在非常必要时才使用。

3. 计算机断层扫描骨盆测量：自 20 世纪 80 年代开始有不少报道利用 CT 正、侧位片进行骨盆测量，方法简便、结果准确，胎儿放射线暴露量明显低于 X 线摄片检查。但由于价格昂贵，目前尚未用于产科临床。

4. 磁共振成像骨盆测量：对胎儿无电离辐射损伤，与 CT 及 X 线检查完全不同，而且能清晰显示软组织影像，可以准确测量骨盆径线，不受子宫或胎儿活动的影响，误差 <1%，优于普通 X 线平片，胎先露衔接情况在矢状位和横轴位成像上显示良好，有利于很好地评价胎儿与骨盆的相互关系，以便决定分娩方式。MRI 的缺点是价格昂贵。

5. 产程图动态监测：常见潜伏期及活跃期早期产程延长，胎头下降延缓与停滞，第二产程延长。

（四）诊断要点

1. 常见初产妇在头先露胎位中，常见已临产初产妇的胎头高浮不入盆，检查胎头跨耻征阳性。产程进展缓慢或停滞。

2. 通过全身检查、腹部检查和骨盆测量了解产妇的情况。

3. 通过产程图动态监测可以发现潜伏期及活跃期早期产程延长，胎头下降延缓与停滞，第二产程延长。

（五）鉴别诊断

主要是不同类型产道异常的自身鉴别诊断，初产妇临产后胎头尚未衔接或呈臀、肩先露等异常胎先露，或头先露呈不均倾位衔接，或胎头内旋转受阻以及产力、胎位相对正常但产程进展缓慢时，均提示有骨盆狭窄可能，应及时行相应检查。通过阴道检查、B 超检查，可以做出准确的狭窄骨盆的定位诊断，并根据头盆相称程度选择分娩方式。

【治疗】

（一）狭窄骨盆分娩时处理

狭窄骨盆分娩时处理原则：全面检查，明确判定狭窄骨盆的类别、程度，了解胎儿大小、胎心、产力强弱、宫颈扩张程度、胎膜是否已破，结合年龄、产次综合分析，决定分娩方式。

1. 骨盆入口平面狭窄的处理

若骶耻外径 <16cm，入口前后径 <8.5cm（绝对性骨盆狭窄），足月活胎多不能经阴道分娩，应行剖宫产术。若可疑头盆不称，可在严密监护下，让产妇取半卧位，两腿尽量向腹壁屈曲，使骨盆倾斜度减小，有助胎头入盆，试产 2～4 小时，产力正常，胎头仍不能入盆或胎儿窘迫，应行剖宫产术。若轻度头盆不称，骶耻外径 16～18cm，骨盆入口前后径 8.5～9.5cm，足月活胎体重 <3000g，胎心率正常，应于严密监护下试产。

扁平骨盆的孕妇，于妊娠末期或临产后，胎头矢状缝只能衔接于骨盆入口横径上。

胎头侧屈使其两顶骨先后依次入盆，呈不均倾式嵌入骨盆入口，称"头盆均倾不均"。若前顶骨先嵌入，矢状缝偏后，称"前不均倾位"，很难自然分娩。若后顶骨先嵌入，矢状缝偏前，称"后不均倾位"。只要胎头双顶径近达骨盆入口平面或入盆，可经阴道分娩。

2. 中骨盆狭窄的处理：在分娩过程中，中骨盆狭窄影响胎头俯屈和内旋转动作，易发生持续性枕横位或枕后位。若宫口开全，胎头双顶径达坐骨棘水平以下者，可经阴道助产；若胎头双顶径未达坐骨棘水平或出现胎儿窘迫征象者，应行剖宫产术。

3. 骨盆出口狭窄的处理：临床上常用出口横径与出口后矢状径之和估计出口的大小。若两者之和＞15cm 时，多数能经阴道分娩；若两者之和在 13～15cm 时，多需阴道助产；若两者之和＜13cm 时，足月胎儿一般不能经阴道分娩，需行剖宫产术。

4. 骨盆三个平面均狭窄（均小骨盆）：若胎儿较小，产力良好，头盆相称，可以试产；若胎儿较大，估计不能通过阴道者，应行剖宫产术。

5. 畸形骨盆的处理：按畸形的种类、狭窄程度、胎儿大小、胎儿是否存活、产力等情况综合分析，若畸形严重，应行剖宫产术。

（二）软产道异常分娩时处理

1. 阴道横隔：多位于阴道上段，横隔中央或偏一侧有小孔，易被误认为是宫颈外口。其隔可以影响胎先露部的下降，当隔撑薄时，在直视下自小孔处将隔做"X"形切开，待分娩结束后再切除剩余的隔，用肠线间断或连续锁边缝合残端。若横隔高且坚厚，阻碍先露部下降，可行剖宫产术。

2. 阴道纵隔：阴道纵隔若伴有双子宫双宫颈，分娩时纵隔被推向一侧，多无阻碍。若纵隔发生在单宫颈时，有两种可能：一是纵隔薄可自行断裂，分娩无阻；二是纵隔厚阻碍胎先露下降，此时应在纵隔中间剪断，待分娩结束后再剪除剩余部分，用肠线间断或连续锁边缝合残端。

3. 阴道瘢痕性狭窄：多由产伤、药物腐蚀、手术感染等所致。若狭窄轻、位置低可行会阴切开术，经阴道分娩。若狭窄重、位置高、范围广或生殖道瘘修补术或阴道前后壁修补术后，均应行剖宫产术。

4. 阴道肿瘤：若阴道壁囊性肿瘤较大阻碍胎先露下降者，可穿刺抽囊液，于产后再处理肿瘤。若为阴道癌，应行剖宫产术，原有病变待产后处理。

5. 阴道尖锐湿疣：妊娠期尖锐湿疣生长迅速，早期应积极治疗。若湿疣面积广、体积大，可阻碍分娩，易发生阴道裂伤、血肿及感染。新生儿易患喉乳头状瘤，应以剖宫产结束分娩。

6. 宫颈瘢痕：宫颈电烙、激光、裂伤、宫颈锥形切除术等均可出现宫颈瘢痕。若宫缩强，宫颈口不能扩张，应行剖宫产术。

7. 宫颈坚韧、水肿：宫颈坚韧多见于高龄初产妇，宫颈组织缺乏弹性。宫颈水肿多见于持续性枕后位或滞产，宫口未开全过早用腹压，水肿多发生于宫颈前唇，影响宫颈扩张。宫口近开全，用手将水肿的宫颈前唇上推，使其越过胎头经阴道分娩。宫颈坚韧或水肿均可在宫颈两侧各注入 1%普鲁卡因 5～10mL 或地西泮 10mg 静脉推注。若经过处理无明显效果，需行剖宫产术。

8. 宫颈外口黏合：多在分娩受阻时发现，宫颈管已消失，产力良好，宫口却不扩张，仍为一很小的孔，此时用手指稍加压力分离黏合的小孔，宫口可以在短时间内开全。

9. 宫颈（管）肿瘤：生长在宫颈或子宫下段较大肌瘤，影响先露部入盆，应行剖宫产术。若肌瘤在骨盆入口以上而胎儿已入盆，不阻塞产道者可经阴道分娩。患宫颈癌的产妇宫颈硬而脆，缺乏伸展，为防止大出血、裂伤、癌扩散，应行剖宫产术。其妇科病待产后再行处理。

【病情观察】

1. 产程进展：观察宫口扩张及胎头下降情况。狭窄骨盆可使产程延长及停滞。由于骨盆狭窄的平面及狭窄程度不同、影响胎方位及产力的时限不同，以及胎儿大小不同，产程受阻的阶段也就不相同。骨盆入口狭窄可使潜伏期及活跃期均延长或停滞；中骨盆狭窄可使胎头下降延缓、胎头下降停滞、活跃期及第二产程延长；骨盆出口狭窄可使第二产程延长及胎头下降停滞。

2. 观察子宫收缩情况：记录子宫收缩的频率、强度。胎先露部下降受阻多导致继发性宫缩乏力；个别情况下伴宫缩过强形成病理缩复环，严重时可致子宫破裂。

3. 注意胎位阴道检查时注意胎方位，因骨盆入口平面狭窄使异常胎先露发生率增加，中骨盆平面狭窄易致胎方位异常。

4. 注意孕妇一般情况 狭窄骨盆可使产程延长及停滞，产妇常常出现疲劳、情绪烦躁、呕吐、脱水、解尿困难等，故应及时对症处理。

【病历记录】

1. 门诊病历的书写

（1）详细询问记录与妊娠有关的既往史、生育史、手术史。

（2）测量、记录骨盆各径线数值。

（3）记录孕期检查资料包括 B 超报告。

2. 住院病历的书写

（1）记录与妊娠有关的过去史、生育史、手术史。

（2）记录开始腹痛的时间，胎膜破裂的时间，羊水的性状，入院时胎心、血压。

（3）详细记录分娩计划，向家属告知的内容以及产妇和家属的态度，必要时应要求其签字确诊。

（4）记录子宫收缩情况、产程进展情况（包括宫口扩张、胎先露下降），描记产程图。

（5）记录胎心率、胎心率监护图及其分析报告、羊水性状。

（6）及时完整记录医疗操作时间、指征，如哌替啶使用、人工破膜术、导尿术、静脉滴注缩宫素、阴道检查等。

（7）对于出现产程进展异常、胎心率变化的时间、医务人员所采取的处理方法、有无及时向家属告知等都应及时记录在案。

【注意事项】

1. 医患沟通

（1）对于存在产道异常的产妇，应仔细分析胎儿因素、骨盆因素。如有条件阴道试产，也应考虑试产多长时间、试产过程中应注意观察哪些内容、出现什么问题时就不能继续试产等。

（2）产道有异常时，常常导致产程受阻，但也并不是所有的产道异常不能阴道试产。所以在试产过程中应与产妇和家属多沟通，多给予鼓励。

2．经验指导

（1）骨盆入口狭窄使胎头难以入盆，胎头高浮，常见初产妇腹型呈尖腹、经产妇呈悬垂腹，且易发生胎膜早破，使脐带先露及脱垂机会增多。

（2）中骨盆平面狭窄主要影响胎头俯屈及内旋转，容易导致持续性枕后位或枕横位，产妇多表现为活跃期或第二产程延长及停滞，所以如果产妇表现有持续性枕横位或枕后位，应考虑其中骨盆有狭窄。

（3）骨盆骨折时常见的尾骨尖前翘或骶尾关节融合使骨盆出口前后径明显变短，导致骨盆出口平面狭窄而影响分娩。因此，对有骨盆骨折病史妇女，应在怀孕前进行检查，排除出口狭窄的可能。

（4）绝对性狭窄骨盆近年已很少见，临床较多见相对性狭窄骨盆。必须根据狭窄骨盆的类型、程度、参考胎儿大小、胎头变形能力以及胎心等因素，综合判断，决定分娩方式，而不能因某一个径线小于正常范围，就认为不能经阴道分娩。

（5）产道狭窄时，胎头下降受阻会使产道受压过久、组织缺血；又因滞产行阴道检查次数增多，增加产褥感染机会，故对产程延长者应选用抗生素预防感染。

三、持续性枕后位、枕横位

在分娩过程中，胎头枕部持续位于母体骨盆后方或侧方，达中骨盆后，于分娩后期仍然不能向前旋转，致使分娩发生困难者称为"持续性枕后位"或"枕横位"。

【诊断】

（一）症状

1．常伴有协调性子宫收缩乏力和宫颈扩张延缓，导致产程延长。产程图为活跃期及第二产程延长。

2．胎儿先露部的枕骨持续压迫直肠，产妇自觉肛门坠胀有排便感，宫口未开全时过早使用腹压向下屏气，导致疲劳、肠胀气、宫颈前唇水肿。

（二）体征

1．腹部检查

（1）持续性枕后位：先露为头，腹部可较清楚地摸到胎儿肢体，胎心音在母体下段侧后方较清晰，如胎胸贴在腹壁，也可在腹中线听到。肛查及阴道检查，胎头矢状缝位于骨盆斜位上，大囟门在前端，小囟门在后端，必要时以胎耳位置及方向固定。

（2）持续性枕横位：先露为头，肛查、阴道检查，可发现胎头矢状缝位于骨盆横线上，大小囟门常在同一平面上，枕左横位时枕部在母体左侧，枕右横位时枕部在母体右侧。

2．肛查及腹部联合扪诊：当宫颈口扩张至3～5cm时，可采取肛查及腹查联合扪诊。肛查常有直肠后部较空虚感，手指将胎头往上顶，有利于另一只手在腹壁触摸胎儿颏部。若肛查触及胎头矢状缝在骨盆右斜径上，胎儿颏部在耻骨联合左上方，为右枕后位；若矢状缝在骨盆左斜径上，胎儿额部在耻骨联合右上方，则为左枕后位。故肛查及腹部联合扪诊有利于早期发现枕后位。

3．阴道检查：阴道检查是确诊枕后位的重要方法。一般在宫颈扩张 3～4cm 时阴道检查即能确定胎方位。将两手指伸入宫颈口内检查，当胎头水肿不明显时，矢状缝及囟门的位置不难确定。若矢状缝在骨盆左斜径上，大囟门在骨盆右前方，小囟门在骨盆左后方则为左枕后位；若矢状缝在骨盆右斜径上，大囟门在骨盆左前方，小囟门在骨盆右后方，则为右枕后位。宫颈完全或近完全扩张时，若扪及胎儿耳廓朝后方可作为诊断枕后位的标记。

（三）辅助检查

根据 B 超检查胎儿颜面及枕部位置可明确胎方位。

（四）诊断要点

根据上述临床表现、腹部检查、阴道检查及 B 超检查可明确诊断。

（五）鉴别诊断

发生产程阻滞时，应及时行阴道检查，了解矢状缝与骨盆入口前后径的关系，以及囟门的位置，可初步辨别枕后位或枕横位，结合 B 超检查可确定胎位。

【治疗】

持续性枕后位、枕横位在骨盆无异常、胎儿不大时，可以试产。试产时应严密观察产程，注意胎头下降、宫口扩张进度、宫缩强弱及胎心有无改变。发现异常，及时处理。

1．第一产程

（1）潜伏期：需保证产妇充分营养与休息。若有情绪紧张，睡眠不好可给予哌替啶或地西泮。

（2）活跃期：宫口开大 3～4cm 产程停滞除外头盆不称可行人工破膜，若产力欠佳，静脉滴注缩宫素。若宫口开大每小时 1cm 以上，伴胎先露部下降，多能经阴道分娩。在试产过程中，出现胎儿窘迫征象，应行剖宫产术结束分娩。若经过上述处理效果不佳，每小时宫口开大＜1cm 或无进展时，则应剖宫产结束分娩。

2．第二产程

若第二产程进展缓慢，初产妇已近 2 小时，经产妇已近 1 小时，应行阴道检查。当胎头双顶径已达坐骨棘平面或更低时，可先行徒手将胎头枕部转向前方，使矢状缝与骨盆出口前后径一致，自然分娩，若不能自然分娩但胎头位置已较低时，可行阴道助产（低位产钳术或胎头吸引术）。若转成枕前位有困难时，也可向后转成正枕后位，再以产钳助产。若以枕后位娩出时，需做较大的会阴后斜切开，以免造成会阴裂伤。若胎头位置较高，疑有头盆不称时，需行剖宫产术，中位产钳禁止使用。

3．第三产程

因产程延长，容易发生产后宫缩乏力，胎盘娩出后应立即静脉注射或肌内注射子宫收缩药，以防发生产后出血。有软产道裂伤者，应及时修补。新生儿应重点监护。凡行手术助产及有软产道裂伤者，产后应给予抗生素预防感染。

【病情观察】

1. 注意门诊病史有无骨盆异常、既往难产史。

2. 临产前注意产妇腹形，有无尖腹或悬垂腹。

3. 观察子宫收缩情况、产程进展情况（包括宫口扩张、胎先露下降），产程图描记；尤其注意进入活跃期后的胎头下降情况。

【病历记录】

1. 门诊病历的书写

（1）详细询问记录与妊娠有关的既往史、生育史、手术史。

（2）测量、记录骨盆各径线数值。

（3）记录孕期检查资料包括 B 超报告。

2. 住院病历的书写

（1）记录与妊娠有关的既往史、生育史、手术史。

（2）记录入院时胎心、血压、开始腹痛的时间、胎膜破裂的时间、羊水的性状。

（3）详细记录子宫收缩情况、产程进展情况（包括宫口扩张、胎先露下降），进行产程图描记。

（4）记录胎心率、胎心率监护图及其分析报告、羊水性状。

（5）及时完整记录医疗操作时间、指征，如哌替啶使用、人工破膜术、导尿术、静脉滴注缩宫素、阴道检查等以及进行这些操作前后的胎心率记录。

（6）对于出现产程进展异常、胎心变化的时间、医务人员所采取的处理方法、有无及时向家属告知等都应及时记录在案，必要时应请患者或其家属签字确认。

【注意事项】

1. 医患沟通

（1）发生头位难产时，有时产程已完成了大半，产妇和家属很难理解，有的家属甚至出现过激情绪。这就需要主诊医生耐心细致解释其发生的原因，因为有些情况确实是难以预料的。

（2）产科医生的医疗目的是在保障胎儿安全的前提下、采取对母亲损伤最小的方式来帮助产妇完成分娩，如果需要行剖宫产术，应该告知患者及家属剖宫产有哪些并发症，要尽可能解释清楚根据该产妇情况该如何试产、试产过程中可能出现的问题、出现问题后的应变措施是什么，在知情选择的情况下，大部分产妇和家属能理解和配合。

2. 经验指导

（1）对枕后位、枕横位的产妇，产程中必须严密监护，发现情况及时处理，以避免持续性枕后位、枕横位的发生。

（2）关于枕后位时孕妇应采取的体位有人认为让产妇朝向胎腹侧侧俯卧，可利于胎头枕部转向前方，但亦有学者认为让产妇朝胎背侧侧俯卧，更有利于胎头枕部转向前方。

在临床实践中观察，向胎背侧侧俯卧效果优于向胎腹侧侧俯卧。

（3）产程中始终保持良好的产力是处理枕后位及枕横位的关键，强有力的宫缩可推动抬头旋转及下降。若宫缩欠佳，应尽早静脉滴注缩宫素。

（4）宫口开全之前，嘱产妇不要屏气用力，以免引起宫颈前唇水肿，影响产程进展。宫颈水肿时，可于宫颈两侧各注入 0.5%利多卡因 5mL 或地西泮 10mg 静脉推注，待宫口近开全，用手将水肿的宫颈前唇上推，使胎头越过宫颈，顺利分娩。

四、臀先露

臀先露是最常见的异常胎位，占妊娠足月分娩总数的 3%～4%。多见于经产妇。因胎头比胎臀大，分娩时后出胎头无明显变形，因而在臀先露时往往娩出困难，加之脐带脱垂较多见，使围生儿病死率增高，是枕先露的 3～8 倍。臀先露以骶骨为指示点分为骶左前、骶左横、骶左后、骶右前、骶右横、骶右后 6 种胎位。

【诊断】

（一）症状

腹部触诊在宫底部可触到圆而硬、按压时有浮球感的胎头；若未衔接，在耻骨联合上方可触到不规则、软而宽的胎臀，胎心在脐左（或右）上方听得最清楚。

（二）体征

1. 腹部检查望诊：腹呈纵椭圆形；触诊：宫底部可触及圆而硬有浮球感的胎头，耻骨联合上方可触到不规则、软而宽的胎臀；听诊：胎心音在脐左（或右）上方听得最清楚。

2. 肛门或阴道检查：肛门检查可触及软而不规则的胎臀或足或膝。若胎臀位置高，肛查困难时行阴道检查。注意有无脐带先露。若宫颈口扩张 2cm 以上，胎膜已破，可直接触到胎臀、外生殖器或肛门，应注意与颜面相鉴别：①肛门与坐骨结节连在一条直线上，而口与颧骨突出点呈三角形；②手指放入肛门有环状括约肌收缩感，取出指套可见有胎便；而放入口中可触到牙龈和弓状的下颌骨。触及胎足时，应注意与胎手相鉴别：胎足趾短，拇指特别粗，各趾端连成一直线，足跟突出；而手指长，拇指与其余四指粗细相近，容易分开，各指端连成一弧形线。

（三）辅助检查

B 超检查能准确探清臀先露类型及胎儿大小、胎头姿势等，协助临床决定分娩方式。

（四）诊断要点

1. 有羊水过多、羊水过少、双胎妊娠、胎儿畸形、狭窄骨盆、前置胎盘、肿瘤阻塞骨盆腔、经产妇腹壁松弛等因素存在。

2. 腹部触诊在宫底部可触到圆而硬、按压时有浮球感的胎头；若未衔接，在耻骨联合上方可触到不规则、软而宽的胎臀，胎心在脐左（或右）上方听得最清楚。

3. B 超检查可以明确胎儿位置。根据胎儿两下肢所取的姿势可分为以下三类：

（1）单臀先露或腿直臀先露：胎儿双髋关节屈曲，双膝关节直伸，以臀部为先露。最多见。

（2）完全臀先露或混合臀先露：胎儿双髋关节及双膝关节均屈曲，有如盘膝坐，以臀部和双足为先露。较多见。

（3）不完全臀先露：以一足或双足、一膝或双膝，或一足一膝为先露。膝先露是暂时的，产程开始后转为足先露。较少见。

（五）鉴别诊断

腹部检查和阴道检查时要注意与头位、面先露等相鉴别，但借助于 B 超不难做出诊断。

【治疗】

1. 妊娠期：妊娠 28 周以前，胎位不固定，发现臀位不必急于纠正。28 周以后，臀先露多能自行转为头先露。若妊娠 30 周后仍为臀先露应予纠正，常用方法有：①胸膝卧位，排空膀胱，松解裤带，每日 2 次，每次 15 分钟，连续做 1 周后复查；②激光照射或艾灸至阴穴，用激光照射两侧至阴穴，也可用艾条灸，每日 1 次，每次 15～20 分钟，5 日为 1 个疗程；③外倒转术，是指利用手法经腹部外操作纠正胎方位的方法。最好在 B 超监护下进行，注意术中或术后胎心、胎动情况。手法不应粗暴，防止胎盘早剥。

2. 分娩期：临产初期应根据产妇年龄、胎产次、骨盆大小、胎儿大小、胎儿是否存活、臀先露类型及有无并发症等，对分娩方式做出正确判断。若高龄初产、有难产史、狭窄骨盆、胎儿体重＞3500g 且存活、胎儿窘迫、不完全臀先露等均应行剖宫产结束分娩。若决定经阴道分娩者，则做如下处理：

（1）第一产程：取侧卧位，不宜站立走动，少做肛查，不灌肠，尽量避免胎膜破裂。一旦破膜，立即听胎心，若胎心变慢或增快，应行阴道检查。如脐带脱垂，宫口未开全，胎心尚好，立即行剖宫产术。无脐带脱垂，继续观察胎心和产程进展。若出现协调性宫缩乏力，在排除梗阻因素后设法加强宫缩。当宫口开大 4～5cm 后，胎足可经宫口脱出至阴道，此时消毒外阴后，用无菌巾在宫缩时"堵"阴道口，避免胎足露出，促使胎臀下降，更充分扩张宫颈和阴道，有利于胎头顺利娩出。在"堵"的过程中，每 10～15 分钟听胎心一次，并注意宫口是否开全，已开全再堵易发生胎儿窘迫或子宫破裂。

（2）第二产程：接产前导尿，初产妇行会阴侧切术，分娩方式有三种：①自然分娩，指接产人员不做任何牵拉，胎儿自然娩出。少见，仅见于经产妇、胎儿小、宫缩强、产道正常者。②臀位助产术，指胎儿自然娩出胎臀至脐部后，胎肩及胎头由接产者协助娩出。注意脐部娩出后，一般应在 2～3 分钟娩出胎头，不超过 8 分钟。出头有困难者可用产钳助产。③臀牵引术，指胎儿全部由接产者牵拉娩出，此种手术对胎儿损伤大，不宜采用。检查软产道有无损伤，及时缝合裂伤，预防产后出血和感染。

【病情观察】

1. 注意门诊病史记录有无臀先露好发因素。

2．观察腹部形状，检查时触诊在宫底部可触到圆而硬、按压时有浮球感的胎头。

3．观察子宫收缩情况、产程进展情况（包括宫口扩张、胎先露下降），进行产程图描记。

【病历记录】

1．门诊病历的书写

（1）详细询问记录与妊娠有关的既往史、生育史、手术史。

（2）测量、记录骨盆各径线数值。

（3）记录胎位变化情况，包括 B 超报告。

2．住院病历的书写

（1）记录与妊娠有关的既往史、生育史、手术史。

（2）记录入院时胎心、血压、开始腹痛的时间、胎膜破裂的时间、羊水的形状。

（3）详细记录子宫收缩情况、产程进展情况（包括宫口扩张、胎先露下降），进行产程图描记。

（4）记录胎心率、胎心率监护图及其分析报告、羊水性状。

（5）对于出现产程进展异常、胎心变化的时间、医务人员所采取的处理方法、有无及时向家属告知等都应及时记录在案。

【注意事项】

1．医患沟通

臀位属胎位异常，对母亲和胎儿都存在潜在危险，故应向产妇和家属交代清楚。

（1）对产妇的影响：胎臀形状不规则，不能紧贴子宫下段及宫颈内口，容易发生胎膜早破或继发性宫缩乏力，使产后出血与产褥感染的机会增多，若宫口未开全而强行牵拉，容易造成宫颈撕裂甚至延及子宫下段。

（2）对胎儿及新生儿的影响：胎臀高低不平，对前羊膜囊压力不均匀，常致胎膜早破，发生脐带脱垂是头先露的 10 倍，脐带受压可致胎儿窘迫甚至死亡；胎膜早破，使早产儿及低体重儿增多。后出胎头牵出困难，常发生新生儿窒息、臂丛神经损伤及颅内出血，颅内出血的发病率是头先露的 10 倍。臀先露导致围生儿的发病率与死亡率均增高。

2．经验指导

（1）在胎体各部中，胎头最大，胎肩小于胎头，胎臀最小。头先露时，胎头一经娩出，身体其他部位随即娩出。而臀先露时则不同，较小且软的臀部先娩出，最大的胎头却最后娩出。胎臀、胎肩、胎头需适应产道条件方能娩出，故需要掌握胎臀、胎肩及胎头三部分的分娩机制。

（2）进入产程后，由于胎臀高低不平，对前羊膜囊压力不均匀，常致胎膜早破。一旦发生胎膜早破，就比较容易出现脐带脱垂。因此，要密切注意是否有胎膜早破的情况出现。

（3）腿直臀先露时，两腿伸直呈一夹板状，使胎体活动受限，影响其下降及侧屈，同时先露部体积较小，当胎臀娩出后，宫口可能还未开全，致使胎肩及胎头娩出发生困难。

（4）发生胎臂上举时，可按滑脱法或旋转胎体法将其娩出。

（5）娩出胎头时，不可过快或过慢，过快可致颅内出血，过慢则可引起胎儿窘迫、新生儿窒息或死亡。

五、肩先露

肩先露是指胎体纵轴与母体纵轴相垂直的横产式，即胎体横卧于母体骨盆入口之上，先露部为肩，称"肩先露"，亦称"横位"。根据胎头在母体左（右）侧和胎儿肩胛朝向母体前（后）方，构成肩左前、肩左后、肩右前、肩右后4种胎位。占足月分娩总数的0.1%～0.25%，是对母儿最不利的胎位，发生原因与臀先露相同。

【诊断】

（一）症状

胎肩对宫颈压力不均，易发生胎膜早破。破膜后羊水可迅速外流，脐带容易脱出，致胎儿窘迫甚至死亡。临产后由于胎肩不能紧贴子宫下段及宫颈，缺乏直接刺激，容易发生宫缩乏力。若宫缩强，胎肩及胸廓一部分被挤入盆腔内，胎体折叠弯曲，胎颈被拉长，上肢脱出阴道口外受压而肿胀发紫，胎头和臀仍被阻于骨盆入口上方，形成嵌顿性或称忽略性肩先露。

（二）体征

1. 腹部检查望诊：腹部呈横椭圆形，宫底高度低于妊娠周数，但横径宽。触诊：宫底部及耻骨联合上方较空虚，在母体腹部一侧可触及胎头，另一侧可触及胎臀。肩前位时，腹部可触及宽而平坦的胎背；肩后位时，可扪及不规则胎儿肢体。听诊：胎心音在脐周两侧最清楚。

2. 肛门或阴道检查：若胎膜未破，胎先露位于入口平面以上，感盆腔空虚。若胎膜已破，宫口已扩张，可触及胎肩胛骨、肩峰、肋骨、手指、上肢或腋窝。以腋窝尖端指向胎儿头端，用于判定胎头位于母体左侧或右侧，若胎手已脱出于阴道口外，用握手法鉴别胎儿左手或右手。

（三）辅助检查

B超检查能准确探清肩先露且确定具体胎位。

（四）诊断要点

1. 临床表现：可有胎膜早破、子宫收缩乏力等临床表现。

2. 腹部检查：子宫呈横椭圆形，宫底较孕周低，母体腹部一侧可触到胎头，另一侧可触到胎臀。耻骨联合上方空虚，胎心在脐周两旁听诊清楚。

3. 肛门或阴道检查：若胎膜已破，宫口开大，可触到胎儿肩胛骨、肋骨及腋窝顶向胎儿头端。如肩胛骨朝向母体前方，为肩前位；反之，为肩后位。胎儿如有手脱出，可用握手法鉴别，助产者的手只能与胎儿同侧的手合握。如肩左前位时，胎儿右手脱出，助产者用右手相握。

4．腹部检查或阴道检查不清楚时，B超能准确探明肩先露和确定具体胎位。

（五）鉴别诊断

临床上主要是在肛查或阴道检查时要与臀位相鉴别。

【治疗】

1．妊娠期

妊娠后期发现肩先露应及时矫正。可采用胸膝卧位、激光照射（或艾灸）至阴穴。上述矫正方法无效时，应试行外转胎位术转成头先露，并包扎腹部以固定胎头。若行外转胎位术失败，应提前住院决定分娩方式。

2．分娩期

根据胎产次、胎儿大小、胎儿是否存活、宫口扩张程度、胎膜是否破裂、有无并发症等，决定分娩方式。

（1）足月活胎，伴有产科指征（如狭窄骨盆、前置胎盘、有难产史等），应于临产前行择期剖宫产术结束分娩。

（2）初产妇、足月活胎，临产后应行剖宫产术。

（3）经产妇、足月活胎，一般首选剖宫产。若宫口开大5cm以上，破膜时间不长，羊水未流尽，可在乙醚深麻醉下行内转胎位术，转成臀先露，待宫口开全助产娩出。若双胎妊娠第二胎儿为肩先露，可行内转胎位术。

（4）出现先兆子宫破裂或子宫破裂征象，无论胎儿是否存活，均应立即行剖宫产术。术中若发现子宫已破裂但破口尚小且不伴感染者，可行破口修补术，保留子宫，否则应将子宫一并切除。

（5）胎儿已死，无先兆子宫破裂征象，若宫口近开全，在全麻下行断头术或碎胎术，而后经阴道分娩。术后应常规检查子宫下段、宫颈及阴道有无裂伤并及时缝合。注意产后出血，并给予抗生素预防感染。

【病情观察】

（1）注意门诊病史记录有无肩先露好发因素。

（2）观察腹部形状，腹部检查时宫底部及耻骨联合上方较空虚，在母体腹部一侧触到胎头，另侧触到胎臀。

【病历记录】

1．门诊病历的书写

（1）详细询问记录与妊娠有关的既往史、生育史、手术史。

（2）测量、记录骨盆各径线数值。

（3）记录胎位变化情况，包括B超报告。

2. 住院病历的书写

（1）记录与妊娠有关的既往史、生育史、手术史。

（2）记录入院时胎心、血压、开始腹痛的时间、胎膜自破的时间、羊水的形状。

（3）详细记录子宫收缩情况、产程进展情况（包括宫口扩张、胎先露下降），进行产程图描记。

（4）记录胎心率、胎心率监护图及其分析报告、羊水性状。

（5）对于出现产程进展异常、胎心变化的时间、医务人员所采取的处理方法、有无及时向家属告知等都应及时记录在案。

【注意事项】

1. 医患沟通：横位是对母儿最不利的胎位，横位足月活胎不可能经阴道娩出，因此一旦发现足月横位活胎，应向患者说明并建议孕妇剖宫产终止妊娠。

2. 经验指导

（1）由于胎肩不能紧贴子宫下段及宫颈内口，常导致宫缩乏力，宫口扩张缓慢，致使产程延长。因此，要注意产程进展情况。

（2）进入产程后，由于先露高低不平，对前羊膜囊压力不均匀，常致胎膜早破。最重要的是根据腹部检查的情况和产程中的异常情况做出正确的判断，并及时结束分娩。

（3）羊水过多、前置胎盘易发生横位，所以对于存在这种并发症产妇，每次产前检查都要复查核实胎位。

第五节　异常产褥

一、产褥感染

产褥感染（puerperal infection）是指产褥期内生殖道受病原体侵袭而引起局部或全身的感染。发生率为 1%～7.2%，与医疗条件密切相关。农村、边远贫困地区多发，是产妇死亡的主要原因之一。

产褥病率（puerperal morbidity）是指分娩 24 小时以后的 10 天内，每日测量 4 次体温，凡体温有 2 次达到或超过 38℃者。产褥病率的原因主要为产褥感染、其他原因的感染，如上呼吸道、泌尿道、乳腺感染等。

【病因】

1. 感染来源

（1）自身感染（内源性感染）：正常孕妇生殖道或其他部位寄生的病原体，当出现感染诱因时使机体抵抗力低下而致病。孕妇生殖道病原体不仅可以导致产褥感染，而且还可以通过胎盘、胎膜、羊水间接感染胎儿，并导致流产、早产、死胎、IUGR、胎膜早破等。

（2）外来感染（外源性感染）：由被污染的衣物、用具、各种手术器械、敷料等物品接触后引起感染，常常与无菌操作不严格有关。

2. 感染病原体

（1）需氧性链球菌：是外源性感染的主要致病菌，尤其是 B 族β-溶血性链球菌（GBS）产生外毒素与溶组织酶，有极强的致病力、毒力和播散力，可致严重的产褥感染。

（2）大肠杆菌属：包括大肠杆菌及其相关的革兰阴性杆菌、变形杆菌等，亦为外源性感染的主要致病菌之一，也是菌血症和感染性休克最常见的病原体。

（3）葡萄球菌属：主要为金黄色葡萄球菌和表皮葡萄球菌，金黄色葡萄球菌多为外源性感染，容易引起严重的伤口化脓性感染。

（4）厌氧性链球菌：存在于正常阴道中，当产道损伤、机体抵抗力下降时，可迅速大量繁殖，并与大肠杆菌混合感染，其分泌物异常恶臭。

（5）厌氧类杆菌属：包括脆弱类杆菌、产色素类杆菌等，为绝对厌氧的革兰阴性杆菌。此类细菌可加快血液凝固，易导致血栓性静脉炎。

（6）双歧杆菌属：双歧杆菌属为机会致病菌，多由无菌操作不严引起，可导致局部地区的暴发流行，如深圳某医院曾暴发流行该菌产褥感染，治疗较为棘手。

（7）梭状芽孢杆菌：主要为产气荚膜杆菌，产生两种毒素溶解蛋白质而产气，并引起溶血。严重者可导致急性肾衰竭、气性坏疽、循环衰竭而死亡。

（8）其他：淋病奈瑟菌、溶脲脲原体、人型支原体、沙眼衣原体均可导致产褥感染，但较少见，通过直接或间接不洁性行为传播引起者较为多见。另外，病毒引起的产褥感染鲜有报道，但母亲患柯萨奇病毒感染者可通过产道传播给新生儿，并引起局域性新生儿暴发感染，新生儿死亡率极高。

3. 感染诱因：机体对入侵的病原体的反应，取决于病原体的种类、数量、毒力以及机体自身的免疫力。任何削弱产妇生殖道和全身防御功能的因素均有利于病原体的入侵与繁殖，如贫血、营养不良、各种慢性疾病（如肝功能不全、妊娠合并心脏病、糖尿病等）、临近预产期前性交尤其是配偶患性传播疾病者、胎膜早破、羊膜腔感染、各种产科手术操作、产道损伤、产前产后出血、宫腔填塞纱布、产道异物、产程过长、胎盘残留等，均为产褥感染的诱因。

【病理及临床表现】

1. 急性外阴、阴道、宫颈炎：常由于分娩时会阴损伤或手术产、妊娠前有外阴阴道炎者而诱发，表现为局部灼热、坠痛、肿胀，炎性分泌物刺激尿道可出现尿痛、尿频、尿急。

2. 急性子宫内膜炎、子宫肌炎：由病原体经胎盘剥离面侵犯至蜕膜所致者为子宫内膜炎，侵及子宫肌层者为子宫肌炎，两者常互相伴随。临床表现为低热、下腹疼痛及压痛、恶露增多且有异味，重者有寒战、高热、头痛、心率加快、白细胞及中性粒细胞增高，有时因下腹部压痛不明显及恶露不一定多而容易误诊。

3. 急性盆腔结缔组织炎、急性输卵管炎、卵巢炎：病原体通过淋巴道或血行侵及子宫旁组织，并延及输卵管及其系膜和卵巢。如侵及整个盆腔，可形成"冰冻骨盆"，患者下腹疼痛剧烈，常有高热，有时可触及下腹部包块。

4. 急性盆腔腹膜炎、弥漫性腹膜炎：炎症扩散至子宫浆膜层，形成盆腔腹膜炎，继续发展为弥漫性腹膜炎，出现全身中毒症状：高热、寒战、恶心、呕吐、腹胀、下腹剧痛，体检时下腹明显压痛、反跳痛。产妇因产后腹壁松弛，腹肌紧张多不明显。腹膜炎性渗出及纤维素沉积可引起肠粘连，常在直肠子宫陷凹形成局限性脓肿，刺激肠管和膀胱导致腹泻、里急后重及排尿异常。如病情不能彻底控制可发展为慢性盆腔炎。

5. 血栓性静脉炎：细菌分泌肝素酶分解肝素导致高凝状态，加之炎症造成的血流淤滞、静脉壁损伤，尤其是厌氧菌和类杆菌造成的感染极易导致盆腔血栓性静脉炎。常累及卵巢静脉、子宫静脉、髂内静脉、髂总静脉及下腔静脉，多为单侧，多发生在产后1～2周，继子宫内膜炎之后出现寒战、高热，且反复发作，可持续数周，诊断有一定的困难。下肢血栓性静脉炎者，病变多位于股静脉和静脉及大隐静脉，表现为弛张热，下肢持续性疼痛，局部静脉压痛或触及硬索状包块，血液循环受阻，下肢水肿，皮肤发白，称为"股白肿"。可通过彩色多普勒超声血流显像检测出。如患侧踝部、腓肠肌部、大腿中部的周径大于对侧2cm时，亦可做出诊断。

6. 脓毒血症及败血症：病情加剧时细菌进入血液循环引起脓毒血症、败血症，尤其是当感染血栓脱落时可致肺、脑、肾脓肿或栓塞死亡。

【诊断及鉴别诊断】

1. 详细询问病史、分娩经过、产褥期状况，认真进行全身及局部体检。注意有无引起感染的诱因，排除可致产褥病率的其他因素或切口感染等，查血尿常规、C反应蛋白（CRP）、ESR则有助于早期诊断。

2. 病原体确诊：急性期取分泌物做鉴定病原体种类对确诊和治疗极其重要。①病原体培养和药物敏感试验：对治疗极有参考价值，但注意厌氧菌培养时应在厌氧培养基中培养。②分泌物涂片检查：对淋球菌或厌氧菌感染有一定的参考意义。③病原体抗原抗体检测：可采用相应免疫试剂盒进行快速检测。

3. 确定病变部位：通过仔细全面体检，双合诊及三合诊，可触及增粗的输卵管或盆腔脓肿包块，诊断不难。必要时可进行B超、彩色多普勒、CT、MRI等对其炎性包块、脓肿或静脉血栓进行定性定位检测。

【预防】

加强围生期卫生宣教，保持全身及外阴清洁，妊娠晚期避免性交，加强营养，有外阴阴道炎和宫颈炎者应及早治疗。临产前注意避免胎膜早破，产程异常者要及早处理，避免滞产、产道损伤、产后出血等引起感染的诱因。接产中严格无菌操作，正确掌握手术指征。产后严密观察，对可能发生产褥感染者，如阴道助产、产程延长、产后出血、胎膜早破、合并内科疾患者、机体抵抗力低下者等，应预防性应用抗生素。减少和婉拒不必要的探视，以免探视者带菌交叉感染。注意个人卫生，腹部或会阴伤口拆线后可淋浴，产后 10 天内应避免盆浴以防逆行性感染。勤换内裤和卫生巾或卫生护垫，并及时更换污染的床单。

【治疗】

应积极处理并重视，切勿耽搁时机，否则病情加剧随时可致患者中毒性休克、多器官功能衰竭而死亡。

治疗原则是抗感染。首选广谱高效抗生素，如青霉素、氨苄西林、头孢菌素类或喹诺酮类抗生素等，必要时进行细菌培养及药物敏感试验，应用相应的有效抗生素。应注意需氧菌与厌氧菌以及耐药菌株的问题，可采用甲硝唑、替硝唑抗厌氧菌治疗。病情危重者可短期加用肾上腺皮质激素，以提高机体的应激能力。

有宫腔残留者应予以清宫，对外阴或腹壁有脓肿者应切开引流，取半卧位以利于脓液流入冉氏腔，使之局限化，必要时行阴道后穹隆穿刺或切开引流。

对症与支持疗法，加强营养、补充维生素，纠正贫血与水电解质紊乱，可少量、多次输新鲜血或白蛋白，也可辅以中医药治疗。

对血栓性静脉炎患者，在抗感染的同时，加用肝素 48～72 小时，即肝素 50mg＋5% 葡萄糖溶液静脉滴注，6～8 小时一次，体温下降后改为每天 2 次，维持 4～7 天。亦可加用活血化瘀中药以及溶栓类药物。如化脓性血栓不断扩散，可结扎卵巢静脉、髂内静脉，或切开病灶静脉直接取出栓子。

二、晚期产后出血

晚期产后出血是指分娩 24 小时后，在产褥期内发生的子宫大量出血。多见于产后 1～2 周，亦可迟至产后 2 个月左右发病。临床表现为持续或间断阴道流血，有时是突然阴道大量流血，可引起失血性休克。晚期产后出血多伴有寒战、低热。

【病因】

1. 胎盘残留：残留的胎盘组织坏死脱落时，基底部血管出血。

2. 蜕膜残留：长时间大面积残留，影响子宫缩复，继发子宫内膜炎。

3. 胎盘附着部位子宫复旧不全或子宫内膜修复不全。

4. 感染：子宫内膜感染者导致胎盘附着面处复旧不良、子宫收缩不良，从而引起子宫大量出血。

5. 剖宫产切口裂开：多见于子宫下段横切口剖宫产，常发生于下述情况：①子宫切口感染。②切口选择不合理，切口过高、过低或偏向一侧累及子宫动脉。③缝合不合理，如组织对位不良、手术操作粗暴、活动性出血血管缝扎不紧、切口两侧角部回缩血管未缝扎、缝线过松或牵拉过紧、缝扎组织过多过密以及肠线过粗等。④忽视切口延长裂伤。

6. 其他：产后子宫滋养细胞肿瘤、子宫黏膜下肌瘤、宫腔异物等。

【检查与诊断】

1. 胎盘或蜕膜残留红恶露持续时间延长，以后反复出血或突然大量出血。检查发现子宫复旧不全、宫颈口松弛，有时可触及残留组织。宫腔刮出物送检，可发现变性、坏死或炎性反应的胎盘或蜕膜。

2. 胎盘附着部位子宫复旧不全或子宫内膜修复不全多发生于产后 2 周左右，检查子宫大而软，宫颈口松弛，宫颈管内可有大量血块堵塞，按摩子宫可排出陈旧性血液及凝血块。

3. 剖宫产切口裂开突发无痛性阴道大量出血，产后 2~3 周多见，可以反复出现。检查阴道宫颈内有血块，宫颈外口松，子宫下段切口部位可有凹陷、突起或血块。

诊断时应注意排除血液系统疾病。双合诊应在消毒、输液、备血、纠正休克以及有抢救条件下进行。不要强行清除宫颈部位凝血块。检查血、尿常规了解贫血与感染情况，B 型超声检查了解子宫大小、宫腔有无残留物以及剖宫产切口愈合状况等。

【治疗】

1. 少量或中量阴道出血，应用广谱抗生素、宫缩药以及支持疗法、中药治疗。有条件的情况下先行髂内动脉栓塞术，控制出血后再行保守治疗通常可避免开腹手术。

2. 疑有胎盘、胎膜、蜕膜残留或胎盘附着部位复旧不全，应在备血、做好开腹手术术前准备的条件下行清宫术。如行髂内动脉栓塞后再在超声引导下行清宫术，则更安全。刮出物送病检，术后继续应用抗生素及宫缩药。

3. 剖宫产术后出血，应用抗生素及宫缩药，大量出血应积极抢救，慎用清宫。若保守治疗无效，适时开腹探查，首选髂内动脉结扎术，在解剖层次清楚的情况下可行子宫动脉上行支结扎术。术中应注意两侧阔韧带有无受累并酌情处理，必要时行子宫次全切除术或子宫全切术。

4. 若为肿瘤，应做相应处理。

【预防】

胎盘胎膜娩出后应认真检查是否完整，有残留者及时处理。有感染诱因者在产后应预防性使用抗生素，并严格按无菌操作原则进行每一步骤的管理和实施。剖宫产者避免切口过低或过高，避免偏向一侧损伤子宫动脉，缝合时切忌过密，一般针距以大于 1cm 为宜。

第六节　女性生殖系统肿瘤

一、外阴良性肿瘤

外阴良性肿瘤较少见，主要种类有乳头瘤、纤维瘤、汗腺瘤等，其他还有神经纤维瘤、淋巴管瘤和血管瘤等。

【诊断】

（一）症状

外阴部位有包块，不痛不痒，肿块生长比较缓慢，边界较清楚。

（二）体征

外阴部位可触及一肿块，表面光滑，边界清楚，活动性好，一般无触痛。也无腹股沟淋巴结的肿大。如果是纤维瘤，可以见肿块下垂而且有蒂。

（三）辅助检查

单从外观上有时很难看出是哪一种良性肿瘤，要想确切地知道，需要手术把肿瘤切除送病理检验。至于肿瘤是良性的还是恶性的，也需要通过病理检查来最后确定。

（四）诊断要点

1．无意中发现外阴无痛性肿块，生长缓慢。

2．外阴局部肿块，质较硬，活动度好，边缘清楚，表面无压痛。

3．局部活组织检查可以确定病理类型。

（五）鉴别诊断

主要是良性肿瘤自身种类的鉴别和与恶性肿瘤的鉴别。

1．外阴良性肿瘤：外阴良性肿瘤主要有四种病理类型：乳头瘤、纤维瘤、脂肪瘤和汗腺瘤，它们单纯从外观上无法明确，容易混淆，但是根据这4种病理类型肿块的生长情况，还是可以做出初步的鉴别诊断。

（1）乳头瘤：这是一种生长在大阴唇外侧的单个小肿瘤，抚摸时感到比较硬，细看表面有无数个乳头状小突起。这种肿瘤有偶然发生恶变的可能。

（2）纤维瘤：开始常从大阴唇长出，质地比较硬，突起，慢慢因为重量关系，下垂而有蒂，成为悬挂在大阴唇上的实性小肿瘤。

（3）脂肪瘤：一般从大阴唇或者是阴阜部位的脂肪长出，瘤体大小不等，大的直径可达十几厘米。这种肿瘤不容易恶变，但可因其体积较大而有行动不便或性交困难等。

（4）汗腺瘤：这种肿瘤从外阴的大汗腺长出，与表皮没有关系，直径 1～2cm。肿瘤生长慢，无症状。少数可有癌变。

2．外阴恶性肿瘤：恶性肿瘤往往患者在病前有多年的外阴白斑或外阴瘙痒史，肿块表面粗糙，活动性差，与周围组织粘连，边界不清楚，晚期往往有肿块表面的破溃，腹股沟淋巴结肿大。

【治疗】

（一）一般治疗

对于较小的肿块可以定期随访，局部可以使用铁箍散等散瘀化结的中药，同时须防止局部感染，若有感染可以口服抗生素治疗。

（二）手术治疗

如果外阴肿块较大，行走时有异物感或者影响夫妻生活或肿块迅速增大有恶变可能，则需切除局部肿块。

【病情观察】

对于定期随访的外阴良性肿瘤患者要注意肿块是否有迅速增大的趋势、是否有表面的破溃、腹股沟淋巴结是否有肿大。

【病历记录】

1.门诊病历的书写：详细记录患者发现肿块的时间，肿块的大小、质地、边缘、表面光滑度，有无表面的破溃，肿块的活动度，有无周围腹股沟淋巴结的肿大以及门诊病理活检的结果。如果患者拒绝病理活检，在劝说无效后应进行书面记录，并应有患者的签字为证。

2.住院病历的书写：在外阴肿块切除后必须有病理报告的记录。对于手术中肿块的大小、手术情况必须详细记录。

【注意事项】

1.医患沟通

（1）对于不进行手术的良性外阴肿瘤患者，医生必须告知患者肿瘤存在恶变的可能，如果有任何的异常都必须及时就诊，以免延误治疗的时机。

（2）手术除了告知患者一般的麻醉意外、手术并发症外，还要特别说明如果肿块过大，切除肿块可能会伤及外阴腺体，影响患者以后的性生活。

2.经验指导

（1）外阴良性肿瘤的诊断主要是依靠外阴肿块的切除，进行活组织检查确定病理类型来做最后的确诊，发现外阴肿块一般都建议患者进行活组织检查，在病理报告出来之前医生不能随便做出良性肿瘤的诊断，只能是初步印象。

（2）外阴良性肿瘤的切除一般选择在月经干净后进行，肿块在切除时要尽可能完整切除，但要注意防止伤及周围的腺体结构。如果估计肿块比较深，由于外阴血供丰富可能会出血很多，术前应准备必要时输血。

（3）手术当中尽量沿着完整的包膜切除肿块。如果肿块较大，强行切除可能损伤周围腺体则不需要完整切除。

（4）对于不愿进行手术的患者，必须让其定期来医院复查，同时让其注意有无肿块大小的变化，有无破溃、压痛，有无腹股沟淋巴结的肿大，如果有任何一种的变化必须及时就医，主要考虑是否有恶变的倾向。

二、外阴恶性肿瘤

外阴恶性肿瘤以原发性的为主，约占女性生殖器肿瘤的4%，占妇女全身肿瘤的1%～2%。约2/3病变发生在大阴唇，1/3发生在小阴唇、阴蒂或会阴联合等处。大多数病变发生在外阴的前半部，发生在会阴部或大阴唇的外侧面者占少数。绝大多数外阴癌是鳞状上皮癌，平均发病年龄为50～60岁，40岁以前也可能发病。腺癌较少，常发生在尿道旁腺或前庭大腺部位。有时外阴癌局限于上皮内，在上皮内蔓延称原位癌，亦称外阴上皮癌，上皮癌有两种：①鳞状上皮原位癌（波文病）；②湿疹样上皮内癌（派杰病）。上皮内癌主要发生在大阴唇。此外尚有基底细胞癌及恶性黑色素瘤。

【诊断】

（一）症状

1. 外阴癌：因为女性外阴皮肤是鳞状上皮，所以恶性肿瘤以鳞状上皮癌最常见。患者主要症状是在外阴部发现一硬的小结节或者是肿块，在这之前大多数患者往往有多年的外阴瘙痒病史。外阴部的这种癌性小结节或肿块常常会伴有疼痛或瘙痒，也有的患者没有疼痛或瘙痒症状。部分患者表现为外阴部位出现经久不愈的溃疡。晚期为典型的糜烂、肿块或不规则的乳头状瘤，颜色可呈白色、灰色、粉色或有黑色素沉着，一侧或双侧腹股沟淋巴结增大，质硬而固定。当肿瘤破溃或继发感染时，可出现尿频、尿痛、排尿困难、排便困难等。

2. 湿疹样上皮内癌（派杰病）：大多发生在绝经以后的妇女，主要症状是长期的外阴瘙痒和疼痛。癌肿部位发红，表皮粗糙，有液体渗出，像湿疹一样。癌肿可以发生在一侧阴唇上，也可能整个外阴表面都累及。这种癌转移比较少见。一般情况下不会发生淋巴转移，偶然可见到有局部周围组织浸润。

3. 恶性黑色素瘤：一般多发于小阴唇和阴蒂。可能与外阴部经常受摩擦和刺激有关。表现为外阴瘙痒，色素痣扩大，色素增加，表面溃疡，有血性或浆液性渗出物。

4. 其他外阴恶性肿瘤：包括基底细胞癌、外阴湿疹样癌等，均较罕见。基底细胞癌一般是位于大阴唇的肿块，中心可能破溃形成溃疡，它的特点是生长很慢，以向周围侵犯为主，极少通过淋巴管向远处转移。

（二）体征

1. 鳞状上皮癌可以表现为单纯性溃疡、白色病变、皮下肿块或息肉样病变。早期时表皮的上皮脚向间质浸润，逐渐形成皮下结节，此结节也可破溃、变小而误诊为炎症，晚期发展成为菜花样赘生或溃疡。

2. 波文病表现为暗红色粗糙斑，边界清楚而不规则，表面有结痂，去痂后见到肉芽组织和渗出面。

3. 派杰病的病变呈湿疹样变化，呈红色，略突起，伴有白色病变或小颗粒，有时见浅溃疡形成和结痂。检查往往会在外阴触及一肿块，质地较硬，活动性差，与周围组织粘连，一般会有轻度触痛，有的患者可以没有疼痛症状。晚期患者在其肿块发生坏死感染，表面可有破溃，有时可以在一侧或双侧腹股沟触及肿大的淋巴结，质硬，不活动。

（三）辅助检查

外阴肿瘤唯一的确诊手段就是病理检查。并不是所有的腹股沟淋巴结肿大都表明外阴肿瘤的转移，当触及淋巴结肿大时须进行淋巴结活组织检查来确定有无肿瘤的淋巴转移。

（四）诊断要点

1. 病史：发现外阴肿块，伴有轻度压痛。

2. 临床表现：外阴触及一肿块，质地较硬，活动性差，与周围组织粘连，有轻度触痛，有的患者可能没有疼痛感觉。晚期患者在其肿块发生坏死感染，表面可有破溃，有时可以在一侧或双侧腹股沟触及肿大的淋巴结，质硬，不活动。

3. 辅助检查：活体组织病理切片检查可以明确肿瘤的病理类型。

对外阴的病变应做详细的观察，如发现经久不愈的溃疡、丘疹样疣或白色病变经治疗效果不明显时，应采取活体组织检查。除极早期类似良性病变而难以确诊外，一般诊断均无困难，但应与乳头瘤、外阴结核、增生型营养不良、基底细胞癌、派杰病等相鉴别。活检为唯一可靠的鉴别方法，在甲苯胺蓝染色后的不脱色区处取活检，可获得较准确的诊断结果，必要时还需多次、多处活检方能最后确诊。

（五）鉴别诊断

1. 外阴良性肿瘤：外阴部位可触及一肿块，表面光滑，边界清楚，活动性好，一般无触痛，也无腹股沟淋巴结的肿大。主要依靠病理检查来做最后的鉴别。

2. 外阴损伤：外阴损伤是女性常见的疾病之一。发病原因多数为骑跨式跌伤（如骑男式自行车时意外急刹车，或上下车时阴部遭到猛烈碰撞）、外阴部位受到暴力打击等。在这种情况下，外阴部有严重的挫伤，可有疼痛，能见到皮下淤血或血肿，时间长后血肿机化成为硬结。一般根据其外伤症状能够明确诊断。

3. 尖锐湿疣：尖锐湿疣是一种性传播疾病，一般与不洁性交有关。发病时，外阴瘙痒，分泌物增加。早期外阴部的皮肤、黏膜粗糙不平，随后可摸到小结节或肿块，样子为毛刺状，或者像大小不等的菜花状、鸡冠花状的灰白色肿物，多分布在小阴唇的内侧、大小阴唇之间的唇间沟、会阴和肛门。一般抗病毒治疗有效。

4. 假性湿疣：假性湿疣不是性传播疾病。在阴唇内侧可以看到有小米粒大小的淡红色疹子，两侧对称，分布均匀，通常能够自行消退。病理检查可明确鉴别。

【治疗】

外阴癌的治疗应视局部病变的大小、周围器官是否受累、临床对淋巴结的评估以及患者的具体情况区别对待，选择合适的治疗方案。治疗大致有药物、激光、放疗和手术等方法。以手术治疗为主，其次是放疗。

（一）药物治疗

用5%的氟尿嘧啶软膏涂于病灶处，但治疗效果不理想，失败率为50%。

（二）手术治疗

外阴癌的治疗以手术切除为主，近年来许多学者强调手术与放疗综合治疗在外阴癌治疗中的重要性。文献报道在一定范围内淋巴转移与病灶大小有关。Ⅰ期患者病灶小，淋巴转移机会少，单行外阴根治性切除，可在不降低治疗效果的前提下减少手术创伤与手术并发症。外阴癌淋巴转移的特点是形成淋巴管转移，单行外阴病灶处理易造成腹股沟淋巴结转移，因此，对Ⅰ期患者腹股沟活检阴性者，仍应行腹股沟根治性治疗。对于可疑腹股沟淋巴转移者，应以手术治疗为主，腹股沟区的预防照射应足量，以达到预防复发的目的。

（三）放射治疗

在行外阴及腹股沟术前、术后可以进行辅助放疗，术前放疗用于外阴肿块大、侵及周围器官、切除困难者，局部照射可使肿瘤体积缩小，有利于手术切除，保留器官功能，提高手术疗效。晚期患者一般情况差，不能耐受较大手术，或腹股沟淋巴融合、固定，不能切除，可给予放疗。

（四）激光治疗

激光治疗主要是用二氧化碳激光，可保持外阴的外观，短期疗效较好，但也有1/3的复发率。

【病情观察】

主要是手术后的观察，定期检查外阴是否有新的肿块生长，表面是否有破溃，腹股沟淋巴结是否肿大等。一旦怀疑为外阴恶性肿瘤，必须进行病理检查，如果病理检查确诊为恶性，必须及早进行治疗，不能有所耽搁，早期（Ⅰ～Ⅱ期）发现并治疗，外阴恶性肿瘤具有较好的预后。

【病历记录】

1. 门诊病历书写：重点详细询问并记录患者的症状，症状出现的时间，既往外阴白斑史（约有半数患者有外阴白斑史）、瘙痒史，特别注意有无腹股沟淋巴结的肿大，有无妇科以外的临床症状，如尿频、尿痛、排尿困难、排便困难等。对所进行的检查必须详细记录，尤其是活检病理结果。

2. 住院病历书写：由于顾虑手术后的影响，患者常要求单纯放疗而不愿意手术治疗，事实上对于单纯放疗效果可能不佳的年轻患者，医生必须如实告知，同时必须在病历上有所记录，写明一切可能的后果，包括肿瘤的转移，最终失去手术的机会甚至威胁生命，必须有患者的签字。

外阴癌术后必须有病理报告，手术中如果进行淋巴清扫，术后必须明确写明淋巴清扫的位置、淋巴结组数，病理检查淋巴结转移的结果，最终明确临床和病理分期分级。

【注意事项】

1. 医患沟通

（1）外阴癌手术后女阴就失去了原来的形状，术后瘢痕收缩，可能会影响夫妻生活。外阴恶性肿瘤对妇女的身心损伤很大。尤其是年轻妇女，因此事先必须明确告诉患者手术可能带来的影响，让其做好心理准备。

（2）有些年轻患者可能拒绝手术，而要求单纯放疗，临床医生必须根据患者病变的分期来做出决定，同时告知患者可能出现的不良后果，如肿瘤进一步扩散最终将无法有效地治疗，有关谈话应予记录，并要求患者签字为证。总之，应尽量在医患之间对于治疗找到一个平衡点，不能随意迁就患者的决定。

（3）由于国情的不同，国外要求医生明确告诉患者真实的病情，但在我国有的患者家属要求医生对患者隐瞒病情，以免造成患者巨大的精神负担，影响治疗效果。对于医生必须根据实际情况来做出判断，由于现在很多人对医学知识了解得比较多，即使医生不向患者说明病情，患者在治疗的过程当中也会对病情有所了解。这一点医生必须向家属说明，以避免不必要的矛盾。

2．经验指导

（1）外阴癌如果早诊断早治疗,其预后相对较好,早期治疗总的 5 年生存率为 68.9%。早期发现外阴癌主要依靠患者自身的检查。

（2）在临床实践过程中应教会女性自查外阴。

（3）强调手术与放疗综合治疗在外阴癌治疗中的重要性。由于外阴癌许多都存在淋巴转移，因此越来越强调手术和放疗相结合的方法。

三、子宫颈癌

宫颈癌可以发生在任何年龄的女性，但普查发现宫颈癌发病年龄多为 40～55 岁，20 岁以前罕见，30 岁以后，随年龄增长而发病率上升，高峰分布在 50 岁年龄组，但 60～69 岁又有一高峰出现。宫颈癌是发病率仅次于乳腺癌的女性癌症，排第 2 位。据统计，全世界每年有 46 万新发病例，每年约有 25 万人死于宫颈癌。在我国，每年宫颈癌的新发病例数超过 13 万。每年死于宫颈癌约有 2 万人。近 10 年来，宫颈癌的发病率呈稳步上升和年轻化趋势。医学上把宫颈癌分为宫颈癌的癌前病变和宫颈浸润癌两大类。CIN 是宫颈上皮内瘤样病变的英文缩写，它是指发生在宫颈癌前的病变，包括宫颈非典型增生和宫颈原位癌，反映了宫颈癌发生的连续发展的过程，也是宫颈癌防治的重要阶段。

【诊断】

（一）临床表现

1-早期无症状：早期宫颈癌的外表可以是正常的，但在细胞学和组织学上已有了异常增生的改变。临床上可以无明显症状，部分患者仅表现为白带增多或血性白带，偶有接触性出血或性生活出血。

2．阴道出血：当癌肿侵及间质内血管时开始出现流血。最早表现为任何年龄的妇女，在性交后或双合诊后有少量出血或阴道排液增多。在绝经前后出血可以是少量断续不规则，在晚期则流血增多，甚至因较大血管被侵蚀而引起致命的大出血。一般外生型癌出血较早，血量也多；内生型癌出血较晚。

3．阴道排液：多发生在阴道出血之后，最初量不多，无臭。随着癌组织破溃，可产生大量浆液性分泌物，晚期癌组织坏死感染，则出现大量脓性或米泔水样恶臭白带。

4．晚期症状：明显疼痛为晚期症状，当宫颈旁组织受侵，累及神经，则出现严重持续的腰骶部疼痛，盆腔病变广泛时，可因静脉、淋巴回流受阻，出现下肢肿胀和疼痛。

5.全身症状：在晚期宫颈癌时，由于病灶侵犯的范围扩大而出现继发性症状。患者可以诉尿频、尿急、肛门坠胀、大便秘结、里急后重等，到末期甚至表现为消瘦、发热、全身衰竭等。

（二）诊断要点

宫颈癌的早期诊断依赖于病理检查。一般的初步筛选通过宫颈刮片进行，如有异常则进行阴道镜下宫颈活检来最后确诊，在活检前可以进行碘试验或醋酸白试验以确定病变部位。

（三）鉴别诊断

晚期宫颈癌诊断不困难，早期需与下列疾病相鉴别：

1.宫颈柱状上皮异位：宫颈外口周围有鲜红色小颗粒，质地软，不脆，可做宫颈刮片或活体组织检查以鉴别。

2.宫颈息肉：常来自宫颈口内，突出宫口外，有蒂，表面光滑、红润、质软，单发或多发，极少癌变。但宫颈恶性肿瘤有时呈息肉状，故凡有息肉均需摘除，并同时送病理检查以资鉴别。

3.宫腔或宫颈黏膜：下肌瘤若肿瘤表面感染坏死，极似宫颈癌，但阴道指检可触及瘤蒂，境界清楚。

4.宫颈湿疣：是人乳头瘤病毒感染的性传播疾病，于宫颈口可见团块型及丘疹型2类，常与宫颈癌难以区别。病检有空泡细胞、角化不良细胞及湿疣外底层细胞为主要特征。

【治疗】

目前，宫颈癌的治疗强调三个原则，即适度治疗原则、个体化治疗原则和综合治疗原则。也就是说，对宫颈癌患者来说，不能采用以往"一刀切"的办法，而是应根据每例患者的病情、年龄、生育要求等具体情况，制订出一个最适合患者本身的治疗方案。

1.治疗原则

（1）不典型增生：活检如为轻度不典型增生者，暂按炎症处理，半年随访刮片和必要时再做活检。病变持续不变者可继续观察。诊断为中度不典型增生者，应使用激光、冷冻、电熨治疗。对重度不典型增生，一般多主张行全子宫切除术。如迫切要求生育，也可在锥形切除后定期密切随访。

（2）原位癌：一般多主张行全子宫切除术，保留双侧卵巢；也有主张同时切除阴道1~2cm者。近年来国内外有用激光治疗，但治疗后必须密切随访。

（3）镜下早期浸润癌：一般多主张做扩大全子宫切除术，即切除全子宫及1~2cm的阴道组织。因镜下早期浸润癌淋巴转移的可能性极小，不需消除盆腔淋巴组织。

（4）浸润癌：治疗方法应根据患者的临床期别、年龄和全身情况以及设备条件决定。常用的治疗方法有放射、手术及化学药物治疗。一般而言，放疗可适用于各期患者；Ⅰb~Ⅱa期的手术疗效与放疗相近；宫颈腺癌对放疗敏感度稍差，应采取手术切除加放疗综合治疗。

2．手术治疗：对Ⅰb～Ⅱa期宫颈癌，可以采用广泛性子宫切除术和盆腔淋巴结切除。切除范围包括全子宫、双侧附件、阴道上段和阴道旁组织以及盆腔内各组淋巴结（子宫颈旁、闭孔、髂内、髂外、髂总下段淋巴结）。手术要求彻底、安全，严格掌握适应证，防止并发症。这类手术的并发症有术中出血、术后盆腔感染、淋巴囊肿、尿潴留、泌尿系统感染及输尿管阴道瘘等。近年来，随着手术方法和麻醉技术的改进、预防性抗生素的应用以及术后采用腹膜外负压引流等，上述并发症的发生率已显著减少。

3．放射治疗：为宫颈癌的首选疗法，可应用于各期宫颈癌，放射范围包括子宫颈及受累的阴道、子宫体、宫旁组织及盆腔淋巴结。照射方法一般都采用内外照射结合，内照射主要针对宫颈原发灶及其邻近部位，包括子宫体、阴道上部及其邻近的宫旁组织（"A"点）。外照射则主要针对盆腔淋巴结分布的区域（"B"点）。内放射源采用腔内镭（Ra）或 ^{137} 铯（^{137}Cs），主要针对宫颈原发病灶。外放射源采用 ^{60}Co，主要针对原发病灶以外的转移灶，包括盆腔淋巴结引流区。剂量一般为 ^{60}Gy。目前对早期宫颈癌多主张先行内照射，而对晚期癌，特别是局部瘤体巨大、出血活跃或伴感染者则以先行外照射为宜。

4．化疗：到目前为止，子宫颈癌对大多数抗癌药物不敏感，化疗的有效率不超过15%，晚期患者可采用化疗、放疗等综合治疗。化疗药物可采用氟尿嘧啶、阿奇霉素等进行静脉或局部注射。

【病情观察】

一旦发现宫颈癌，一般都应及时进行治疗，包括手术治疗和放疗，手术之前主要根据妇科检查双合诊和三合诊的结果判断临床分期。宫颈癌治疗后必须严密地定期随访，尤其是中晚期宫颈癌容易发生转移，术后必须观察患者是否有异常的阴道流血、疼痛、咳嗽、胸痛、血尿等，进行常规的妇科检查包括超声检查、肛查、肿瘤标志物 CA99、CEA 检查等，如果有咳嗽、胸痛、咯血等症状，必须进行 X 线胸片检查。

【病历记录】

1．门诊病历的书写

（1）重点详细询问并记录患者孕产史、婚育史、性生活史，以往是否有宫颈疾病，宫颈疾病的类型、持续时间，HPV 感染史以及治疗情况（科学已经证实，HPV 感染是宫颈癌最主要的病因）。

（2）对反复同房后出血且宫颈柱状上皮异位的患者，应高度怀疑宫颈癌的可能，必须建议其进行宫颈刮片或阴道镜检查，病史上必须写明，如果患者拒绝也应有书面记录，最好由患者签字为证。

2．住院病历的书写

（1）宫颈癌术后必须有病理报告，手术的范围必须在手术记录中写明，对于术中进行淋巴结清扫的患者，术后必须写明清扫的范围、部位，这对于以后宫颈癌复发后的治疗非常重要。

（2）如果患者有生育要求或者对手术方法有异议，必须在病历中体现出来，并告诉患者可能的严重后果，如由于保留生育功能而导致宫颈癌治疗不彻底，造成宫颈癌复发、转移等，最好有患者本人的签字为证。

【注意事项】

1. 医患沟通

（1）由于HPV感染是一种性传播疾病，因此许多女性对于进行HPV检查持有反感的态度，事实上她们也会因此承受巨大的精神压力。对于这种患者，如果医生怀疑有HPV感染，则必须耐心劝导，说明利害关系，争取患者同意接受检查。但是宫颈刮片必须常规进行，这是目前宫颈癌筛查最基础的一项内容。

（2）诊为HPV感染的患者，由于患者的病历也许会被其亲属尤其是配偶看到，为了避免不必要的家庭纠纷，减轻患者的痛苦，医生在患者的病卡上写下诊断的时候可以用英文名词（HPV infection）来表达，这样既做到病历的完整规范又有利于患者。

（3）宫颈癌手术前除了告诉患者麻醉手术意外等可能的并发症外，必须了解患者对生育的要求，如果患者有生育要求而又属于宫颈原位癌，可以进行宫颈锥切术或者放疗。但对于晚期患者治疗一般不考虑生育问题。

（4）由于国情的不同，国外要求医生明确告诉患者真实的病情，但在我国有的患者家属要求医生对患者隐瞒病情，以免造成患者巨大的精神负担，影响治疗效果，对于医生必须根据实际情况来做出判断。由于现在很多人对医学知识了解得较多，即使医生不向患者说明病情，患者在治疗的过程中也会对病情有所了解。这一点医生必须向家属说明，以避免不必要的矛盾。

2. 经验指导

（1）妇科检查时应轻柔，特别是用窥器检查易碰伤癌组织，引起大出血。

（2）临床分期必须在治疗之前确定，分期一经确定，其后不得变更，故应由有经验的医师根据仔细的临床检查而决定，疑决不下时，应划入较早期。

（3）对于患有不同种类、不同程度宫颈疾病的妇女，由于早期宫颈癌与它们无法在肉眼上进行区别，因此在临床上，对于中到重度宫颈柱状上皮异位的患者建议进行阴道镜检查，必要时进行活检，以期及时发现癌变。对于轻度宫颈柱状上皮异位的患者临床上往往比较忽视，但是其同样存在癌变的可能，因此必须定期进行宫颈刮片检查，必要时行阴道镜检查。

（4）诊断确定后对复发病例的治疗仍是手术、化疗或放射治疗。首先应分析以往治疗是否合理、恰当、彻底，再根据复发者全身与局部情况，选择适宜的某一疗法或综合疗法，对晚期病例应对症处理。手术后复发病例可选择放射治疗。

（5）Ⅰa期的诊断必须包括全部宫颈病变在内的宫颈切除或宫颈锥形切除、全子宫切除标本切片的显微镜检查以后才能确定。

（6）对于宫颈炎患者，如果宫颈柱状上皮异位达到中到重度，已经生育过的妇女在排除癌变后可以进行激光或者微波治疗，此种治疗效果比较明显，但这种治疗可能导致宫颈粘连从而不易受孕，因此没有生育过的妇女应当建议其生育后再进行物理治疗。

（7）随着宫颈癌患病的年轻化趋势，卵巢功能的保留和术后性功能的改善应受到重视。对于大多数宫颈癌患者来说，转移到卵巢者极少，保留卵巢对术后宫颈癌的发展也没有多大的影响，所以，对于 45 岁以下采用手术治疗者，只要卵巢外观正常，可保留一侧或双侧卵巢。采用放疗者，放疗前也可先用腹腔镜进行卵巢移位后再放疗。由于有些宫颈癌可侵犯阴道，进行手术治疗时多需切除一段阴道，术后阴道较短，将对性生活造成一定的影响，所以，对于年轻患者，可在手术的同时进行阴道延长术。

（8）治疗后需定期随访以观察疗效，最初每月 1 次；3 个月后每月 1 次；1 年后每半年 1 次；第 3 年后每年 1 次。如发现异常症状应及时到医院就诊。

（9）普及肿瘤知识、计划生育，注意科学避孕及性生活卫生。积极防治与宫颈癌相关的疾病，如治疗慢性宫颈炎、配偶切除过长包皮等。

四、子宫肌瘤

子宫肌瘤是女性生殖器中最常见的肿瘤之一，是子宫平滑肌细胞增生而引起的。发病率随年龄增长而增高，多见于 30～50 岁妇女。子宫肌瘤 90% 以上生长于子宫体部，仅少数（4%～8%）发生于子宫颈，根据肌瘤生长和子宫肌壁的关系可分为：肌壁间肌瘤、浆膜下肌瘤、阔韧带肌瘤、黏膜下肌瘤。子宫肌瘤常多个，也可单个发生。

【诊断】

（一）诊断

1. 月经改变，经期延长，月经量增多，有腹部包块，腹痛、腹胀、有下坠感，腰酸；出现压迫症状如尿频、尿急、便秘；白带增多等。

2. 典型的肌瘤能触及，一般在下腹中部，质硬，多不平整。腹壁薄的患者，肿瘤的轮廓可清楚摸到，甚至能看出其外形。妇科双合诊一般可较清楚摸出子宫肌瘤轮廓。肌瘤居子宫前壁或后壁者则前壁或后壁较突出；如果是黏膜下子宫肌瘤，则可能表现为整个子宫均匀增大。

（3）B 超检查是最简单、最准确、最迅速也是临床上最常用的诊断子宫肌瘤的方法。

（二）鉴别诊断

子宫肌瘤常易与下列疾病混淆，应予以鉴别。

1. 子宫腺肌病：子宫腺肌病的妇女，半数以上伴有继发性剧烈的渐进性痛经，常有原发性或继发性不孕。但很少超过 2～3 个月妊娠子宫。如伴有子宫以外子宫内膜异位症，有时可在后穹隆触到痛性小结节。此外还可试用孕激素治疗，观察其效果，以资鉴别。但子宫肌瘤合并子宫腺肌病者也不少见，约占肌瘤的 10%。B 超检查更有助于鉴别。其他无症状或 B 超未查出者，则往往经手术切除标本的病理学检查始能明确。

2．宫内妊娠：在妊娠前 3 个月，个别孕妇仍按月有少量出血，如误认为月经正常来潮而子宫又增大，往往错诊为肌瘤。应详细追问以往月经史（包括量的多少），有无生育史，年龄多大（年轻妇女的肌瘤机会更少）；还应注意有无妊娠反应。如为妊娠，子宫增大符合月经减少的月份；肌瘤者子宫较硬，此外妊娠者外阴、阴道着紫蓝色，子宫颈柔软，乳房胀感，乳晕增大。妊娠达 4 个月以后，可感胎动或听到胎心音，用手探触可感到子宫收缩。除病史、体征外，还可做妊娠试验或 B 超显像检查来鉴别。

3．卵巢肿瘤：浆膜下子宫肌瘤与实质性卵巢瘤，肌瘤有囊性变者与囊性卵巢瘤而张力很大者或卵巢瘤与子宫发生粘连者，在鉴别上存在一定困难。应详询月经史及腹部包块生长速度（恶性卵巢瘤较快），仔细做妇科检查，因腹壁紧张妇科检查不满意者，可借助于麻醉药品或止痛药检查。检查包括肛诊，注意子宫体能否与肿块分离，并可用子宫探针测量宫腔长度及方向。综合病史、检查加以分析。在鉴别有困难时，还可以肌内注射缩宫素 10U，注射后肿块有收缩者为子宫肌瘤，否则为卵巢肿瘤。大多数情况下，均可通过 B 超显像检查相区别。但有的须在手术中方能确诊。

4．子宫肥大症：此症也引起月经过多，子宫增大，易与小的壁间肌瘤或宫腔内黏膜下肌瘤混淆。但子宫肥大症常有多产史，子宫增大均匀，无不平结节，子宫增大常在 2 个月妊娠左右，探测宫腔无变形，亦不感觉有肿块存在。B 超检查见不到肌瘤结节。

5．盆腔炎性：包块子宫附件炎块紧密与子宫粘连常误诊为肌瘤。但盆腔炎性包块往往有分娩、早产或流产后急性或亚急性感染史，继以下腹痛、腰痛。妇科检查肿块往往是双侧性，较固定，压痛明显，而肌瘤多无压痛。包块虽与子宫关系密切，但仔细检查，往往可查出正常子宫轮廓。检查不清时，可探测子宫腔或做 B 超查协助鉴别。

【治疗】

治疗原则应根据患者年龄、生育要求、症状及肌瘤的大小等情况全面考虑。

1．子宫肌瘤一般无症状，<3 个月妊娠大小，可每 3～6 个月复查 1 次。若 40 岁以上出血量多或有不规则出血，应做诊刮排除恶变。

2．药物治疗：药物治疗的依据为子宫肌瘤系性激素依赖性肿瘤，采用拮抗性激素的药物可有效地抑制肌瘤的生长。

（1）雄激素：用以对抗雌激素，使子宫内膜萎缩，直接作用于子宫，使肌层及血管平滑肌收缩，减少出血。并使近绝经期患者提早绝经。常用药物有甲睾酮 Smg，每天 2 次，舌下含服，每个月用药 20 天。经期时肌内注射每天 25mg，连续 3 天，每月总量不超过 300mg，以免引起男性化。

（2）促性腺激素释放激素激动剂（GnRH-cx）：可抑制垂体卵巢功能，有效地降低雌激素水平，使肌瘤逐渐缩小，月经量减少或闭经，血红蛋白上升，从而纠正贫血状态。应用国产 GnRH-a（丙安瑞林）每天 150μg，皮下注射，卵泡期开始给药，或布舍瑞林滴鼻，每天 3 次，每次 300μg；或长效 GnRH-a，如醋酸亮丙瑞林 3.75mg，每个月 1 次，戈舍瑞林 3.6mg，每个月 1 次，连续 3～6 个月。不良反应为低雌激素症状，如潮热、出汗、头晕等症状，但很少有因此而停药者。对肝肾功能无影响，如用药不超过 6 个月，对血脂和骨质无影响。停止治疗后，肌瘤可长大。

（3）他莫昔芬：为抗雌激素药物，治疗子宫肌瘤可用 10mg，每天 2 次，连续服 3～6 个月，使用后月经量明显减少，肌瘤也能缩小，但停药后肌瘤又逐渐增大。不良反应与 LHRH 类似物相似。

（4）米非司酮：用法为每天 10mg，连续服用 3～6 个月，不良反应有轻微的低雌激素血症的症状，如潮热、关节轻微不适等。个别患者有时有氨基转移酶暂时升高，停药后降至正常。

3．手术治疗

（1）子宫切除术：适用于绝经前妇女、肌瘤大、出血症状严重者。手术疗效肯定，不会复发。

（2）肌瘤切除术：对年轻、需要保留生育能力的妇女可采用。为减少术中出血及缩小手术范围，尤其接近输卵管口的肌瘤，在术前应用 GnRH-a 治疗 1 个疗程，使肌瘤缩小后再行手术。

（3）宫腔镜：对小型黏膜下肌瘤可应用宫腔镜下肌瘤切除术。

【病情观察】

主要观察患者月经周期、月经量，有无膀胱直肠压迫症状，有无贫血等症状。

【病历记录】

1．门诊病历的书写：询问并记录患者的症状，包括月经史、腹部肿块、压迫症状、白带增多、腰酸、腰腹坠胀、生育史等。对所进行的检查，尤其是阴道双合诊和三合诊必须详细描述，包括肿块的大小、质地、活动性、压痛等，这些对临床诊断非常重要。对 B 超结果也需清楚写明。

2．住院病历的书写：除常规告诉患者手术和麻醉的风险外，子宫肌瘤的手术方法有多种多样，对于希望保留子宫、仅行肌瘤切除的患者，必须强调在肌瘤切除手术失败的情况下，做好子宫切除的准备，对这点患者必须同意并签字。同时必须告知患者如果进行保留子宫的手术，子宫肌瘤复发的可能性非常大，可能需要第二次手术。这些也应在病历中写明。

【注意事项】

1．医患沟通

（1）很多妇女把子宫作为女性的一种象征而拒绝行子宫切除术，即使在临床上切除手术困难很大，仍然要求只行肌瘤切除，对于这种患者必须事先告知手术风险，尤其强调在肌瘤切除手术失败的情况下，必须做好子宫切除的思想准备，否则临床医生不能贸然手术，以免带来不必要的医疗纠纷。

（2）一般对于年龄大于 45 岁的患者手术建议行子宫全切或次全切。对于年龄小于45 岁或者有生育要求的患者可以考虑行子宫肌瘤切除，当然还需要结合肌瘤数目、大小来决定。如果患者强烈要求保留子宫则必须告知子宫肌瘤复发的可能性非常大，有第二次手术的可能，让患者自己来权衡利弊，做出决定。

（3）对于希望生育的子宫肌瘤患者，在手术前需要向患者说明虽然保留了子宫，但是如果肌瘤较大，手术创面累及了子宫内膜也可能影响患者的生育能力，医生无法保证在子宫肌瘤手术后患者就能够正常生育。这一点希望患者能够理解。同时由于行肌瘤切除术后的瘢痕子宫随着妊娠月份的增大有子宫破裂的危险，尤其是行多个子宫肌瘤切除术的患者，这一点也必须告知患者。

2. 经验指导

（1）近年来子宫肌瘤的发病率在升高，这主要与人们生活水平的提高，对自己健康的重视有关，许多无症状的患者只是因为到医院普查才发现自己患有子宫肌瘤的，因此一般建议对 30 岁以上的妇女每年进行妇科体检，以期早日发现、早期治疗。

（2）子宫肌瘤的诊断一般没有太大的困难，B 超是最简单也是效果最好的检查手段，临床上对于怀疑有子宫肌瘤的患者必须行 B 超检查。

（3）由于子宫肌瘤是良性病变，而且与雌激素水平密切相关，因此对于围绝经期妇女如果患者的症状不明显，一般不建议手术，因为肌瘤可能随着激素水平的下降而缩小，除非造成严重的症状、药物无法控制或者肌瘤较大、估计缩小可能性较小或者出现并发症时才考虑手术。如有不规则的流血，就应该及时就医。

（4）根据子宫肌瘤生长的部位可以选择不同的手术方式。对于黏膜下肌瘤可以采取经阴道肌瘤切除手术或子宫切除术，浆膜下或肌壁间肌瘤可以采取腹腔镜下肌瘤摘除术或子宫切除术。

（5）当然，子宫肌瘤的治疗同样要采取个性化治疗，根据患者的年龄，对生育的需要，肌瘤生长的部位、数目而采取不同的治疗方式，不能一概而论。

（6）定期随访，一般 2～3 个月检查 1 次，包括妇科检查及 B 超检查。发现腹部胀痛、阴道排液增多和不规则阴道出血应立即就诊，往往有变性可能。尤其在绝经期前后更应积极随访，预防恶变。

五、子宫内膜癌

子宫内膜癌又称"子宫体癌"，是女性生殖道最常见的恶性肿瘤之一，占女性生殖道恶性肿瘤的 20%～30%，近年来国内外报道其发病率有增高趋势。

【诊断】

（一）临床表现

1. 子宫出血：绝经期前后的不规则阴道出血是子宫内膜癌的主要症状，常为少量至中等量出血，很少为大量出血。不仅较年轻或近绝经期患者易误认为月经不调，不及时就诊，即使医生亦往往疏忽。个别也有月经周期延迟者，但表现不规律。在绝经后患者多表现为持续或间断性阴道出血。子宫内膜癌患者一般无接触性出血。晚期出血中可杂有烂肉样组织。

2．阴道排液：因腺癌生长于宫腔内，感染机会较宫颈癌少，故在初期可能仅有少量血性白带，但后期发生感染、坏死则有大量恶臭的脓血样液体排出。有时排液可夹杂癌组织的小碎片。倘若宫腔积脓，可引起发热、腹痛、白细胞增多。一般情况也迅速恶化。

3．疼痛：由于癌肿及其出血与排液的淤积，刺激子宫不规则收缩而引起阵发性疼痛，占 10%～46%。这种症状多半发生在晚期。如癌组织穿透浆膜或侵蚀宫旁结缔组织、膀胱、直接压迫其他组织也可引起疼痛，往往呈难治性和进行性加重，且多从腰骶部、下腹向大腿及膝部放射。

4．其他：晚期患者自己可触及下腹部增大的子宫和（或）邻近组织器官，肿瘤可致该侧下肢肿痛，或压迫输尿管引起该侧肾盂输尿管积水或致肾脏萎缩；或出现贫血、消瘦、发热、恶病质等全身衰竭表现。

（二）诊断要点

1．绝经前后有不规则阴道出血或排臭液。

2．绝经后妇女子宫不萎缩反而饱满、变硬。

3．诊断性刮宫进行病理检查可以发现不同类型的癌细胞。

（三）鉴别诊断

1．围绝经期功能失调性子宫出血：主要表现为月经紊乱，如经量增多、经期延长、经间期出血或不规则流血等。妇科检查无异常发现，与内膜癌的症状、体征相似，临床上难以鉴别。

2．老年性阴道炎：主要表现为血性白带，需与内膜癌相鉴别。前者见阴道壁充血或黏膜下散在出血点，后者见阴道壁正常，排液来自宫颈管内。老年妇女还需注意两种情况并存的可能。

3．子宫黏膜下肌瘤或内膜息肉：多表现为月经过多及经期延长，应及时行分段刮宫、宫腔镜检查及 B 超检查等，有助于鉴别诊断。

4．原发性输卵管癌：主要表现为阴道排液、阴道出血和下腹疼痛。与内膜癌的鉴别是前者诊刮阴性，宫旁扪及块状物，而后者诊刮阳性，宫旁一般无块状物扪及。B 超检查有助于鉴别。

5．老年性子宫内膜炎合并宫腔积脓：常表现阴道排液增多，浆液性、脓性或脓血性。子宫正常大小或增大变软，扩张宫颈管及诊断刮宫即可明确诊断。扩张宫颈管后即见脓液流出，刮出物见炎性浸润，无癌细胞。内膜癌合并宫腔积脓时，除有脓液流出外，还能刮出癌组织，病理检查即能证实。但要注意两者并存的可能。

6．子宫颈管癌、子宫肉瘤：均表现有不规则阴道出血及排液增多。子宫颈管癌病灶多位于宫颈管内，宫颈管扩大形成桶状宫颈。子宫肉瘤一般多在宫腔内以致子宫增大，分段刮宫及宫颈活检即能鉴别。

【治疗】

子宫内膜癌以手术治疗为主，还可配合放疗、化疗及激素治疗。

1. 手术治疗：0 期癌宜行全子宫切除术；Ⅰ期癌应行全子宫及双附件切除术，并切除阴道黏膜 1～2cm；Ⅱ期癌应行广泛子宫切除术及盆腔淋巴结清除术。

2. 放射治疗：适用于有手术禁忌证或病情已不适宜手术者，或作为术前、术后的辅助治疗手段。

3. 化疗晚期不能手术或治疗后复发者可应用化疗，常用的药有氟尿嘧啶（5-Fu）、环磷酰胺（CTX）等。

4. 孕激素治疗：对晚期或复发癌，或年轻患者，早期癌或要求保留生育功能者，可用孕激素治疗。用药注意两点：一是剂量要大，二是用药时间要长。可用己酸孕酮 500～1000mg 肌内注射，每周 1 次，或甲羟孕酮 200～300mg 口服，每天 1 次，持续 3～6 个月。

5. 抗雌激素制剂治疗：他莫昔芬也可用以治疗子宫内膜癌。一般剂量为 10～20mg，每天 2 次口服，持续 3～6 个月。

【病情观察】

一旦发现子宫内膜癌，必须马上进行相应的治疗。作为恶性肿瘤，早期诊断和治疗对疾病的预后非常重要。手术后的患者必须注意定期复查包括妇科检查、血肿瘤标志物等，观察病情有无复发的迹象，有无异常的阴道流血，有无咳嗽、咯血、胸痛的表现等。

【病历记录】

1. 门诊病历的书写：询问并记录患者的症状，包括异常的阴道流血、排液。患者是否有高血压、糖尿病（这些都是子宫内膜癌的好发因素），记录其婚育史、绝经史等。对于围绝经期的妇女出现反复阴道流血，必须行阴道检查，必要时分段诊刮。这些处理必须在病历中体现出来，如果患者拒绝也应当注明，最好由其签字为证。

2. 住院病历的书写：在手术后必须要有病理报告，以最终确诊。对于术中手术范围，包括淋巴清扫范围，术者的印象，必须明确记录。这对于指导手术后的进一步处理非常有帮助。

【注意事项】

1. 医患沟通

（1）子宫内膜癌一旦确诊应首选手术治疗，一般行子宫加双附件切除，同时行淋巴清扫。由于手术范围比较大，相对来说其风险就大，因此术前必须如实告诉患者以及家属可能存在的危险性、并发症，尤其对年龄比较大的妇女。同时也让患者了解手术范围，做好思想准备。

（2）一般当患者知道自己患了癌症后往往表现出消极的情绪，甚至达到绝望的程度，这对于治疗非常不利。因此作为医生当确诊病情后最好先通知患者的亲属，然后由他们决定是否告诉患者，这虽然和国外一直遵行的患者知情权相违背，但是根据我国的国情，目前这样做还是有必要的。

2．经验指导

（1）近年来，由于肥胖、糖尿病患者越来越多，生育相对减少，这些都是子宫内膜癌的好发因素，因此其发病率也有所上升。

（2）对于围绝经期妇女出现不规则的阴道流血，临床上必须高度怀疑有癌变可能，其中最常见的就是子宫内膜癌。对于这种患者，应当首先建议 B 超检查，如果子宫内膜≥5mm，则建议其进行分段诊刮并送病理检查明确内膜性质。当然，如果未达到 5mm，也不能排除内膜癌，主要是考虑到其诊刮阳性率较低，但如果反复出现阴道流血则同样需要诊刮。

（3）诊断性刮宫是确诊内膜癌最准确的方法。如果病理结果阳性则诊断明确。对于阴性结果，如果经药物治疗后未见好转，因此必要时须进行第二次刮宫。这里要特别强调分段刮宫，把宫颈管内膜与子宫腔内膜分开，否则无法明确癌肿来源而导致误诊。

（4）手术治疗是目前对子宫内膜癌的重要治疗手段，主要是切除病变的子宫和产生雌激素的卵巢及尽可能多的盆腔结缔组织包括转移病灶，不考虑保留子宫。

（5）放射治疗目前多用于年老体弱或全身状况差、不适于手术（如伴严重高血压、糖尿病、心脏病等）以及较晚期的子宫内膜癌患者。手术治疗和放射治疗可以相结合，只是在时间上有所先后，可以是先放疗然后手术，也可以是手术当中放疗或者手术后放疗，这需要根据患者情况来加以选择，但最终的目的总是最大程度地消灭癌灶。

（6）对患子宫内膜癌的患者，一般统计 5 年存活率：Ⅰ期 75%～85%，Ⅱ期 50%，Ⅲ期 30%，Ⅳ期 5%，复发率在 10%～20%，故定期复查，绝大多数在 3 年以内复发。如治疗 5 年后无复发迹象，则以后复发的机会很小。

（7）根据某些可能和发病有关因素及能识别其癌前病变，应普及防癌知识，组织定期防癌检查对可疑者应定期随诊，对功血或围绝经期综合征患者，慎用雌激素治疗，以免内膜过度增生，对子宫内膜增生的患者，宜及时应用孕激素，再行诊刮送病检决定治疗方案。

六、输卵管恶性肿瘤

输卵管恶性肿瘤，有原发和继发之分。原发性肿瘤包括原发性输卵管腺癌（卵管癌）、极其罕见的鳞癌、肉瘤、绒毛膜癌、恶性中胚叶混合瘤、癌肉瘤、恶性畸胎瘤等；继发性肿瘤多由腹腔内其他脏器的恶性肿瘤转移至输卵管而形成，其症状、体征及治疗皆取决于原发病灶。本节重点介绍输卵管癌。输卵管癌发病率占女性生殖器官恶性肿瘤的0.1%～1.8%，5 年存活率为 5%～25%。其发病原因至今未明，因患者常伴发慢性输卵管炎及不孕症，故有人认为本病可能与输卵管炎有关。因其临床少见而症状不典型，长期以来被认为是最难确诊的恶性肿瘤之一。

【诊断】

（一）症状

1．阴道排液：阴道排液是输卵管癌最常见而且最具特征性的症状。排液常呈阵发性，排液性质不一，排液量或多或少，排液呈浆液性黄水，有时呈血性，一般无臭味。当输卵管癌有坏死或浸润血管时，均可产生阴道流血。

2．腹痛：多发生于患侧，为钝痛，经过一阶段后逐渐加剧而且呈痉挛性绞痛。当阴道排出水样或血样液体后疼痛缓解。

3．腹部肿块：部分患者可扪及下腹肿块。

4．外溢性输卵管积液：指疼痛缓解，肿块消失，伴有阴道大量排液的现象。

5．其他：输卵管癌肿增大压迫附近器官或癌肿盆腹腔转移时可出现腹胀、尿频、肠功能紊乱及腰骶部疼痛等。部分患者有腹腔积液，移动性浊音阳性。

（二）体征

输卵管位于盆腔，体征不典型。妇科检查可扪及肿块，肿块小者 3～4cm，多呈长椭圆形，大者平脐，呈实性或囊实性，一般表面光滑，位于子宫一侧或后方，活动受限或固定不动。

（三）辅助检查

1．实验室检查：有学者报道，在本病症状出现之前 3～11 个月即有 CA125 水平升高，因此 CA125 的测定可作为输卵管癌诊断及预后的重要参考指标。另有人发现患者 CA199、CEA 均可升高。

2．特殊检查

（1）细胞学检查：如阴道脱落细胞学检查找到癌细胞，特别是腺癌细胞，而宫腔及子宫颈管检查均阴性，则输卵管癌诊断可成立，但诊断阳性率在 5% 以下。重复涂片检查，用子宫帽或月经杯收集排出液，直接进行宫腔吸刮或后穹隆取材可提高阳性率。

（2）诊断性刮宫即子宫内膜检查：持续存在不能解释的异常阴道排液、不规则的子宫出血、宫腔探查未发现异常，刮出内膜检查阴性，则应想到输卵管癌可能。若内膜检查发现癌灶，虽然首先考虑子宫内膜癌，但亦不能排除输卵管癌向宫腔脱落和转移的可能。

（3）B超检查：可确定肿块的部位、大小、性质及有无腹水等，但难与输卵管脓肿、异位妊娠及卵巢肿瘤相区别。

（4）宫腔镜的检查：检查时应特别注意输卵管的开口处，并吸取输卵管内液体进行细胞学检查，同时观察子宫内膜情况，有无肿瘤存在。

（5）腹腔镜检查：可在直视下了解盆腔内的情况。在早期输卵管癌可见到输卵管增粗，外观为输卵管积水呈茄子状。如癌灶已穿破输卵管壁或已转移至周围脏器，可直接见到赘生物。应用腹腔镜检查提高了术前诊断率，但能经腹腔镜检查发现的输卵管癌已不是早期。

（6）CT 及 MRI：如有条件可做 CT 或 MRI 检查。腹部及盆腔的 CT 检查能确定肿块的性质、部位、大小、开关以及种植和转移在腹膜上的肿瘤，并可了解腹膜后淋巴有无转移。

（四）诊断要点

1．病史：有慢性生殖器官炎症史，可有原发或继发不育史。

2．发病年龄以 50～60 岁居多，尤以绝经后为多见。

3．阴道排液水样、色黄或血性。

4．阴道不规则流血：表现为绝经后少量出血或经期不规则出血。

5．下腹疼痛：表现为一侧钝痛及酸痛，如阴道大量排液时，可发生剧烈的疼痛。

6．肿块：部分患者可扪及腹部肿块，肿块有时可随排液的多少而发生大小的变化，有时甚至消失。

7．晚期可出现腹腔积液、恶病质。

8．妇科检查：子宫一侧或后方可扪及大小不等的固定肿物，似腊肠或形态不规则，质偏实或呈囊性，无压痛。

9．阴道细胞涂片检查：可找到腺癌细胞，如临床能排除子宫内膜及颈管内膜癌，则可诊断为本病。

10．诊断性刮宫：分段诊刮和探查宫腔，以除外宫腔、颈管的癌瘤。

11．病理检查：输卵管切片可见管壁增厚，腔内充满灰白色乳头状或颗粒状癌细胞，常伴感染、坏死及暗棕色浑浊脓样液体。输卵管癌按肿瘤增生分化程度分为乳头状腺癌、乳头小泡状腺癌及小泡髓样癌三级，以后者分化最差，预后最差。

12．B 超及 CT 检查：可明确肿块的部位、大小、性质及有无腹腔积液等。

13．内镜检查：可协助除外卵巢、宫体及宫颈的恶性肿瘤。

14．临床分期参照卵巢癌的分期办法。

（五）鉴别诊断

1．输卵管积水：少数病例也可能由于积液，腔内压力过大，积液冲出峡部自阴道排出，但排出液清澈。妇科检查时肿块囊性感强，表面光滑，活动性大。

2．良性输卵管乳头癌：中、晚期亦有阴道排液，但通过 CT 及 B 超检查，可明确肿块的存在，病检无恶性变化。

3．卵巢肿瘤：卵巢肿瘤多呈球形，一般无阴道排液现象。而输卵管则常呈腊肠形或椭圆形，甚少巨大者。除腹腔镜检查外，一般检查在术前极难区别输卵管肿瘤与卵巢肿瘤。B 超下见到正常卵巢形态以及对肿瘤形态及供血状况的描述常有助于鉴别诊断。

4．子宫内膜癌：可有阴道流液，但多为阴道流血，诊断性刮宫较子宫内膜活检更具有鉴别诊断价值。

5．附件炎性肿块：输卵管脓肿及输卵管卵巢积水在外形上难与输卵管癌鉴别，但炎性肿块常伴有周围的粘连，管腔内为黄色液体或脓液，无乳头或髓样组织，剖开标本即可与输卵管癌区别。

6. 输卵管妊娠：常伴有停经史，有腹痛及内出血等急腹症的表现，血β-hCG 升高，剖开输卵管见内有胚囊或胎盘组织。

【治疗】

1. 手术治疗是输卵管癌最根本的治疗方法，可经腹行全子宫加双附件、大网膜及阑尾切除术。术中应注意：

（1）已有转移的肿块，应争取切除；可疑病灶可做冰冻切片病理检查，有阳性发现者亦应尽可能切除。

（2）常因盆腔有广泛严重粘连，一般不主张行盆腔淋巴结清除术。

2. 放射治疗：为术后辅助治疗，一般多用外照射。

3. 化学药物治疗：尚无成熟系统的方案，药物选择和用法可参考"卵巢癌"。

【病情观察】

对于手术刚结束的患者，主要是观察患者血压、脉搏、尿量等，对症处理；对于化疗患者则需观察血常规、胃肠道反应等；出院患者要定期随访，定期对盆腔及腹腔进行检查，包括双合诊检查、三合诊检查、B 超及 CT 检查等肿瘤标志物水平的变化。

1. 术后患者监测：术后需注意观察患者意识状态，血压、心率、脉搏、呼吸情况，体温波动情况，腹部伤口及引流情况，保留导尿期间注意尿色、尿量，记录 24 小时出入液量。

2. 化疗患者监测：化疗期间注意观察有无局部组织坏死，血栓性静脉炎等并发症，并根据所选用的化疗方案中所包含化疗药物的主要不良反应重点观察造血系统、消化系统、泌尿系统、心血管系统、呼吸系统等方面的变化情况。

3. 放疗患者监测：放疗中或放疗后不久由于射线照射可产生放射反应，需注意患者有无乏力、食欲下降，有无血便、血尿及血象改变情况。

4. 术后随访患者：术后患者随访肿瘤标志物以判断疗效，定期对盆腔及腹腔进行检查，包括双合诊检查、三合诊检查、B 超及 CT 检查，监测血 CA125 变化。

【病历记录】

1. 门诊病历的书写

（1）要详细询问并记录患者的症状及发生时间，对所进行的检查，如 B 超、分段诊断性刮宫、阴道脱落细胞学检查及随访患者的 B 超等要进行详细记录。即使是阴性结果，也要予以记录。

（2）如果患者拒绝检查，在劝说无效后进行书面记录，最好能有患者本人的签字。

（3）随访患者监测肿瘤标志物以判断疗效，定期对盆腔及腹腔进行检查，包括双合诊检查、三合诊检查、B 超及 CT 检查，详细记录各项检查结果。

2. 住院病历的书写

（1）对于患者的病情变化、辅助检查以及所采取的治疗方案,特别是手术方式和(或)

化疗方案要详细记录在病史中。如果患者或其家属拒绝输血或拒绝进行化疗，需要患者知情同意并签字。

（2）放化疗患者详细记录放化疗不良反应，并记录相关检查结果。

（3）对于所切除的组织器官，一定要有病理报告的记录，这是对所切除器官的证明，也是最后确诊及以后进一步治疗的依据。

【注意事项】

1. 医患沟通

（1）患者的免疫功能与情绪、精神状态有着密切的关系，情绪忧伤、精神压抑能抑制自身免疫系统的正常功能，降低机体抗病能力，使肿瘤迅速发展，严重的可加速患者死亡。因而，在治疗恶性肿瘤的同时，要帮助患者了解病情，树立信心，并主动配合治疗。

（2）患者的心理状态和对手术的理解程度对确定手术十分重要。治疗中多数患者对手术存在种种恐惧，主要是由于手术和麻醉带来的痛楚和不适造成的，同时担心手术能否将肿瘤彻底切净，一些绝经前患者害怕手术切除子宫和卵巢后出现性征改变甚或变成男性等。针对这种焦虑和恐惧，医生和护士应给予详细的术前咨询，耐心地告诉患者现代先进的麻醉技术可使患者在完全没有痛楚的情况下经历任何大型手术，并介绍手术将如何进行、手术切除的范围。应说明输卵管恶性肿瘤手术范围较大，创面较广，术中出血多时为挽救生命可能要输血。有时还必须使患者有必要的思想准备：为了切除癌瘤必须切除一段肠管，行腹部人工肛门。这些情况术前必须有患者本人同意并签字（或委托家属签字），而后方可施行手术。医生在给患者讲解时，应持亲切、关心的态度，而且充满信心，说明所做的一切都是为了切净肿瘤而力争取得良好效果，使患者感到医生所做的一切都是必要的，对医生更加信任并主动配合。

（3）化学药物在杀伤肿瘤细胞的同时也损伤了正常的组织细胞，可产生一系列不良反应。鉴于患者对化疗不良反应的紧张、忧虑，医生应该告诉患者化疗的必要性，解释手术虽然彻底，但散落的瘤细胞需要用辅助的化疗或放疗才能杀死，从而减少复发的可能性。并且说明，化疗或放疗的不良反应是可以通过药物来减轻、控制的，某些不良反应如脱发等在化疗停止后可自行恢复。鼓励患者坚持治疗并按时完成各个疗程，并告之中断治疗则前功尽弃及将产生的严重后果，坚持治疗可使一些不能切净的肿瘤消退达到痊愈。

（4）患者常对放射治疗有较多的疑虑，例如，认为放疗不是根治方法、复发较多等。医生需耐心向患者解释，各期患者都可选择放疗，所以有一些晚期患者治疗后效果不好并不是放疗的原因，而是其他所有治疗方法效果都不好的缘故。至于在放疗期间（一般 4～6 周）所出现的种种放疗反应或不良反应，更是加重患者的疑虑，更需对患者做详细的解释、说明，使她（们）知道放疗也是治疗癌症的一种重要而常用的方法，对患者身体不会有大的影响，并让她（们）知道这种治疗方法对疾病的治愈是必要的，是有效的方法。

（5）妇科癌症患者在治愈后恢复正常的性生活，不仅对保持家庭、夫妻关系是必要的，而且对患者自身的长远康复和健康也是十分重要的。有的患者认为子宫附件切除就失去了女性特征，性生活会造成癌症的复发，疑心生殖系统肿瘤会传染，有的丈夫对妻子接受生殖器官切除手术心里郁闷，对以后的性生活感到忧虑或自责。医护人员应尽力避免使患者和其丈夫改变他们的性关系，应对患者夫妇做出具体的指导，如何时性交为好，性交前必要的准备，治疗后初期性交的方式、方法等。

（6）对于年轻要求保留生育功能者，若通过病史、症状、体征及辅助检查综合分析，有保守性手术指征，根据患者意愿可行保守性手术，但需告知手术不彻底及术后肿瘤复发转移等可能性，患者及家属知情同意，签字后手术。

（7）出院患者要落实随访时间，术后1年内每个月1次，术后2年每3个月1次，术后3~5年视病情4~6个月1次，5年以后者每年1次。

2．经验指导

（1）输卵管癌少见，肿瘤发展早期症状很不明显，下腹疼痛不适，常伴有其他不同的盆腔疾病，常误诊为绝经期的内分泌功能紊乱。若能对此病有一定的认识，提高警惕，经常考虑到它的临床特征，并通过进一步的辅助检查，可能在术前做出早期诊断。

（2）由于输卵管癌的病例甚少，迄今尚无有关治疗的前瞻性研究。手术是治疗输卵管癌的主要手段。应根据患者的病变范围、临床分期及对生育的要求等因素综合考虑手术方式。

（3）手术时应认真进行手术分期，仔细探查盆、腹腔各部，并进行腹腔积液或腹腔冲洗液细胞学检查，还应探查横膈部位、肝脾及胃肠道。由于癌细胞易通过输卵管伞端或浆膜面脱落至腹腔，因此腹水或腹腔冲洗液的细胞学检查甚为重要。

（4）因术后残余肿瘤大小与预后相关，术中应尽最大可能使残余肿瘤减少到最低限度，最好是完全没有残余肿瘤。

七、卵巢肿瘤

卵巢肿瘤是妇科常见的肿瘤，发病年龄广泛。卵巢肿瘤不仅组织学类型繁多，而且有良性、交界性及恶性之分。恶性肿瘤的发病率已占女性生殖器恶性肿瘤的第三位，严重地威胁着妇女的健康。卵巢恶性肿瘤的转移特点：往往外观局限的肿瘤，在腹膜、大网膜、腹膜后淋巴结、横膈等部位已有亚临床转移。其转移途径主要通过直接蔓延及腹腔种植，淋巴道也是重要转移途径。

【诊断】

（一）诊断

1．病史：卵巢良性肿瘤常见于生育年龄妇女，而恶性肿瘤则多见于40岁以上女性，生殖细胞来源的肿瘤则常见于年轻妇女甚至青春期前女性。

2．临床表现：卵巢肿瘤早期多无明显症状，开始可有腹胀、不适感，待肿物长大后可产生压迫症状，如尿频、排尿困难、大便不畅等。如为恶性肿瘤，因浸润较快，常有腹痛，并伴有腹腔积液。若功能性肿瘤，则临床上常表现出女性化或男性化症状。

3. 并发症

（1）蒂扭转：是妇科常见的急腹症，常发生于瘤蒂长、中等大小、密度不均、活动度大的肿瘤，如畸胎瘤、纤维瘤等。其主要症状是下腹剧痛，呈绞痛，伴恶心、呕吐。双合诊检查可触及肿物，张力大，不活动，有明显压痛。本病一经诊断需立即手术治疗。

（2）囊肿破裂：分为外伤破裂与自然破裂两种。肿瘤破裂后引起剧烈腹痛，伴恶心、呕吐，严重时导致内出血，肿物轮廓消失。如肿瘤发生破裂应立即剖腹探查，清洗腹腔，将肿物全部切除。切除标本送病理。

（3）感染：感染后患者发热、腹痛，肿物有明显压痛，白细胞总数升高。首先应用抗生素治疗，如短期不能控制应及时手术。

（4）恶变：若肿物在短期内生长迅速，患者有食欲缺乏、消瘦等症状，检查时肿物明显增大，软硬不均，应尽早手术切除。

4. 辅助检查：B超可探及附件肿块，明确肿瘤大小、部位、形态，提示肿瘤性质。肿瘤标志物虽然无特异性，但是卵巢恶性肿瘤患者 AFP、hCG、CEA、LDH 等常可有不同程度的升高，术前检测这些肿瘤标志物不仅有助于诊断和鉴别，更有助于术后病情监测。影像学检查则有助于判断有无盆腹腔转移及淋巴转移。

5. 组织病理学检查：这是确诊的依据。确定卵巢肿瘤组织来源有助于肿瘤的病理分型及治疗。

6. 肿瘤分期

Ⅰa 期：肿瘤限于一侧卵巢，无腹腔积液，表面无肿瘤，包膜完整。

Ⅰb 期：肿瘤限于两侧卵巢，无腹腔积液，表面无肿瘤，包膜完整。

Ⅰc 期：Ⅰa 或 Ⅰb 肿瘤，但一侧或双侧卵巢表面有肿瘤；或包膜破裂；或出现腹腔积液含恶性细胞；或腹腔冲洗液阳性。

Ⅱ 期：一侧或双侧卵巢肿瘤，伴盆腔内扩散。

Ⅱa 期：蔓延和（或）转移到子宫和（或）输卵管。

Ⅱb 期：蔓延到其他盆腔组织。

Ⅱc 期：Ⅱa 或 Ⅱb 期肿瘤，但一侧或双侧卵巢表面有肿瘤；或包膜破裂；或出现腹腔积液含恶性细胞；或腹腔冲洗液阳性。

Ⅲ 期：一侧或双侧卵巢肿瘤，盆腔外有腹膜种植和（或）后腹膜或腹股沟淋巴结阳性，肝表面转移定为Ⅲ期。

Ⅲa 期：肿瘤肉眼所见限于真骨盆，淋巴结阴性，但组织学腹膜表面有显微镜下种植。

Ⅲb 期：一侧或双侧卵巢肿瘤，有组织学证实的腹膜表面种植，其直径无一超过 2cm，淋巴结阴性。

Ⅲc 期：腹腔种植直径＞2cm 和（或）后腹膜或腹股沟淋巴结阳性。

Ⅳ期：一侧或双侧卵巢肿瘤有远处转移。胸腔积液如有癌细胞为Ⅳ期，肝实质转移为Ⅳ期。

（二）鉴别诊断

1. 卵巢良性肿瘤鉴别诊断

（1）子宫块状物：生育年龄妇女有盆腔肿块必须先除外妊娠。子宫肌瘤常是分散的、圆形、实质性、单个或多个的肿瘤。长在阔韧带内的肿瘤与子宫下段仅有细蒂相连，易与卵巢或输卵管的块物混淆，B超有助于诊断。子宫腺肌瘤及子宫内膜癌也都可引起子宫增大，表面不规则，但可有继发性进行性痛经、月经量增多或阴道不规则出血。

常见的有卵泡囊肿、黄体囊肿、黄素囊肿、卵巢内膜样囊肿等。①卵泡囊肿患者通常没有排卵，卵泡内充满清澈液体形成囊肿，囊壁为颗粒细胞覆盖，直径可达10cm，卵泡囊肿常在4～6周自然吸收、消退。一般无症状，仅在妇科检查或剖宫产时偶然发现，仅个别患者因持续卵泡分泌雌激素引起子宫内膜增生过长，绝经后阴道出血等。②黄体囊肿多发生于生育年龄的妇女，囊肿可自行消退，患者可有月经延迟，妇科检查可扪及一侧附件增大，囊肿破裂则引起急腹症。③黄素囊肿在正常妊娠时较少见，但多见于葡萄胎及绒毛膜癌等血β-hCG水平较高者，常于滋养细胞疾病病灶彻底清除后2个月内消失，可无临床症状，有腹胀或腹痛，发生扭转或破裂可引起急腹痛症状。④卵巢内膜样囊肿患者常有盆腔隐痛不适、进行性加重的痛经、月经失调、不孕或性交痛等，妇科检查触及后位子宫，宫骶韧带部位、后穹隆及宫体后壁等扪及触痛性结节。B超见囊内有点状细小絮状光点，CA125升高，但常低于65U/mL，极少超过100U/mL。

（3）输卵管肿块：输卵管和卵巢位置接近，输卵管来源的肿块易与卵巢肿块混淆。①输卵管炎块患者多有急性盆腔炎史，主诉下腹隐痛、腰酸、不规则阴道出血，两侧附件区形成囊性包块，不活动，抗感染治疗有效。②输卵管妊娠者多有短期停经史，不规则阴道出血、急性腹痛等。尿妊娠试验阳性或可疑阳性，也有阴性者。后穹隆穿刺或腹腔镜检查有助于鉴别诊断。③卵巢冠囊肿位于含有输卵管的阔韧带内，输卵管系膜和卵巢门之间。一般无症状，仅在妇科检查或术中发现。囊肿多为单房，充满清液。

（4）腹腔积液：大量腹腔积液应与巨大卵巢囊肿鉴别，腹腔积液常有肝病、心脏病史，平卧时腹部两侧突出如蛙腹，叩诊腹部中间鼓音，两侧浊音，移动性浊音阳性；B超检查见不规则液性暗区，液平面随体位改变，其间有肠曲光团浮动，无占位性病变。巨大囊肿平卧时腹部中间隆起，叩诊浊音，腹部两侧鼓音，无移动性浊音，边界清楚；B超检查见圆球形液性暗区，边界整齐光滑，液平面不随体位移动。

2. 卵巢恶性肿瘤的鉴别诊断

（1）子宫内膜异位症：异位症形成的粘连性肿块及直肠子宫陷凹结节与恶性肿瘤很难鉴别。前者常有进行性痛经、月经失调、不孕或性交痛。妇科检查触及后位子宫、宫骶韧带部位、后穹隆及宫体后壁等扪及触痛性结节。B超检查、腹腔镜检查是有效的辅助诊断方法，必要时应剖腹探查确诊。

（2）结核性盆腹膜炎：常伴有腹腔积液、盆腹腔内粘连性块状物形成。多发生于年轻、不孕妇女，伴月经稀少或闭经。患者多有肺结核史，有消瘦、乏力、低热、盗汗、食欲缺乏等全身症状。妇科检查肿块位置较高，形状不规则，界限不清，不活动。叩诊时鼓音和浊音分界不清。X线胸片检查、B超检查、胃肠道检查多可协助诊断，必要时行剖腹探查取活组织检查确诊。

（3）原发性输卵管癌：极少见，部分患者有阴道排液、腹胀、腹痛三联征，B超检查、腹腔镜检查有助于诊断，最后确诊有待于术中所见及组织病理学检查。

（4）生殖道以外的肿瘤：卵巢肿瘤需与腹膜后肿瘤、直肠癌、乙状结肠癌等相鉴别。后腹膜肿瘤常固定不动，位置低者使子宫、直肠或输尿管移位。肠道恶性肿瘤多见于老年妇女，常有便血、贫血及大便习惯改变，纤维结肠镜及钡剂灌肠有助于鉴别诊断。

（5）慢性盆腔炎：有流产或产褥感染病史，有发热、下腹痛，妇科检查附件区有包块及组织增厚、压痛、片状块物达盆壁。用抗生素治疗后症状缓解，块物缩小。

（6）其他：盲肠及乙状结肠部位的粪块有时会被误认为是卵巢肿瘤，应该在清洁肠道后再进一步检查。充盈的膀胱也需与卵巢肿瘤鉴别。

【治疗】

1. 良性卵巢肿瘤的治疗：良性者只切除卵巢肿瘤即可。在手术时一定要检查对侧卵巢情况，必要时做冰冻切片病理检查。

2. 恶性卵巢肿瘤的治疗：对恶性卵巢肿瘤要采取手术、化疗及放疗等综合措施。

（1）手术治疗：手术治疗是恶性卵巢肿瘤的首选方法。其手术范围要广，一般应行全子宫、双附件加大网膜切除。必要时还应清除盆腔淋巴结，对晚期癌患者应行肿瘤细胞减灭术，即除生殖器外，还应尽量切除转移病灶，使其残留的病灶<2cm，以利术后化疗。

（2）化疗：化疗是卵巢癌综合治疗的主要手段之一。术前应用可减少手术转移，并可能使一些不能切除的肿瘤缩小，粘连减轻，得以手术。术后应用可以消除手术区及血液中散在的癌细胞，预防肿瘤转移、扩散，并可能控制或消除残余肿瘤。

常用的化疗药有顺铂、阿霉素、环磷酰胺、氟尿嘧啶等。目前提倡大剂量联合用药，较为常用的是 PAC 及 VAX 方案。

腹腔内化疗对控制腹腔积液及消除小的病灶具有良好的作用。且不良反应较全身用药为轻，故目前应用较为普遍。

将顺铂 $100mg/m^2$ 加入生理盐水 2100mL 中，缓慢注入腹腔，保留 4 小时后排出。同时行静脉水化，使每小时尿量达 150mL；静脉滴注硫代硫酸钠 $4g/m^2$，以保持骨髓干细胞及减轻肾毒性。每 3 周重复疗程。

在肿瘤患者的化疗过程中，应严密观察药物的毒性反应，密切注意骨髓、肝、肾、心、肺及神经系统有无严重反应，一旦发现应及时减少药量或停药，防止因不可逆的毒性反应而致死。

（3）放疗：放疗是综合治疗中的辅助疗法。可使病灶缩小、症状减轻，常用的放疗方法有 ^{60}Co 外照射和 ^{32}P 内照射。

【病情观察】

1. 术后患者监测：卵巢良性肿瘤手术治疗一般比较简单，创伤小，危险性不大，术后并发症少，易于恢复健康，术后不需要特殊监护，而卵巢恶性肿瘤则正好相反，术后需注意观察患者意识状态、血压、心率、脉搏、呼吸情况、体温波动情况，腹部伤口及引流情况，保留导尿期间注意尿色、尿量，记 24 小时出入液量。

2. 化疗患者监测：化疗药物在杀伤肿瘤细胞的同时，也杀伤正常组织细胞而产生一系列的化学治疗不良反应。化学治疗期间应注意观察有无局部组织坏死，血栓性静脉炎及造血系统、消化系统、泌尿系统、心血管系统、呼吸系统等的变化情况。

3. 放疗患者监测：放疗中或放疗后不久，由于射线照射可产生放射反应，需注意患者有无乏力、食欲降低，有无血便、血尿及血象改变情况。

4. 术后随访患者：术后患者应随访肿瘤标志物以判断疗效，定期做妇科检查及 B 超检查，及时发现复发或转移。

【病历记录】

1. 门诊病历的书写

（1）要详细询问并记录患者的症状、月经史、生育情况、职业、家族史及过去史，注意患者有无结直肠癌、乳腺癌、子宫内膜癌史，其亲属有无妇科肿瘤史。对所进行的检查，包括妇科检查、B 超检查及血 CA、血 AFP、血 hCG，均要进行详细的记录。

（2）随访的患者须告知下次复诊时间。

（3）如果患者拒绝检查，在劝说无效后应进行书面记录，最好能有患者本人签名。

2. 住院病历的书写

（1）对于患者病情变化、辅助检查以及所采取的治疗方案，特别是手术方式、化疗方案或放疗方案都应详细记录在病史中。如果患者或其家属拒绝输血、放化疗等，必须患者知情签字。

（2）对放化疗患者应详细记录放化疗不良反应，并记录相关检查结果。

（3）对所切除的组织器官必须要有病理报告的记录，这是对所切除的组织器官和所患疾病的证明，同时也是进一步治疗的依据。

【注意事项】

1. 医患沟通：同输卵管恶性肿瘤内容。

2. 经验指导

（1）卵巢"三联征"指：①40 岁以上妇女；②出现胃肠道症状，如腹胀、腹痛等；③卵巢功能障碍。"三联征"不能用来诊断卵巢肿瘤及区别其性质，但至少应引起医生的重视而做进一步检查。

（2）超声检查已经广泛用于临床可疑盆腔包块的诊断与鉴别诊断。超声用于筛查临床前期卵巢癌，其敏感性明显同于 CA125，但值得注意的是它的特异性。

（3）年轻妇女查到卵巢有压痛的囊性块状肿物、直径在 5cm 左右或以下者，可以观察 2 个月经周期，一般功能性囊肿在 8 周内会自然缩小；如果块状肿物不缩小，反而增大，就需进一步检查。

（4）年轻妇女如块状肿物＞5cm，必须认真对待，50%的卵巢实质性肿瘤是恶性的，不管年龄多大，必须积极处理。

（5）绝经后妇女如扪及卵巢或增大的卵巢必须考虑是否有卵巢癌，应立即做腹腔镜检查或剖腹检查。

（6）卵巢肿瘤恶变机会多，即使是良性肿瘤，也可以有恶性变，而向腹腔各脏器或浆膜种植。

（7）卵巢恶性肿瘤与一般癌不同，有转移或已广泛转移的病例，并非都是"不治之症"，1/4 以上的患者尚有存活机会，故不应放弃手术。

（8）腹腔积液多的患者，应于术前先缓慢放净腹腔积液，最好是术前 1～2 日放腹腔积液，否则手术时吸出腹腔积液速度太快易发生休克并发症，以致影响手术的进行。

（9）患者的免疫功能与情绪、精神状态有着密切的关系，情绪忧伤、精神抑郁能抑制自身免疫系统的正常功能，降低机体抗病能力，使肿瘤迅速发展，严重的可加速患者死亡。因而，在治疗恶性肿瘤同时，要帮助患者了解病情，树立信心，并主动配合治疗。

八、葡萄胎

葡萄胎亦称"水泡状胎块"，是指妊娠后胎盘绒毛滋养细胞异常增生，终末绒毛转变成水泡，水泡相连成串，形如葡萄得名。葡萄胎分为完全性和部分性两类，其中大多数为完全性葡萄胎，且具较高的恶变率；少数为部分性葡萄胎，恶变罕见。两类葡萄胎从发病原因至临床病程均不相同。

【诊断】

（一）诊断要点

根据停经后不规则阴道出血，子宫异常增大、变软，予宫 5 个月妊娠大小时尚摸不到胎体、听不到胎心、胎动，应疑诊为葡萄胎。妊娠剧吐、孕 28 周前的先兆子痫、双侧卵巢囊肿均支持诊断。若在阴道排出血液中查见水泡状组织，葡萄胎的诊断基本可以肯定。

（二）辅助检查

诊断有疑问时做下列辅助检查：

1. 绒毛膜促性腺激素测定：葡萄胎时血β-hCG 超过 100U/L，常高达 1500～2000U/L，且持续不降。

2. 超声检查为重要的辅助诊断方法，应用最多。

（1）B 超检查：正常妊娠在孕 4～5 周时，可显示妊娠囊，至孕 6～7 周可见心管搏动。葡萄胎时则见明显增大的子宫腔内充满弥漫分布的光点和小囊样无回声区，仪器分辨率低时呈粗点状或落雪状，但无妊娠囊可见，也无胎儿结构及胎心搏动征。

（2）超声多普勒探测胎心：正常妊娠最早在孕 6 周时可听到胎心音，孕 12 周后阳性率达 100%，在葡萄胎只能听到子宫血流杂音。

（三）鉴别诊断

1. 流产：不少病例最先被误诊为先兆流产。流产有停经史及阴道出血症状，妊娠试验可阳性，而葡萄胎患者子宫多大于同期妊娠子宫，孕期超过 12 周时 hCG 水平仍高。B超图像显示葡萄胎特点。

2. 双胎妊娠：子宫较同期单胎妊娠大，hCG 水平亦稍高，易与葡萄胎混淆，但双胎妊娠无阴道出血，B超显像可确诊。

3. 羊水过多：可使子宫迅速增大，虽多发生于妊娠后期，但发生在中期妊娠者需与葡萄胎鉴别，羊水过多时不伴阴道出血，hCG 水平较低，B超显像可确诊。

【治疗】

1. 一般治疗：葡萄胎一经确诊，原则上应立刻处理。但如伴严重的并发症，如重度妊娠高血压综合征、心力衰竭、重度贫血、甲状腺功能亢进症（甲亢）等，则应先处理并发症，待情况好转后再处理葡萄胎。不过也不宜等待过久，因葡萄胎不排除，一般情况也难恢复。

2. 手术治疗

（1）葡萄胎组织的清除：目前最常用的方法是吸刮术，在患者情况稳定后清宫。吸刮术手术时间短，出血量少，不易发生子宫穿孔，比较安全。手术处理之前，首先应仔细做全身检查，注意有无休克、先兆子痫、甲状腺功能亢进症、肾功能损害、电解质紊乱、贫血及有无宫腔内感染。葡萄胎子宫大而软，清宫时出血较多，也易穿孔，所以清宫应在手术室内进行，在输液、备血情况下，充分扩张宫颈管，选用大号吸管吸引。待葡萄胎组织大部分吸出，子宫明显缩小后，改用刮匙轻柔刮宫。在充分扩张宫颈和大部分葡萄胎组织排出后可静脉滴注缩宫素 5N10U，促进子宫收缩、减少出血和预防子宫穿孔。子宫小于妊娠 12 周可以 1 次刮净。子宫大于妊娠 12 周或术中感到 1 次刮净有困难时，可于 1 周后行第 2 次刮宫，刮出物必须送组织病理学检查。

（2）卵巢黄素化囊肿的处理：卵巢黄素化囊肿在葡萄胎排出后会自然消失，无须特殊处理。发生急性扭转时，如果扭转时间不长，可在 B超或腹腔镜下做穿刺吸液，囊肿多数自然复位。若扭转时间长，已缺血坏死，则需行患侧附件切除术。

3. 药物治疗：对于葡萄胎应用化学药物治疗，至今仍有分歧意见。一般认为葡萄胎患者普遍应用预防性化学治疗是不恰当的，只选择性地应用于高危患者及随访不便者。高危因素包括：①患者年龄大于 40 岁；②子宫大小明显大于停经月份，hCG 测定值特别高；③有咯血史者；④吸出葡萄胎为小颗粒；⑤第 2 次刮宫仍可见增生活跃的滋养细胞；⑥刮宫后 hCG 超过 2 个月持续不正常。化疗以单药为主，氟尿嘧啶（5-Fu）或放线菌素 D（KSM）

效果较好，常用氟尿嘧啶每天 28mg/kg，静脉滴注，共 8 天；或 KSM 每天 10pg/kg，静脉滴注，共 5 天。刮宫前 1～3 天或刮宫后立即进行化疗，一般为 1～2 个疗程。

【病情观察】

1. 术前：观察患者阴道流血、腹痛、体温情况，以了解有无大出血、卵巢囊肿扭转等情况。

2. 术中：术中患者需密切观察生命体征，特别是注意有无急性呼吸窘迫甚至急性右心衰竭，同时观察刮出物有无绒毛、胚胎或胎儿组织，以鉴别完全性葡萄胎和部分性葡萄胎。

3. 术后：观察患者体温、呼吸、血压、阴道流血情况，以预防出血性休克、术后感染及肺功能衰竭的发生，术后随访血β-hCG。

【病历记录】

1. 门诊病历的书写：要详细询问并记录患者的症状、末次月经、继往生育史（特别是有无葡萄胎史）、家族史。对所进行的检查，如 B 超检查、尿 hCG 和血β-hCG 检查，要进行详细的记录，特别是血β-hCG 结果一定要有记录，以便和术后、化疗后比较，监测病情。

2. 住院病历的书写

（1）对于患者的病情变化、辅助检查以及所采取的治疗方案，如清宫术、全子宫切除术及具体化疗方案要详细记录在病史中。

（2）在清宫术或全子宫切除术后，一定要有病理报告的记录。这是诊断依据，也是对所切除器官的证明，同时可指导以后的治疗。

（3）若患者或其家属拒绝输血或拒绝手术，劝说无效，需患者知情同意签名，并在病史中记录。

【注意事项】

1. 医患沟通

（1）在手术前谈话时，除了要告知一般的麻醉意外、手术并发症以外，要特别强调术中大出血、子宫穿孔及发生急性肺栓塞、急性右心衰竭可能。术前还要询问患者的生育要求。对于没有生育要求且有高危因素者，在签署知情同意书以后行全子宫切除术。

（2）部分患者葡萄胎排出不净，子宫持续少量出血，血或尿 hCG 持续阳性，需再次刮宫。但有部分患者可能再次刮宫后，症状、体征仍不改善，以致后来发展为肺或阴道转移，发生恶变。术前应让患者有一定的思想准备。

（3）化疗对再次妊娠并发症及胎儿有无畸形方面尚无定论，除需告知化疗常见不良反应，如胃肠道反应、脱发、骨髓抑制外，还需告知患者及家属再次妊娠发生流产、前置胎盘、植入性胎盘、如此高血压综合征、死胎、胎儿畸形等可能。

（4）一次葡萄胎之后再次妊娠又为葡萄胎者并不少见，达 2%～4%，比一般人发生葡萄胎机会大。

（5）葡萄胎患者清宫术后随访极其重要，有利于早期发现，早期治疗，改善愈后，一定要让患者认识到随访的重要性，定期随访。

（6）患者出院前帮助其选择合适的避孕方法，首选避孕套避孕1～2年。

2．经验指导

（1）葡萄胎患者一经确诊应立即清宫。若有严重并发症，则应先处理并发症。如合并重度妊娠高血压综合征，需要进行解痉、镇静、降压、合理扩容及利尿。并发甲亢者用丙基硫氧嘧啶、碘溶液对症治疗，待症状改善后即行清宫。

（2）术中、术后患者需密切观察生命体征，若出血多、血压迅速下降，四肢厥冷、出现休克症状，应积极输血输液，补充血容量，同时静脉滴注缩宫素促进子宫收缩。

（3）完全性葡萄胎的临床表现往往比较典型，但50%的部分性葡萄胎在临床上表现为自然流产，50%表现为过期流产，子宫很少大于停经月份，妊娠反应轻，血清β-hCG值升高不明显，给诊断带来困难。若阴道排出物中见到水泡样结构则有助于诊断。对可疑患者，刮出物应送病理学检查并密切随访血清β-hCC下降情况。

（4）在清除宫内组织物过程中，极少数患者可因大量滋养细胞浸润子宫血窦，随血流进入肺动脉，造成肺栓塞，出现急性呼吸窘迫，甚至急性右心衰竭。需与心内科、ICU室紧密协作，经积极心血管和呼吸功能支持治疗，一般在72小时内可以恢复。

（5）葡萄胎若在随诊的1年内发生再次妊娠，也不必立即终止妊娠，在明确诊断后密切观察，大多可以有满意结果。

（6）定期随访可早期发现持续性或转移性滋养细胞肿瘤。葡萄胎清除后每周一次做hCG定量测定，直到降低至正常水平。开始3个月内仍每周复查1次，此后3个月每半个月1次，然后每个月1次持续半年，第2年起改为每半年1次，共随访2年。随访内容除每次必须监测hCG外，应注意有无异常阴道出血、咳嗽、咯血及其他转移灶症状，并做妇科检查，盆腔B超及X线胸片检查也应重复进行。葡萄胎处理后应避孕1～2年，最好用避孕套；不宜使用宫内节育器，因可混淆子宫出血原因；含有雌激素的避孕药可能促进滋养细胞生长，以不用为妥。

九、绒毛膜癌

绒毛膜癌（绒癌）是一种高度恶性的肿瘤，早期即可通过血液循环转移至全身，破坏组织或器官。绒毛膜癌继发于葡萄胎、流产和足月分娩后，其发生比例为2：1：1，少数可发生于异位妊娠之后。

患者多为生育期妇女，个别可因滋养细胞在非增殖状态，隐匿潜伏多年，以后因某种因素刺激而变为活跃，甚至可发生于绝经之后，极少数与妊娠无关，可称为非妊娠性或原发性绒毛膜癌，可见于未婚或绝经后妇女，通常和卵巢恶性肿瘤（无性细胞、恶性畸胎瘤或胚胎癌）同时存在，由于hCG检测技术进步及化学治疗的发展，现今，绒毛膜癌预后有了显著改善。

【诊断】

1．病史：产后、流产后尤其是葡萄胎后阴道持续不规则出血。

2．临床表现：子宫复旧不良，较大且软。

3．辅助检查：血或尿 hCG 测定持续阳性，B 超检查见恶性滋养细胞图像。如果发生转移，X 线胸片上见片状阴影，或 CT 发现脑部占位性病变。在送检的子宫肌层或子宫外转移灶的组织切片中，仅见成片滋养细胞及坏死出血，未见绒毛结构者方可诊断为绒毛膜癌。

绒毛膜癌可转移至全身多个脏器，以血行转移为主，故以肺部的转移最为多见，其次阴道转移和脑转移。

【治疗】

治疗原则以化疗为主，手术和放疗为辅。

1．药物治疗

恶性滋养细胞是唯一能用化学药物治愈的肿瘤。即使已有全身转移，极晚期的患者也能根治。现在常用一线化疗药物包括氟尿嘧啶（5-Fu）、放线菌素 D（ACTD）或国产放线菌素 D（KSM）、甲氨蝶呤（MTX）、环磷酰胺（CTX）、长春新碱（VCR）等。用药原则为：低度危险者可用单药治疗；中度危险者宜联合用药（二联或三联）；高度危险或耐药病例则用 EMA-CO 方案。常用的单一药物及联合用药方案如下所述。

（1）低度危险性者，可用单药化疗

①ACTD 或 KSM：一般病情均适用，特别适用于肺转移者，一般用 300～400μg 溶于 500mL 5%葡萄糖液中 2～4 小时静脉滴完。1 周 1 个疗程，每次间隔 2 周。

②氟尿嘧啶：静脉滴注适用于盆腔、阴道转移癌，动脉灌注适用于肝、脑转移，局部注射对盆腔肿块、阴道宫颈转移有效：每天 25～30mg/kg 溶于 5%葡萄糖液 500mL 中，8 小时均匀静脉滴注，10 天为 1 个疗程。局部注射时，每次 250～500mg，无须稀释。

③MTX：每天 10～15mg，溶于 5%葡萄糖液 500mL 中 4 小时滴完，在 MTX 给药后 24h 肌内注射四氢叶酸（CF）每天 0.1mg/kg 解毒，连用 5～7 天。MTX 髓鞘内注射特别适用于脑转移，每天 10～15mg，溶于 4～6mL 双蒸水中，一般每 2～3 天 1 次，3～4 次为 1 个疗程。

（2）中度危险性者，可用 MAC 方案

①第 1 天：MTX 1mg/kg，KSM（ACTD）400μg，CTX 400mg，各自溶于 20～40mL 生理盐水中静脉注射。

②第 2 天：CF 0.1mg/kg，MTX 后 24 小时肌内注射；KSM（ACTD）400μg，CTX 400mg，各自溶于 20～40mL 生理盐水中，静脉注射。

③第 3 天：如第 1 天，第 4 天如第 2 天，第 5 天如第 1 天。

④第 6 天：CF 0.1mg/kg，肌内注射。

⑤第 7 天：MTX 1mg/kg，肌内注射。

⑥第 8 天：CF 0.1mg/kg，肌内注射。

MAC 方案疗程间隔 14～17 天。应用 CTX 时为避免出血性膀胱炎，用药后要补充水分；应用 ACTD 时宜避光与避热。

（3）高度危险性者，一般应用 EMA-C0 方案联合化疗

①EMA 部分

第 1 天：VP-16100mg/m²，溶于 250mL 生理盐水中，静脉滴注 1 小时；KSM 0.5mg，溶于 30mL 生理盐水中，静脉注射；MTX 100mg/m²，溶于 30mL 生理盐水，静脉注射；MTX 200mg/m²，溶于 1000mL 生理盐水，静脉滴注 12 小时。

第 2 天：VP-16100mg/m²，溶于 250mL 生理盐水中，静脉滴注 1 小时；KSM 0.5mg，溶于 30mL 生理盐水中，静脉注射；CF 15mg，肌内注射。从静脉推注 MTX 开始算起 24 小时后开始肌内注射 CF，每 12 小时 1 次，共 2 次。

第 3 天：CF 15mg，肌内注射，每 12 小时 1 次，共 2 次（前后共 4 次）。第 4～7 天：休息（无化疗）。

②C0 部分

第 8 天：VCR 2mg，溶于 20mL 生理盐水中，静脉推注；CTX 600mg/m²，溶于 300mL 生理盐水中，静脉滴注 1 小时。第 9～14 天：休息（无化疗）。

第 15 天开始新疗程。

应用 MTX 时保持尿液碱性，尿量大于 2500mL。如用 EMA 部分后反应严重，可省去 C0 部分，下一个疗程自第 15 天开始。

在每一个疗程结束后，应每周测定 1 次血β-hCG，并做妇科检查、B 超、胸片、CT 等检查。在每个疗程化疗结束至 18 天内，血β-hCG 下降至少 1 个对数称为有效。若患者症状体征消失，原发和转移灶消失，血β-hCG 每周测定 1 次，连续 3 次正常，再巩固 2～3 个疗程可停止化疗，随访 5 年无复发者称治愈。

2. 手术治疗

手术治疗在滋养细胞肿瘤治疗中的地位，尚有不同意见。作为辅助治疗，对控制大出血等各种并发症、消除耐药病灶、减少肿瘤负荷、缩短化疗疗程等方面有一定作用。

（1）子宫切除：对于大病灶、耐药病灶或病灶穿孔出血时应在化疗的基础上手术。手术范围为全子宫或次广泛子宫切除，后者对切除宫旁血管内瘤栓有意义。育龄妇女可考虑保留一侧或双侧卵巢。对于有生育要求的年轻妇女，若血β-hCG 水平不高，子宫外转移灶控制及耐药病灶为单个，可考虑做病灶剜除术或子宫部分切除。

（2）肺切除术：对于多次化疗未能吸收的孤立耐药病灶，可考虑肺叶切除。

3. 其他治疗：放射治疗目前应用较少，主要用于脑转移和肺部耐药病灶的治疗。血管介入技术创伤小，操作简便，介入部位准确，使一些不能耐受手术的患者得到了治疗机会。盆腔动脉造影可观察血管的位置、形态、数目等，可对病变进行定位，帮助鉴别良恶性，对肿瘤破裂致腹腔出血及动、静脉瘘诊断有独到之处。灌注可用于控制肿瘤破

裂导致的腹腔内出血，阻断肿瘤血运从而使肿瘤坏死，向肿瘤供血的营养动脉灌注混有抗癌药物的栓塞剂，可保持局部化学治疗药物的高浓度。对合并动、静脉瘘患者也可做相应动脉化疗后栓塞。

【病情观察】

1. 诊断明确者

（1）手术前患者：患者入院后注意观察患者阴道流血情况，有无贫血及感染，有无咯血、胸痛、呼吸困难等肺转移症状以及头痛、恶心、呕吐、一过性偏瘫、偏盲、四肢麻木等颅内压增高、脑神经受损表现。

（2）术后患者：注意患者生命体征，补足血容量。

（3）化疗患者：化疗期间注意化疗不良反应及其并发症，如造血功能障碍、消化道反应等。化疗期间及之后注意患者症状、体征有无改善，远处转移情况，随访血β-hCG水平。停止化疗后复查肝肾功能。介入化疗时需注意穿刺部位有无血肿、有无下肢疼痛、肢体变冷、肤色苍白等。

2. 诊断未明者入院后除需注意阴道流血、腹痛外，尚需追问病史，随访血β-hCG水平，行B超检查，诊断性刮宫以帮助诊断。

【病历记录】

1. 门诊病历的书写

（1）要详细询问并记录患者的症状、月经史、生育情况、家族史及过去史。特别注意患者以前的生育情况，有无葡萄胎。对所进行的检查，包括妇科检查、B超检查、血hCG、尿hCG均要进行详细的记录，特别是血β-hCG结果一定要有记录，以便和术后、化疗后比较，监测病情。

（2）随访的患者须告知下次复诊时间，详细询问记录病史，注意月经是否规则，有无异常阴道流血，有无咳嗽、咯血及其他转移灶症状，记录妇科检查、B超、X线胸片检查结果。

（3）如果患者拒绝检查，在劝说无效后应进行书面记录，最好能有患者本人签名。

2. 住院病历的书写

（1）对于患者的病情变化、化验检查以及所采取的治疗方案，特别是化疗方案、手术方式都应详细记录在病史中。如果患者或其家属拒绝输血、化疗或手术等，劝说无效时，必须有患者知情签字。

（2）化疗患者详细记录化疗不良反应，并记录相关检查结果。

（3）在清宫术或全子宫切除术后，必须要有病理报告的记录，这是对所切除的组织器官和所患疾病的证明，同时也是进一步治疗的依据。

【注意事项】

1. 医患沟通

（1）化疗前告知患者化疗不良反应及可能的并发症，如骨髓抑制，血细胞三系降低后可能导致的严重感染等，并告知相应的治疗方案。对化疗不良反应，患者可能会有紧张、忧虑，医生应该告诉患者化疗的必要性，让患者及其家属明白恶性滋养细胞肿瘤是可以用化疗根治的，以增强其战胜疾病的信心，更好地和医护人员配合。并且说明，化疗的不良反应是可以通过药物来减轻、控制的，某些不良反应如脱发等在化疗停止后可自行恢复。鼓励患者坚持治疗、按时完成各个疗程，并告之中断治疗则前功尽弃及将产生的严重后果，告知坚持治疗可使预后大为改观。

（2）化学治疗虽然使绒癌的预后有了根本的改观，但至今仍有一定的病死率，尤其是伴有肝、脑、肾等处转移时，预后较差。

（3）告知患者随访的重要性，停止治疗后，必须严密随访。复发多在停止治疗后 1 年内，故第 1 年应每个月随访 1 次，1 年后每 3 个月 1 次直至 3 年，以后每年 1 次共 5 年，如复发应及时再次化疗，仍有可能治愈。医生与患者交流这些情况时应避免模棱两可，要对治疗和疾病预后充满信心。

2．经验指导

（1）良性葡萄胎清宫以后，hCG 已下降至正常水平一段时间，以后出现症状及 hCG 升高或有肺转移，又无组织学检查，hCG 升高在清宫后 1 年内发生者为侵蚀性葡萄胎，1 年以上发生者为绒癌。

（2）流产、异位妊娠、足月产后出现症状及 hCG 升高的滋养细胞肿瘤，一般诊断为绒癌，但若诊断性刮宫见到水泡样组织或组织学检查见到绒毛，仍应诊断为侵蚀性葡萄胎，因可能原先的流产、异位妊娠合并有绒毛葡萄胎变而当时未被发现。

（3）凡在标本中肉眼或镜下仍可找到绒毛结构或葡萄胎组织者为侵蚀性葡萄胎，即使见到已退化的绒毛（所谓绒毛鬼影）亦应诊断为侵蚀性葡萄胎。如不再见到绒毛结构，即可诊断为绒癌。

（4）原发灶和继发病灶的组织学检查结果可能不一致。有可能原发灶是绒癌而继发灶是侵蚀性葡萄胎，或原发灶是侵蚀性葡萄胎而继发灶是绒癌，只要任何标本中发现有绒毛结构，则此病诊断为侵蚀性葡萄胎，只有原发灶与继发灶都无绒毛结构，才诊断为绒癌。

（5）诊断性刮宫有大出血、子宫穿孔可能。术前必须做好输血输液准备，并由有经验的医师操作，动作轻柔。

（6）开始用药不规范及疗效评定不严谨常可引起肿瘤患者耐药。为避免这种情况，应注意：①熟悉所用抗癌药物的特点，达到高效、低毒的目的，减少药物的发生；②用药剂量、给药方案必须"个体化"。

（7）血 hCG 可反映治疗效果。不论 hCG 初次测定的高低，在短期内以一定比例下降，以后一直维持正常，则预后好；hCG 下降缓慢，呈阶梯样或有波动，这类病例虽有反复，若积极治疗，预后尚好；开始时 hCG 有所下降，但以后呈平台状，持续不下降，或在高水平波动，始终不能降至正常水平范围内者预后差。

第七节　性传播疾病

一、淋病

淋病为性病中最常见的一种，是由革兰阴性双球菌引起的急性或慢性感染。其传播方式主要通过性交直接传染或被淋球菌污染的衣物、便盆、浴巾等间接传染。此外，患淋病的母亲可通过产道分娩传染给新生儿。淋菌主要侵犯女性的尿道、尿道旁腺、前庭大腺、宫颈管腺体、输卵管、会阴等部位，导致相应部位的特殊炎症，临床有急性及慢性之分。其反复发作，局部结缔组织增生、纤维化，形成瘢痕，可引起尿道狭窄、输卵管阻塞，造成不孕。

淋菌感染的特点是侵犯泌尿生殖道黏膜的柱状上皮，并可沿黏膜上皮上行感染。常见感染部位是子宫颈、尿道旁腺、前庭大腺。如局部感染未得到控制，感染可向上蔓延引起子宫内膜炎、输卵管炎、盆腔炎和腹膜炎。严重者经血行播散全身，引起播散性淋菌感染。

【诊断】

（一）临床表现

女性淋菌感染急性症状常不明显，潜伏期10天之内。主要表现为多量阴道脓性分泌物，少数患者有泌尿道症状。其临床症状取决于感染部位、感染时间长短及感染程度。

1. 淋菌性宫颈炎：最常见。主要表现为宫颈分泌物增多，呈脓性，少数患者有外阴刺痒感及盆腔不适。检查时见宫颈红肿、糜烂、黄绿色脓性分泌物自宫颈管流出。

2. 淋菌性尿道炎：常于性交后2～3天发生尿频、尿急、尿痛，检查时见尿道口红肿、溢液，挤压尿道可见脓性分泌物流出。

3. 淋菌性盆腔炎：60%～70%在月经期或经净1周内发病。包括子宫内膜炎、输卵管卵巢脓肿、盆腔脓肿及腹膜炎等。患者可有异常阴道出血、腹痛，急性发作者表现为急性下腹痛伴全身中毒症状，如发热、寒战、恶心、白细胞升高。检查时宫颈有举痛、附件部位压痛，脓肿形成者可扪及盆腔肿块。与非淋菌感染引起的急性盆腔炎临床表现相似。

4. 播散性淋菌感染：最初为淋菌性败血症，患者高热、白细胞增高，出现皮疹。继之，可发生淋菌性关节炎或腱鞘炎、淋菌性心内膜炎等。

（二）辅助检查

1. 血象：急性感染时，白细胞及中性粒白细胞增多。

2. 分泌物涂片找淋球菌：涂片法敏感性和特异性都在90%以上。检测快速、简便，临床上比较常用。革兰染色时淋球菌为阴性，呈卵圆形或圆形，成对排列，常位于中性粒细胞胞浆内。

3. 分泌物培养：培养法是诊断淋病的标准方法，也是诊断淋病的"金标准"。

（三）诊断要点

1. 有不正常性生活史：潜伏期男性 2～5 天，女性 10 天以内。后出现尿频、尿急、尿痛，外阴红肿热痛。脓性白带，有时有阴道出血。盆腔炎可有时发热及下腹痛。

2. 尿道旁腺或前庭大腺红肿，流出脓液，可有发热及下腹痛。宫颈脓性分泌物、充血、糜烂、触痛。上行感染时子宫或下腹触痛，附件区肿胀或有包块。

3. 宫颈棉拭子涂片检查可见革兰阴性双球菌。取宫颈管或尿道口脓性分泌物淋病奈瑟菌培养阳性。

（四）鉴别诊断

1. 非特异性阴道炎：常有明显诱因，如机械性刺激、创伤、泌尿生殖道邻近器官的炎症。分泌物涂片或培养可找到一般病原菌，但无淋球菌及滴虫、念珠菌。

2. 念珠菌阴道炎：白带呈豆渣样或凝乳状，分泌物检查可找到真菌的微菌丝或芽孢。

3. 滴虫阴道炎：白带呈黄色、稀薄、有泡沫臭味，分泌物涂片悬滴检查可见滴虫。

4. 非淋菌性尿道炎：有可疑接触史，潜伏期 1～3 周，症状轻微，可有浆液或黏液分泌物，由沙眼衣原体和分解尿素支原体引起，分泌物涂片或培养检查有多核白细胞，无革兰阴性双球菌。

【治疗】

1. 一般治疗：注意休息，避免剧烈运动；避免刺激性的饮食，如酒、浓茶、咖啡、辣椒等；治疗期间停止性生活，注意局部卫生。

2. 药物治疗

（1）无并发症淋病：WHO 在 1993 年推荐可供选择的治疗方案如下：①头孢曲松（头孢三嗪）250mg，1 次肌内注射（儿童按 25～50mg/kg，1 次肌内注射，最大量不超过 125mg）。②头孢克肟 400mg，1 次口服。③环丙沙星 500mg，1 次口服（孕妇、儿童禁用）。④大观霉素 4g，1 次肌内注射（儿童 25mg/kg，最大量为 75mg）。

（2）有并发症淋病：所使用的药物及剂量同上，但疗程需延长至 10～15 天，并同时给予多西环素或米诺环素（美满霉素）口服，100mg，每天 2 次，2～3 周。对于症状严重，体征明显的淋球菌性盆腔炎性疾病，WHO（1993）推荐的方案强调同时选择对衣原体、支原体及某些厌氧菌有效的药物。

对于淋病合并妊娠患者，应按有并发症淋病方案选择药物。但忌用四环素类、喹诺酮类和甲硝唑等药物。推荐使用：①头孢曲松 250μg，1 次肌内注射。②头孢噻肟 1g，1 次肌内注射。③大观霉素 4g，1 次肌内注射。新生儿娩出后，以 1%硝酸银溶液、0.5%红霉素眼膏或 1%四环素眼膏预防。

对于新生儿淋菌性眼结膜炎，推荐：①头孢曲松 25～50mg/kg，最大量不超过 125mg，每天 1 次肌内注射或静脉注射，连续 7 天。②头孢噻肟 25mg/kg，肌内注射或静脉注射，每天 1 次，连续 7 天。③大观霉素 40mg/kg，每天肌内注射 1 次，连续 7 天。

对于播散性淋病患者，WHO（1993）推荐使用头孢曲松 1g，肌内注射或静脉注射，每天 1 次，共 7 天；或大观霉素 2g，肌内注射，每天 2 次，共 7 天。淋菌性心内膜炎同上述头孢曲松之剂量，但应静脉注射，疗程 4 周。

3．手术治疗：输卵管积脓或输卵管卵巢脓肿治疗无效时，可手术治疗。

【病情观察】

治疗结束后 2 周内，在无性病接触史的情况下，符合如下标准，即判为治愈：①症状、体征全部消失。②尿液常规检查阴性。③在治疗结束后第 4 日和第 8 日，分别对女性患者宫颈和尿道取材进行涂片和培养，2 次均阴性。临床应该重视追问接触史、临床表现并及时进行涂片、培养检查或进行综合分析，慎重做出诊断。

【病历记录】

1．门诊病历的书写

（1）要详细记录患者的症状、末次月经、性生活史（即使是有不洁性生活史，部分患者也会否认）、继往生育史、感染史，对所进行的检查、白带性状的描写要详细，特别是淋球菌培养结果必须详细记录。

（2）门诊诊治过程中，当怀疑淋病时，应建议其至性病科就诊，并在病史上做相应记录。由于淋病是一种性传播疾病，因此医生在病历卡上写下诊断时为了避免为患者带来家庭纠纷，可以使用相应的英文名称来代替。

（3）告知患者注意事项，衣物与家人分开清洗，保持外阴的清洁，治疗过程中禁止性生活，直到临床判定患者及其配偶痊愈，才可以有性生活。

（4）对于确诊为淋病的患者必须及时上报防疫部门，填写传染病传报卡。

2．住院病历的书写

（1）对于手术中所见的情况必须详细描述，盆腔脓液必须收集后进行培养，如果切除输卵管或卵巢，事后一定要有病理报告的记录，这是对所切除器官的证明和所患疾病的证明。

（2）对于患者的病情变化、检验结果以及所采取的治疗方案，特别是要进行输卵管或卵巢切除前，必须和患者及其亲属谈话，尤其是对未生育妇女，如果同意则签字进行切除；如果家属拒绝，医生必须告知可能的后果，包括造成慢性淋球菌感染、盆腔炎、不孕、脓肿再次形成等并发症，此举也应要求患者签字为证。

【注意事项】

1．医患沟通

（1）由于性传播疾病的诊断在我国是一个比较复杂而又敏感的问题，所以对淋病的诊断必须采取谨慎的态度，诊断一定要建立在确凿可信的实验室结果之上，并尊重患者隐私，为患者病情保密。否则会造成夫妻不和、家庭解体、医患纠纷甚至面临司法诉讼等诸多问题。

（2）作为医生在得知患者患有此病的时候，不应歧视患者，应当尽量消除患者的思想顾虑，使患者积极治疗，同时也应当向患者说明其中的利害关系，说明如果病情未被及时治疗，可能造成盆腔脓肿、慢性淋球菌感染、慢性盆腔炎甚至是不孕，促使患者对病情引起足够的重视。

（3）医生在询问患者的性生活史时，患者往往否认有不洁性生活史，对于这一点医生不必过分询问，这也不是诊断的必需条件。

（4）怀疑患者有淋球菌感染，取样本进行培养前必须征得患者的同意，如果患者拒绝，医生应当尽量说服患者，但要有理有据。如果患者还是拒绝，医生也应当提醒患者有患此病的可能。

2. 经验指导

（1）对于反复发作的难治性阴道炎，应注意淋病的可能性，进行淋球菌培养。但是如果淋球菌培养阴性，医生也不能完全排除淋球菌感染，可以采取抗生素尝试性治疗。

（2）淋病一旦确诊，应及早治疗，药量要足，治疗要彻底，性伴侣应同查同治，用物注意隔离、消毒、注意保护眼睛以防并发淋菌性眼炎。

（3）急性期间应卧床休息，保持外阴清洁，严禁性生活，严禁饮酒，饮食宜清淡。

（4）治疗后 7 日复查尿道或宫颈分泌物，以后每月复查 1 次，连续 3 次阴性为治愈。

（5）淋病孕妇娩出新生儿，出生后立即用生理盐水冲洗双眼，再用 0.5%红霉素滴眼，每日 3 次，观察 3~4 天，如无结膜炎表现后停药。

（6）教患者自我消毒隔离方法，注意个人卫生，特别是在公共场所，要有自我保护意识，勿穿过紧、不透气内裤。

（7）患者所使用的物品均应先消毒后使用。定期做门诊复查至创面愈合，阴道分泌物三次阴性，方能确定治愈。

（8）保持乐观情绪，注意休息及营养，不随便使用不消毒的公共物品。指导患者及家属相互关怀，家属要理解、照顾患者，患病期间严禁性生活、盆浴及过多的妇科检查。

二、梅毒

梅毒是对人类危害最大的一种性病，占性病发病率第 2 位。它不仅引起生殖器病变，还能侵犯各组织脏器，特别是侵犯心脏及神经系统，是一种慢性全身性传染病。根据感染的途径不同，分为先天梅毒及后天梅毒两类。梅毒螺旋体经皮肤黏膜破损处侵入人体后繁殖，引起局部组织炎性浸润，继而通过淋巴管，进入血循环而传播全身。临床分为三期：一期、二期为早期，有高度传染性；三期为晚期，传染性弱，但组织破坏性强，严重时可危及生命。

【诊断】

（一）诊断

1. 后天梅毒

（1）病史：有与梅毒患者性交或类似性行为史。

（2）发生部位：一般为单个硬下疳，不痛不痒，发生在生殖器，少数在肛门、唇及其他部位，伴邻近淋巴结肿大。

（3）渗出物涂片检查：一期、二期梅毒均见螺旋体；三期梅毒为阴性。

（4）梅毒血清反应：一期梅毒阳性率低，硬下疳出现数周后始呈阳性；二期梅毒阳性率达100%；三期梅毒阳性率下降。

（5）梅毒螺旋体制动试验：三期梅毒阳性反应。

（6）赖氏蛋白补体结合试验：三期梅毒阳性反应。

2．先天梅毒

（1）病史：母体有梅毒感染史。

（2）早期：发生在2岁内，主要表现为营养不良，生活力低下，老人颜面，常有低热。出生1周即可出现类似后天一期梅毒皮疹，以脓疱疹为常见，多局限于手掌及足跖。黏膜损害以梅毒性鼻炎为常见，表现为鼻黏膜肿胀、鼻腔阻塞、呼吸及吮吸困难，甚至损害至鼻软骨及鼻骨，形成鞍状骨，骨骼损害以骨软骨炎及骨膜炎为常见。

（3）晚期：发生在2岁以后，表现为患儿体质虚弱，发育不良，智力较差，皮肤黏膜损害与后天三期梅毒相似，一般不出现心血管或神经梅毒，特殊表现为间质性角膜炎、神经性耳聋及牙齿损害。

（4）梅毒螺旋体抗原血清试验：40%可呈阳性反应。

（二）鉴别诊断

早期梅毒病灶须与外阴溃疡、外阴癌、眼—口—生殖器综合征、结核性溃疡、生殖器疱疹、药物疹、牛皮癣等相鉴别。梅毒性宫颈病变应与宫颈癌、宫颈结核相鉴别，鉴别方法主要依据病史、梅毒血清试验及活体组织检查。

【治疗】

1．早期梅毒（一期、二期梅毒及早期潜伏梅毒）：苄星青霉素240万U，分两侧臀部肌内注射，每周1次，共2~3次。普鲁卡因青霉素80万U，肌内注射，每天1次，连续10~15次，总量800万~1200万U。青霉素过敏者服四环素500mg，每天4次，连服15天。红霉素500mg，连服15天。多四环素100mg，每天2次，连服15天。

2．晚期梅毒（包括三期皮肤、黏膜、骨骼梅毒，晚期潜伏梅毒及二期复发梅毒）：苄星青霉素240万U，肌内注射，每周1次，共3次。普鲁卡因青霉素80万U，肌内注射，每天1次，连续20天。青霉素过敏者服四环素500mg，每天4次，连续30天。多西环素100mg，每天2次，口服，连续30天。亦可服用红霉素。

3．梅毒合并妊娠：梅毒螺旋体能通过胎盘传播给胎儿（尤其妊娠24周以后），可导致流产（多为晚期流产）、早产、死胎及先天梅毒儿，病死率及致残率均高，故要及时治疗。治疗方法同非孕期。孕妇禁用四环素。

【病情观察】

主要包括患者的症状、体征、皮疹的消退情况，采用青霉素治疗后注意是否引起Herxheimer反应。

【病历记录】

1. 门诊病历要详细询问并记录患者的临床症状、性生活史，继往的生育史、感染史，对其所进行的检查，如 RPR 试验结果等必须详细记录。

2. 由于梅毒是一种性传播疾病，往往患者的家属会看到其病历，为了给患者减少不必要的家庭纠纷，医生在诊断时可以用英文名称来代替。

3. 对于确诊为梅毒的患者必须及时上报防疫部门，填写传染病传报卡。

4. 告知患者潜伏期的先天梅毒可能到儿童期或成人期的早期才出现症状及血清学试验阳性，故嘱其定期随诊。

【注意事项】

1. 医患沟通

（1）梅毒是一种性传播疾病，一般人对这种疾病都会非常敏感，医生在做出诊断前必须要有充分的证据，不能单凭临床症状和体征就草率地做出梅毒的诊断。即使是患者梅毒抗体阳性也不能说明患者现在患有梅毒，可能是以往感染梅毒后现在产生了免疫力，这样可以避免给患者带来巨大的精神上的痛苦和家庭纠纷。

（2）对于患者的病情，如果未得到患者本人的同意不能随便告知他人，作为医生应当尊重患者的隐私权。

（3）要求患者进行正规、足疗程的治疗，并进行定期随访，还应该告知不配合治疗或不治疗的严重后果。

2. 经验指导

（1）梅毒的诊断应根据详细病史，如有无性病接触史及冶游史，是否有过生殖器部位不痛不痒的皮肤、黏膜发疹，并进行全面体检及正确可靠的实验室检验三方面来确诊，不可单靠某一项来诊断。

（2）复发患者应重复治疗，并将青霉素疗程延长 1 倍。

（3）症状严重的婴儿要防止发生 Herxheimer 反应，8 岁以下儿童禁用四环素。

（4）妊娠妇女治疗时，对其配偶或性伴侣也要进行检查与治疗。治疗期间最好不要有性生活。治疗后每月都要进行随访，行血清学检查，了解治疗效果。

（5）在治疗前要询问是否进行过治疗，所用的药物疗程是否规则，剂量是否足够，有无药物过敏史等。

（6）治疗后应定期复查。治疗结束后最初 3 个月，每月查血清反应 1 次，以后每 3 个月查 1 次，共 3 次，两年末再查 1 次。第 1 年末查脑脊液 1 次，以血清反应原为阳性，以后始终为阴性，亦无再发症状者为痊愈。

（7）梅毒患者必须经足量青霉素治疗，症状消失，血清反应阴性后，方能结婚。

三、尖锐湿疣

尖锐湿疣是由人乳头瘤病毒（HPV）在两性生殖器、会阴或肛门周围等皮肤黏膜所致的病毒感染。由于发生在生殖器部位，故又称"生殖器疣"。本病主要通过性接触直接传染，也可由内裤、便盆、浴巾等间接传染，新生儿经过感染该病毒的产道亦可受染，此外亦可自身接种。HPV 病毒在上皮细胞内生长，温暖潮湿的环境易繁殖，故常并发感染淋病、滴虫等。易恶变为生殖器癌，故应积极治疗。

【诊断】

（一）临床表现

1. 好发于性活跃期中青年妇女，性伴侣常有同类疾病。

2. 好发部位为阴唇、阴蒂、肛门周围，也可发生于阴道、子宫颈。新起时呈淡红色针头大丘疹或单个乳头状疣，继之增大且数目增多，渐融合成菜花状或鸡冠状突起，质柔软，表面常有糜烂渗液，根部有蒂。

3. 常并发生殖道其他感染，如滴虫、念珠菌、支原体、衣原体、淋菌等。

（二）辅助检查

1. 涂片细胞学检查：涂片显微镜检查可见挖空细胞或角化不良细胞。

2. 病理组织学检查：镜下见鳞状上皮呈乳头状增生，上皮细胞排列整齐，棘层细胞增生，细胞内可见空泡，增生上皮向外呈乳头状突出。上皮层的钉脚也较长，致真皮间质成为乳头的中心柱。

3. 醋酸白试验：在病变部位涂以 3%醋酸，数秒钟后丛状直立起许多白色毛刺状突起物或小菜花状物。

4. 甲苯胺蓝试验：擦净病灶表面分泌物，均匀涂以 1%甲苯胺蓝染色液，染色液干燥后，用 1%醋酸脱色，保留深蓝色者为阳性，呈淡蓝色者为阴性，诊断符合率在 90%以上。

5. 阴道镜检查：对宫颈病变的诊断有帮助。有三种图像类型：①指状型，为早期病变图像。②地毯型，典型的反镶嵌图像。③菜花型，病灶明显突起，表面毛刺或珊瑚样突起，基底宽或有细蒂。

6. 聚合酶链反应（PCR）方法：是以体外酶促反应的方式，模拟天然 DNA 的复制过程，进行体外扩增特异 DNA 片段技术，检测极微量 HPV-DNA。具有特异性强、灵敏度高、方法简便快速等优点。

7. 其他：①免疫组织化学方法，检测人乳头状瘤病毒核壳抗原（HPV-Ag），阳性率为 50%～69.6%。②核酸杂交方法，应用比较多的是原位杂交，可见病毒 DNA 在细胞内的明确定位及了解 HPV 类型与形态学的相关性，对确诊困难者可采用电镜检查，可在细胞内查找到病毒颗粒，但检出率不高。

（三）诊断要点

1. 患者可能有不洁性交史或配偶感染史，在阴道口、肛周、会阴和阴阜可有小丘疹、瘙痒、分泌物增多等。

2. 在阴道口、肛周、会阴和阴阜发现形状为蒂状、指状、鸡冠状或半球状，表面为灰白色密集颗粒的增生物，状如菜花。

3. 阴道脱落细胞涂片呈特征性变化，阴道镜检查见泡状、山峰状、结节状指样隆起，病理组织学检查可见典型表现。

（四）鉴别诊断

1. 生殖器恶性肿瘤：多见于 40 岁以上的妇女或老人，皮损体积大，呈肿块状，多态性浸润，病理检查有核异型变。

2. 扁平湿疣：好发于肛周及会阴等皱褶潮湿部位，其丘疹密集成片，表面潮湿，刮取液镜检查到大量梅毒螺旋体，梅毒血清试验阳性。

3. 绒毛状小阴唇：又称"假性湿疣"，皮损多发于小阴唇内侧，对称分布，大量密集，如针头大小，醋酸白试验阴性。

4. 其他疣：也有扁平疣、寻常疣、传染性软疣等发生于外阴部，但多伴有身体其他部位的皮损。

【治疗】

现在主要使用干扰素或其类似物对尖锐湿疣进行治疗。干扰素具有调节免疫功能、抗增殖和抗病毒作用，可在皮损内、肌内及皮下注射，每次 100 万～300 万 U，1 周 3 次，10 次为 1 个疗程。在局部治疗的基础上，加用干扰素全身治疗。可以提高疗效、降低复发率。

（二）药物治疗

1. 三氯醋酸：传统的方法是使用三氯醋酸对局部病变进行腐蚀。其作用机制是通过使蛋白质沉淀而杀死细胞，使疣体脱落，临床常用 50%三氯醋酸溶液外擦，每周 1 次，3 次为 1 个疗程，可重复用药 2～3 个疗程。对微小的病变效果非常好。

2. 鬼臼毒素：传统的治疗药物，其作用机制是抑制受 HPV 感染细胞的有丝分裂，有致畸形作用，所以禁止用于孕妇。也只能治疗病变较小的疣，对于大的、融合成片的病变无效。临床用 0.5%酊剂，每天 2 次外用，连续 3 天，停用 4 天，为 1 个疗程，可用 1～3 个疗程。

3. 氟尿嘧啶（5-Fu）：在治疗 HPV 感染方面被广泛地认同接受，最大的优点就是可以用于阴道内。也能用于较大面积的病变，减少亚临床复发。在药理机制上，它是抑制 HPV 病毒 DNA 合成酶，选择性地抑制病毒 DNA 的合成，有 5%霜剂和 2.5%溶液两种剂型，每天 2 次外用，7 天为 1 个疗程。但是也不能用于孕妇。

（三）手术治疗

对于体积大、孤立的尖锐湿疣病变，可以手术切除病变。但是当病变广泛或妊娠时，也有困难。因为病变广泛或孕期时，血管增加，血液供应丰富，手术会引起失血过多、术后水肿。由于激光气化在治疗尖锐湿疣方面更加优越，所以有条件时，最好选用激光气化。

（四）其他治疗

1. 激光气化：在治疗生殖道 HPV 病变方面，二氧化碳激光是一个有利的工具。其优点是准确性高，可以去除面积较大的病灶，治疗阴道上部和宫颈病变。激光治疗具有痛苦小、瘢痕少、愈合时间短等优点。

2. 冷冻治疗：冷冻治疗的优点就在于它不会使母婴双方产生任何并发症，并且不需要麻醉，但复发率高。

3. 电凝与微波治疗：电凝与微波治疗属于局部治疗方法，前者主要用于治疗病灶比较小的尖锐湿疣，其原理一样；后者的适用范围与前者基本相同，但是主要是利用微波产生的高热凝固局部的病变组织，使病变部位的组织产生蛋白质凝固、变性和坏死。这两种方法与激光治疗一样，对肉眼看不到的亚临床感染病灶都无法进行治疗。在妊娠合并尖锐湿疣的患者，比较小的病灶也可以使用电凝或微波进行治疗。

【病情观察】

主要观察患者尖锐湿疣的生长情况，有无扩大、加重等。

【病历记录】

1. 门诊病历要详细记录患者的症状和体征、性生活史（即使有不洁性生活史有些患者也会否认）、既往的生育史、感染史，对所进行的检查如 HPV 检测等必须做好详细的记录。

2. 由于尖锐湿疣是一种性传播疾病，而往往患者的家属会看到其病历，为了给患者减少不必要的家庭纠纷，医生在诊断时可以用英文名称来代替。

3. 病历记录上注明每年随访 1 次，治疗期间应避免性生活或使用避孕套。

【注意事项】

1. 医患沟通

（1）尖锐湿疣是一种性传播疾病，人们对这种疾病比较敏感，因此作为医生应当尊重患者的隐私，不能随意将患者的病情告诉他人。

（2）医生在患者最后的诊断报告未出来之前最好不要轻易诊断尖锐湿疣，以免给患者带来不必要的痛苦。

（3）患者来就诊时往往否认有不洁性交史，对于这一点医生不必过度追问，因为这不是诊断最重要的一点。需对患者进行尖锐湿疣检查时，医生必须向患者说明，取得患者的同意，否则可能造成不必要的医疗纠纷。

2. 经验指导

（1）多数患者有婚外性生活，或多个性伴侣，或配偶感染史。

（2）尖锐湿疣在妊娠期发展很快，常继发感染，故分泌物极臭；在产后尖锐湿疣可很快消失。如果胎儿经产道分娩，可以引起婴儿喉部感染。

（3）湿疣较小时肉眼观察不清，尤其发生在阴道壁及宫颈上时，应做阴道镜检查，以防恶性病变漏诊或误诊。

（4）目前，任何治疗都不能完全根治 HPV，其治疗目的是根除外生疣，凡有非典型的色素沉着或持续性疣，均有必要进行活组织检查。

（5）阴道疣每次允许治疗最大面积＜2cm²，治疗子宫颈疣前需要除外上皮内瘤样病变，因此需要进行宫颈刮片检查。

（6）妊娠期禁用药物治疗，孕36周及以后不宜激光治疗；此外，妊娠合并尖锐湿疣也并不是剖宫产的绝对指征。

（7）治疗同时要积极治疗多重感染，如淋病、滴虫、念珠菌阴道炎、非淋菌性尿道炎、宫颈炎、盆腔炎等。

（8）该病配偶2/3可在阴茎上见到同样的湿疣，故应同时治疗。

（9）治疗期间，应注意外阴清洁干燥，禁止性生活。经期勿行阴道内各类治疗。避免直接接触患者的损害部位及污染物。各类涂药治疗要注意勿伤及周围健康黏膜组织。治疗结束后，每个月随访1次。

四、生殖器疱疹

生殖器疱疹是由单纯疱疹病毒引起的性传播疾病。单纯疱疹病毒有两型：单纯疱疹病毒Ⅰ型和单纯疱疹病毒Ⅱ型。生殖器疱疹的病原体90%为单纯疱疹病毒Ⅱ型。人是疱疹病毒的唯一宿主，其传播方式主要是性关系的直接传播（无症状的带病毒者亦是传染源）。另外，孕妇感染生殖器疱疹，其病毒可通过胎盘、产道及产后感染给胎儿和新生儿。

【诊断】

（一）临床表现

1. 初发感染：从感染到发病的潜伏期为1~45天（平均6天），大多数患者有生殖器疱疹的第1次发作，其他症状比复发感染严重。另外，女性患者较男性患者症状重。

（1）局部损害：初起为红斑、丘疹，继而小泡（直径1~2mm），病损可融合，破溃，溃疡表浅。病损疼痛或瘙痒，症状在初6~7天渐进加重，7~11天达高峰，以后逐渐消退，整个过程2~3周。

（2）全身症状：70%女性表现有全身症状，在病损出现3~4天可达到高峰，以后逐渐消失，患者主要表现为发热、头痛、畏光、不适及肌痛（流感样症状）。

（3）其他症状：如排尿困难、尿道或阴道分泌物、腹股沟淋巴结肿大伴疼痛等也不少见。

2. 复发感染：HSV-1感染的复发率为60%，HSV-2为90%。据调查，初发至复发平均时间为120天。由于自身免疫功能的变化，外界条件的刺激（疲劳、月经、精神紧张、日晒、感染）等，往往导致复发。复发前，患者一般有局部感觉异常。

3. 孕妇及新生儿感染：孕妇生殖器疱疹，症状较非妊娠妇女重，尤其是怀孕前后3个月的妇女，可导致内脏器官的播散性疱疹病毒感染，如肝炎、肺炎等。疾病可在宫内及通过产道传给婴儿。原发疱疹感染时，传给婴儿的可能性为20%~50%，而流产、早产、死胎，复发感染时为0%~8%。

4．新生儿疱疹感染：多见于初发感染母亲的婴儿，常见为皮肤、黏膜损害、内脏损害，最为严重的症状为小脑儿、脑水肿及脑炎，常为致死性。

（二）辅助检查

1．取病变部位分泌物涂片，吉姆萨染色，在多核巨细胞的核内可找到嗜酸性包涵体。

2．单克隆抗体荧光法检测感染细胞的单纯疱疹病毒Ⅱ型抗原。

3．测定血清中特异的单纯疱疹病毒抗体滴度，增加4倍以上有诊断意义。

4．聚合酶链反应（PCR）检测，检测疱疹病毒DNA，特异性强。

（三）诊断要点

1．在阴道、宫颈及大小阴唇等处的黏膜上出现孤立性小水疱，破溃后形成糜烂或浅溃疡，然后结痂愈合，遗留暂时性色素沉着。自觉症状轻微，微痒或灼热，无明显全身症状。

2．有自限性，一般1～2周可自愈。

3．易复发。

4．刮片检查即在水疱底部做细胞刮片，用直接免疫荧光技术或常规染色，可找到病毒抗原或嗜酸性包涵体。

5．病原体培养即取阴道分泌物培养，在24～48小时即可分离病毒，做出诊断。

6．血清学检查即HSV急性期和康复期的血清抗体滴度较高，在潜伏感染中或大批普查均是有用的诊断方法。

（四）鉴别诊断

1．硬下疳及软下疳均可出现生殖器溃疡，其与生殖器疱疹的鉴别见硬下疳及软下疳鉴别诊断。

2．白塞综合征：无传染性，溃疡大小不一，数量较多，病程长，常同时或相继发生眼睛、口腔黏膜皮损。

【治疗】

1．局部治疗：保持外阴清洁干燥，防止感染。外涂3%或5%阿昔洛韦（无环鸟苷）溶液或软膏。局部给予冷敷、局部麻醉（1%丁卡因液或5%盐酸利多卡因软膏）、止痛及止痒，必要时口服止痛药。

2．全身治疗

（1）使用抗病毒药物：阿昔洛韦200mg，口服，每天5次，连用7～10天。病情严重者静脉滴注阿昔洛韦，5mg/kg，每8小时1次，7天为1个疗程。其能通过胎盘，孕妇慎用。利巴韦林（病毒唑）肌内注射，每天200～400mg，共10天。

（2）增强免疫功能：每周肌内注射转移因子1次，共8次，后改为每2周1次。每半月口服左旋咪唑3天，每次50mg，每天3次。

（3）应用抗生素防止感染。

【病情观察】

主要观察患者皮损的特点，有无扩大，发热、头痛、肌痛等全身症状以及尿道炎、膀胱炎、宫颈炎症状有无改善等。一般单纯疱疹病毒感染有自愈过程，症状一般持续 6～7 天，逐渐缓解，病损 3～6 周完全消除。

【病历记录】

1．门诊病历应详细记录患者的症状和体征、性生活史（即使有不洁性生活史有些患者也会否认）、既往的生育史、感染史。对所进行的检查如 HPV 检测等必须做好详细的记录。

2．在活动期一般禁止性生活，若有性生活，应嘱采用避孕套，以防交叉感染。

3．与患者说明有复发的可能性。

【注意事项】

1．医患沟通

（1）生殖器疱疹是一种性传播疾病，人们对这种疾病比较敏感，因此作为医生应当尊重患者的隐私，不能随意将患者的病情告诉他人。

（2）医生在患者最后的诊断报告未出来之前最好不要轻易诊断生殖器疱疹，以免给患者带来不必要的痛苦。

（3）患者来就诊时往往否认有不洁性交，对于这一点医生不必过度追问，因为这不是诊断最重要的一点。要给患者进行疱疹病毒检查时，医生必须向患者说明，取得患者的同意，否则可能造成不必要的医疗纠纷。

2．经验指导

（1）有婚外性交史，或多个性伴史或配偶感染史，外生殖器上未破的水疱是生殖器疱疹最特殊的病变。

（2）少数复发性生殖器疱疹需做妇科检查，以排除早期宫颈癌。

（3）生殖器疱疹可以有一个自愈的过程，因此不需要过多的治疗，尤其是对无临床症状的患者。

（4）早期妊娠患原发生殖器疱疹，胎儿有感染的可能，但不是终止妊娠的绝对指征。确诊后，可根据孕妇的意愿决定。

（5）妊娠末期感染 HSV 者应行剖宫产，避免胎儿的垂直传播。

（6）HSV-Ⅱ型感染是一种主要的性传播疾病，属我国性病监测病种，故应注意消毒、隔离。

（7）生殖器 HSV 感染常与沙眼衣原体、滴虫、真菌等形成混合感染，如发现生殖器疱疹和衣原体感染时，也应做有关性病的检查。配偶亦应进行检查和必要的治疗。

第七章 妇产科常见疾病护理

第一节 妇科手术病人的护理

手术治疗在妇科疾病的治疗中占有相当重要的地位，是妇科肿瘤病人的主要治疗手段之一。手术既是治疗的过程，也是创伤的过程。要保证手术的顺利进行、病人术后如期康复，则需要充分的术前准备和精心的术后护理。本节主要介绍妇科手术病人的一般护理内容，包括手术种类、适应证、术前准备、术后护理及常见并发症的护理。

【手术种类】

按手术急缓程度，可分为择期手术、限期手术和急诊手术。按手术部位区分为：①腹部手术：包括剖腹探查术、附件切除术、次全子宫切除术、全子宫切除术、次全子宫及附件切除术、全子宫及附件切除术、子宫根治术等；②外阴手术：包括外阴癌根治术、前庭大腺囊肿或脓肿切开引流术、处女膜切开术、外阴良性肿瘤切除术等；③阴道手术：包括宫颈手术和阴道成形术、阴道前后壁修补术、尿瘘修补术、陈旧性会阴裂伤修补术、子宫黏膜下肌瘤摘除术、阴式子宫切除术等。

【适应证】

女性内外生殖器官的病变、性质不明的下腹部肿块、诊断不清的急腹症以及困难的阴道分娩等。

【术前准备】

一般手术准备内容与外科腹部手术相同。妇产科病人有其特殊的方面，因此要求护士提供专业性指导，使病人术前保持良好的身心状态。

1. 心理准备：妇科手术病人会顾虑手术可能会使自己丧失某些重要的功能，担心切除子宫会引起早衰、影响夫妻关系等，外阴手术暴露部位涉及身体特别隐私处，病人常出现自我形象紊乱、自尊心受损等问题，部分病人会因为丧失生育功能产生焦虑和抑郁。针对这些情况，护士应向病人介绍手术名称及过程、术前准备的内容、如何接受检查、术后可能需要的治疗及护理措施；进行术前准备、检查、手术时注意使用屏风遮挡病人，尽量减少暴露部位，减轻病人的羞怯感。

2. 全身准备：详细了解全身重要脏器的功能，纠正内科合并症，观察病人的生命体征，注意有无月经来潮，如有异常及时通知医生。外阴、阴道手术病人应指导病人床上使用便器、做深呼吸、咳嗽、翻身、收缩和放松四肢肌肉的运动等，确保病人能完全掌握。术前做药物过敏试验、配血备用等。

3. 皮肤准备：以顺毛、短刮的方式进行手术区剃毛备皮。腹部手术病人备皮范围上自剑突下，下至两大腿上 1/3，包括外阴部，两侧至腋中线。外阴、阴道手术备皮范围上至耻骨联合上 10cm，下至会阴部、肛门周围、腹股沟及大腿内侧上 1/3。最新观点指出，尽可能使用无损伤性剃毛刀备皮，时间尽量安排在临手术时，以免备皮过程产生新创面，增加感染机会。外阴、阴道手术病人术前要特别注意个人卫生，每日清洗外阴。如外阴皮肤有炎症、溃疡，需治愈后手术。

4. 消化道准备：一般腹部手术前 1 日灌肠 1～2 次，或口服缓泻剂，使病人能排便 3 次以上。术前 8 小时禁止由口进食，术前 4 小时严格禁饮。手术日晨禁食，以减少手术中因牵拉内脏引起恶心、呕吐反应，也使术后肠道得以休息，促使肠功能恢复。预计手术可能涉及肠道及外阴、阴道手术时，术前 3 日进少渣饮食，并按医嘱给肠道抗生素，常用庆大霉素口服，每日 3 次，每次 8 万单位。术前 1 日口服番泻叶 30g 代茶饮或 20% 甘露醇 250mL 加等量水口服。术前 8 小时禁食，4 小时禁水。大型手术，需于术前 1 日禁食，给予静脉补液，术前日晚及术晨行清洁灌肠，直至排出的灌肠液中无大便残渣。

5. 阴道准备：外阴、阴道手术或全子宫切除术为防止术后感染，应在术前 3 日开始进行阴道准备，一般行阴道冲洗或坐浴，每日 2 次，常用 1：5000 的高锰酸钾、0.2‰的碘伏或 1：1000 苯扎溴铵（新洁尔灭）溶液等。术晨用消毒液行阴道消毒，消毒时应特别注意阴道穹隆，拟行全子宫切除手术者，用亚甲蓝或 1%甲紫溶液涂宫颈及阴道穹隆（作为术者切除子宫的标志），消毒后用大棉签蘸干。

6. 膀胱准备：病人术前排空膀胱，腹部手术留置尿管，阴式手术不必留置尿管。

7. 休息与睡眠：护士应为病人提供安静、舒适、有助于保证病人获得充分休息和睡眠的环境。可给病人适量镇静药，如异戊巴比妥（阿米妥）、地西泮（安定）等。手术前 1 日晚上，要经常巡视病人，注意动作轻巧，低声说话，避免影响病人休息。

8. 术晨护理：一般护理同外科手术病人，一旦发现月经来潮、过度恐惧、忧郁的病人，需及时通知医师，若非急诊手术，应协商重新确定手术时间。

【术后护理】

术后护理措施与外科手术相似，应特别加强外阴部护理。

1. 床边交班：手术完毕、病人被送回恢复室时，值班护士须向手术室护士及麻醉师详尽了解术中情况，及时测量血压、脉搏、呼吸；观察病人的呼吸频率与深度，检查输液、腹部伤口、阴道流血情况、背部麻醉管是否拔除或保留供镇痛泵用等，认真做好床边交班，详尽记录观察内容。

2. 给予正确体位：按手术及麻醉方式给予正确体位。全身麻醉病人在尚未清醒前应由专人守护，去枕平卧，头侧向一旁，稍垫高一侧肩胸，以免呕吐物、分泌物呛入气管，引起吸入性肺炎或窒息。蛛网膜下腔麻醉者，去枕平卧 12 小时；硬膜外麻醉者，去枕平卧 6～8 小时。如果病人情况稳定，术后次晨可采取半卧位。处女膜闭锁及有子宫的先天性无阴道病人，术后应采取半卧位，有利于经血的流出；因外阴癌行外阴根治术后的病人则应采取平卧位，双腿外展屈膝，膝下垫软枕，减少腹股沟及外阴部的张力，有利于伤口的愈合；行阴道前后壁修补或盆底修补术后的病人应以平卧位为宜，禁止半卧位，以降低外阴阴道张力，促进伤口的愈合。鼓励病人活动肢体，每15分钟进行1次腿部运动，防止下肢静脉血栓形成。每2小时翻身、咳嗽、做深呼吸1次，有助于改善循环和呼吸功能。老年病人的卧床时间、活动方式及活动量需根据具体情况进行调整。

3．观察生命体征：需依手术大小、病情，认真观察并记录生命体征。通常术后每0.5～1小时观察血压、脉搏、呼吸并记录1次；平稳后，改为每4小时1次。术后至少每日测量体温、血压、脉搏、呼吸4次，直至正常后3天。手术后1～2日体温稍有升高，但一般不超过38℃，此为手术后正常反应。术后持续高热，或体温正常后再次升高，则提示可能有感染存在。

4．疼痛护理：会阴部神经末梢丰富，对疼痛特别敏感。护理人员应充分理解病人，在正确评估病人疼痛的基础上，针对病人的个体差异，采取不同的方法缓解疼痛，如保持环境安静、分散病人的注意力、勿过多打扰病人、保证病人休息、更换体位减轻伤口的张力、遵医嘱及时给予足量镇痛药物、应用自控镇痛泵等。同时，应注意观察用药后的效果。

5．尿管护理：根据手术范围及病情，导尿管分别留置1～10日。术后应注意保持尿管通畅，观察尿量及性质。长期留置尿管者可给予膀胱冲洗。拔尿管前应训练膀胱功能，拔除尿管后应嘱病人尽早排尿，如有排尿困难，给予诱导、热敷等措施帮助排尿，必要时重新留置尿管。留置尿管期间，应每日擦洗外阴2次，保持局部清洁，防止发生泌尿系统感染。

6．肠道护理：一般术后不禁食，但外阴、阴道手术的病人为防止大便对伤口的污染及解便时对伤口的牵拉，应控制首次排便的时间，以利于伤口的愈合，防止感染的发生。阴道前后壁修补术、外阴癌根治术等，术后给予流食或半流食3天，涉及肠道的手术如乙状结肠代阴道手术术后应禁食3天，在病人排气后抑制肠蠕动，按医嘱常用药物鸦片酊5mL，加水至100mL口服，每日3次，每次10mL。于术后第5天给予缓泻剂，使大便软化，避免排便困难而影响手术伤口愈合。腹部手术病人术后尽早下床活动可促进肠功能恢复，增进食欲，预防坠积性肺炎等并发症。

7．切口的护理：外阴阴道由于肌肉组织少、切口张力大，不易愈合，护理人员要随时观察切口的情况，注意有无渗血、红肿热痛等炎性反应；观察局部皮肤的颜色、温度、湿度，有无皮肤或皮下组织坏死；注意阴道分泌物的量、性质、颜色及有无异味，有异常情况及时通知医生。注意保持外阴清洁、干燥，勤更换内衣内裤，保持床单位清洁，每天行外阴擦洗2次，病人排便后用同法清洁外阴。有些外阴部手术需加压包扎或阴道内留置纱条压迫止血，外阴包扎或阴道内纱条一般在术后12～24小时取出，取出时注意核对数目。术后3天可行外阴烤灯，保持伤口干燥，促进血液循环，有利于伤口的愈合。有引流的病人要保持引流管通畅，严密观察引流物的量及性质。向病人讲解腹部压力增加会影响伤口的愈合，应避免增加腹压的动作，如长期下蹲、用力大便、咳嗽等。

8. 术后常见并发症护理

（1）腹胀：一般情况下肠蠕动于术后 12～24 小时开始恢复，术后 48 小时恢复正常，一经排气，腹胀即可缓解。如果术后 48 小时肠蠕动仍未恢复正常，应排除麻痹性肠梗阻、机械性肠梗阻的可能。刺激肠蠕动、缓解腹胀等措施很多，例如采用生理盐水低位灌肠、热敷下腹部等。在肠蠕动已恢复但仍不能排气时，可针刺足三里，或按医嘱皮下注射新斯的明 0.5mg，肛管排气等。术后早期下床活动可改善胃肠功能，预防或减轻腹胀。如因炎症或缺钾引起，则按医嘱分别补以抗生素或钾；形成脓肿者则应及早切开引流。

（2）尿潴留及泌尿系统感染：尿潴留是盆腔内和经阴道手术后常见的并发症之一。多数病人因不习惯卧床排尿而致尿潴留；术后留置尿管的机械性刺激，或因麻醉性镇痛药的使用减低了膀胱膨胀感等也是尿潴留的主要原因。为了预防尿潴留的发生，术后鼓励病人定期坐起来排尿，床边加用屏风，增加液体入量；拔除存留尿管前，注意夹管定时开放以训练膀胱恢复收缩力。如上述措施无效，则应导尿。一次导尿量超过 1000mL 者，宜暂时留置尿管，每 3～4 小时开放 1 次。

老年病人、术后必须长期卧床者，以及过去有尿路感染史的病人都容易发生泌尿系统感染。表现为尿频、尿急、尿痛、高热等。应嘱病人多饮水；保持外阴清洁、干燥，按医嘱做尿培养，给予抗生素治疗感染。

（3）切口血肿、感染、裂开：多数切口是清洁封闭创口，能迅速愈合。如果切口没有渗出，直到拆线不必更换敷料。切口出血多，或压痛明显、肿胀、检查有波动感，应考虑为切口血肿。血肿极易感染，常为伤口感染的重要原因。少数病人，尤其年老体弱或过度肥胖者，可出现伤口裂开的严重并发症。此时，病人自觉切口部位轻度疼痛，有渗液从伤口流出；更有甚者，腹部敷料下可见大网膜、肠管脱出。护士在通知医师同时，立即用无菌手术巾覆盖包扎，送手术室协助缝合处理。

9. 出院指导：外阴部手术后病人伤口局部愈合较慢，嘱病人回家后应保持外阴部的清洁；病人一般应休息 3 个月，禁止性生活及盆浴，避免重体力劳动及增加腹压，避免从事会增加盆腔充血的活动，如跳舞、久站等；防止正在愈合的腹部肌肉用力，并应逐渐加强腹部肌肉增强运动；出院 1 个月后到门诊检查术后恢复情况，并于术后 3 个月再次到门诊复查，经医生检查确定伤口完全愈合后方可恢复性生活；如有阴道流血、异常分泌物等病情变化应及时就诊。

第二节　妇科肿瘤病人的护理

妇科肿瘤是女性的常见病，可发生于任何年龄，严重威胁妇女的身心健康。肿瘤分为良性、恶性或交界性。妇科肿瘤按部位分为宫颈肿瘤、子宫肿瘤、卵巢肿瘤、输卵管肿瘤和外阴肿瘤。其中宫颈肿瘤包括宫颈上皮内瘤变和宫颈癌；子宫肿瘤包括子宫肌瘤、子宫内膜癌、子宫肉瘤和子宫内膜异位症；外阴肿瘤包括外阴良性肿瘤、外阴上皮内瘤变和外阴癌。手术是主要的治疗方法。

一般护理同妇科手术病人，宫颈癌病人需特殊注意：

1．提供预防保健知识：大力宣传与子宫颈癌发病有关的高危因素，早期发现及诊治CIN，以阻止宫颈浸润癌的发生。30岁以上妇女每1～2年应普查1次，对确诊为CIN Ⅰ级者，可按炎症处理，每3～6个月随访刮片检查结果，必要时再次活检；确诊为CIN Ⅱ级者，应选用冷冻、电熨等宫颈炎的物理治疗法，术后每3～6个月随访1次；确诊为CIN Ⅲ级者，一般主张子宫全切除术，对尚未生育及有生育要求的病人，可行宫颈锥形切除术，术后定期随访。已婚妇女，尤其是绝经前后有月经异常或有接触性出血者，及时就医，警惕生殖道癌的可能。

2．术前准备：手术前3日使用消毒剂消毒宫颈及阴道。菜花型癌病人有活动性出血可能，需用消毒纱条填塞阴道压迫止血，并认真交接班，按时如数取出或更换纱条。手术前夜给予清洁灌肠，以保证肠道呈空虚、清洁状态。

3．术后护理：子宫颈癌根治术涉及范围广，病人术后反应大，密切观察并记录病人意识状态、生命体征及出入液量。保持导尿管、腹腔各种引流管及阴道引流通畅，认真观察引流液颜色、性状及量。根据医嘱通常于术后48～72小时拔除引流管，术后7～14天拔除尿管。拔除尿管前3天间断放尿以训练膀胱功能。指导病人在拔尿管后尽早排尿；如不能正常排尿应及时处理，必要时给予重新留置尿管。指导卧床病人在床上进行肢体活动，避免因长期卧床导致并发症的发生。鼓励病人逐渐增加活动量，包括参与生活自理。术后需接受放疗、化疗的病人按相关内容进行护理。

4．出院指导：对出院病人要讲明随访的重要性，并核实通信地址确保无误。首次随访为出院后1个月，2年内每3个月随访1次；3～5年内每6个月随访1次；第6年开始，每年随访1次，如发现异常应及时就诊。护士应根据病人身体状况对有关术后生活方式进行指导，包括根据机体康复情况逐渐增加活动量和活动强度，适当参加社会交往活动，或恢复日常工作。性生活的恢复需依术后复查结果而定。

二、子宫肌瘤

一般护理同妇科手术病人，子宫肌瘤病人需特殊注意：

1．提供信息，增强信心：详细评估病人对子宫肌瘤相关知识的了解程度及有无错误理解，告知病人子宫肌瘤属于良性肿瘤，消除其不必要的顾虑，增强康复信心。

2．病情观察：出血多需住院治疗者，应密切观察并记录生命体征变化，注意收集会阴垫，评估出血量。按医嘱给予止血药和子宫收缩剂。纠正贫血状态，维持正常血压。必要时给予输血、补液、抗感染治疗或准备刮宫术止血。巨大肌瘤病人出现局部压迫症状导致尿潴留或排便不畅时，应给予导尿，或用缓泻剂软化粪便。肌瘤脱出阴道内者，应保持局部清洁，防止感染。

3．肌瘤合并妊娠病人的护理：肌瘤对分娩的影响与肌瘤的大小及生长部位有关，应定期接受产前检查，多能自然分娩，但要预防产后出血；若肌瘤阻碍胎先露下降或导致产程异常发生难产时，应按医嘱做好剖宫产术前准备及术后护理。

4．出院指导：护士要向接受保守治疗的病人讲明随访的目的、时间、地点及联系方式；向接受药物治疗的病人讲明用药目的、药物名称、剂量、方法、使用时间、可能出现的不良反应及应对措施。选用雄激素治疗者，每月总剂量应控制在 300mg 以内。应该使术后病人了解术后 1 个月返院检查的内容、地点、具体时间及联系人等。病人日常活动及性生活的恢复均需通过术后复查全面评估身心状况后确定。

三、宫内膜癌

一般护理同妇科手术病人，子宫内膜癌病人需特殊注意：

1．手术治疗护理：严格执行腹部及阴道手术病人护理措施。术后 6～7 日阴道残端缝合线吸收或感染可致残端出血，需严密观察并记录出血情况，在此期间病人应减少活动。

2．药物治疗护理：孕激素治疗通常用药剂量大，至少 8～12 周才能评价疗效，病人需要具备配合治疗的耐心。用药的不良反应为水钠潴留、水肿、药物性肝炎等，停药后可恢复。他莫昔芬用药后的不良反应有潮热、急躁等类似围绝经期综合征的表现，轻度的血小板、白细胞计数下降等骨髓抑制表现，还可有恶心、呕吐、头晕、少量不规则阴道流血、闭经等症状。

3．放、化疗护理：化疗者按有关的内容护理。接受盆腔内放疗者，应保持直肠、膀胱空虚状态，事先进行灌肠并留置导尿管，避免放射性损伤。腔内置入放射源期间，应保证病人绝对卧床，但需学会肢体运动方法，以免长期卧床出现并发症。取出放射源后，鼓励病人进行床下活动及生活自理项目。

4．出院指导：完成治疗后应定期随访，通过对病人身心状态的评估，确定体力活动的程度及恢复性生活的时间。随访时间：术后 2 年内每 3～6 个月随访 1 次；术后 3～5 年每 6 个月随访 1 次；5 年后每年随访 1 次。随访中根据病人恢复情况调整随访间期，并注意有无复发病灶。子宫内膜癌根治术后、服药或放射治疗后，病人可能出现阴道分泌物减少、性交痛等症状，提供局部水溶性润滑剂可增进性生活舒适度。

5．普及防癌知识：大力宣传定期防癌检查的重要性，中年妇女每年接受 1 次妇科检查。重视绝经后妇女阴道流血和绝经过渡期妇女月经紊乱的诊治，对有高危因素的人群应密切随访或监测。严格掌握雌激素的用药指征及方法，加强用药期间的监护和随访。

第三节　正常分娩妇女的护理

影响分娩的 4 个因素包括产力、产道、胎儿及待产妇的精神心理因素。若各因素均正常并能相互适应，胎儿顺利经阴道自然娩出，称为"正常分娩"（normal labor）。从规律宫缩开始，至胎儿及胎盘完全娩出为止的全过程称为"总产程"（total stage of labor）。临床上分为 3 个产程。

一、第一产程妇女的护理

第一产程，又称"宫颈扩张期"。从规律宫缩到宫口开全。初产妇需 11～12 小时，经产妇约需 6～8 小时。

【临床表现】

1. 一般情况：体温、脉搏、呼吸无明显异常。宫缩时血压可能上升 4～10mmHg。

2. 子宫收缩：产程开始时，子宫收缩力弱，持续时间较短（约 30 秒）、间歇时间较长（5～6 分钟）。随着产程进展，宫缩强度不断增加，持续时间不断延长（50～60 秒），间歇期逐渐缩短（2～3 分钟）。当宫口近开全时，宫缩持续时间可长达 1 分钟或以上，间歇期仅 1～2 分钟。随着宫缩的加强，产妇腰酸、腰骶部和腹部胀痛、疼痛的感觉逐渐加重。

3. 宫颈扩张和胎头下降：由于子宫肌纤维的缩复作用，子宫颈管逐渐缩短直至展平，宫口逐渐扩张，宫口近开全时（10cm），仅能摸到部分子宫颈边缘，开全后则摸不到子宫颈边缘。随产程进展，胎头沿产道下降。

4. 胎膜破裂：随着产程的进展，子宫收缩力的增强，子宫羊膜腔内压力升高，当压力升高到一定程度时胎膜自然破裂，破膜多发生在宫口临近开全时。

5. 焦虑、恐惧：第一产程的初产妇由于产程长、环境陌生及宫缩所致的疼痛，可能出现焦虑或者恐惧心理，表现为不能放松、哭泣、急躁、喊叫、不配合等。家属也随着产程的进展焦急不安。

【护理措施】

1. 入院护理：介绍环境，采集病史，测量生命体征，了解宫缩情况、胎位、胎心、有无破膜、子宫颈口扩张及胎先露下降程度、骨软产道情况等。在评估中如遇异常情况，及时与医师联系。

2. 促进舒适

（1）提供良好环境：尽量采用自然光线，室内保持安静或播放轻音乐，避免操作时发出金属碰撞声，减少不良刺激。

（2）饮食：鼓励和帮助产妇少量多次进食，可给予高热量、易消化、清淡而富有营养的饮食，保证液体的摄入量，以适应分娩时的体力消耗。

（3）活动与休息：宫缩不强且未破膜者，可在室内活动，有助于产程进展。如初产妇宫口近开全或经产妇宫口扩张 4cm 时，胎位异常或有合并症时应卧床休息，协助产妇经常改变体位，以促进身体舒适和放松。

（4）排尿及排便：临产后每 2～4 小时排尿 1 次，以免膀胱充盈影响宫缩及胎头下降，如排尿困难者，应考虑有无头盆不称，必要时导尿。鼓励产妇排便，但要注意与宫口开全产生的排便感相鉴别。

（5）清洁卫生：协助产妇擦汗、更衣、更换床单等，保持外阴清洁，增进产妇的舒适感。

（6）减轻疼痛：采用非药物性或药物性分娩镇痛方法，减轻分娩的疼痛。

3．产程中的观察

（1）生命体征：每 4～6 小时测量脉搏、呼吸、血压 1 次，对有高血压及子痫的病人应增加测量次数，有异常通知医生并给予相应处理。

（2）胎心：用胎心多普勒仪或听诊器于宫缩间歇期听胎心，每 1～2 小时 1 次，宫缩频繁时应每 15～30 分钟 1 次，每次听 1 分钟，并注意心率、心律、心音强弱，做好记录。如胎心率超过 160 次/分或低于 120 次/分，提示胎儿窘迫，立即给产妇吸氧并通知医师做进一步处理。可使用胎心监护仪，将探头放于胎心音最响亮的部位并固定，观察胎心音的变化及与宫缩、胎动的关系。

（3）子宫收缩：用腹部触诊或胎儿监护仪观察宫缩。一般需连续观察至少 3 次收缩，观察子宫收缩持续时间、间歇时间、强度及频率，认真记录。

（4）宫颈扩张和胎头下降程度：根据宫缩情况和产妇的临床表现，适当地增减肛查的次数，一般临产初期每 4 小时查 1 次，经产妇及宫缩频者缩短检查时间。每次检查的结果应记录。目前，多采用产程图来连续描记和反映宫口扩张程度及先露下降程度。

（5）胎膜破裂：一旦胎膜破裂应马上听胎心，观察羊水颜色、性状及流出量，有无脐带脱垂的征象，记录破膜时间。破膜后，要注意保持外阴清洁，超过 12 小时尚未分娩者，给予抗生素预防感染。

4．心理护理：护理人员应安慰产妇，以亲切的语言、良好的态度向产妇讲解分娩是自然的生理过程，向产妇介绍医生、护理人员及产房的环境，消除对环境的陌生感；以支持者、照顾者、信息提供者的角色与产妇建立良好的护患关系，与产妇一起完成分娩；教会产妇减轻疼痛的方法，用语言或者非语言的沟通技巧对产妇的行为加以赞赏，树立阴道分娩的信心。

二、第二产程妇女的护理

第二产程，又称"胎儿娩出期"。从宫口开全到胎儿娩出。初产妇需 1～2 小时，经产妇通常数分钟即可完成。

【临床表现】

1．子宫收缩增强：第二产程中，宫缩的强度及频率都达到高峰，宫缩持续约 1 分钟甚至更长时间，间隔仅 1～2 分钟。此时胎头抵达盆底压迫肛提肌，产妇于宫缩时不由自主地向下屏气用力，主动增加腹压，使胎儿下降直至娩出。

2．胎儿下降及娩出：随着产程进展，会阴渐膨隆变薄，胎头在宫缩时露出阴道口，在间歇时又缩回阴道内，称为"拨露"。如胎头双顶径已越过骨盆出口，宫缩间歇时胎头不回缩，称为"着冠"。产程继续进展，胎头枕骨于耻骨弓下露出，随后胎头仰伸、复位、外旋转，肩与身体娩出，并伴有后羊水排出。

3．产妇心理表现：在第二产程中，产妇的恐惧、急躁情绪比第一产程加剧，表现为烦躁不安、精疲力竭。

【护理措施】

1．心理护理：第二产程期间助产士应陪伴在产妇身旁，提供信息，给予产妇安慰和支持，缓解或消除其紧张和恐惧，做好饮食、清洁等生活护理。

2．观察产程进展：密切监测胎心，观察有无胎儿急性缺氧情况，每 5～10 分钟测听 1 次胎心或用胎儿监护仪持续监护。若有异常及时通知医师，尽快结束分娩，避免胎头长时间受压。

3．指导产妇正确使用腹压：宫口开全后，指导产妇双腿屈曲，双足蹬在产床上，两手分别拉住产床旁把手，宫缩时，先深吸一口气，然后缓慢持久地向下屏气用力以增加腹压，宫缩间歇时，双手和全身肌肉放松，安静休息。

4．接产准备：经产妇宫口开大 4cm 或初产妇宫口开全时应做好接产的准备工作，给予产妇外阴清洁和消毒，铺消毒巾于臀下。接产者洗手、戴手套、穿手术衣、打开产包、铺消毒巾，准备接产。

5．接产：注意保护会阴，协助胎头俯屈、仰伸、复位、外旋转，正确地娩出胎肩，指导产妇与接产者密切配合，必要时行会阴切开术。双肩娩出后，右手方可离开会阴，双手协助胎体及下肢娩出，记录胎儿娩出时间。

三、第三产程妇女的护理

第三产程，又称"胎盘娩出期"。从胎儿娩出到胎盘娩出。需 5～15 分钟，不应超过 30 分钟。

【临床表现】

1．胎盘剥离：胎儿娩出后，宫底降至脐部，产妇感到轻松，宫缩暂停数分钟后又重出现。由于子宫腔容积明显缩小，胎盘不能相应地缩小与子宫壁发生错位而剥离。剥离面出血形成血肿。随着子宫收缩，不断增大剥离面积，直至完全剥离后排出。

2．子宫收缩及阴道流血：胎儿娩出以后宫缩暂停数分钟后再次出现，宫底降至脐下 1～2cm。收缩好的子宫硬，似球形。正常分娩阴道流血量一般不超过 300mL，出血多者可能由宫缩乏力或软组织损伤引起。

3. 产妇的心理：胎儿娩出后，产妇一般会有如释重负的轻松感，情绪稳定。如果新生儿有异常或性别、健康、外形不理想，产妇不能接纳自己的孩子则会产生焦虑、烦躁，甚至憎恨的情绪。

4. 新生儿娩出、啼哭。

【护理措施】

1. 协助胎盘娩出：接产者切忌在胎盘尚未完全剥离时牵拉脐带，以免胎盘部分剥离出血或拉断脐带。当确认胎盘已完全剥离时，于子宫收缩时左手握住宫底并按压，右手轻拉脐带，使胎盘娩出。当胎盘娩出至阴道口时，接产者用双手垫纱布托住胎盘，向一个方向旋转同时向外牵拉，直至胎膜全部娩出。若胎膜有部分断裂，用血管钳夹住胎膜断端，继续向同一方向旋转，直至完全娩出。立即检查胎盘、胎膜是否完整。胎盘娩出后按摩子宫使其收缩，减少出血，同时观察并测量出血量。

2. 预防产后出血：胎盘娩出后 2 小时内应注意子宫底的高度、子宫的硬度及会阴切口状况，观察血压、脉搏等。如在产房观察 2 小时无异常者，将产妇送回母婴同室。

3. 新生儿护理

（1）清理呼吸道：尽量在胎儿啼哭前进行。胎儿一娩出，立即用吸痰管将咽部、鼻腔的黏液和羊水吸出，避免引起新生儿吸入性肺炎。对呼吸道黏液已吸出而未啼哭的新生儿应进行足底刺激。

（2）Apgar 评分：新生儿评分 7 分以上只需进行一般处理，低于 7 分的新生儿应进行抢救。4～7 分缺氧较严重，需进行清理呼吸道、人工呼吸、吸氧、用药；4 分以下需在喉镜直视下气管内插管并给氧。

（3）脐带处理：在胎儿娩出后 1～2 分钟内断扎脐带，距脐带根部约 15mm 处分别用两把止血钳夹住脐带，在两钳之间剪断脐带，用 20%高锰酸钾溶液烧灼脐带断端，脐带可选用丝线、气门芯、脐带夹等方法结扎。药液不可接触新生儿皮肤，以免发生皮肤灼伤。处理脐带时应注意新生儿保暖。脐带处理后，让产妇看清新生儿的性别。

（4）新生儿身份标记：擦干皮肤，擦净足底胎脂，将足印于新生儿病历上，为新生儿戴上能识别身份的腕带、胸带。腕带、胸带上应记录母亲的姓名、住院号、新生儿的出生时间和性别等内容。

（5）早接触、早吸吮：新生儿如果无异常在半小时内将其抱给母亲，进行皮肤接触和乳房的早吸吮，以增进母子感情，促进母乳喂养的成功。

第四节　异常分娩妇女的护理

异常分娩（abnormal labor）又称"难产"（dystocia）。影响产妇分娩能否顺利进行的 4 个主要因素是产力、产道、胎儿及产妇的精神心理因素。在分娩过程中这些因素相互影响，其中任何一个或一个以上的因素发生异常，或这些因素之间不能相互适应而使分娩过程受阻，称为"异常分娩"。

一、产力异常的护理

产力是分娩的动力，以子宫收缩力为主，在分娩过程中，子宫收缩的节律性、对称性及极性不正常或强度、频率有改变，称为"子宫收缩力异常"。子宫收缩力异常临床上分为子宫收缩乏力和子宫收缩过强两类。每类又分为协调性子宫收缩和不协调性子宫收缩。

（一）子宫收缩乏力的护理

【原因】

1. 头盆不称或胎位异常：由于胎儿先露部下降受阻，先露部不能紧贴子宫下段及宫颈内口，影响内源性缩宫素的释放及反射性子宫收缩，是导致继发性子宫收缩乏力的最常见原因。

2. 子宫肌源性因素：子宫发育不良、子宫畸形（如双角子宫等）、子宫肌纤维过度伸展（如多胎妊娠、巨大胎儿、羊水过多等）、经产妇子宫肌纤维变性及结缔组织增生或子宫肌瘤等，均可影响子宫收缩的对称性及极性，引起子宫收缩乏力。

3. 精神源性因素：产妇对分娩有恐惧心理，精神过度紧张，或对分娩知识不甚了解，缺乏产前系统培训，过早兴奋或疲劳以及对胎儿安危等的过分担忧，均可导致原发性子宫收缩乏力。

4. 内分泌失调：临产后，产妇体内雌激素、缩宫素不足及前列腺素少而影响肌细胞收缩，导致宫缩乏力。

5. 药物影响：临产后不适当地使用大剂量镇静药、镇痛剂及麻醉剂，如吗啡、哌替啶等可以使子宫收缩受到抑制。行硬膜外麻醉无痛分娩或产妇衰竭时，亦影响子宫收缩力使产程延长。

【临床表现】

子宫收缩乏力临床分为协调性子宫收缩乏力与不协调性子宫收缩乏力两种类型。

1. 协调性子宫收缩乏力（又称"低张性子宫收缩乏力"）：其特点为子宫收缩具有正常的节律性、对称性和极性，但收缩力弱。在宫缩的高峰期用手指压宫底部肌壁仍可出现凹陷，致使宫颈不能如期扩张、胎先露部不能如期下降，使产程延长，甚至停滞。根据宫缩乏力发生时期分为：①原发性宫缩乏力：指产程一开始就出现宫缩乏力。因发生在潜伏期，应首先明确是否真正临产，需排除假临产。②继发性宫缩乏力：指产程开始子宫收缩力正常，在产程进行到某一阶段（多在活跃期或第二产程），宫缩强度转弱，使产程延长或停滞，多伴有胎位或骨盆等异常。

2. 不协调性子宫收缩乏力（又称"高张性子宫收缩乏力"）：其特点是子宫两角的起搏点不同步或起搏信号来自多处，致使宫缩失去正常的对称性、节律性，尤其是极性，甚至宫缩时宫底部不强,而是中段或下段强,这种宫缩不能使宫口如期扩张和胎先露部如期下降,属无效宫缩。由于宫缩间歇期子宫壁不完全放松,产妇可出现持续性腹痛及静息宫内压升高。

3. 产程时间延长:常见以下 7 种情况,可以单独存在,也可以并存。

(1)潜伏期延长:指潜伏期超过 16 小时。

(2)活跃期延长:指活跃期超过 8 小时。

(3)活跃期停滞:指活跃期宫口停止扩张达 2 小时以上。

(4)第二产程延长:指初产妇第二产程超过 2 小时,经产妇第二产程超过 1 小时。

(5)胎头下降延缓:指活跃期晚期及第二产程胎头下降速度每小时小于 1cm。

(6)胎头下降停滞:活跃期晚期后胎头停留在原处不下降达 1 小时以上。

(7)滞产:指总产程超过 24 小时。

【对产程及母儿的影响】

1. 对产程及产妇的影响:产程延长直接影响产妇休息和进食,加上体力消耗和过度换气,可致产妇精神疲惫、全身乏力,严重者引起产妇脱水、酸中毒或低钾血症的发生,手术产率增加。第二产程延长可因产道受压过久而致产后排尿困难、尿潴留甚至发生尿瘘或粪瘘。同时,亦可导致产后出血,并使产褥感染率增加。

2. 对胎儿、新生儿的影响:不协调性宫缩乏力不能使子宫壁完全放松,对子宫胎盘血液循环影响大,胎儿在宫内缺氧容易发生胎儿窘迫。产程延长使胎头及脐带等受压机会增加,手术助产机会增加,易发生新生儿产伤使新生儿窒息、颅内出血及吸入性肺炎等发生率增加。

【处理原则】

1. 协调性子宫收缩乏力:首先应寻找原因,检查有无头盆不称与胎位异常,经阴道检查了解宫颈扩张和胎先露部下降情况。如为头盆不称或胎位异常估计不能经阴道分娩者,应及时行剖宫产术;若判断无头盆不称和胎位异常,估计能经阴道分娩者,应采取加强宫缩的措施。

2. 不协调性子宫收缩乏力:原则是调节子宫收缩,恢复正常节律性及其极性。给予强镇静药哌替啶 100mg 或吗啡 10mg 肌内注射或地西泮 10mg 静脉推注,使产妇充分休息,不协调性宫缩多能恢复为协调性宫缩。在宫缩恢复为协调性之前,严禁应用缩宫素。若经上述处理,不协调性宫缩未能得到纠正,或伴有胎儿窘迫征象,或伴有头盆不称,均应行剖宫产术。

【护理措施】

1. 协调性子宫收缩乏力者

明显头盆不称不能从阴道分娩者,应积极做剖宫产的术前准备。估计可经阴道分娩者做好以下护理:

(1)第一产程的护理:①改善全身情况。关心和安慰产妇、消除精神紧张与恐惧心理，可按医嘱给予适当的镇静药，确保产妇充分休息；鼓励产妇多进食易消化、高热量的饮食，补充营养、水分，不能进食者，按医嘱静脉输液；协助产妇及时排便和排尿，防止影响胎先露的下降，自然排尿有困难者可先行诱导法，无效时应予导尿。②加强子宫收缩。经上述护理措施后子宫收缩乏力无改善，经阴道检查估计能经阴道分娩者，则按医嘱加强子宫收缩。常用的方法有：缩宫素静脉滴注，将缩宫素 2.5U 加入 5%葡萄糖液 500mL 静脉滴注，调节为 8 滴/分，在用缩宫素静脉滴注时，必须专人监护，观察子宫收缩、胎心，并予记录，如子宫收缩不强，可逐渐加快滴速，一般不宜超过 40 滴/分，以子宫收缩达到有效宫缩为好；人工破膜，对宫颈扩张 3cm 或 3cm 以上，无头盆不称，胎头已衔接者，可行人工破膜，破膜后先露下降紧贴子宫下段和宫颈内口，引起反射性宫缩加强，加速产程进展；针刺穴位，通常针刺合谷、三阴交、太冲等穴位，有增强宫缩的效果；刺激乳头可加强宫缩。③剖宫产术的准备。如经第一产程各种处理后产程仍无进展，或出现胎儿宫内窘迫应立即行剖宫产的术前准备。

（2）第二产程的护理：经上述各种方法处理后，宫缩转为正常，进入第二产程。应做好阴道助产和抢救新生儿的准备，密切观察胎心、产程进展情况。

（3）第三产程的护理：胎儿、胎盘娩出后加大缩宫素用量，预防产后出血。对产程长、胎膜早破、手术产者，给予抗生素预防感染。

2．不协调性宫缩乏力者

（1）心理护理和生活护理：医护人员要关心体贴病人，对于精神过度紧张者，应耐心细致地解答产妇的疑虑，指导产妇宫缩时做深呼吸、腹部按摩缓解其不适，确保产妇充分休息。一般产妇经过充分休息后，异常宫缩可恢复为协调性子宫收缩。

（2）用药：可按医嘱给予适当的镇静药，在子宫收缩恢复为协调性之前，严禁应用缩宫药物，以免加重病情。

（3）手术的准备：若宫缩仍不协调或伴胎儿窘迫、头盆不称等，应及时通知医师，并做好剖宫产术和抢救新生儿的准备。

（二）子宫收缩过强的护理

【病因】

1．软产道阻力小，常见于经产妇。

2．缩宫素使用不当。

【临床表现】

子宫收缩过强有两种类型，临床表现也各异。

1．协调性子宫收缩过强：特点是子宫收缩的节律性、对称性及极性均正常，仅收缩力强。若无产道梗阻，常以产程短暂为特征。总产程<3 小时，称为"急产"。

2．不协调性子宫收缩过强

（1）强直性子宫收缩：常见于缩宫药使用不当。其特点是子宫收缩失去节律性，呈持续性强直性收缩。产妇因持续性腹痛常有烦躁不安、腹部拒按的表现。不易查清胎位，胎心听不清。若合并产道梗阻，亦可出现病理性缩复环、血尿等先兆子宫破裂征象。

（2）子宫痉挛性狭窄环：特点是子宫局部肌肉呈痉挛性不协调性收缩形成的环状狭窄，持续不放松，称为"子宫痉挛性狭窄环"。狭窄环常见于子宫上下段交界处及胎体狭窄部，如胎儿颈部。多见于产妇精神紧张、过度疲劳以及早期发生破膜或粗暴宫腔内操作时。产妇表现持续性腹痛，烦躁不安，产程延长，胎先露部下降停滞，胎心时快时慢。此环与病理性缩复环的区别是环的位置不随宫缩上升。

【对产程及母儿的影响】

1. 对产程的影响：协调性子宫收缩过强可致急产，不协调性子宫收缩过强可导致产程延长和停滞。

2. 对产妇的影响：无论急产还是强直性子宫收缩均易造成软产道损伤。同时，宫缩过强使宫腔内压力升高，有发生羊水栓塞的危险。子宫痉挛性狭窄环可使产程停滞、胎盘嵌顿，增加产后出血、产褥感染及手术产的机会。

3. 对胎儿的影响：急产及强直性子宫收缩使子宫胎盘血流减少，子宫痉挛性狭窄环使产程延长，均易发生胎儿窘迫及新生儿窒息，严重者直接导致死胎及死产。

【处理原则】

有急产史（包括家族有急产史）者应提前住院待产，临产后慎用缩宫药及其他可促进宫缩的产科处置，包括灌肠、人工破膜等。进入产程后，提前做好接产及抢救新生儿窒息的准备。胎儿娩出时，控制好产妇用力。一旦出现强直性子宫收缩，给予产妇吸氧的同时应用宫缩抑制剂，密切观察胎儿安危。如出现子宫痉挛性狭窄环应认真寻找导致子宫痉挛性狭窄环的原因，及时纠正。如伴有胎儿窘迫征象，若经处理产程无进展则应立即行剖宫产术。

【护理措施】

1. 提前待产：有急产史的孕妇，提前入院待产，以防院外分娩，出现不规律下腹痛即进产房检查，提前待产，预防宫缩过强对母儿的损伤。

2. 协调性子宫收缩过强的护理：临产期有产兆后向产妇提供减痛措施，宫缩时做深呼吸，避免屏气用力，以减慢分娩过程。不能给予灌肠。并做好接生及抢救新生儿的准备工作。待产妇要求解大小便时，先判断宫口大小及胎先露的下降情况，以防分娩在厕所内造成意外伤害。分娩时尽可能做会阴侧切术，以防止会阴撕裂，遇有宫颈、阴道及会阴的撕裂伤，应及时并予缝合。新生儿按医嘱给维生素 K_1 肌内注射，预防颅内出血。

3. 不协调性子宫收缩过强的护理：强直性子宫收缩按医嘱给予宫缩抑制剂，如 25% 硫酸镁 20mL 加入 5% 葡萄糖液 20mL 缓慢静推，哌替啶 100mg 肌内注射（适用于 4 小时内胎儿不会娩出者），同时密切观察胎儿安危，发现异常及时通知医师并配合处理。

4. 产后护理：密切观察子宫复旧、会阴伤口、阴道出血、生命体征等情况，并向产妇进行健康指导。

二、产道异常的护理

产道异常包括骨产道异常及软产道异常，以骨产道异常多见，产道异常可使胎儿娩出受阻。

【骨产道异常临床分类】

1. 骨盆入口平面狭窄：骨盆入口平面呈横扁圆形，分 3 级：Ⅰ级为临界性狭窄，骶耻外径 18cm，对角径 11.5cm，入口前后径 10cm，绝大多数可以经阴道自然分娩；Ⅱ级为相对性狭窄，骶耻外径 16.5～17.5cm，对角径 10～11cm，骨盆入口前后径 8.5～9.5cm，需经试产后才能决定是否可以经阴道分娩；Ⅲ级为绝对性狭窄，骶耻外径≤16.0cm，对角径≤9.5cm，骨盆入口前后径≤8.0cm，必须以剖宫产结束分娩。我国妇女常见有单纯扁平骨盆和佝偻病性扁平骨盆两种。

2. 中骨盆平面狭窄：分 3 级：Ⅰ级为临界性狭窄，坐骨棘间径 10cm，坐骨棘间径加后矢状径 13.5cm；Ⅱ级为相对性狭窄，坐骨棘间径 8.5～9.5cm，坐骨棘间径加后矢状径 12～13cm；Ⅲ级为绝对性狭窄，坐骨棘间径≤8.0cm，坐骨棘间径加后矢状径≤11.5cm。

3. 骨盆出口平面狭窄：分 3 级：Ⅰ级为临界性狭窄，坐骨结节间径 7.5cm；坐骨结节间径加出口后矢状径 15cm；Ⅱ级为相对性狭窄，坐骨结节间径 6.0～7.0cm，坐骨结节间径加出口后矢状径 12.0～14.0cm；Ⅲ级为绝对性狭窄，坐骨结节间径≤5.5cm，坐骨结节间径加出口后矢状径≤11.0cm。

4. 骨盆 3 个平面狭窄：骨盆外型属女性骨盆，但骨盆入口、中骨盆及骨盆出口每个平面的径线均小于正常值 2cm 或更多，称为"均小骨盆"。多见于身材矮小、体形匀称的妇女。

5. 畸形骨盆：骨盆失去正常形态称"畸形骨盆"，包括跛行及脊柱侧突所致的偏斜骨盆及骨盆骨折所致的畸形骨盆。

【临床表现】

（一）骨产道异常

1. 骨盆入口平面狭窄

（1）胎头衔接受阻：临产后胎头仍未入盆、跨耻征阳性。

（2）产程延长或停滞：骨盆临界性狭窄可表现为潜伏期及活跃期早期延长，活跃期后期产程进展顺利。胎膜早破的发生率为正常骨盆的 5～6 倍。骨盆绝对性狭窄常发生梗阻性难产。下降受阻造成继发性子宫收缩乏力，产程延长或停滞；或因子宫收缩过强，出现病理性子宫缩复环，进一步发展可导致子宫破裂，危及产妇生命。

2. 中骨盆平面狭窄

（1）产程延长或停滞：胎头能正常衔接，潜伏期及活跃期早期进展顺利。由于胎头内旋转受阻，出现持续性枕横位或枕后位、继发性宫缩乏力，活跃期后期及第二产程延长甚至停滞。胎头长时间嵌顿于产道内，压迫软组织致其水肿、坏死，可致生殖道瘘；由于容易发生胎膜早破，产程延长、阴道检查与手术机会增多，感染发生率高；也容易发生子宫收缩乏力而导致产后出血。

（2）胎头下降受阻：胎头受阻于中骨盆，胎头变形，颅骨重叠，产瘤较大，严重时可发生脑组织损伤、颅内出血及胎儿窘迫。

3．骨盆出口平面狭窄：胎头达盆底受阻，第二产程停滞，继发宫缩乏力，胎头双顶径不能通过骨盆出口，强行助产可造成母儿严重损伤。

（二）软产道异常

软产道包括子宫下段、宫颈、阴道及外阴。软产道异常所致的难产少见，容易被忽视。

1．外阴异常

（1）会阴坚韧：多见于35岁以上高龄初产妇，可致会阴严重裂伤。

（2）外阴水肿：分娩时妨碍胎先露的下降，易造成软组织损伤、感染、愈合不良等情况。

（3）外阴瘢痕：致阴道口狭小，影响胎先露的下降。

2．阴道异常：各种阴道异常可不同程度影响胎头下降。如阴道横膈、阴道纵隔、阴道尖锐湿疣、阴道瘢痕性狭窄、阴道囊肿和肿瘤。阴道尖锐湿疣可因阴道分娩感染新生儿患喉乳头状瘤，若为女婴亦可患生殖道湿疣。阴道分娩易导致软产道损伤和感染，以行剖宫产为宜。

3．宫颈异常

（1）宫颈外口粘合：多在分娩受阻时发现。宫颈管已消失而宫口不扩张。

（2）宫颈水肿：多见于持续性枕后位或滞产。宫口未开全而过早地使用腹压，致使宫颈前唇被长时间压于胎头与耻骨联合之间，血液回流受阻引起水肿，影响宫颈扩张。

（3）宫颈坚韧及宫颈瘢痕：影响宫颈扩张。

（4）宫颈肌瘤：生长在子宫下段及宫颈部位的较大肌瘤可影响先露部入盆。若肌瘤在骨盆入口的平面上，胎头已入盆，则不阻塞产道，可经阴道分娩。

（5）宫颈癌：经阴道分娩可导致大出血、裂伤、感染及癌扩散的危险。

【处理原则】

根据狭窄骨盆的类型及程度，参考产力、胎儿大小、胎方位、胎先露高低、胎心率等综合因素，决定分娩方式。

1．骨盆入口平面狭窄：相对性狭窄的产妇一般状况良好、胎儿体重<3000g，胎位、胎心正常时，可以在严密监护下试产2～4小时；产程无明显进展，或出现胎儿窘迫，则应及时剖宫产。

2．中骨盆平面狭窄：若宫口开全，先露达坐骨棘水平以下，可以经阴道分娩。若宫口开全1小时以上，产力好而胎头仍在坐骨棘水平以上，或伴胎儿窘迫，则应行剖宫产。

3．骨盆出口平面狭窄：原则上不能经阴道试产，多需剖宫产。

【护理措施】

1. 产程处理过程的护理

（1）剖宫产术：有明显头盆不称、不能从阴道分娩者，按医嘱做好剖宫产术的术前准备与护理。

（2）试产：轻度头盆不称者，足月活胎，估计胎儿体重＜3000g，尊重产妇及家属意愿，在严密监护下试产。试产过程必须保证有效的宫缩，一般不用镇静、镇痛药，少肛查，禁灌肠。试产2～4小时，胎头仍未入盆，并伴胎儿窘迫者，则应停止试产。

（3）中骨盆狭窄：主要影响胎头俯屈，使内旋转受阻，易发生持续性枕横位或枕后位。若胎头未达坐骨棘水平，或出现胎儿窘迫征象，应做好剖宫产术前准备；若宫口已开全，胎头双顶径达坐骨棘水平或更低，可用胎头吸引、产钳等阴道助产术，并做好抢救新生儿的准备。

（4）骨盆出口狭窄：应在临产前对胎儿大小、头盆关系做充分估计，决定分娩方式，出口平面狭窄者不宜试产。

2. 提供心理支持：随时向产妇讲解目前的状况和产程进展情况，使其建立对医护人员的信任感，增加分娩信心，安全渡过分娩期。

3. 预防产后出血及感染：胎儿娩出后，及时遵医嘱使用抗生素，注射宫缩剂，保持外阴清洁，预防产后出血和感染。胎先露长时间压迫阴道或出现血尿时，易发生生殖道瘘，应及时留置导尿管，保证留置尿管通畅，并预防尿路感染。

4. 新生儿护理：由于胎头在产道中压迫时间过长或经手术助产的新生儿，应严密观察有无颅内出血或其他损伤的征象。

三、胎位及胎儿发育异常的护理

分娩时除枕前位为正常胎位外，其余均为异常胎位，是造成难产的原因之一。

【临床表现】

（一）胎位异常

1. 持续性枕后位、枕横位：在分娩过程中，胎头以枕后位或枕横位衔接。在下降过程中，胎头枕部因强有力宫缩多能向前转成枕前位自然分娩。少数胎头枕骨持续不能转向前方，直至分娩后期仍位于母体骨盆后方或侧方，致使分娩发生困难者，称为"持续性枕后位"或"持续性枕横位"。临床表现为临产后胎头衔接较晚及俯屈不良，导致协调性宫缩乏力及宫口扩张缓慢。若枕后位，因枕骨持续位于骨盆后方压迫直肠，产妇自觉肛门坠胀及排便感，致使过早使用腹压，导致宫颈前唇水肿，影响产程进展。持续性枕后位、枕横位常致活跃期晚期及第二产程延长。

2. 臀先露：是最常见的异常胎位。臀先露是以骶骨为指示点，胎儿以臀、足或膝为先露，在骨盆的前、侧、后构成6种胎位。临床表现为孕妇常感觉肋下或上腹部有圆而硬的胎头，由于胎臀不能紧贴子宫下段及子宫颈，常导致子宫收缩乏力，产程延长，手术产机会增多。由于臀小于头，后出头困难，易发生胎膜早破、脐带脱垂、胎儿窘迫、新生儿产伤等并发症。

3. 肩先露（横位）：胎儿纵轴与母体纵轴垂直，称"横位"，胎体横卧于骨盆入口之上，先露为肩称"肩先露"，是对母儿最不利的胎位。临产后由于先露部不能紧贴子宫下段，常出现宫缩乏力和胎膜早破。破膜后可伴有脐带和上肢脱垂等情况，足月活胎若不及时处理，容易造成子宫破裂，威胁母儿生命。

4. 面先露（颜面位）：多于临产后发现，因胎头极度仰伸，使胎儿枕部与胎背接触。面先露以颏骨为指示点，构成6种胎位（颏左前、颏左横、颏左后；颏右前、颏右横、颏右后）以颏左前、颏右前最为多见，临床表现为颏前位时，胎儿颜面部不能紧贴子宫下段及宫颈，引起子宫收缩乏力，产程延长。由于颜面部骨质不易变形，容易发生会阴裂伤。颏后位可发生梗阻性难产，处理不及时，可致子宫破裂。

5. 其他：①额先露，以前额为先露部位的指示点，常表现为产程延长，一般需剖宫产；②复合先露，是胎头或胎臀伴有肢体（上肢或下肢）同时进入骨盆入口，以头与手的复合先露多见，常表现为产程延长，一般需剖宫产。

（二）胎儿发育异常

胎儿发育异常包括胎儿体质量超常（胎儿出生体重达到或超过4000g者，称"巨大儿"）和胎儿畸形（脑积水、无脑儿、连体双胎等）均易引起难产。

【对母儿的影响】

1. 对产妇的影响

（1）异常胎位：胎臀形状不规则，不能紧贴子宫下段及宫颈内口，容易发生胎膜早破、继发性宫缩乏力及产程延长，使产后出血与产褥感染的机会增多，产伤和手术产率增加，若宫口未开全强行牵拉，容易造成宫颈撕裂甚至延及子宫下段。

（2）胎儿发育异常：胎儿巨大或重度脑积水可导致头盆不称，胎头衔接困难，易发生胎膜早破、产程阻滞；如果宫缩强，发生梗阻性难产，处理不当，可发生子宫破裂。因胎儿大，子宫过度膨胀，易发生宫缩乏力，导致产后出血；分娩困难手术产概率增加，易发生产道损伤或感染。

2. 对胎儿及新生儿的影响：胎臀高低不平，对前羊膜囊压力不均匀，常致胎膜早破，发生脐带脱垂是头先露的10倍，脐带受压可致胎儿窘迫甚至死亡；胎膜早破，使早产儿及低体重儿增多。后出胎头牵出困难，常发生脊柱损伤、脑幕撕裂、新生儿窒息、臂丛神经损伤、胸锁乳突肌损伤导致的斜颈及颅内出血，颅内出血的发生率是头先露的10倍，臀先露导致围产儿的发病率与死亡率均增加。

【处理原则】

1. 胎位异常：定期产前检查，妊娠30周以前臀先露多能自行转为头先露；妊娠30周以后胎位仍不正常者，则根据不同情况给予矫治，常用的矫正方法有：胸膝卧位、激光照射或艾灸至阴穴，若矫治失败，提前1周住院待产，以决定分娩方式。

2．胎儿发育异常：定期产前检查，一旦发现为巨大胎儿，应及时查明原因，如系糖尿病孕妇则需积极治疗，分娩期估计为巨大儿时，为避免母儿产时损伤应行剖宫产结束妊娠。如可经阴道分娩，应做好处理肩难产的准备，并预防产后出血。

【护理措施】

1．剖宫产术：有明显头盆不称，胎位异常的产妇，按医嘱做好剖宫产术的术前准备。

2．选择阴道分娩的孕妇应做好如下护理：

（1）一般护理：鼓励待产妇进食，保持产妇良好的状况，必要时按医嘱给予补液，维持电解质平衡。

（2）产程护理：指导产妇合理用力，枕后位者，嘱其不要过早屏气用力，以防宫颈水肿及疲乏。避免孕妇体力消耗，在待产过程中应少活动，尽量少做肛查，禁灌肠。如胎膜早破，立即观察胎心，抬高床尾，并立即行肛查或阴道检查，及早发现脐带脱垂情况，如有异常及时报告医师。

（3）防止并发症：协助医师做好阴道助产及新生儿抢救的准备，新生儿出生后应仔细检查有无产伤，并仔细检查胎盘、胎膜的完整性及母体产道的损伤情况。预防产后出血与感染。

3．心理护理：护士应耐心细致地解答产妇及家属的疑问，消除产妇与家属的精神紧张状态，鼓励产妇与医护配合，在分娩过程中为待产妇提供增加舒适感的措施，以增强其对分娩的自信心，安全渡过分娩。

第八章　麻醉科诊疗

第一节　神经外科手术麻醉

一、神经外科麻醉中的一般问题

（一）脑血流（cerebral blood flow，CBF）的调节

成人大脑约重 1350g，占体重的 2%，脑血流量却占心排血量的 12%～15%，由此可反映脑代谢率很高。脑依赖血流提供充分的氧和葡萄糖以满足对代谢底物的需求，但由于颅骨和脑膜的顺应性差，限制颅内空间的变化，使 CBF 不能过多。多种因素参与 CBF 的调节。

1. 脑代谢率（cerebral metabolic rate，CMR）：神经元活动的增加导致相应部位 CMR 增加，并伴有与之相匹配的局部 CBF 改变。研究表明 CBF 和 CMR 之间存在密切的局部"耦联"，尽管耦联的机制尚不明确，但认为与局部代谢产物（K^+、H^+、乳酸盐和腺苷）有关。在神经外科中，CMR 受多种因素影响，包括神经系统功能状态、麻醉药物和体温等。

（1）神经系统功能状态：睡眠时 CMR 下降，引起感官刺激、脑力活动和任何原因引起的觉醒状态都使 CMR 增加。癫痫发作时 CMR 极度增加，昏迷时 CMR 显著降低。

（2）麻醉药：除氯胺酮和氧化亚氮（nitrous oxide，N_2O）外，绝大多数麻醉药均引起 CMR 和 CBF 平行下降。麻醉药可能抑制与电生理功能有关的 CMR，静脉麻醉药不改变与维持细胞稳态有关的 CMR。

（3）体温：体温每下降 1℃，CMR 下降约 6%～7%。与麻醉药不同的是，当达到 EEG 等电位线时 CMR 仍继续下降，这是因为低温既抑制与电生理有关的 CMR，又抑制与维持细胞稳态有关的 CMR。高温对脑生理有相反的影响，在 37～42℃ 之间时，CBF 和 CMR 增加，但高于 42℃ 时脑氧耗急剧下降，提示高热引起的毒性反应导致蛋白（酶）溶解。

2. 肌源性调节（自身调节）：自身调节功能是指平均动脉压（mean arterial pressure，MAP）在一定范围内波动时，脑循环具有调节其血管阻力而维持 CBF 不变的能力，正常人自身调节的限度是 MAP 为 70～150mmHg。当 MAP 超越上述范围时，CBF 呈线性增高或减少，导致脑功能障碍。慢性高血压患者的脑自身调节曲线右移，上下限也随之改变，CBF 的变化更加依赖于血压的变化。

3. 二氧化碳分压（partial pressure of carbon dioxide，$PaCO_2$）：$PaCO_2$ 是影响 CBF

最重要的外在因素，CBF 直接随着 $PaCO_2$ 变化而变化。$PaCO_2$ 在生理范围内变化时对 CBF 的影响最显著，$PaCO_2$ 改变 1mmHg，CBF 相应改变 1～2mL/（100g·min）。由于 CO_2 可以自由通过脑血管内皮细胞，所以调节 $PaCO_2$ 可以使细胞外液和 CBF 迅速发生变化。

4. 氧分压（partial pressure of oxygen，PaO_2）：PaO_2 在 60～300mmHg 范围内对 CBF 无影响，PaO_2 低于 60mmHg 时脑血管扩张，CBF 迅速增加。低氧引起的脑血管扩张反应与高碳酸血症及酸中毒引起的反应具有协同作用。

5. 其他因素：血管活性药物、血液黏度、神经源性调节等。

（二）脑灌注压（cerebral perfusion pressure，CPP）

CPP 为 MAP 和颅内压（intracranial pressure，ICP）或中心静脉压（central venous pressure，CVP）（取较高者）之差，CPP＝MAP－ICP（CVP）。

（三）颅内高压

1. 发生颅内高压的原因和临床表现：颅内高压定义为 ICP 持续超过 15mmHg。造成颅内高压的原因有：脑组织体积增大、液体量增多、颅骨凹陷性骨折、脑脊液（cerebrospinal fluid，CSF）回流异常、CBF 增加、全身因素引起的脑水肿等，有时可能多种因素同时存在。ICP 增高的临床表现包括头痛、恶心、呕吐、视物模糊、嗜睡和视乳头水肿等。

2. 颅内高压的治疗：颅内高压的理想治疗方法是针对其内在病因进行治疗，必要时纠正代谢紊乱或手术治疗。

（1）体位：头部抬高 15°～30°；避免头部姿势不当或头颈部组织受压所致的静脉系统阻塞；避免胸内压增高导致的脑内静脉回流受阻，包括气管导管扭曲或阻塞、张力性气胸、支气管痉挛、呛咳等。

（2）降低 CMR：常用巴比妥类药物。

（3）利尿：常用渗透性利尿剂和袢利尿剂，渗透性利尿剂（主要是甘露醇）因快速、有效而更常应用。甘露醇仅在血脑脊液屏障（blood brain barrier，BBB）未受损时才有效，常用剂量为 0.25～1g/kg。其主要副作用是在短时间内引起血管内容量增加，对心肾功能不全的患者可能导致急性肺水肿。颅内动脉瘤和动静脉畸形以及颅内出血患者在打开颅骨前不应使用甘露醇，因为渗透性利尿作用可以使周围健康脑组织皱缩，从而造成或加重颅内出血。

（4）类固醇激素：已证实类固醇激素可减轻脑水肿以及降低肿瘤引起的 BBB 通透性增加。虽然类固醇激素的起效时间不足以应对术中的紧急事件，但择期手术前 48 小时使用类固醇激素可减轻水肿形成并改善开颅手术期间的手术条件，尤其是减少 ICP 峰波的发生频率，改善 24 小时内压力，容量反应（ICP 升高引起颅内容积的改变）。术中和术后应该继续使用类固醇激素以维持术前应用的效果。但对于脑缺血和脑创伤患者，目前没有明确证据支持使用类固醇激素治疗的益处。

（5）过度通气：适度过度通气有助于减少 CBF 和脑血容量（cerebral blood volume，

CBV），并导致 ICP 降低或"脑松弛"。但是过度通气不应作为神经外科手术麻醉常规，无适应证时应避免使用，尤其是蛛网膜下腔出血（subarachnoid hemorrhage，SAH）患者，过度通气可导致 CBF 降低，加重脑缺血。

（6）CSF 的排出：蛛网膜下腔引流、脑室引流、脑室切开术等。

（四）静脉空气栓塞（venous air embolism，VAE）

1. 发生原因：不论任何手术体位和手术步骤，只要手术切口高于心脏水平就有可能发生 VAE。VAE 主要发生于坐位的后颅窝和上颈椎手术中，但也可以发生于幕上手术。

2. 生理影响和临床表现：VAE 造成的生理影响取决于空气进入静脉的量和速度以及患者是否存在卵圆孔未闭（发生率为 10%～25%），卵圆孔未闭使空气更易进入体循环（反常空气栓塞，paradoxical air embolism，PAE）。临床上表现为突发低血压、呼气末二氧化碳分压（end-tidal carbon dioxide tension，$PETCO_2$）或脉搏血氧饱和度（oxygen saturation by pulse oximetry，SpO_2）降低。当大量空气快速进入静脉时，心腔内空气可损害三尖瓣和肺动脉瓣功能或阻塞肺细小动脉，使右室流出道梗阻，导致循环骤停。PAE 可导致脑卒中和冠状动脉阻塞，而且通常在手术后才表现出明显的症状。

3. 预防和处理：几乎所有采用坐位施行后颅窝手术的患者均应放置右心导管。虽然危及生命的严重 VAE 较少见，但一旦发生，该导管可立即将心脏中气体排空。手术中应使用经食道超声或心前区超声多普勒进行监测，一旦发生 VAE 立即处理：

（1）通知手术医生（手术野注满生理盐水、颅骨边缘涂抹骨蜡，寻找空气入口）；

（2）降低头部，压迫颈静脉；

（3）如果正在使用 N_2O 应立即停止吸入，给予 100%纯氧；

（4）通过中心静脉导管抽吸进入静脉的空气；

（5）循环支持。

（五）液体管理

神经外科麻醉中液体管理的总原则是维持正常血容量，避免血浆渗透压下降。术中通常使用生理盐水和乳酸 Ringer 液，多数择期开颅术患者不必补充胶体液，但在需要大量输液的情况下（多发伤、动脉瘤破裂、脑静脉窦撕裂等），应联合应用无糖等张晶体液和胶体液。在神经外科手术中应慎用各种含淀粉类的溶液，如果应用需考虑剂量限制，并且在有其他影响凝血功能的因素存在时不能使用。

（六）低温

大量动物实验证实浅低温（32～34℃）可减轻脑和脊髓缺血后神经系统功能损伤，但仍然缺乏人体证据，有学者建议选择性地应用于预计术中出现缺血性损伤可能性较大的患者。一旦应用低温技术，应注意温度过低可能导致心律失常和凝血功能紊乱，必须具备复温措施，并且避免寒战和高血压。

二、麻醉药物和常用血管活性药对脑生理的影响

（一）静脉麻醉药

绝大多数静脉麻醉药引起 CMR 和 CBF 平行下降，氯胺酮引起 CMR 和 CBF 增加。

1. 咪达唑仑：剂量依赖性地降低 CBF、ICP 和 CMR，对脑缺氧、颅内顺应性降低或 ICP 增高的患者有脑保护作用。对脑电图（electroencephalography，EEG）呈剂量相关性抑制。

2. 丙泊酚：降低 CMR，继发引起 CBF、CBV 和 ICP 下降。丙泊酚不影响 CO_2 的反应性和自身调节。丙泊酚麻醉下低碳酸血症时 CBF 的下降幅度减小，可能是因为 CMR 下降引起的脑血管收缩限制了低碳酸血症介导的脑血管收缩。

3. 依托咪酯：使 CBF 和 CMR 平行降低，而脑氧供/氧耗比例维持正常。依托咪酯可降低颅内肿瘤和脑外伤患者的 ICP，但不引起 CPP 下降，适用于心功能不全的神经外科手术患者。高浓度时 EEG 呈爆发性抑制，可能与抽搐发生有关，避免应用于有抽搐倾向的患者。

4. 巴比妥类药物：降低 CMR 和 CBF 的作用和剂量相关，主要影响与脑电生理功能相关的 CMR，而对维持细胞稳态的 CMR 影响极小。不影响 CO_2 的反应性和 CBF 的自身调节。巴比妥类药物对 CBF 和 CMR 的影响很快发生耐受。

5. 氯胺酮：所有静脉麻醉药中，氯胺酮是唯一引起 CMR 和 CBF 升高的药物，不应单独用于颅内顺应性差的患者。氯胺酮能诱发有癫痫倾向患者的癫痫发作。

（二）吸入麻醉药

可以用于神经外科手术，但对于大面积脑损伤、不稳定 ICP 或脑生理严重紊乱的患者，以及大脑部分区域或全脑对 CO_2 的反应性异常和血流代谢耦联受损时应谨慎使用。

1. 挥发性麻醉药：对脑生理的影响与静脉麻醉所引起的 CMR 和 CBF 平行下降不同。所有挥发性麻醉药和静脉麻醉药一样引起剂量相关的 CMR 下降，但挥发性麻醉药对血管平滑肌的直接作用是引起脑血管扩张。其扩张血管程度的顺序是：氟烷＞恩氟烷＞异氟烷＞地氟烷＞七氟烷。异氟烷、地氟烷和七氟烷引起的 CBF 改变不明显，对临床麻醉没有意义。挥发性麻醉药引起的 CBF 变化与下列因素有关：麻醉药浓度、术前 CMR 抑制程度、血压变化合并术前已存在脑自主调节功能异常、$PaCO_2$ 变化加上原发病引起的对 CO_2 的反应性下降。

2. N_2O：引起 CBF、CMR 和 ICP 增加，单独使用 N_2O 麻醉时对 CBF 的影响最大，和静脉麻醉药（巴比妥类药、苯二氮䓬类药、丙泊酚和麻醉性镇痛药）合用时脑血管扩张作用减弱甚至完全抑制。与挥发性麻醉药合用时，CBF 轻度升高。

（三）麻醉性镇痛药

1. 芬太尼：不影响 CBF 的自身调节及其对 CO_2 和低氧的反应，可引起全脑 CBF 和 CMR 降低，对 ICP 没有不利影响。

2. 舒芬太尼：早期研究显示舒芬太尼引起 CBF 和 CMR 增加，但近期的动物实验

和临床研究表明舒芬太尼由于剂量不同，对 CBF 和 CMR 无影响或使其降低。临床应用时应注意其对 MAP 的影响，MAP 突然下降可能导致 ICP 升高。

3. 瑞芬太尼：小剂量（镇静）的瑞芬太尼可使 CBF 轻度升高，随剂量增加或与其他麻醉药联合应用时，CBF 不变或轻度下降。

4. 吗啡：降低 CMR。吗啡具有组胺释放作用，组胺使脑血管扩张引起 CBV 增加，CBF 依赖于血压发生变化。

（四）肌肉松弛剂

1. 非去极化肌松剂：其对脑血管的作用中唯一公认的是促组胺释放作用，可同时增加 ICP 和降低 MAP，从而降低 CPP。右旋筒箭毒碱是组胺释放作用最强烈的肌松剂，甲箭毒碱、阿曲库铵和米氯库铵引起组胺轻度释放。维库溴铵、罗库溴铵和哌库溴铵对脑生理没有明显影响。大剂量泮库溴铵引起血压突然升高，当存在颅内顺应性差和自身调节功能受损时可使 ICP 升高。

2. 氯化琥珀酰胆碱：浅麻醉下氯化琥珀酰胆碱可增加 ICP。临床上可用于需要快速达到肌松作用和保护气道时，但应维持 MAP 在适当范围。

（五）血管活性药

1. 全身性血管扩张药：有降压作用的大多数药（包括硝普钠、硝酸甘油、肼屈嗪和钙通道阻断剂）可引起脑血管扩张，CBF 增加或维持在用药前水平。当这些药使血压缓慢下降时，对 ICP 影响不显著，可能因为此时代偿机制的相互影响更有效（CSF 和静脉血之间的转移）。

2. 儿茶酚胺激动剂/拮抗剂：这类药物对脑生理的影响依赖于基础血压、自身调节机制和 BBB 的状态。

（1）α_1 受体激动剂：临床常用 α_1 受体激动剂（去氧肾上腺素和去甲肾上腺素），对 CBF 的直接影响很小。

（2）α_2 受体激动剂：右旋美托咪啶是脑血管收缩剂，CBF 降低的患者应慎用。

（3）β 受体激动剂：小剂量时对脑血管无直接作用，大剂量和伴有生理应激时 CMR 和 CBF 同时增加，BBB 受损时其作用增强。

（4）β 受体阻断剂：可降低 CMR 和 CBF。除了继发于 CPP 变化而产生不良作用外，对颅内病变患者无不利影响。

（5）多巴胺：对 CBF 和 CMR 的作用不确定。在治疗局部脑缺血，特别是在血管痉挛时，常用多巴胺增强正常的心血管功能以提升 MAP。

三、常见神经外科手术的麻醉

（一）幕上肿瘤切除术

1. 术前准备：神经胶质瘤和脑膜瘤最常见，术前应了解 ICP 状态和肿瘤的位置与大小。肿瘤的位置和大小可提示手术部位、估计出血量以及出现 VAE 的风险。患者出现肿瘤相关症状尤其是脑水肿时，应于术前 48 小时开始使用类固醇激素，最常用的是地塞米松。通常静注或口服 10mg，随后 10mg 每 6 小时口服一次。为避免发生 CO_2 潴留，所有存在肿瘤压迫症状的患者不应使用术前药。

2. 监测：通常采用常规监测，有严重压迫症状、颅内代偿空间小或有可能在手术中出现大出血（肿瘤侵犯矢状窦、大血管）的患者，应放置动脉导管和（或）中心静脉导管。围术期监测 ICP 有助于颅内高压的及时发现和处理。

3. 麻醉管理：对于颅内顺应性改变或颅内高压的患者，麻醉诱导和气管插管是关键时期，不论使用何种麻醉技术，都应该避免增加 ICP。术中适度过度通气，维持 $PETCO_2$ 30～35mmHg，$PETCO_2$ 过低有可能引起脑缺血。避免应用呼气末正压通气（positive end-expiratory pressure，PEEP）和引起平均气道压增高的通气模式。严重脑水肿或颅内高压患者应限制液体入量，在硬膜打开前避免使用血管扩张剂（硝普钠、硝酸甘油、钙离子拮抗剂和肼屈嗪）。术后如果患者神经系统功能完整就可以拔除气管导管，苏醒和拔管过程务求平稳，避免躁动和呛咳。

（二）经蝶入路手术

1. 经蝶骨进入蝶鞍的手术方法常用于切除蝶鞍内或蝶鞍上邻近部位的肿瘤。最常见的病变是分泌催乳素的微小腺瘤和无分泌功能的巨大腺瘤，其他三种不常见的垂体瘤是：分泌生长激素的肿瘤，可导致肢端肥大症；分泌促肾上腺皮质激素（adrenocorticotropic hormone，ACTH）的肿瘤，可导致库欣综合征；罕见的分泌促甲状腺刺激激素的肿瘤，可导致甲状腺功能亢进。

2. 术前评估：当垂体病变增大和压迫垂体组织时会引起内分泌功能改变。术前应纠正严重的肾上腺皮质功能低下和水电解质紊乱；分泌 ACTH 的腺瘤（库欣综合征）通常伴随高血压、糖尿病和向心性肥胖；肢端肥大症患者可出现舌体肥大和声门狭窄，应进行相应的气道评估和准备。

3. 麻醉管理：有些患者在垂体前有一个静脉窦与两个海绵窦相通，手术过程中有可能进入海绵窦而导致大出血，故需建立大口径静脉通路。插管后气管导管应固定于手术医师优势手对侧嘴角的下颌骨上（例如对右侧优势手的术者来说是左侧嘴角）。咽部填塞纱布可防止血液进入胃内或声门下，拔除气管导管前必须取出。当手术开始时，鼻黏膜表面用含肾上腺素的局麻药浸润，应密切监测血流动力学变化和心律失常的发生。术中需维持足够麻醉深度和肌松以避免突然体动和呛咳，尤其是脑脊液腔曾被打开（和用纤维胶粘住或用脂肪或肌肉填塞蝶窦）的患者，剧烈体动、咳嗽或呕吐可能导致 CSF 漏，并增加继发性脑膜炎的危险。

4. 术后管理：为观察手术情况，气管内导管可能需要保留至术后 1～2 小时，应予以适当药物进行镇静。对于可能出现持续性 CSF 漏的患者，手术后早期可能需要在腰段蛛网膜下腔放置 CSF 引流管减压。如果发生尿崩症，应根据尿量和电解质检查结果制订合理液体治疗方案，必要时给予血管加压素。

（三）后颅窝手术

1. 梗阻性脑积水：幕下占位在第四脑室和导水管水平造成脑脊液梗阻，某些特殊位置的占位即使很小也会引起明显的 ICP 升高。在麻醉诱导插管或变动体位时，均可发生呼吸骤停、血压升高、心律失常等紧急事件，应立即解除梗阻。

2. 体位：大多数后颅窝手术可以在侧卧位或俯卧位下完成，但有些手术可能需要坐位。摆放体位时一定要注意避免损伤，着重保护肘关节、坐骨、足跟、前额等着力点。颈部过度屈曲会影响静脉回流，引起 ICP 升高和呼吸道水肿。俯卧位患者可能发生术后失明，其危险因素是：手术时间长、术中低血压和合并血管疾病（如高血压、糖尿病和高脂血症）。麻醉患者处于坐位可影响心血管系统功能，尤其是导致低血压；坐位时有创动脉血压以外耳道水平为校正点进行调零才能正确估计 CPP；坐位可引起巨舌症和罕见的不明原因的术后肢体麻痹。

3. 脑积气：在后颅窝开颅术采取头高位时，有可能使空气残留颅内。在关闭硬脑膜后，如果出现脑膜越来越紧的情况，应考虑颅内积气的可能性。硬膜缝合后颅腔的积气膨胀会压迫脑组织，此时应停止吸入 N_2O，因为 N_2O 可能导致张力性气颅。值得注意的是，在硬脑膜未关闭前使用 N_2O 是有益的，因为 N_2O 可使气体腔隙收缩得更快。过去认为张力性气颅仅由 N_2O 引起，现在可以肯定是由颅内手术的并发症造成。张力性气颅是后颅窝和幕上手术后苏醒延迟和不能苏醒的原因之一。

4. VAE：见前面 VAE 部分。

5. 脑干刺激：直接手术损伤、牵拉或缺血可导致脑干呼吸循环中枢或脑神经及其核团受损。以往常用术中保留自主呼吸的方法观察有无呼吸中枢损伤，现在已很少采用这种方法。因为呼吸中枢和心血管中枢很近，可用心血管体征来反映呼吸中枢受损的情况，术中血压、心率和心律的急剧变化应及时告知手术医生。

6. 在后颅窝手术中，可采用各种电生理监测，包括体感诱发反应、脑干听觉诱发反应和面神经肌电图检查等。

7. 在准备拔管和进行术后监护时均应考虑到后颅窝内的组织在手术中可能受到刺激和损伤，特别是当涉及第四脑室底部的分离手术时可能损伤该区域的颅神经核或术后该区域出现水肿，或者两者均发生。后颅窝空间相对较小、较轻的水肿就可导致意识、呼吸驱动力和心脏运动功能异常，麻醉医师和神经外科医师应就是否拔管以及术后监护地点等进行协商。

（四）颅内动脉瘤和动静脉畸形（arteriovenous malformations，AVMs）手术

1. 动脉瘤

（1）术前评估

①术前访视患者了解动脉瘤是否破裂、是否存在颅内高压、是否合并其他疾病。对于已经发生破裂出血，但神志清楚、ICP 正常的患者应予以镇静，直至麻醉诱导前，而 ICP 持续升高的患者应避免应用术前药。

②动脉瘤破裂通常表现为急性 SAH，由于 ICP 突然升高和 CPP 急剧下降可导致患者短暂性意识丧失。SAH 患者通常会出现迟发的并发症，包括脑血管痉挛、动脉瘤再次破裂和脑积水。

③血管痉挛：SAH 后血管痉挛是由于积聚在 Willis 环血管周围的血红蛋白裂解产物所致。已证实的血管痉挛通常采用"3H"治疗，即高血容量、血液稀释和高血压。有时也采用球囊血管成形术或动脉内使用血管扩张药。此外，钙通道阻断药也是目前 SAH 治疗的一部分，研究显示尼莫地平可以降低 SAH 后脑缺血的发病率并改善预后。

④SAH 能导致可逆的、与"顿抑"相似的心肌损伤。心肌功能障碍的严重程度与神经功能障碍的严重程度有很好的相关性。SAH 患者肌钙蛋白虽然没达到诊断心肌梗死的水平，但通常会升高。SAH 患者通常会出现 ECG 异常，除了典型的"峡谷 T 波"外，还有非特异性的 T 波改变、QT 间期延长、ST 段压低和出现 U 波。ECG 的改变与超声心动图所见的心肌功能障碍没有特定的关系。严重的 SAH 患者经常出现 QT 间期延长（大于 550 毫秒），这种 ECG 异常与恶性室性心律失常的发生率增加有关，包括尖端扭转型室性心动过速。

（2）麻醉管理

①监测有创动脉压和 CVP，避免气管插管或手术刺激导致血压突然升高，防止动脉瘤破裂或再出血，避免加重脑缺血或脑血管痉挛。

②手术过程中保持脑松弛，适度过度通气，打开硬膜后给予甘露醇有助于暴露术野，减少手术牵拉导致的脑组织损伤。

③维持正常血容量，术中 CPP 应维持在正常值的高限。尽管以前普遍使用控制性降压，但现在已经认识到控制性降压可能导致或加重脑血管痉挛患者的脑缺血。若一旦需要降低血压，麻醉医生应该立即精确降压，加深麻醉，硝普钠是最常用的药物。

④在颈动脉和附近的大动脉瘤切除术中通常需要阻断动脉瘤的血供，阻断时间越长，脑缺血损伤越重。在血流阻断期间应维持 MAP 在正常值的高限，以促进侧支 CBF。

⑤神经生理监测：EEG 监测可用于指导血流阻断期间的麻醉管理或阻断前降低 CMR 的麻醉药使用。

⑥脑保护：重要的保护措施包括维持 MAP 以保证撑开器下侧支血流和灌注；保持脑松弛以利于手术进行和减轻撑开器压力；限制血流阻断时间；浅低温；麻醉药（巴比妥类药物有明确的脑保护作用）。

2．AVMs

（1）AVMs 手术与动脉瘤手术的注意事项相似：避免出现急性高血压以及在出血时能够精确控制血压。AVMs 的一个独特表现是"灌注压骤增"或脑自主调节功能障碍。表现为突发性的脑血管充血和脑水肿，有时脑组织表现为向脑膜外呈菜花状突起。这种现象常发生在长时间大的 AVMs 手术后期，其机制目前尚未完全阐明。

（2）如果出现顽固性脑水肿，应严格控制血压，降低 MAP 有利于控制脑水肿。严重脑水肿时，可联合使用低碳酸血症、低温和巴比妥类药物控制水肿。所有的神经外科手术后均应防止高血压，而 AVMs 手术更应防止高血压，因为如果出现高血压，AVMs 切除部位的相邻脑组织的自主调节功能障碍，将导致脑水肿和脑出血。

（五）癫痫的手术治疗/清醒开颅术

1. 肿瘤或癫痫病灶接近皮质时要求患者术中说话或运动，或病变接近颞部正中（对短期记忆很重要）时，需要施行清醒开颅术。

2. 术前准备：了解患者癫痫发作的先兆和发作时的症状，避免使用具有抗痉挛效应的术前药物如苯二氮䓬类，因为可干扰术中 EEG 定位。术前与患者充分沟通，告知患者手术操作的性质和持续时间等信息，取得患者的充分信任和配合对于清醒开颅术至关重要。

3. 麻醉目的

（1）尽量减轻患者的疼痛及长时间手术限制活动所造成的不适感。

（2）确保需评价大脑皮质语言或运动/感觉功能期间患者的反应性和依从性。

（3）尽可能选择对自发癫痫活动抑制最小的麻醉技术。

4. 清醒开颅术的主要麻醉方法是手术医生实施的局部麻醉，麻醉医生提供的"镇静"不能弥补局部浸润和神经阻滞失败所造成的头皮阻滞不全。

5. 当不能保证自主呼吸的安全性时应考虑全身麻醉。

6. EEG 确定癫痫病灶后，通过电刺激皮质表面和观察运动、感觉和语言中断效应来进行功能测试。在此期间，麻醉医生应做好准备治疗不能自控的恶性痉挛。

（六）头部创伤手术

1. 对于外伤性脑损伤（traumatic brain injury，TBI）患者，麻醉医师首先应保持呼吸道的通畅。格拉斯哥昏迷评分（Glasgow coma scale，GCS）为 7～8 分或更低的患者，可能因为要控制 ICP 或气道（或两者）而需要行气管插管和控制呼吸。有些颅脑损伤不严重的患者因为损伤相关的心肺功能障碍或不能配合行诊断性操作也可能需要气管插管。

2. 常合并腹部脏器损伤和骨折，并可能出现继发性损伤，包括：

（1）全身情况：低氧血症、高碳酸血症、循环不稳定；

（2）形成硬膜外、硬膜下、脑内血肿或血肿增大；

（3）ICP 持续增高。

3. 气管插管时可能碰到的问题

（1）ICP 升高；

（2）饱胃；

（3）颈椎情况不明；

（4）气道情况不明（出血，可能有喉-气管损伤、颅底骨折）；

（5）血容量状态不明；

（6）患者不合作、躁动；

（7）低氧血症。

对于颅脑损伤患者的气道处理不存在绝对正确的方案，最好的方案就是衡量各种因素的利弊和病情的紧急程度而采取相应措施。麻醉医师开始时不必过分强调 ICP，保持气道通畅、确保气体交换和循环稳定比控制 ICP 更重要，不能因为气管插管时可能出现呛咳和一过性高血压而放弃控制气道。

4. 血压管理：对 TBI 患者，维持 CPP 是关键。受到创伤的脑组织丧失脑自主调节功能，对中度低血压和低血氧都很敏感，应积极维持 CPP 在 60～70mmHg。SAH 的患者在损伤后 2～13 天可能出现第二个 CBF 降低，这与脑血管痉挛有关。可使用去氧肾上腺素、去甲肾上腺素和多巴胺来提升血压。

5. 液体管理：ICP 高的患者在打开硬膜后可能出现心血管虚脱，充分的容量复苏可以缓解此并发症。液体管理的重要原则是防止血浆渗透压明显下降，大量液体复苏时联合应用不含糖的胶体和晶体液。严重 TBI 患者可能伴有弥漫性血管内凝血（disseminated intravascular coagulation，DIC），应进行适当的实验室检查并进行纠正。

6. 低碳酸血症：过度通气曾经是降低 TBI 患者 ICP 的常用方法，现已证明过度通气和其并发的血管收缩可导致脑缺血。术中应根据 ICP 和脑松弛的不同要求来决定应用或避免应用过度通气。维持 ICP＜20mmHg，预防和逆转脑疝形成，最大程度地减少牵引器压力和便于手术操作是 TBI 患者术中管理的主要目的。如果低碳酸血症能达到上述目标则应使用过度通气。

第二节　耳鼻喉手术麻醉

耳鼻喉科手术主要包括：耳手术（中耳炎手术、外耳畸形整复、人工耳蜗植入等）、鼻手术（鼻中隔偏曲、鼻息肉、鼻窦炎等手术，目前多在内镜下指引下进行操作）、咽喉手术（声带息肉、扁桃体腺样体切除、鼻咽癌、喉癌、会厌囊肿、咽成形术等）及气管异物取出等。耳鼻喉科手术因病变及手术操作与上呼吸道密切相关，而在麻醉的管理上有一些特殊的要点。

一、耳鼻喉手术的麻醉特点

1. 耳鼻喉科手术的患者小儿较多，如腺样体扁桃体切除术、人工耳蜗植入术、气管异物取出术、外耳成形术、中耳炎鼓膜置管术等，所以在麻醉方式、气管导管型号的选择等方面有一定的特点。

2. 咽喉手术后出血水肿可能引起术后拔管困难，如咽成形术的患者本身就存在上呼吸道梗阻的因素，加上术后术野水肿，术后早期发生上呼吸道梗阻的可能性极高，常需要带气管插管到监护病房待患者完全清醒及术野无出血、水肿减轻后再拔除导管。

3. 有些手术时间较短，而对麻醉深度的要求较高，因此宜选用起效快作用时间短的药物以增加麻醉的可控性。

4．因病变多涉及上呼吸道，所以困难气道较多，术前应充分评估气道情况。

5．喉癌等手术出血可能较多，且耗时较长，麻醉中可能需要血流动力学监测。

二、术前访视

1．评估气管插管的困难程度

（1）了解患者有无声门显露困难：舌体大、颈短、颈部活动受限、张口受限、上牙前突、小下颌、甲颏距离小、肥胖等均为困难气道的危险因素，对具有上述因素之一的患者应加以重视，具有两条因素以上者用普通喉镜显露声门困难的可能性较大，而具有三条以上危险因素者则困难显露的可能性极大，可能需要准备非常规喉镜。会厌囊肿或气道内肿物外突遮挡声门亦可引起声门显露困难。

（2）插管困难：声门显露困难者不一定需要多次尝试才能成功插入气管导管。而有些患者虽然没有声门显露困难的问题却存在困难插管的可能，如喉乳头状瘤等脆性肿物占据或遮挡声门、喉头狭窄、声门下狭窄、颌下蜂窝织炎、喉头水肿均可造成插管困难。对需要经鼻气管插管的患者要看患者有无鼻中隔偏曲、鼻甲肥厚、鼻后孔闭塞等问题的存在。

（3）对喉肿物的患者一定要仔细阅读纤维喉镜检查的结果（喉手术前必须进行的检查），以了解病变的大小、位置、性状，是否脆性较大易于出血、是否为带蒂的肿物而易于脱落等，和术者交流看其是否进行麻醉前气管切开，对极其危险的肿物（如已引起严重的喉狭窄、极易脱落或出血的肿物等）应规劝其麻醉前行气管切开。

（4）对因为阻塞性睡眠呼吸暂停而拟行咽成形术的患者应特别评价其发生面罩通气困难的可能性，以决定是否需要清醒插管。了解手术的范围和程度以判断术后是否需要到监护病房恢复。

（5）对一些罕见手术如喉上隔膜等应与术者充分沟通以了解手术的步骤、对麻醉的要求、术后即刻患者的气道状况等，以决定患者术后是否可以早期拔管。

2．了解患者的一般情况，对高龄、小儿、并发症较多的患者应充分了解患者目前的状况，小儿尤其要注意其目前有无上呼吸道感染，因为上呼吸道感染可能会诱发麻醉后严重的支气管痉挛。对有上感症状的小儿最好延期手术，原则上应该在上感后两周再行择期手术。对控制不佳的冠心病、高血压、糖尿病等应恰当用药，使患者状况在术前达到可能的最佳状态。

三、耳鼻喉手术麻醉

1．凡手术在呼吸道操作，有误吸危险，需行气道隔离或需充分抑制咽喉部反射，使声带保持静止的气管内手术和喉显微手术，以及不能合作的儿童必须全麻。

2．对预测气管插管困难者，可在镇静表麻下用直接喉镜轻柔快速观察喉部，能轻易窥视到会厌者可用快速诱导；不能轻易显露会厌者可用慢诱导或清醒镇静下完成插管，少数困难插管需借助喉罩、纤维气管镜引导。呼吸道外伤，声门部巨大肿物，经口、鼻插管可能造成严重损伤或插管失败者应行气管造口。

3. 儿童喉乳头状瘤拟行激光切除者已有部分呼吸道梗阻，因气管狭窄不宜气管造口，气管插管和气道管理难度大，需与术者密切合作完成气管插管。条件不佳者，仍以先做气管造口为安全。激光术中保护导管不要被激光束击穿。

4. 气管异物取出术和气管镜检查麻醉与手术共用气道，喷射通气可发挥较好效果。

5. 咽鼓管与鼻窦开口阻塞时，中耳鼓室压力不能与外界平衡。吸入 N_2O 时，N_2O 大量进入该腔隙，使腔内压急剧升高；停用 N_2O 时，腔隙内的 N_2O 又很快进入血液内，使中耳腔内压力下降。这种压力改变将影响中耳成形手术的效果，需引起注意。

6. 鼻咽部纤维血管瘤和上颌骨摘除手术出血多且急，有时需控制性降压。

7. 术毕吸净存血，观察无活动性出血，患者清醒，咽喉部保护性反射恢复后拔管。拔管时做好再插管准备。严重的上呼吸道出血、水肿或有病变等，不应拔管。全麻苏醒期患者应加强上呼吸道监测，尤其对鼾症和鼻咽部手术、肥胖患者、儿童，应在麻醉恢复室至彻底清醒。

四、耳鼻喉常见手术的麻醉

（一）耳手术的麻醉

1. 中耳及内耳手术时间长者应在全麻下进行。对某些原因造成咽鼓管阻塞者应注意吸入 N_2O 的浓度不超过 50%，至少在关闭中耳前 30 分钟应停止吸入 N_2O。

2. 耳科手术一般出血量不多，但出血使显微手术野不清，可取头高位 10°～15°，以利静脉回流。

3. 耳手术后呕吐很常见，应给予抗呕吐药。

4. 中耳炎鼓膜置管者手术时间较短，应注意控制麻醉药物的用量以利于患者快速苏醒。

5. 人工耳蜗植入的患者小儿较多，因此在麻醉的管理上应参见小儿麻醉的相关内容。

6. 外耳成形术因其步骤复杂而耗时较长，而且患者亦多为小儿，这就给手术时液体的管理增加了一些难度。

（二）鼻腔及鼻旁窦手术的麻醉

1. 全麻下控制性降压可减少术中出血，保持术野清晰。

2. 为减少术野渗血，可取头高位 10°～20°。

3. 下咽部填塞纱布，可防止血液流入胃内，有助于减少术后恶心呕吐。

4. 术中常用肾上腺素棉片止血，应注意对心血管系统的影响。

5. 术毕鼻腔填塞止血，应在完全吸尽残血清醒后拔管，确保经口呼吸通畅。

6. 鼻内镜手术有时可能出现较为严重的出血，适当的输血输液是麻醉管理的要点之一。

（三）喉显微激光手术和声带手术的麻醉

1. 为便于手术操作，气管插管不宜过粗（成人选择 ID5.0～6.0 气管导管）。

2. 氧浓度不宜过高（0.25～0.3 为宜），以防使用激光时发生燃烧和导管破坏。为防止导管燃烧，可使用金属导管，也可在导管外包裹铝箔或湿纱布覆盖。使用密闭通气时套囊内注入含亚甲蓝的生理盐水。

3. 因可发生气道水肿，手术后患者应吸入湿化氧并送入麻醉恢复室密切观察。常规静注地塞米松 5～10mg，必要时消旋肾上腺素湿化吸入。

4. 声带息肉手术的时间有时较短，而放入直接喉镜的操作对患者的刺激很强，需要的麻醉深度较大，而手术结束的又较快，所以麻醉时间的掌握有时比较难，应尽可能选择短效的麻醉药和肌松药。

（四）气管异物取出手术的麻醉

1. 患者多为儿童，手术占用呼吸道，气道控制难度大，可应用喷射通气。

2. 诱导不宜应用肌松药，以防面罩加压通气改变异物位置及气管镜放入困难带来的通气障碍。

3. 气管镜放入后可适当加深麻醉，并以喷射通气控制呼吸，采用常频通气不易发生二氧化碳蓄积。

4. 术前表麻或术中经气管镜表麻有利于麻醉平稳，降低喉痉挛发生的几率。

（五）咽成形手术的麻醉

1. 患者多肥胖，血黏滞度增高，合并高血压和心肌缺血。术前访视应全面了解和正确估计其代偿能力。对气管插管难度做出评估。

2. 术前镇静药应减量。

3. 为便于手术操作，以经鼻插管为宜。对预计插管难度大者，应在镇静镇痛、患者主动配合下，进行慢诱导盲探插管。

4. 由于麻醉残余作用及手术创伤、压迫造成的水肿，少数病例可发生拔管后气道障碍和再插管困难，应有相应技术和设备的准备。

5. 术后早期应到监护病房恢复。

（六）扁桃体腺样体切除的麻醉

1. 患者多为学龄前儿童。

2. 手术出血易于流入气管，因此要选择带套囊的气管导管，如果选择没有套囊的导管，则应填塞纱条以防止血液流入气管。

3. 在挤切扁桃体时，将挤切下来的扁桃体组织拿出口腔的过程很容易将气管导管带出声门上，因此在手术过程中应经常提醒术者注意有无碰到气管导管，并密切注意术者的动作，一旦发现导管带出声门上，应立刻进行再次气管插管（尽量避免面罩通气以防将出血吹入气管）。

4. 在一侧扁桃体切除完毕而开始切除另一侧时，术者需要将气管导管口内部分移到对侧，此时应观察有无漏气，如果出现漏气则可能是导管被拔浅了，导致套囊骑跨声门或脱出到声门之上，造成通气不足及血液流入气管，引起严重后果。此类患者在气管插管时应尽可能将导管插深。

5. 气管导管的拔除应在患者充分苏醒且术野没有活动性出血后进行，拔出导管前应充分吸引口腔咽部积血，如果发现鲜血较多，则应建议术者再判断术野有无活动性出血，在确证无活动性出血后方可拔出气管导管。

第三节 胸科手术麻醉

一、术前评估

（一）肺功能评估

1. 呼吸力学：诸多呼吸力学的指标与胸科手术的预后相关，包括 FEV_1、FVC、MVV 和 RV/TLC 等，这些指标常以预计百分比（如 $FEV_1\%$）来表示。预测胸科术后呼吸并发症最有效的指标是术后 FEV_1 预测值（ppo $FEV_1\%$），若其低于 40% 则发生严重呼吸系统并发症的风险增加，低于 30% 则表示风险极高。

2. 气体交换：一氧化碳的弥散能力（DLco）与功能性肺泡-毛细血管总表面积相关，是反映气体交换和预测围术期死亡率的有效指标。通过计算得出肺切除后 DLco 值（ppo DLco），若低于预计值的 40% 则预示呼吸和心脏并发症风险增加，若术前 FEV_1 或 DLco 低于 20% 的患者围术期的死亡率极高。

3. 心脏呼吸的相互作用：运动试验是评估心肺功能的"金标准"，最大氧耗量（VO_2max）是预测胸科手术预后的最好的指标。术前 VO_2max 高于 20mL/（kg·min）的患者很少发生并发症，而术前 VO_2max 低于 15mL/（kg·min）的患者则术后并发症的发病率与死亡率较高。按照切除的有功能的肺组织的量可以预测患者肺叶切除术后的运动能力，若肺切除后最大氧耗量（ppo VO_2max）预测值低于 10mL/（kg·min），可能是肺切除术的绝对禁忌证。

目前其他一些简易评估手段如爬楼梯试验、6 分钟步行试验等仍然非常常用。通常将 20 级、每级 6 英寸的楼梯作为一"段"。如果能爬 5 段楼梯则意味着 VO_2max 大于 20mL/（kg·min）；能爬 2 段楼梯则 VO_2max 为 12mL/（kg·min）；如果患者不能爬 2 段楼梯或爬 2~3 段楼梯其 SpO_2 下降超过 4%，则表明手术风险非常高。6 分钟步行距离测试（6MWT）也与 VO_2max 具有很好的相关性，6MWT 的距离少于 610 米表明相应的 VO_2max 低于 15mL/（kg·min）。

4. 通气-灌注（V/Q）扫描：V/Q 扫描可以更精确地评估将要切除的肺或肺叶在术前的功能状况，特别适用于全肺切除的患者。术前 $FEV_1\%$ 或 DLco 低于 80% 的拟行全肺切除的患者均应考虑进行 V/Q 扫描检查。

（二）气管，支气管插管困难的评估

麻醉医师对判别气管内插管难易度的上呼吸道评估比较熟悉，而胸科患者都必须评估支气管内插管的难易度。放疗史、感染、呼吸道或肺部手术史均提示患者可能存在支气管内插管困难，气管镜检查、胸部平片、胸部 CT 检查等都是有效的预测指标。对于估计有插管困难的患者可以考虑清醒插管。

（三）单肺通气（OLV）中低氧血症的预测

OLV 期间低氧血症风险增加的相关因素包括：术前 V/Q 扫描发现术侧肺高通气或高灌注；在侧卧位双肺通气时 PaO_2 较低；右侧开胸手术；术前肺量测定正常（FEV_1 值或肺活量）或限制性肺疾病；OLV 时仰卧位等。

二、胸科术中管理的共同原则

（一）术中监测

1. 氧合：胸科手术手术期间 SpO_2 监测并不能取代间断测定 PaO_2 的作用。OLV 前和之后 20 分钟需经动脉血气测定 PaO_2，以利于预测和判断 OLV 期间的低氧血症。

2. 呼气末 CO_2（$PETCO_2$）监测：$PETCO_2$ 能反映肺灌注及心排出量。OLV 开始时，通气侧肺的 $PETCO_2$ 通常会短暂下降，随着灌注的改善继而逐渐上升。但 $PETCO_2$ 出现严重的（$>5mmHg$）或者持续性的降低，则表明通气侧肺与未通气侧肺之间血流灌注分配不均，这可能是患者将在 OLV 期间出现低氧的一个早期预警信号。

3. 体温监测：由于单侧胸腔开放热量丢失，开胸手术期间体温维持是一个需注意的问题，尤其是老年或婴幼儿患者。提高手术室环境室温、输液加温、使用加温毯均是预防术中低体温的方法。

（二）肺隔离技术

为了保护健肺免受到对侧的污染或者方便手术操作，肺手术和胸腔内其他器官的手术都需要肺隔离技术。实现肺隔离最常用的方法是使用双腔支气管内导管（DLTs），另外还可以使用支气管堵塞器或单腔支气管内导管（SLTs），如 Univent 导管。

在 DLT 的使用中，首先应选择适当的型号，通常成年女性选择 35 或 37 号，成年男性选择 37 或 39 号。若选择 DLT 型号过大或者选择型号过小引起导管向远端移位造成 DLT 主干进入支气管，或者插入 DLT 过深时，均可能造成气道撕裂伤或破裂。适宜插管深度约为距门齿 12＋（身高/10）cm。其次，通过纤支镜检查定位。对于左侧 DLT，蓝色的支气管套囊的理想位置应位于左主支气管内、气管隆嵴下约 5mm 处；通过左主支气管应能够看到左上叶和左下叶支气管开口。对于右侧 DLT，应确认右上叶支气管开口并显示三个孔腔（尖顶段、前段和后段）以避免堵塞。

最后，支气管套囊过度充气、支气管处的手术操作、变动体位或头颈部伸展引起支气管套囊移动等原因均可以导致 DLT 的位置不当，一般可以通过纤支镜检查得以纠正。若 DLT 的位置理想而仍然出现手术侧肺萎陷不完全时，可放置吸引管进行负压吸引将加速肺的萎陷，之后必须撤除吸气导管以避免被缝合在切缘内。

（三）OLV 的管理

1. 麻醉药的选择：胸科手术患者的气道反应性较高，因此为了避免支气管痉挛，应避免在浅麻醉状态下的气道操作和使用具有组胺释放作用的药物，可以选择丙泊酚或者氯胺酮进行静脉诱导。在麻醉维持中可以选择具有降低气道反应性的麻醉剂，如丙泊酚、挥发性麻醉药等。

尽管理论上所有挥发性麻醉药均呈剂量依赖性地抑制缺氧性肺血管收缩（HPV），但是研究表明在 OLV 期间使用现代挥发性麻醉药（异氟烷、七氟烷和地氟烷）低于或等于 1MAC 时对 HPV 的抑制作用较弱并是等效的，并且与使用全凭静脉麻醉相比，吸入 1MAC 现代吸入麻醉药物并不显著影响患者的氧合。

为了尽快使手术一侧肺萎陷从而便于手术操作，OLV 前可以使用纯氧通气彻底除氮。虽然氧化亚氮比氧气可以更有效地加速肺塌陷，但并不常用于胸科麻醉。原因包括：易引起下肺肺不张；增高肺动脉压；抑制 HPV；禁用于肺大泡与肺气肿患者。

2. 通气策略：由于持续使用大潮气量或者气道峰压超过 40cmH$_2$O 增加通气侧肺急性损伤的风险，目前 OLV 期间趋向于应用小潮气量复合 PEEP 的方式，使气道峰压低于 35cmH$_2$O、气道平台压接近 25cmH$_2$O。对于健康患者可以使用 5～6mL/kg 理想体重的潮气量加上 5cmH$_2$OPEEP 通气（COPD 患者不使用 PEEP），呼吸频率 12 次/分，以维持正常 PaCO$_2$。对于具有肺损伤风险的患者，如肺大疱、全肺切除术或者肺移植术后，可以选用压力控制通气。

3. 容量策略：一般在肺切除术中，静脉补液以维持和补充液体丢失为主。容量管理原则为：围术期首个 24 小时液体保持正平衡，不超过 20mL/kg；对于普通成年患者，围术期首个 24 小时晶体液不要超过 3L；不需因第三间隙丢失而补充液体；尿量＞0.5mL/（kg·h）时不需要补液；如果术后需要增加组织灌注，更可取的是应用有创监测以及强心药物，而不是给予过多液体。

4. 缺氧性肺血管收缩（HPV）：HPV 是由于肺泡氧分压（PaO$_2$）下降后刺激前毛细血管阻力血管收缩，导致血流从缺氧的肺局部重新分配的一种保护性反应。在 OLV 中 HPV 表现为萎陷侧肺内肺动脉阻力的升高、肺内分流减少，血流向通气良好的区域分布，因而缓解 V/Q 失调、改善低氧血症。人类 HPV 在最初 30 分钟迅速增加，然后缓慢增加大约 2 小时达到高峰。

HPV 受生理因素、疾病状态与药物的影响，抑制 HPV 的因素包括：充血性心衰、二尖瓣疾患、急慢性肺损伤、使用钙离子通道阻断剂、硝酸盐类、硝普钠、β$_2$ 受体激动支气管扩张剂、氧化亚氮与吸入麻醉药等。而胸段硬膜外交感神经阻滞对 HPV 可能很少或者无影响，除非发生低血压和心排出量下降对氧合具有间接作用。

5. 低氧血症的治疗：多数患者的 SPO$_2$ 在 OLV 启动后的 10 分钟降低非常快，在 20～30 分钟常常降至最低点，2 小时后随着 HPV 增强，氧饱和度将趋向稳定或逐渐上升。

若 OLV 期间 SPO₂ 严重或突然下降应立即中断手术，重新双肺通气，待稳定后再查找原因。若氧饱和度逐渐下降，处理措施包括：确保 FiO₂ 为 1.0；应用纤支镜检查 DLT 或阻塞器的位置；停用强效血管扩张剂，如硝酸甘油等；确保最适心排出量，降低挥发性麻醉剂至 < 1MAC；对通气侧肺应用补偿手法，保持气道压力在 20cmH₂O，持续 15～20 秒，以减少肺不张的发生；对通气侧肺应用 PEEP（5cmH₂O）通气；对非通气侧肺应用 CPAP（1～2cmH₂O）通气；对非通气侧肺行间隙性再膨胀；对非通气侧肺行部分通气技术，如氧气吹入法、高频通气等；对非通气侧肺的血流进行机械限制。

三、胸科常见手术的麻醉

（一）纤维支气管镜检查

1. 清醒麻醉的方案包括局麻药喷雾；神经阻滞；通过支气管镜直接注入局部麻醉剂；适当使用镇静/阿片或止涎剂。

2. 全身麻醉的方案包括保留自主呼吸或正压通气。气道管理最常用的方法是插入单腔气管导管，将导管前端固定在隆嵴上 3～4cm 位置，使用带有自动封闭阀的连接器以利于在通气的同时进行支气管镜操作。应用抗胆碱能药物治疗，以确保操作视野干燥。喉罩技术的优点包括：它可允许声带和声门下结构可视化、气道阻力较低以及适于困难气道患者和保持自主呼吸患者等。

（二）纵隔镜检查

1. 通常采用颈部小切口入路行纵隔镜检查，一般需要全身麻醉并插入单腔气管导管。

2. 纵隔镜最严重的并发症是大出血，可能需要紧急开胸手术。其他并发症包括压迫气道、压迫无名动脉、气胸、喉返神经麻痹、膈神经损伤、食管损伤、乳糜胸，以及空气栓塞等。

3. 由于纵隔镜检查可能压迫无名动脉，应当监测右手 SPO₂，并将无创血压袖带放在左臂以保证测量正确的收缩压。同时注意脑侧支循环差的患者如果无名动脉受压，发生脑血管缺血的风险较高。

（三）全肺切除术

为方便手术操作与保护健肺，包括全肺切除、肺叶切除、肺段切除等胸内手术多采用肺隔离技术。为避免被意外缝合，通常使用健侧的 DLT。全肺切除术中的容量策略和通气策略见上述一般原则。

（四）食管手术

1. 术前访视中应注意食管反流、肺功能与营养状况等问题。

2. 食管手术采用的手术入路较多，一般采用全身麻醉。麻醉诱导应充分考虑误吸的可能，做好预防措施。为方便手术操作，开胸手术通常使用肺隔离技术。通气策略见上述一般原则。

3. 拔管时患者应清醒，能排除分泌物，有良好的镇痛。如果不能拔管，应该将 DLT

换成 SLT，以便术后机械通气。

（五）支气管肺灌洗

1. 肺灌洗是治疗肺泡蛋白沉积症最有效的方法，一般使用静脉药物进行全身麻醉诱导和维持，应用 DLT 行气道管理。

2. 为提高灌洗效果，先用纯氧通气对双肺进行给氧去氮，通过纤维支气管镜确定导管的最佳位置后再对未灌洗侧肺行单肺通气。

3. 将大约 1L 的温生理盐水（37℃）慢慢灌入灌注侧肺。灌洗液置于灌洗侧肺的腋中线水平上 30cm。然后通过重力或者在应用吸力小的吸引装置（<20cmH$_2$O）的辅助下，快速引流至一腋中线水平下 60cm 处的容器内。重复这个过程直至灌洗液清亮为止。在灌洗和引流时需要胸部物理治疗，主要是包括拍击、振动和按压。通常需要注入 10～15L 盐水，90%以上被引流回收，剩下的不到 10%。操作结束时要彻底吸引灌洗侧肺，给予呋塞米 10mg，以增加吸收的生理盐水的排出。

（六）治疗重症肌无力的胸腺切除术

1. 重症肌无力患者对琥珀胆碱抵抗而对非去极化肌松药极其敏感，最好避免使用肌肉松弛剂。可以在表面麻醉下使用丙泊酚、瑞芬太尼麻醉诱导，也可吸入七氟醚诱导。如术式采用正中开胸，插入 SLT 行双肺通气即可。

2. 手术当天、术中及术后即刻，应给予常规剂量的吡啶斯的明。

3. 了解患者重症肌无力的类型，结合病程时间、有无慢性呼吸系统疾病、吡啶斯的明用量以及肺活量等指标，预测术后是否需要机械通气支持。

（七）胸科手术的术后镇痛

1. 胸科手术后的伤害性刺激经过多个感觉通路传入，包括：切口（肋间神经 T$_4$～T$_6$）、胸腔引流（肋间神经 T$_7$～T$_8$）、纵隔胸膜（迷走神经）、中央膈胸膜（膈神经 C$_3$～C$_5$）和同侧肩部（臂丛）等。因此，没有一种镇痛技术可以阻断所有的疼痛传入，镇痛模式应该是多模式的。

2. 全身镇痛：可以选择阿片类药物、非甾体抗炎药以及小量的氯胺酮或者右美托咪啶等。

3. 使用局部麻醉药物进行肋间神经阻滞、椎旁阻滞、胸膜腔内镇痛或者硬膜外镇痛等，也可以在术中进行肋间神经冷冻术。

第四节 骨科手术麻醉

对于麻醉医生而言，骨科手术的麻醉处理相对比较棘手。骨科手术患者复杂多样，从患先天畸形的新生儿到脊柱侧弯的小儿，从身体强壮意外骨折的成年人到长期卧床骨质疏松导致骨折的高龄患者，每种患者都具有其特殊性，麻醉处理也相应具有其复杂性。如高龄是骨科手术后患者预后较差的重要危险因素；关节炎患者（骨关节炎、类风湿性关节炎、强直性脊柱炎）常需要在麻醉方案的制订中充分考虑其特殊性；脊柱畸形的矫正手术（脊柱侧凸、驼背、脊柱后侧凸）患者可能出现术中大量失血、围术期肺部并发症、神经功能受损等并发症。麻醉医生需要掌握控制性降压、血液回收、区域阻滞、困难气道、围术期肺栓塞等严重并发症的处理等多种麻醉技术，还应当着眼于患者全身而非仅手术区域本身，对麻醉医生的综合素质要求较高。

一、术前评估与准备

越来越多的老年人患有"老年性"骨关节炎，这意味着伴随多种并发症的老年患者将越来越多地接受更多的骨科手术，骨质疏松患者松质（结构）骨不成比例地减少，因而存在发生应力性骨折的风险。尽管理论上所有的骨骼都存在这种风险，但是胸段与腰段脊椎、股骨近端、肱骨近端和腕部发生骨折的风险最大，也常见胸段与腰段脊柱压缩性骨折，需要手术治疗。但围术期死亡的主要危险因素是高龄，最常见的并发症为心脏并发症。

（一）心血管系统评估

美国心脏学院/美国心脏协会（ACC/AHA）指南中推荐指出应根据临床风险预测、心功能储备能力和手术类型对心脏风险增高的患者进行术前心脏检查。ACC/AHA 将骨科手术列到中危手术类别内，因为大多数情况下这类手术为心脏中危患者。老年患者骨科手术后围术期心脏并发症的发生率和死亡率增加。风险增加的可能原因包括：①许多老年患者伴有多种内科并发症；②老年患者器官功能储备有限；③一些骨科手术可能引发全身炎症反应综合征；④一些骨科手术可能引起显著的失血和体液转移；⑤骨科手术后疼痛是一个主要的问题。上述所有因素均能触发应激反应，导致心动过速、高血压、需氧量增加和心肌缺血。

由于骨科手术后患者心脏并发症的发病率显著增高，并且骨科疾病的限制使这些患者功能状态难以得到评估，因此这些患者需要做术前心脏检查。

（二）呼吸系统与气道评估

年龄增长引起的呼吸系统改变可能使老年患者更易发生术后肺部并发症。这些改变包括进行性动脉血氧分压下降、闭合容量增加，以及年龄每增加 10 岁第 1 秒用力呼气量下降约 10%，这在老年关节炎患者更为严重。长时间髋关节骨折的老年患者肺泡氧分压（PAO_2）明显低于同龄的其他手术患者。这些患者的低氧可能反映年龄所引起的上述呼吸系统变化，可能来源于卧床引起的肺不张、积坠性肺炎，充血性心衰导致的肺淤血、肺实变。

脊柱手术中，胸椎侧凸可引起胸腔狭小，从而引起胸壁顺应性下降和限制性肺疾病。Cobb 角大于 65°通常可引起肺容量显著下降。尽管运动耐量是反映脊柱弯曲程度对呼吸功能影响的一项重要指标，但是术前还应进行正规的肺功能检测。肺活量低于正常值的 40%，预计术后需要通气支持。动脉血气分析的主要异常为低氧血症，它是由于肺泡过度通气造成通气/血流比失调所致。慢性低氧血症可引起肺血管阻力升高，严重可导致肺源性心脏病。需行超声心动图检查以排除肺动脉高压和右心室肥大。肺动脉高压患者的心电图可出现右室肥大和右房增大的表现。

类风湿关节炎和强直性脊柱炎患者还经常存在困难气道的风险。在手术前应注意是否存在颈椎稳定性异常或颈椎活动受限等问题。成年类风湿性关节炎易造成寰枢关节不稳定，当类风湿病侵及 C_2 齿突外的滑膜囊时可累及韧带，导致寰枢关节半脱位。麻醉过程中需防止颈椎屈曲并保持颈椎的稳定性。强直性脊柱炎好发于男性，主要为骨连接处韧带骨化，进行性骨化常累及中轴骨的关节软骨和椎间隙，后期发展至强直。由于此类患者常存在脊柱骨折和颈椎不稳定的风险，术中合理摆放手术和插管时的体位保护尤为重要。采用表面麻醉下纤支镜气管插管，并在清醒状态下安放患者体位可有效防止并发症。

（三）神经系统评估

除了心肺并发症以外，意识模糊或谵妄是老年患者骨科手术后第三大最常见的并发症，因此术前应注重神经系统检查与评估，包括患者是否存在脑梗史、颈动脉粥样硬化斑块、椎动脉狭窄程度的判断。谵妄可导致住院时间延长、功能恢复不良，可发展成痴呆并导致死亡率升高。术后谵妄的主要危险因素包括高龄、酗酒、术前痴呆或认知功能损害、精神药物治疗以及伴有多种内科并发症。围术期可能诱发谵妄的因素包括低氧血症、低血压、高血容量、电解质紊乱、感染、睡眠剥夺、疼痛以及使用苯二氮䓬类药物和抗胆碱能药物。降低术后谵妄发生率的策略包括：早期判别危险因素以及易感人群和患病患者、保护定向功能、早期活动、充分镇痛、保持正常睡眠周期，以及避免使用精神治疗性药物。

（四）骨科手术患者血栓栓塞风险评估

血栓栓塞性并发症仍是决定骨科手术后患者并发症发生率与死亡率的主要因素之一。全髋关节置换术（THA）、全膝关节置换术（TKA）以及髋部与骨盆骨折手术患者静脉血栓性栓塞的发生率最高，包括深静脉血栓（DVT）和肺栓塞（PE）。有症状的 PE 患者的死亡风险比单纯 DVT 患者高 18 倍。急性 DVT 和 PE 存活者的短期并发症包括住院时间延长、与 DVT 和 PE 治疗有关的出血性并发症、DVT 局部扩大及发生新的栓塞。远期并发症包括血栓后综合征、肺动脉高压和复发性 DVT。手术后发生 PE 的危险因素包括高龄、肥胖、既往有 PE 和 DVT 病史、癌症及长期卧床患者。

由于静脉血栓由纤维蛋白多聚体组成，因此 DVT 的预防和治疗应使用抗凝药物。DVT 和 PE 初始治疗推荐使用低分子量肝素（LMWH），其作用优于普通肝素（静脉或皮下给药）。应用 LMWHs 不需要监测凝血功能。虽然术前开始 DVT 预防性治疗可能更有效，但是手术出血的风险也增加。术后 6 小时开始使用 LMWH 对预防 DVT 有效，也不增加出血；术后 24 小时再延迟性使用 LMWH 则效果下降。尽管抗凝的理想疗程尚不明确，但是对于常规骨科手术患者和非高危患者，LMWH 的疗程应持续至少 10 小时。

对于有 DVT 证据或较高危的患者，则应将预防性疗程延长至 28～35 天。华法林通常用于 DVT 的长期治疗，治疗期间应将国际标准化比率（INR）维持在 2.5。在美国，LMWH（依诺肝素）用法为每 1～2 小时给予 30mg；而在欧洲为每日给予 40mg。美国胸科医师学会指南不推荐单独使用阿司匹林来预防 THA、TKA 和髋骨骨折手术后的 DVT。但是新近研究认为，使用阿司匹林、充气加压和早期活动是 THA 和 TKA 术后预防 DVT 发生的有效措施。

围术期抗凝剂的使用对区域麻醉的应用有重要的影响，特别是椎管内麻醉时有导致硬膜外血肿的风险。美国区域麻醉学会已发表和更新了关于使用抗凝剂与区域麻醉的会议共识性推荐意见。全量抗凝剂的使用是区域麻醉的禁忌证。使用 LMWH 的情况下硬膜外血肿的风险显著增加，因此给出了以下推荐建议：①使用常规剂量 LMWH 后与施行椎管内阻滞的间隔时间之间应为 12 小时；②使用较大剂量 LMWH（依诺肝素 1mg/kg，每 12 小时一次）的患者，应将区域麻醉阻滞时间推迟至 24 小时后；③拔除硬膜外导管应在最后一次使用 LMWH 后至少 8～12 小时或在下次使用 LMWH 前 1～2 小时进行。阿司匹林和 NSAIDs 似乎并不会增加椎管内麻醉后硬膜外血肿的风险。美国区域麻醉学会还推荐对于使用华法林的患者，在实施椎管内麻醉前应检测凝血酶原时间和 INR；如果 INR 大于 1.5，则不应拔除硬膜外导管。

二、骨科手术面临的特殊问题

（一）脂肪栓塞综合征

脂肪栓塞是骨骼创伤和股骨骨髓腔内器械操作后出现的并发症。脂肪栓塞综合征（fat embolism syndrome，FES）是机体对体循环中脂肪的生理性反应。脂肪栓塞和 FES 并非同义词。在几乎所有骨盆或股骨骨折的患者中都能检测出脂肪栓塞，但是 FES 的发病率低于 1%，一旦发生则死亡率很高，高达 10%～20%。FES 的临床表现包括呼吸系统、神经系统、血液系统和皮肤方面的症状与体征，表现为呼吸困难、烦躁、淤斑三联征。其发病可呈渐发型，在 12～72 小时内逐渐出现；也可呈暴发型，导致急性呼吸窘迫和心搏骤停。Gurd 和 Wilson 在 1974 年提出了用于诊断 FES 的主要和次要标准，诊断 FES 至少需要符合任何一条主要标准和四条次要标准，同时有脂肪巨球蛋白血症的证据。淤点性皮疹是 FES 的特征性体征，皮疹通常出现在结膜、口腔黏膜以及颈部与腋窝的皮肤褶皱处。全麻时 FES 的临床征象包括呼气末二氧化碳（$ETCO_2$）降低、动脉血氧饱和度下降、肺动脉压增高等，心电图可能出现出现缺血性 ST 段改变及右心负荷过重。

FES 的病理生理机制尚不明了，但是可能与下述两个过程有关：脂肪与"骨髓残片"的栓塞，两者能机械性堵塞远端器官的毛细血管；诱发全身性炎症反应。大多数情况下，THA 期间的栓塞性事件在临床上并无危险，但是一些患者仍可进展到 FES。这种炎症反应包括炎症细胞的浸润、细胞因子的释放，在肺部造成肺内皮细胞损害并诱发急性呼吸窘迫综合征。

FES 的治疗以支持治疗为主，包括早期复苏并使病情稳定，以最大程度地降低低氧血症（提高吸氧浓度和持续正压通气等）、治疗低血压和降低远端器官灌注，减少所带来的应激反应。濒临发展为 FES 的危险患者应监测脉搏氧饱和度，在患者发展为呼吸衰竭前应进行气管插管和机械通气。尽管 10% 的 FES 患者可能需要机械通气，但是其中大多数患者的症状在 3～7 天内逐渐缓解。人们对皮质类固醇激素用于治疗 FES 进行了广泛的研究，许多研究认为有益，但是也有一些相悖的结果。

（二）骨水泥反应

置入水泥型股骨假体时，骨水泥填充所引发的血压急剧下降可直接导致心搏骤停甚至猝死，而该并发症不发生于无需骨水泥填充的假体植入，因此该血压波动与骨水泥有直接相关性。骨水泥固定股骨假体可并发"骨水泥植入综合征"，表现为术中出现低血压、低氧血症、心搏骤停以及术后 FES。其机制可能是：①股骨髓腔内加压时骨髓碎片进入循环造成栓塞；②循环中甲基丙烯酸甲酯单体的毒性作用；③股骨髓腔钻孔扩大时细胞因子释放促使微栓子形成及肺血管收缩。静脉注射骨水泥单体可引起体循环低血压，但是无心肌抑制作用。最可能的解释是骨髓内碎片栓塞作用，因为应用经食管超声在右心能发现这种碎片，且有报道在置入股骨假体后心脏超声发现巨大栓子，因此认为血压骤降是由栓塞而非甲基丙烯酸甲酯单体的毒性作用所致。股骨扩髓腔、置入含骨水泥的材料以及髋关节复位时超声下均可见栓子，大栓子在右室流出道处形成阻塞，可引起右心衰竭和低血压心搏骤停，小栓子通过右心到达肺静脉，形成肺栓塞，造成肺动脉压增高。

这种并发症的危险因素包括旅行翻修手术、植入长干股骨假体、病理性骨折后行 THA、原有肺动脉高压以及骨水泥用量大。这些患者应行动脉和中心静脉置管监测。低血压事件应该使用肾上腺素（4～50μg）来治疗。低氧血症可自股骨水泥假体置入即刻一直持续至术后第 5 天，主要的处理为吸氧、脉搏氧饱和度监测、适当镇痛、维持适量的液体负荷及利尿。通过高压脉搏动性冲洗股骨髓腔、假体植入前股骨钻侧孔减压能减轻一些血流动力学影响。

（三）手术体位

骨科手术中患者的体位复杂多样，术中体位摆放不当会造成术中或术后出现各种问题。当手术部位高于心脏位置时可能发生空气栓塞，如坐位行颈椎或肩部手术、侧卧位行全髋关节置换术或俯卧位行腰椎手术等。虽然空气栓塞并不多见，但上述手术过程中如果出现顽固性循环障碍则应警惕空气栓塞的风险。

麻醉过程中可能发生关节牵拉和体位摆放不当，以致术后肩背部和四肢出现一系列非特异性的不适。对于患有风湿性关节炎、骨质疏松、成骨不全或肌挛缩症的患者，在摆放体位时尤其应谨慎，以防骨和韧带受损。类风湿患者术中体位十分重要，要竭力防止颈部过度屈曲，骨突出部位易于受压，可造成组织缺血甚至坏死，但也与手术时间较长或术中采用控制性降压相关。全麻状态下安置患者体位尤其应该小心，可因过度活动引起术后神经麻痹性角膜炎、关节脱位或过度牵拉肌肉损伤等并发症。而俯卧位极易造成各种损失，还可通过各种机制导致失明。肢体摆放不当可引起不同程度的肢体牵拉损伤或压迫性神经麻痹。

（四）止血带的问题

四肢手术使用止血带能使术野保持清晰，极大地方便手术操作。但止血带本身存在一些潜在问题，包括血流动力学改变、止血带疼痛、代谢改变、动脉血栓栓塞，甚至肺栓塞。

止血带充气 8 分钟内线粒体氧分压降至 0，继而出现无氧代谢。半小时到一小时后，细胞内迅速出现酸中毒，低氧和酸中毒导致肌红蛋白、细胞内酶和钾离子释放，组织细胞水肿。长时间充气（超过 2 小时）将会导致一过性肌肉功能障碍，并可引起永久性周围神经损伤甚至横纹肌溶解。随着时间的延长，肢体热量逐渐丧失并接近室温。止血带松开后出现肢体再灌注，大量代谢产物被冲洗出来，下肢止血带放气后 90 秒内，机体的核心温度降低 0.7℃，30～60 秒内静脉血氧饱和度下降 20%，ETCO$_2$、血清乳酸和钾离子水平通常会增加。

止血带充气时间过长（超过 2 小时）或充气压力过大，可损伤外周神经。止血带充气 30 分钟，神经传导停止，临床上需要每 90～120 分钟放松一次止血带，以防止术后出现神经功能障碍，或可使止血带压力低于 250mmHg，同时体循环收缩压维持于 90～100mmHg，以保持止血带压力与收缩压之间 150mmHg 左右的压差，足以维持驱血后肢体所需。

止血带充气后血流动力学表现出中心静脉压和动脉压轻度增高，放气后则出现中心静脉压和动脉压降低。但止血带充气后 45～60 分钟，全麻患者还会产生全身性的高血压，但该现象的机制尚不清楚，可能肌肉或神经内细胞缺血达到一定临界值，通过加深麻醉降压通常不能奏效，需要血管活性药降压。但止血带松解 10～15 分钟后再充气可纠正这种高血压。

在椎管内麻醉下，下肢止血带充气 1 小时后远端肢体可出现边界模糊的疼痛或烧灼感，并且止血带疼痛会随着使用时间的延长而逐渐加重，静脉给予麻醉性镇痛药通常效果也不佳，但止血带松解 10～15 分钟后再充气可使疼痛缓解，并可纠正疼痛伴随的高血压，估计与细胞内酸中毒的纠正有关。

（五）术中失血与血液保护

骨科手术常常伴随大量失血，手术中综合运用几种血液保护措施可减少异体血输注，包括术前采集自体血、控制性降压、术前使用红细胞生成素或血液稀释等技术。当出血量预计超过 1L 时，可在手术中使用血液回收技术。

有关全髋关节置换术中和术后的大量研究表明，控制性降压和区域麻醉能减少失血 30%～50%，平均动脉压降至 50mmHg 与降至 60mmHg 相比，虽总失血量并无显著差异，但能更有效地减少术中血液丢失。老年患者（平均 72 岁）能耐受这种程度的低血压，而不出现认知功能、心脏和肾脏并发症。除了减少术中出血，控制性低血压麻醉通过减少股骨髓腔出血，可能促进水泥假体与骨的固定。控制性低血压麻醉已常用于青少年特发性脊柱侧凸矫正术中，以减少术中失血，但是在老年患者必须慎用。年轻健康患者可很好地耐受 50～60mmHg 的平均动脉压，而成年心血管疾病患者则需要较高的平均动脉压。此外，脊柱畸形矫正术中脊髓血流量可能对低灌注压非常敏感。通过有创监测、尿量 0.5～1mL/（kg·h）、定期血气分析寻找代谢性酸中毒的证据等方法能评估末梢器官灌注是否足够。另外，中心静脉血氧饱和度分析可作为评价患者氧利用的一项指标。

（六）区域麻醉与全身麻醉的选择

区域麻醉技术很适用于许多骨科手术。区域麻醉是否优于全身麻醉的争论已持续几十年而仍无定论。但是，区域麻醉可以减少某些手术患者围术期的重要并发症，如深静脉血栓形成（DVT）、肺栓塞、失血、呼吸系统并发症和死亡。另外，骨科手术后疼痛处理是一个重要问题，而采用区域麻醉镇痛技术进行术后疼痛处理的镇痛效果更佳。使用长效局麻药或留置导管行外周神经阻滞可达到完善的麻醉和术后镇痛效果。区域麻醉可提供超前镇痛。另外，骨科手术后的严重急性疼痛能发展成为慢性疼痛综合征，而积极的围术期镇痛可减少其发生。

如前所述，骨科手术患者常存在困难气道问题。骨科手术患者采用区域麻醉技术的另一优点是可能会减少术中失血量。1966 年以来，17 项有关 THA 手术患者的随机试验结果显示，与进行同样手术的全身麻醉相比，区域麻醉可减少出血量。硬膜外麻醉可降低静脉压（手术切口部位测得），这是决定手术出血量的重要因素。

三、骨科手术患者的围术期管理

（一）下肢手术

1. 髋关节骨折：多数行髋关节手术的患者都年老体衰，除外个别股骨和骨盆骨折的患者是年轻患者，高龄患者尤其常见于髋关节骨折者，大于 60 岁的老人发生率为 1∶50。这种骨折后并发症发生率和病死率显著增高。初次住院死亡率为 10%，1 年病死率为 25%～30%。该类患者围术期并发症发生率高与许多因素有关，包括心脏情况、肺部情况、DVT 和谵妄。术后常见意识模糊和谵妄，据报道老年患者髋部骨折修复术后的发生率为 50%，其与病死率增加有关。在许多患者中，脱水和电解质紊乱可诱发这种谵妄。一项研究显示，低钠血症的发生率为 4%，其与院内病死率增加 7 倍有关。

这些患者入院时常存在疼痛，处于严重应激状态，并可能表现出心肌缺血的症状和体征。尽管必须进行行术前准备，但是延迟手术可能加重上述问题，并增加并发症的发生率。早期手术（12 小时内）可降低疼痛评分、缩短住院时间并减少围术期并发症。然而，与延迟手术相比，早期手术并不能提高患者的总体生存率。但是对病情稳定的髋部骨折患者而言，治疗目标仍应是早期手术，结合早期恢复活动、康复锻炼以及积极的医护处理。

髋部骨折的患者常存在脱水和贫血，因为骨折部位能积存大量渗出的血液。由于脱水患者血容量减少，其血细胞比容数值往往正常。麻醉和手术前应将血管内血容量恢复至正常。髋关节骨折的失血量与骨折部位有关，转子下、转子间骨折＞股骨颈基底骨折＞经股骨颈骨折、头下骨折，因为关节囊发挥了类似止血带的作用，限制了出血。

THA 可以采用前路或侧路两种入路。麻醉医师必须注意这种体位下由于通气/血流失调可能影响氧合作用，尤其是肥胖和严重关节炎患者。另外，为防止下侧腋动脉和臂丛神经的过度压迫，必须在上胸部的下方放置保护垫或卷。

支配髋关节的神经有闭孔神经、臀上神经和臀下神经。THA 的区域麻醉最好方法是腰麻或硬膜外麻醉。尽管大多数研究提示，与全身麻醉相比，区域麻醉可降低术后并发症，尤其是 DVT、PE 以及肺部并发症，但是仍存在一些争议。当术后抗凝需要拔除硬膜外导管时，可采用腰椎旁神经阻滞进行术后镇痛。有关全髋关节置换术中和术后的大量研究表明，控制性降压和区域麻醉能减少失血 30%～50%，除了减少术中出血，控制性低血压麻醉通过减少股骨髓腔出血，可能促进水泥假体与骨的固定。

数项研究报道，与全身麻醉相比，髋部骨折患者采用区域麻醉可改善预后。髋部骨折手术患者因 PE 而死亡的风险最高。一项股骨颈骨折修复手术患者的荟萃分析结果表明，全身麻醉患者 DVT 的发病率较区域麻醉患者几乎高 4 倍。采用 0.5%等比重布比卡因的腰麻可为完成手术提供稳定的麻醉效果和足够的阻滞时间。由于大部分患者术后需要积极的抗凝治疗，因此通常不采用硬膜外麻醉和术后镇痛。术中使用静脉镇静时必须保证患者能维持足够的氧合。

2. 骨盆骨折：骨盆骨折通常是由躯干下部经受的严重创伤所引起，常伴有胸部（21%）、头部（16%）及肝脏与脾脏（8%）的损伤。骨盆骨折患者受伤 3 个月内的病死率接近 14%。骨盆骨折还能导致致命性腹膜后出血。低血压和腹围增加是实施急诊探查手术的指针。膀胱和尿道损伤也常与骨盆骨折有关；放置 Foley 尿管前通常应明确泌尿系统情况。由于患者发生 DVT 和 PE 的风险高，因此术前许多患者需要放置临时性下腔静脉滤网。

多数报道提示，骨盆骨折固定手术最好在受伤的第一个星期内进行，但是相关性损伤常常推迟该手术。医源性坐骨神经损伤是最常见的手术并发症（约 18%），因此许多创伤外科医师提倡在术中进行神经肌肉监测。大多数情况下，这些患者需要行动脉和中心静脉导管监测，并留置大口径静脉导管以便处理突发性术中出血。

3. 膝关节手术：随着人口的老龄化，膝关节置换术变得越来越常见。髋关节和膝关节成形术后主要不良事件的发生率为 6.4%；如前所述，最重要的危险因素是高龄。TKA术后最常见并发症为心脏事件、肺栓塞、肺炎和呼吸衰竭以及感染。

支配膝关节的神经包括胫神经、腓总神经、闭孔神经后支和股神经。尽管在 TKA患者能安全地实施全身麻醉，但是一项前瞻性病例对照研究发现全身麻醉和气管内插管是 TKA 术后非手术相关并发症的一项主要危险因素。区域麻醉中的椎管内麻醉（腰麻或硬膜外麻醉）或联合股神经与坐骨神经阻滞也适用于该手术。但是膝关节外翻畸形患者采用坐骨神经阻滞可能有特殊的问题，因为手术医师希望能尽早发现坐骨神经和腓神经麻痹。

TKA 术后疼痛严重，而数项研究显示采用区域镇痛处理这种疼痛可减少并发症，并改善预后。人们已应用单次注射法行股神经阻滞联合静脉和硬膜外患者自控镇痛来处理手术后疼痛，并能促进患者功能性恢复。当使用 LMWH 预防 DVT 时，则术后不能继续使用患者自控硬膜外镇痛，可用股神经置管持续阻滞的方法来代替。

TKA 术中在大腿部常规使用充气止血带，充气时间过长（大于 120 分钟），缺血和机械损伤的共同作用可造成神经损伤。腓神经麻痹作为一种 TKA 公认的并发症（发生率在 0.3%～10%），可能是由加压性缺血和手术牵拉联合作用所致，当需要长时间充气加压时，止血带放气 30 分钟可能减轻神经缺血。

4. 足部与踝部手术：坐骨神经和股神经联合阻滞的区域麻醉能满足膝关节以下不需要使用大腿止血带的所有手术的需要。股神经支配小腿内侧至内踝的区域；而膝关节以下的其他区域，包括足部，则由腓总神经和胫神经支配，后两者都是坐骨神经的分支。通常在腘窝水平进行坐骨神经阻滞，以确保阻滞胫神经与腓总神经。坐骨神经可借助神经刺激针引起足内翻作为运动反应或者通过超声定位来确定。当手术操作还涉及小腿内侧区域时，在紧贴膝下方小腿内侧能阻滞股神经（隐神经）。研究表明，通过单次术前注射或连续导管输注行腘窝坐骨神经阻滞也可减轻足部与踝部手术后的疼痛，并可减少麻醉性镇痛药的需求量。

足部完全麻醉通常需要阻滞 5 支终末神经：①支配足底感觉功能的胫后神经；②支配内踝的隐神经；③支配第 1、2 趾之间区域的腓深神经；④支配足背及第 2～5 趾的隐浅神经；⑤支配足外侧面和第 5 趾外侧的腓肠神经。在跗骨水平以 0.75% 的布比卡因行踝部阻滞，镇痛时间较长且效果较好。

（二）上肢手术

通过在不同位点阻滞臂丛神经，直到阻滞臂丛神经束支分支的外周神经，能成功地实施从肩部到手的上肢手术。目前有多种方法用于确定臂丛阻滞的最佳位置，包括寻找异感、运动神经刺激、超声引导定位以及血管周围浸润。采用长效局部麻醉药或连续导管输注技术实施上肢区域麻醉也能提供术后镇痛。

肌间沟阻滞相关的主要急性并发症和副作用有呼吸抑制、血管内注射所致的惊厥和心搏骤停、气胸、硬膜外麻醉和蛛网膜下腔麻醉、霍纳综合征、声音嘶哑以及吞咽困难。所有行肌间沟阻滞的患者都伴有同侧膈神经阻滞，可导致半侧膈肌的轻度麻痹。由于单侧膈肌轻度麻痹可使肺功能下降 25%，因此严重呼吸系统疾病患者在无机械通气的情况下可能不能耐受肌间沟阻滞。有过对侧肺切除术病史或需行双侧手术的患者都是肌间沟阻滞的禁忌证。超声引导下锁骨上臂丛神经阻滞能提供有效的肩部麻醉，而无同侧膈神经轻度麻痹。

对于肘部至手部的手术，常采用经锁骨下入路或腋路阻滞臂丛。锁骨下臂丛神经阻滞可能是肘部手术的最佳方法。

（三）脊柱手术

脊柱手术较为复杂，麻醉处理包含多个要点，如患者术前存在限制性通气功能障碍、颈部活动受限或不稳定，术中涉及体位摆放问题、术中出入量大、术中神经功能监测及术后镇痛等问题。

术前呼吸系统和气道评估详见前述。伴有气道异常的患者应注意气管插管时颈部的保护，并根据气道评估结果选用适合的插管工具。谨慎放置患者的体位是脊柱手术中麻醉医师和外科医师共同的重要职责。在麻醉诱导和气管插管后，患者转为侧卧位，应注意保持颈部的中立位。俯卧位时将患者头部转向一侧，但不应超出正常头部的活动范围，或将面部垫在软垫上，面部朝下。应注意避免角膜擦伤或压迫球状体引起视网膜缺血，鼻、耳、前额、颏部、女性胸部或男性生殖器等部位的压迫性坏死。

脊柱畸形矫正术通常伴随着大量失血。研究提示多种因素可影响失血量，包括手术技术、手术时间、融合椎体数量、麻醉药物、平均动脉压、血小板异常、稀释性凝血功能障碍和原发性纤维蛋白溶解。已应用数项技术来减少失血和控制异体输血，包括通过适当体位来降低腹内压、外科止血、控制性低血压麻醉、自体血回输、术中等容血液稀释、应用促进止血的药物、术前自体血液预存。

术后神经功能缺损是复杂性脊柱重建术最令人担心的并发症之一。术中唤醒的方法可用于确定脊髓功能的完整性。术中唤醒仅限于测试下肢大致的运动功能，且受麻醉药和患者认知功能完整性的影响，但应预防俯卧位患者活动时气管导管的意外脱出、深吸气时出现空气栓塞以及剧烈动作导致手术器械移位等并发症。多模式术中监测已经成为复杂性脊柱重建术的标准监测。这些监测包括体感诱发电位（somatosensory evoked potential，SSEP）、运动诱发电位（motor evoked potential，MEP）和肌电图监测。肌电图用于监测椎弓根螺钉安置和神经减压时可能出现神经根损伤。SSEP 用于评估脊髓后部——感觉部分。MEP 用于评估脊髓前部——运动部分的完整性。建议在 MEP 监测期间使用一个软牙垫以防止舌咬伤和牙齿损伤。

许多生理因素可削弱 SSEP 和 MEP 检测信号，包括低血压、低体温、低碳酸血症、低氧血症、贫血和麻醉药物。强效吸入麻醉剂呈剂量依赖性地降低信号振幅，并延长潜伏期。如果应用挥发性麻醉剂作为麻醉药，其浓度应保持在最低肺泡有效浓度的一半左右并在整个手术过程中保持不变，氧化亚氮可引起信号振幅降低，因此吸入麻醉对术中监测有一些影响。全凭静脉麻醉可成功用于 SSEP 和 MEP 监测，阿片类麻醉药物、咪达唑仑和氯胺酮对 MEPs 影响最小，丙泊酚可抑制 MEPs，然而氯胺酮可减轻丙泊酚的这种抑制作用，MEP 监测期间不能使用肌松剂。

多节段脊柱应用器械融合术后的患者会感到十分疼痛。早期对此类患者多采用阿片类药物进行镇痛，但是由于阿片类药物的副作用较多，现已推荐与其他药物联合使用的多模式镇痛。对于腰椎融合术患者，可在切口以上平面置入硬膜外导管，用于输注局麻药与阿片类药物的患者自控硬膜外镇痛。对于涉及更多脊柱平面的手术，已经证实术中鞘内注射吗啡能够提供可靠的术后镇痛效果。然而，NSAIDs 对脊柱融合可能有不良的影响。对阿片类药物耐受的患者，亚麻醉剂量的氯胺酮可减轻后路脊柱融合术后患者的疼痛。

第五节　妇产科手术麻醉

一、妇科手术的麻醉

特点：深部盆腔和阴道操作，要求充分的镇痛和肌松。特殊体位如头低位、截石位对呼吸、循环的影响。妇科患者以中老年妇女为多，注意并发症，包括高血压、心脏病、糖尿病、慢支、肺气肿或贫血、低蛋白血症、电解质紊乱等，术前应予治疗和纠正。

（一）腹腔镜手术的麻醉

1. 因气腹增加通气负荷，除非吹入气在 2L 以下，否则硬膜外或脊麻下难以忍受，故以全麻最为常用。

2. 气腹和患者体位导致的病理生理改变，使麻醉管理复杂化。某些腹腔镜手术，难以确定的内脏损伤和较难估计的失血量，增加麻醉风险。

3. 人工气腹的种类：CO_2 是气腹首选气体，在血中溶解度高，使用电烧和激光等也不爆，也不燃和助燃，吸收和排泄也快，很少发生气栓，且价格低。最大的缺点是 CO_2 经腹膜吸收后可发生高碳酸血症，临床上使用最好有呼气末 CO_2 监测。

4. 气腹对人体生理功能的影响：头低位可加重肺膨胀不全，导致功能残气量（FRC）、胸肺顺应性（CTOT）和肺总量的下降，肥胖、年老、体弱的患者这些改变更为显著。气腹后需增加每分通气量（MV）以维持 $PETCO_2$ 在正常范围。

处理血流动力学的应激反应常用的方法是过度通气，减轻高碳酸血症；$ETCO_2$ 正常时还可以采取应用艾司洛尔、可乐定及雷米芬太尼等药物维持一个平稳的血流动力学，术后患者苏醒迅速。

低血压、休克、肝硬化或门脉高压等情况下，胃、十二指肠、空肠、结肠、肝、脾脏、肾脏的血流明显减少，不主张行腹腔镜手术。

颅内占位性病变或脑血管畸形患者属腹腔镜手术的禁忌证。有青光眼、视网膜剥脱或眼外伤患者应慎用腹腔镜。

5. 麻醉处理

（1）术前评估及用药：了解腹腔镜手术方案，必要时咨询有关妇科医师，确定是拟行诊断性手术还是治疗性手术。前者手术刺激小、时间短，后者手术刺激大、时间较长。ASA Ⅰ～Ⅱ级患者对体位及 CO_2 气腹的影响一般都能耐受。但心、肺储备功能受损的ASA Ⅲ～Ⅳ级患者可致严重并发症。凡术前有颅内高压、脑室腹腔分流及腹腔内静脉与颈静脉分流的患者禁忌 CO_2 气腹腹腔镜手术。

（2）术中监测：麻醉医师应对术中可能出现的严重血流动力学改变，氧合和通气功能损害及 CO_2 吸收和排出实施监测和评估。心电图、袖带血压、脉搏氧、呼气末 CO_2、气道压、尿量等是必备的监测项目。手术过程中应监测并记录气腹前后，体位变动前后呼吸循环参数，观察气腹机注气压和腹内压变化及气腹 CO_2 总量。监测通气指标（潮气量、每分通气量、呼吸频率、气道压等），观察 $PETCO_2$ 连续曲线变化有助于早期发现气栓的情况。对于术前合并有心、肺功能疾患的患者，$ETCO_2$ 和 $PaCO_2$ 差别较大，对这类患者，若能行桡动脉穿刺直接测 $PaCO_2$ 较好。

（3）麻醉选择：麻醉选择以快速、短效、能解除人工气腹不适、能避免 CO_2 气腹性生理变化为原则。全身麻醉、区域神经阻滞麻醉、局部麻醉都适用于经腹腔镜手术。

①全身麻醉：采用气管插管及使用肌肉松弛药施行控制呼吸，有利于保证适当的麻醉深度和维持有效的通气，利于手术操作，在监测 $PaCO_2$ 下可随时保持分钟通气量在正常范围。因此，麻醉方法趋向于全身麻醉。短效麻醉药异丙酚、乙托咪酯、异氟醚、七氟醚、地氟醚、雷米芬太尼、阿芬太尼、万可松、爱可松是腹腔镜理想的麻醉药。选择异丙酚和短效阿片类药物辅以肌松剂行全静脉麻醉不仅术中可以维持适当的麻醉深度，而且术后患者苏醒快速；由于气腹时腹腔内压力增高，而喉罩不能防止误吸，故不宜放置喉罩。

②硬膜外麻醉（或联合麻醉）：麻醉平面在 $T_6 \sim S_6$ 基本可以满足妇科腹腔镜手术的需要。清醒患者因咽喉反射未消失，尚可不致出现误吸。CO_2 对膈肌和腹膜的直接刺激，多数患者主诉肩臂放射性疼痛，加之对气腹与宫颈抬举等不适感，此时除减慢充气速度（1.5L/min）外，常需辅助强效麻醉性镇痛药。特殊的头低体位也会给患者带来不适感。其适应范围为：短时间诊断性腹腔镜检查术；手术医师有熟练的操作水平；能合作的患者，能够忍受清醒状态下气腹刺激的不适感，能默契配合麻醉和腹腔镜检查。

③局部麻醉：仅适用于诊断性检查，绝大多数需要静脉辅助用药完成。

（4）并发症的防治

①气栓：气栓是一个十分少见的并发症，但却是最令人害怕和最危险的并发症。因此，腹腔内开始充入 CO_2 时一定要缓慢（例如，速率不要超过 1L/min）。低血容量是产生气栓的一个危险因素。气腹使静脉回流受阻容易导致低血容量。多数情况下，气栓无明显症状。CO_2 气栓致肺栓塞的发生率很低，但一旦发生后果严重，病死率极高。当大量 CO_2 气团进入右心房到右心室再到肺动脉发生严重肺栓塞时将发生严重后果。主要临床表现和诊断依据为突发性血压急剧下降、急性肺高压、右心衰竭致心搏骤停。用食管听诊器或胸前壁听诊闻及"水车样"杂音（mill-wheel murmur），$PETCO_2$ 突然下降或为零，最为敏锐的诊断仍是心前超声多普勒监测。CO_2 气体肺栓塞的治疗要迅速、准确、及时。一旦确诊立即停止充气和气腹排气，将患者置于头低左侧（Durant）斜坡卧位以阻止气体从右心室进入肺动脉，但少量 CO_2 气体依然可经肺动脉回至右心室。再经中心

静脉或肺动脉插管抽出气体栓子。心搏骤停患者必须同时进行心肺复苏。心外按压可以将 CO_2 栓子粉碎成小气泡。CO_2 在血中的高溶解性，导致其会被血流快速吸收，临床上 CO_2 栓塞的症状可迅速缓解。复苏成功后血管内仍残留气体栓子，特别当怀疑发生脑血管栓塞时，应经高压氧治疗。

②皮下气肿、纵隔与心包积气、气胸：腹腔镜皮下气肿的发生率为 2.7%，偶可合并一侧或双侧气胸。偶有大面积皮下气肿且合并膈肌完好下气胸的发生。皮下气肿、纵隔与心包积气、气胸的诊断主要是严密观察患者和加强监测。皮下气肿一般发生在注气后 30 分钟左右。当 Paw 明显升高、$PETCO_2$ 升高经过度通气不能下降以及 $SpCO_2$ 下降时，同时存在颈、面、胸有气肿，触诊明显捻发感和按压皮肤有凹陷时诊断即可成立。一旦发现皮下气肿，首先必须要排除是否同时存在气胸及心包积气，可通过听诊和急诊手术台上摄胸片。如有气胸立即解除气腹，并作胸腔闭合引流，心包积气可做心包穿刺抽气，严重纵隔气肿可行胸骨上凹皮肤穿刺抽气或切开纵隔膜引流，可有明显的气体溢出，单纯皮下气肿可用粗针多处穿孔排气，同时可加大通气量，轻度患者可自行吸收。

皮下气肿、纵隔与心包积气、气胸只要早发现处理及时，一般无不良后果。当发生皮下气肿，尤其是全身广泛皮下气肿及气胸后，高弥漫性的 CO_2 经皮下组织吸收进入血液循环，则导致严重的酸碱平衡失调。此时宜尽快结束手术或改开腹手术为安全。

③神经损伤：头低位时神经受损是潜在的并发症。必须小心使用肩托，以免损伤臂丛神经。当患者位于截石位时必须注意保护，如果手术时间较长，应预防下肢间隔综合征。

④胃内容物误吸的危险：气腹使腹内压升高，也使胃内压升高，有胃内容物反流、误吸的危险。临床上必须有足够的认识。预防方法：术前禁食 6 小时以上，禁水 2 小时，气管插管选用带气囊导管，气腹过程中常规将气囊充足。

⑤恶心、呕吐：腹腔镜手术后恶心呕吐的发生率很高，预防和治疗术后恶心呕吐的药物有：格拉斯琼、地塞米松、恩丹西酮、氟哌利多等，由于恶心呕吐主要发生在术后 24 小时，所以在麻醉诱导时应用，或手术结束时给一次药即可。

⑥深静脉血栓：气腹减少下肢静脉回流，如果手术时间过长有产生深静脉血栓和肺动脉栓塞的危险。对于高危人群低分子肝素和抗血栓药可作预防治疗。

⑦高碳酸血症和酸碱平衡失调：提高潮气量，保持高频率是最有效的通气方式，使 $PaCO_2$ 维持正常。对那些合并肺部疾病的患者，如果拔管过早，则有可能导致术后高碳酸血症和酸中毒。恢复期，延长一定的机械通气时间有利于患者排除多余的 CO_2。

⑧腹腔镜术后患者主诉内脏痛、盆腔疼挛痛、横膈刺激后的肩痛以及特殊体位造成的颈肩痛等。治疗措施有：非甾体抗炎药，腹腔内应用局麻药或盐水冲洗，伤口局部应用局麻药，尽可能排尽剩余气体，减少切口大小和数目等。

（二）宫腔镜手术的麻醉

1. 特点：该手术需要大量灌注液进行膨宫，根据电凝要求分为两种膨宫液：5%葡萄糖溶液和 5%甘露醇。大量的液体在膨宫压力作用下，被宫腔创面迅速吸收入血液循环，吸收过量可引起体液的超负荷和低钠血症；同时，灌注液可经通畅的输卵管进入腹腔被吸收，增加了水中毒的概率。临床上把由于电切术中，体内吸收大量非电解质灌流液所引起的一系列症状和体征称为"TURE 综合征"，患者表现为心动过缓、高血压，随之出现低血压、恶心、呕吐、头痛、视力障碍、兴奋、精神紊乱等，如不及时诊治，可导致癫痫、昏迷、虚脱甚至出现生命危险。由于水中毒的发生与宫腔压力、子宫内膜破坏程度、切除组织达宫壁的深度及切除时血窦的开放程度等有关，所以选择合适的膨宫压力十分重要。原则上应该采用有效低压灌注，尽量控制手术时间，同时在整个手术当中进行一系列麻醉监测，密切观察患者的各项生命体征，及时鉴别水中毒的发生，一旦出现水中毒的症状应马上停止手术操作，给予吸氧、利尿、纠正低钠等水电解质紊乱，必要时进行气管插管。

2. 麻醉选择：宫腔镜手术的刺激仅限于宫颈扩张及宫内操作，其感觉神经支配前者属骶 2～4，后者属胸 10～腰 2。麻醉可选择：①局部区域阻滞麻醉（手术医师行宫颈旁阻滞）；②椎管内麻醉（包括蛛网膜下腔阻滞，连续硬膜外阻滞或联合麻醉）：一般选择 $L_{2\sim3}$ 或 $L_{3\sim4}$ 作穿刺点，神经阻滞范围应达 $T_{10}\sim S_5$，待麻醉平面基本固定后，患者截石位行手术；③全身麻醉：由于宫腔镜手术时间较短，可采用全凭静脉全身麻醉。小剂量咪达唑仑、异丙酚和舒芬太尼联合应用，术后苏醒迅速，多数患者可施行喉罩全麻。

3. 迷走神经紧张综合征：宫腔镜检查和手术可发生迷走神经紧张综合征。该反应源于敏感的宫颈管受到扩宫刺激传导至 Franken-Shauser 神经节、腹下神经丛、腹腔神经丛和右侧迷走神经，而出现临床症状，表现为恶心、出汗、低血压、心动过缓，严重者可致心搏骤停。对有宫颈明显狭窄和心动过缓者尤应注意预防，阿托品有一定预防和治疗作用。

（三）盆腹腔手术的麻醉

手术多经下腹切口进行，椎管内或全麻皆可适用。妇科的恶性肿瘤诸如卵巢癌、宫颈癌、绒癌等，如果行根治术或肿瘤细胞减灭术，腹盆腔手术范围大、失血多、体液转移量大，一般宜选择全麻。

（四）经阴道手术的麻醉

椎管内麻醉与全麻皆可，以前者为常用。有些手术需要极度头低脚高，妨碍患者通气，需行全麻，采用气管插管或喉罩通气都可行。

（五）人工受孕和人工流产、诊断性刮宫手术的麻醉

以苯二氮䓬类药、麻醉性镇痛药、丙泊酚作静脉全麻较为舒适、安全、便捷。

（六）急症宫外孕破裂手术的麻醉

为常见急症手术，麻醉处理主要取决于失血程度。术前要对患者的失血量和全身状态迅速做出判断，并做好大量输血准备。多数患者已处于休克状态甚至神志模糊，故尽量采取全麻气管插管（只有无明显休克症状患者可选用小剂量硬膜外麻醉），一律按饱

胃处理。可以麻醉前先补充血容量，待休克好转后选用对心血管抑制较轻的依托咪酯、咪达唑仑、氯胺酮等诱导，并且准备好麻黄碱、多巴胺、去氧肾上腺素、去甲肾上腺素等升压药。如有条件，术中进行自体血回收，并根据血红蛋白测定及时补充浓缩红细胞和血浆。术毕清醒拔除气管插管。

二、产科手术的麻醉

（一）麻醉特点

1. 全呼吸道黏膜毛细血管充血扩张，使声门口变小，为减少气道梗阻的发生，行气管插管时宜选用内径 6.0～6.5mm 的气管导管。气道水肿使气管插管更加困难。

2. 由于潮气量增加，分钟通气量增加，功能残气量减少，耗氧量显著增加，使妊娠妇女更易发生低氧血症。

3. 妊娠患者误吸的危险性增高。如拟施全麻，常规给予非颗粒状抗酸药，如组胺受体阻滞药或甲氧氯普胺，并行快诱导插管。

4. 可出现仰卧位综合征。仰卧致静脉回流减少，心排血量下降，子宫胎盘血流减少。为防止仰卧时腹主动脉下腔静脉受压迫，可将子宫移向左侧，即患者体位向左侧倾斜30°。

5. 妊娠期间吸入麻醉药的 MAC 降至原来的 40%。

6. 由于腹内压升高，硬膜外静脉扩张，置入硬膜外导管时，血性回流更为常见。

7. 妊娠患者产生同样程度的硬膜外阻滞所需局麻药用量较非妊娠患者少。

8. 椎管内麻醉、腹主动脉及下腔静脉受压、围产期出血等皆可导致低血压。产科麻醉中理想的血管加压药应在升高母体血压的同时不减少子宫胎盘血流。

（1）麻黄碱同时兴奋α、β受体，使外周及子宫的血流都有所增加，为治疗母体低血压的首选药。

（2）纯粹的α肾上腺能受体激动药如去氧肾上腺素和甲氧胺，混合性α受体激动药如肾上腺素和去甲肾上腺素，可提升母体血压但减少子宫胎盘血流。但是用小剂量去氧肾上腺素治疗母体低血压时对子宫胎盘血流并无影响，用于麻黄碱无效或禁忌的情况。

（二）阴式分娩的麻醉

1. 为减轻产程中的疼痛和焦虑，可全身用药，但并无理想的药物，因为所有这类药都可透过胎盘对胎儿产生抑制，故尽量不用。

2. 硬膜外阻滞用于分娩止痛

（1）通常在宫缩达到活跃期时（初产妇宫颈口扩张至 5～6cm，经产妇 3～4cm）开始进行。

（2）可减少疼痛引起的内源性儿茶酚胺的分泌释放，从而增加子宫胎盘灌注。

（3）疼痛的减轻可缓解子宫收缩时的过度通气，从而减少碱中毒引起的子宫胎盘灌注下降。

（4）凝血功能障碍（如胎盘早剥或先兆子病患者）禁用，低血容量禁用。

（5）可致产程减慢，可能延迟分娩过程。

（6）硬膜外置管前预输 500～1000mL 晶体液，以防硬膜外起效后血压下降。

（7）硬膜外置管前应给予非颗粒状抗酸药。

（8）使用 0.0625%～0.1%的布比卡因或罗哌卡因，可加少量阿片药，可用 PCA 装置。

（9）每次硬膜外注药后 20～30 分钟内应隔几分钟测一次血压。血压下降可给予麻黄碱纠正。导致低血压时可造成子宫胎盘灌注不足。

（10）应控制麻醉平面不超过 T_{10}。

（三）剖宫产手术的麻醉

1. 区域麻醉

椎管内麻醉：麻醉平面应达到 T_4，但子宫牵拉或腹腔探查时患者仍可有内脏不适感。局麻药中加入少量麻醉性镇痛药，如芬太尼 10～25μg，可减少术中牵拉不适的发生。

2. 全麻

（1）急诊剖宫产术，如患者不适于或拒绝行椎管内麻醉，或预计会发生大出血，合并充血性心力衰竭，以及需要子宫松弛者，可选用全麻。

（2）患者误吸的风险增加。

（3）静注硫喷妥钠、丙泊酚、氯胺酮、琥珀酰胆碱、罗库溴铵，按压环状软骨行快诱导插管。

（4）气管插管不顺是产妇发生并发症和死亡的重要原因。

（5）全麻剖宫产因应用浅麻醉且诱导后立即切皮，手术中可发生知晓。

（6）50%N_2O 与氧混合气并 0.75%～1.0%安氟醚或异氟醚吸入。

（7）通气过度将对子宫血供造成不良影响，必须避免发生。

（8）脐带钳闭后可用麻醉性镇痛药。

（四）先兆子痫与子痫的麻醉

1. 先兆子痫是一种高血压、蛋白尿和全身水肿的综合征；如发生抽搐，则称为"子痫"。

2. 无低血容量或凝血功能障碍的先兆子痫患者拟行剖宫产术，可选择硬膜外麻醉。产程早期行硬膜外镇痛有助于降低母体循环中肾上腺素和去甲肾上腺素的水平，改善子宫胎盘灌注。

3. 脊麻可因低容量状态下交感神经阻滞而导致突然发生严重低血压，致使子宫胎盘灌注减少和胎儿窒息，一般不宜采用。

4. 全麻用于凝血功能障碍或有其他椎管内麻醉禁忌证而拟行急诊剖宫产术者。此类患者易发生声门周围水肿，快速诱导插管困难。镁剂对肌松药和镇痛药的敏感化作用亦应加以注意。

5. 因体循环和肺循环血压升高，脑出血及肺水肿的发生率增高。

（五）胎盘早剥患者的麻醉

1．胎盘早剥患者常有凝血因子消耗和纤溶系统激活，是妊娠 DIC 最常见的原因。必要时需给血液制品治疗。

2．胎盘早剥患者行椎管内麻醉之前必须检查凝血功能指标。只有在无胎儿窘迫、无血容量不足、无凝血功能异常的轻度胎盘早剥患者才可行椎管内麻醉。

（六）产后胎盘残留的麻醉

1．如患者硬膜外或脊麻仍有效，则有利于清除胎盘。如需松弛子宫，且出血尚不太多，静脉推注硝酸甘油 50～100μg，可有效地使子宫松弛。

2．如出血活跃且患者已有低血容量表现，实施椎管内麻醉会导致严重低血压，视为禁忌。需行快速诱导插管全麻。

3．一旦子宫松弛至胎盘可取出的程度，应立即停吸入药，以防子宫弛缓而进一步出血。

（七）妊娠期非产科手术的麻醉

1．尽可能选在中孕期（4～6 个月）进行手术。

2．保持子宫胎盘血流。

3．尽可能采用区域麻醉，尤其是椎管内麻醉，以最大限度地减少胎儿接触局麻药和患者误吸及气道梗阻的风险。

4．避免接触致畸物质。

（八）妊娠期心肺复苏

1．妊娠期心搏骤停罕见，但一旦发生，复苏较非妊娠者更为困难，不易成功。

2．心搏骤停发生时立即气管插管，保证气道通畅。

3．保持子宫左移位，在妊娠 24 周以后及产后初期必须如此。

4．立即通知新生儿科医生，以备未足月而窘迫的胎儿急产。

5．若 4 分钟内积极复苏未获成功，应考虑剖宫产以解除主动脉下腔静脉压迫，提高母婴存活机会。

6．实行标准的高级生命支持（ACLS）步骤，如常规推荐的药物、剂量及除颤技术。

7．如灌注不足，可考虑行开胸心脏按压。

8．布比卡因中毒或大片肺栓塞病例，可考虑行体外循环。

三、新生儿复苏

（一）新生儿临床评估

用 5 项指标（心率、呼吸情况、肌肉张力、神经反射和皮肤色泽）来评估新生儿出生时情况，每项指标分 0 分、1 分、2 分三类，10 分为满分，表示新生儿情况良好，称为"Apgar 评分法"。在出生后 1 分钟及 5 分钟分别评分，1 分钟评分与酸中毒及存活率有关，5 分钟评分与神经系统的预后有关。

8～10 分：提示新生儿情况良好。

5～7 分：轻度抑制，对强烈刺激及向鼻部吹氧有反应，3～5 分钟后常有好转。

3～4 分：中度抑制，常有发绀和呼吸困难，如面罩吹氧或加压通气仍不好转，则应立即气管插管。

0～2 分：严重抑制，需立即气管插管复苏。

（二）新生儿复苏

1. 新生儿在出生后数分钟内不能建立有效通气，或因循环功能不足，不能提供生命器官有效灌注者，均需进行复苏。新生儿复苏以处理窒息缺氧为主，少数窒息新生儿需行心脏按压。

2. 新生儿复苏应在 1 分钟内完成三个步骤

（1）擦干新生儿皮肤，以减少热量丧失，并将新生儿放置于红外线保温床上，并吸引口鼻分泌物，此步骤应在 20 秒内完成。

（2）评估呼吸并及时处理，应在 30 秒内完成。

（3）评估心率。

第六节　麻醉监护室工作常规

一、麻醉后监护病房的设置和管理

麻醉后监护病房（post anesthesia care unit，PACU）是手术后患者早期恢复的场所，接纳包括常规和急诊手术后全麻的患者、区域麻醉后的患者、危重术后患者和监护手术后患者。保证患者从手术和麻醉状态安全平稳的恢复是 PACU 的主要工作，也是围术期麻醉管理的重要组成部分。

（一）麻醉后监护病房的设施和设备

1. 设有护士工作站和医生工作站以及贮藏室和设备间。

2. 床位间设置隔帘以保护患者隐私。

3. 通风能力良好，以降低医护人员暴露于 N_2O 和吸入性麻药物的危险。

4. 每张监护床周围都设有氧气、空气和真空吸引器的管道接口，均配备自动血压监测仪、心电图和脉搏血氧饱和度监测仪，以及一次性手套、真空吸引器、注射器和胶布等。PACU 备有麻醉机、除颤器、心电图机、呼吸气体监测仪、肌松监测仪、麻醉深度监测仪（BIS 和 NARCOTREND）、血气分析仪、Hb 测定仪、有创动脉和中心静脉测压装置、注射器泵和暖风机等。

5. 抢救车 1 辆，其内备有口、鼻气道、各类型和型号的气管插管、插管导丝、喉镜、手动简易呼吸器和加压输液袋。药品车 1 辆，其内备有镇静药及其拮抗剂、镇痛药及其拮抗剂、肌松药及其拮抗剂、止吐药、阿托品、麻黄碱、降压药、利尿剂、降颅压药物、抗过敏药物、支气管解痉药物和肾上腺皮质激素类药物等常用药物以及肾上腺素、去甲肾上腺素、去氧肾上腺素、异丙肾上腺素、呼吸兴奋剂等抢救药物。

6. 工作站备有 PACU 记录单、药物处方、电话和紧急呼叫装置。

（二）麻醉后监护病房交接班制度

手术后患者进入 PACU 后，由 PACU 护士、手术间麻醉医生和手术医生进行三方交接。离室时，由 PACU 护士和手术医生进行交接，并由手术医生和护工转运至病房。危重患者需要 PACU 麻醉医生参加交接。

（三）麻醉后监护病房工作流程

手术医生和麻醉医生护送手术后患者到 PACU，与 PACU 医护人员交接，进行恢复→评估→恢复，达到离室标准后由手术医生转运至病房。如果恢复过程不满意或出现严重并发症，紧急呼叫手术间麻醉医生和手术医生，商讨治疗方案并决定离室去向。如需转到 ICU 进行进一步治疗，则由手术医生与 ICU 联系（图 8-1）。

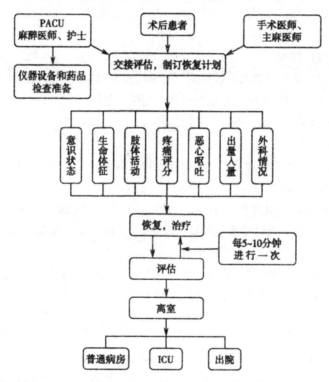

图 8-1　麻醉后监护病房工作流程图

二、麻醉后监护病房工作时间和人员安排

PACU 开放时间 8:00～17:30。

PACU 护士 2 名，是 PACU 工作中的主体，需要经过专门的气道管理培训，成绩合格后方可上岗。PACU 医生 2 名包括 1 名主治医师以上资格医生，对护士的工作进行指导，对手术后患者恢复过程中的医疗问题负责。PACU 护士和一线麻醉医生兼顾 APS 查房工作并对二线麻醉医生负责。

（一）麻醉后监护病房护士的具体工作

1．前期准备工作

（1）清洗氧气湿化瓶：0.5%洗消净水浸泡 30 分钟，清水冲洗干净，控干，加入蒸馏水（整瓶的 1/3），连接吸氧管，使之处于备用状态。

（2）75%酒精擦拭室内桌面、麻醉机台面等，更换配药盘内小手巾。

（3）调试麻醉机，打开麻醉监护仪，使之处于"待命"状态。

（4）检查并准备好气道管理设备：包括喉镜、气管内导管、口咽通气道、插管导丝、空注射器、负压吸引装置并连接吸引器管和吸痰管。

（5）检查抢救车和药品车：核对抢救车内药品及用物是否齐全，有无过期，并及时补充。每日签字备案。

（6）准备好麻醉后监护病房专用患者登记本、记账单等。

（7）定期对 PACU 进行消毒，并做详细记录。

2．患者恢复期管理

（1）交接班：术后患者入 PACU 后，与 PACU 麻醉医生一起按照"交接班制度"，主动与护送患者的手术间麻醉医生及外科医生交接。包括：

①患者基本情况：姓名、性别、年龄、科室、既往史、过敏史、手术名称、输液情况，尿管、各类引流管、出入量、皮肤完整性等；

②术中情况：手术和麻醉方式、术中有无特殊情况如大出血、过敏等。

③对于携带镇痛泵的患者，检查镇痛泵连接是否正确，是否已经打开并处于工作状态。

（2）安置患者：固定好平车并用约束带系好患者，防止患者坠床。

（3）监护与评估：及时给患者吸氧，进行血氧饱和度、心电图以及血压监测，根据需要决定是否连接麻醉机。检查静脉输液、三通、镇痛泵、引流管、尿管是否连接到位、通畅。患者入室后 5 分钟内进行床旁监护，观察项目包括：意识、呼吸、循环、肢体活动度、疼痛、恶心呕吐、出入量、引流情况和外科情况。如需给药，必须在麻醉医生口头医嘱下达后实施。同时要与麻醉医生核对药名、剂量、给药途径等。之后，根据患者恢复情况每 5～10 分钟进行一次评估。

（4）特殊手术患者的处理：对于年龄较小的患者，可根据情况允许一名家属进入恢复室，并指导其穿好隔离服，戴好帽子、口罩，套好鞋套。带气管插管的患者如垂体瘤手术患者，需要协助麻醉医生或在其指导下拔出气管插管。对于老年患者、小儿和其他特殊手术患者进行保暖（认真接好暖风机或线毯）。

（5）对于已经达到离室标准的患者，需经麻醉医生确认并通知手术医生，并由手术医生和护工一起将患者送回病房。离室前，向手术医生交代患者恢复情况，以及回病房后的注意事项。

（6）患者离室前完成手术患者交接单、麻醉后监护病房记录单的记录工作，并检查麻醉记录单、麻醉术前访视单、手术患者核对单、术后疼痛治疗单是否填写完整。

3. 结束工作

（1）每位患者离开后，都要及时处理、更换一次性物品。

（2）督促清洁工及时清洁、整理室内卫生。

（3）每日工作结束后，关闭所有的麻醉机、监护仪、氧气、负压吸引器、电源、气源，补充气管插管盘内物品及各种药品，核对毒麻药品和处方，并负责相关物品的清洁消毒。工作中，发现机器故障要及时登记报修。

（二）麻醉后监护病房麻醉医生的具体工作

PACU 二线麻醉医生负责 PACU 内患者管理的整体医疗监督和协调，工作期间确保有一名能处理相关并发症的麻醉医生在场。

1. 前期准备工作

（1）提前了解次日手术情况尤其是危重患者手术情况，做好思想上和物质上的双重准备。

（2）指导协助 PACU 护士完成准备工作。

2. 患者恢复期管理

（1）在指导护士完成一般患者恢复期管理工作的同时，积极参与危重患者交接，制订恢复期综合治疗方案。

（2）判断和决定离室时机及患者离室去向。

（3）发现医疗隐患，需在 24 小时内上报。

（三）术后疼痛查房

PACU 护士和一线麻醉医师负责术后疼痛查房（acute pain service，APS），特需病房患者的 APS 查房由值班二线麻醉医生负责。详细了解患者 PCA 使用情况，根据情况调整术后镇痛方案，并做好 PCA 记录单的记录工作。遇到疑难病例时，可以请示麻醉科疼痛治疗亚专业的相关医师。

三、麻醉后监护病房常见并发症的处理

（一）术后疼痛

麻醉恢复的关键是充分镇痛，PACU 的疼痛治疗是术后 APS 的起点，VAS 评分≤3 是 PACU 镇痛的目标。应根据手术刺激强度、术后监测和管理能力制订镇痛方案，多模式镇痛方案是目前的首选方案。

1. 阿片类药物的应用：手术结束时尽早给予吗啡而不是到达 PACU 后再给，可以促进疼痛缓解并减少呼吸抑制的发生。定量给予吗啡是术后最常用的方案，每 5～10 分钟静脉给予 1～3mg。芬太尼 50μg 分次静脉注射亦是常用方案。术后安装 PCA 的患者，应根据恢复情况尽早开始使用。对于有恶心呕吐易发因素的患者或已经出现的患者，应

用曲马朵时要慎重。呼吸抑制是应用阿片类药物的严重不良反应之一，疼痛对其没有预防作用，必要时可以使用纳洛酮拮抗。

2. 非甾体类抗炎药物的应用：手术本身不仅产生疼痛，而且产生炎症，所以非甾体类抗炎药物已成为术后多模式镇痛的一个有效的组成部分。常见不良反应涉及伤口出血、过敏反应、消化道出血等，但无证据证实其与死亡有直接关系。

3. 硬膜外镇痛：吗啡 2～4mg 稀释至 10mL 硬膜外注射快速有效，效果可持续 12 小时。严重并发症为呼吸抑制，呈剂量依赖性，持续 6 小时，纳洛酮拮抗有效。

4. 神经阻滞镇痛：术中、术后均可采用，对呼吸功能无不利影响，尤其适用于危重患者和呼吸功能不全患者。

（二）恶心呕吐

术后恶心呕吐发生率为 20%～30%，是手术患者最关心的问题。其与手术方式可能并非因果关系，麻醉剂和阿片类药物的应用是主要因素。女性、非吸烟、PONV 史和晕动病史、术后使用阿片类药物是独立的预测因素。儿童术后发生恶心呕吐的独立预测因素包括：手术时间大于等于 30 分钟、年龄大于等于 3 岁、斜视手术、亲属有 POV 或 PONV 史。能有效减少 PONV 的止吐药物有赛克力嗪、苯海拉明、氟哌利多、地塞米松、甲氧氯普胺、昂丹司琼、多拉司琼、托烷司琼和格雷司琼。昂丹司琼合用小剂量地塞米松是目前预防术后恶心呕吐的一线用药。昂丹司琼预防 PONV 的最小有效剂量为 4mg，但其补救治疗的最小有效剂量仅为 1mg。术中已经预防性地使用了昂丹司琼，但在 PACU 仍然发生 PONV 的患者，再次使用昂丹司琼作为补救治疗措施则无效。因此可以推断，针对已被阻断受体的补救治疗措施是无效的，而应该使用作用机制不同的止吐药来替代。神经激肽（NK1）拮抗剂在抑制术后恶心方面与其他止吐药相当，而在抑制术后呕吐方面则效果更佳。根据"黑箱"警告，FDA 建议给予氟哌利多的患者应提前行 12 导联心电图监测以排除 QTc 间期延长，并在给药后继续监护 2～3 小时。

（三）呼吸系统并发症

呼吸系统并发症是危及 PACU 患者生命的第一大类并发症，主要包括气道梗阻、缺氧、高碳酸血症和误吸。

1. 气道梗阻：此类患者均应面罩给氧。最常见原因是咽部阻塞，将患者头部后仰并抬下颌后常缓解，无效时可放置经口或经鼻通气道。喉部梗阻常继发于喉痉挛、直接气道损伤或声带麻痹，首选物理方法开放气道，如果无效可给予地塞米松 10mg 或琥珀酸氢化可的松 100mg，必要时可给予琥珀酰胆碱。对于严重患者，可进行气管内插管。喉罩通气适用于困难气道患者行紧急气管切开或环甲膜切开术之前的过度通气。肥胖、阻塞性呼吸睡眠暂停综合征的患者应用镇静剂和阿片类药物时要慎重，此类患者经鼻持续正压通气（CPAP）疗效甚佳。

2. 低氧血症：到达 PACU 即刻的血氧饱和度降低，经过吸氧后多能缓解。如低氧状态持续存在，则要考虑以下原因：吸入氧浓度过低、通气不足、低通气/血流比值区域、肺内右向左分流增加。床旁胸片检查和动脉血气分析可为诊断提供有益的线索。术后肺不张最常见原因是分泌物阻塞支气管，最佳处理是湿化吸入气体、咳嗽、深呼吸和体位引流。自主呼吸肺体积压缩超过20%的气胸患者、所有机械通气合并气胸的患者和张力性气胸患者应行胸腔闭式引流术。出现肺水肿时，要分析原因：循环容量过负荷、急性心衰、急性术后高血压、气道阻塞引起的负压性肺水肿、复张性肺水肿、急性输血相关性肺损伤等，根据病因积极治疗。术后急性肺栓塞是低氧血症的少见原因，当长期卧床患者、关节置换术患者、剖宫产手术患者等高危人群出现突发性胸闷、气短时要考虑此并发症。

3. 通气不足：可通过动脉血气分析和呼吸末 CO_2 监测并结合临床症状做出诊断，常见原因有麻醉药物和阿片类药物导致的中枢性呼吸抑制、肌松残余导致的呼吸肌功能降低、脊柱和胸廓矫形手术导致的呼吸运动不协调、术后疼痛等。分析原因，采取相应治疗措施。

（四）循环系统并发症

循环系统是危及 PACU 患者生命的第二大类并发症，与呼吸系统事件原因不同，麻醉因素对心血管事件的发生仅起到很小的作用，患者本身状态和手术因素起到更加关键的作用。

1. 低血压：原因包括：心脏前负荷降低（失血、第三间隙液体过度丢失、尿液过多、脓毒血症所致血管舒张和毛细血管液体渗漏）、急性肺栓塞、急性心肌梗死、心衰等。

2. 高血压：PACU 患者常出现高血压，可以导致心肌耗氧增加从而引起左心衰、心肌梗死或心律失常等严重不良结局。其原因包括术后疼痛、高碳酸血症、低氧血症、尿潴留、循环容量过负荷、术前高血压控制不佳等。

3. 心律失常：涉及因素包括：电解质紊乱（尤其是低钾血症）、缺氧、高碳酸血症、代谢性酸中毒、代谢性碱中毒和术前心脏本身病变术后加重等。心率失常的出现说明心肌代谢和灌注出现问题，需要根据病因积极处理。

（五）意识无法恢复

对此类患者要进行细致、详细的评估，最常见的原因包括麻醉药物、镇静药物、术前药物残留等，少见原因有术前酒精中毒。初始治疗应根据不同药物采用相应的小剂量拮抗剂如氟马西尼、纳洛酮等，毒扁豆碱（1.25mg，静脉注射）能逆转一些镇静药物和吸入性麻醉药物的作用。神经肌肉阻滞药物的残余作用可以产生类似意识消失的假象，应予排除。此类患者应该常规监测血糖，严重的高血糖和低血糖均可影响意识。低体温也是意识无法恢复的原因。围术期脑血管事件和低氧血症或颅内低灌注所致的弥漫性脑病可以导致意识障碍，需进行影像学检查加以排除。头部外伤和颅脑手术可以导致颅内高压，从而影响意识状态。个别情况下，利多卡因过量亦可表现为意识丧失。高龄本身不能作为全麻后苏醒延迟的独立危险因素。

（六）低体温和寒战

围术期低体温可增加伤口感染、出血、心脏病并发症并延长 PACU 停留时间，危险因素包括：新生儿、手术室温度低、烧伤、全麻联合椎管内麻醉、高龄、诱导前存在低体温、瘦弱者、失血过多补液过快等。寒战会增加机体代谢率，尤其对缺血性心脏病患者可能导致严重后果。寒战机制可能与吸入麻醉药后脊髓反射的下行控制不充分有关。处理包括吸氧、输注加温的液体和血液、温毯保温、暖风机加温等。寒战时除采取上述措施外，给予哌替啶或芬太尼进行药物治疗有效，必要时可重复用药。

（七）儿科患者的恢复

1．应安排具有儿科经验的医护人员。

2．准备儿童特殊器械，包括小儿插管盒、适用于小儿的麻醉机和监护设备。

3．小儿用药应加以适当稀释，床旁备有小儿常用药物手册以供查询。

4．新生儿应该避免吸入 100%氧气，以防止晶状体纤维增生所致的失明。

5．对于不能合作的患儿，可以考虑允许家长床旁陪护。

（八）门诊患者的麻醉后恢复

门诊手术室设置与 PACU 相似的恢复空间和设备，由麻醉医师、巡回护士和手术科室护士共同负责管理。

1．允许家属陪伴，以便解决医护人员紧张问题。医护人员在做好巡视评估的同时，保证随叫随到。

2．达到离室标准后方可离开，并嘱其 24 小时内不要进行驾驶车辆和机械操作等工作。

第九章　放射科诊疗

第一节　呼吸系统

一、基本病变的影像表现与分析

（一）支气管改变

1. 气管、支气管狭窄与闭塞

可由于腔内肿块、异物、先天性狭窄、分泌物淤积、水肿、痉挛收缩及外压性病变等引起，按程度分为部分性阻塞和完全性阻塞。正位胸像发现气管支气管病变困难，但可以显示阻塞性肺气肿、肺不张等间接征象。

（1）阻塞性肺气肿

①慢性弥漫性阻塞性肺气肿：主要见于慢性支气管炎及支气管哮喘。胸部 X 线表现为：A．胸廓呈桶状，前后径增宽，肋骨直行变平，肋间隙变宽，膈低平，活动度明显减弱；B．两肺野透明度增加，肺纹理分布稀疏变细；C．心影居中而狭长呈垂位心型。

②局限性阻塞性肺气肿：为一个较大的支气管发生部分性阻塞所致，可见于支气管异物、支气管内肿瘤及支气管的慢性炎性狭窄等。胸部 X 线表现为局部肺野透明度增加，肺纹理稀疏。

（2）阻塞性肺不张

肺不张系指肺的部分或完全无气不能膨胀而导致的体积缩小。阻塞性肺不张是支气管完全阻塞的后果，常见原因有支气管异物、血块、痰栓、支气管肺癌、炎性肉芽肿、支气管内膜结核等。肺不张可为一侧性、肺叶性、肺段性、小叶性不张。X 线表现为：①一侧肺不张：患侧均匀一致性密度增高影，胸廓塌陷、肋间隙变窄，纵隔向患侧移位，膈升高，健侧代偿性肺气肿；②肺叶不张：不张的肺叶体积缩小、移位，密度增高、均匀一致，肺门、纵隔向患侧移位，邻近肺叶代偿性肺气肿；③肺段不张：三角形密度增高影，基底向外、尖端向肺门。

2. 支气管扩张

在支气管疾病的支气管扩张部分详述。

（二）肺部病变

1. 渗出性病变

肺泡腔内的渗出系机体对于急性炎症的反应，为在病变的发展过程中，肺泡腔内的气体被血管渗出的液体所取代，形成渗出性实变，可见于各种肺炎及肺结核。X 线表现：

密度中等、边缘模糊的斑点、斑片状阴影，可呈磨玻璃样阴影。

2. 增殖性病变

为肺的慢性炎症在肺组织内形成的肉芽组织，以成纤维细胞、血管内皮细胞和组织细胞增生为主。实变程度较渗出性病变为重，病变与周围正常组织分界清楚。主要见于各种慢性肺炎、肺结核、硅沉着病等。一般来说肉芽肿性病变 X 线表现多为肺结节，炎性假瘤表现为肺结节或肿块，慢性肺炎多表现为肺段或肺叶实变。增殖性病变动态变化缓慢，可经几个月甚至几年无明显吸收，有的可缓慢增大。

3. 纤维性病变

引起弥漫性纤维化的常见原因有胶原病、硬皮病、类风湿病、肺尘埃沉着症、慢性支气管炎等。可分为局限性和弥漫性两类。局限性纤维化常是慢性肺炎及肺结核的愈合后果，X 线表现为索条状僵直的高密度影，伴邻近胸膜、纵隔、肺门等结构的牵拉、移位。

4. 钙化病变

钙化多见于肺或淋巴结干酪样结核病灶的愈合阶段，某些肺内肿瘤组织内或囊肿壁也可发生钙化。两肺多发钙化除结核外还可见于硅沉着病、骨肉瘤肺转移、肺泡微石症等。钙化的 X 线表现为很高密度影，CT 值多大于 100Hu。肺结核或淋巴结结核钙化呈单发或多发斑点状。错构瘤的钙化呈爆米花样；周围型肺癌偶有钙化，呈单发点状或局限性多发颗粒状，斑片状钙化；硅沉着病钙化多表现为两肺散在多发结节状或环状，淋巴结钙化呈蛋壳样；骨肉瘤的钙化以两肺散在结节形态为特点；肺泡微石症的钙化为多发粟粒状或结节状。

5. 结节、肿块

肺内良性肿瘤及恶性肿瘤（如肺癌、肺肉瘤和转移瘤等）多表现为结节、肿块，肺内非肿瘤性病变（如结核瘤及炎性假瘤等）也可表现为结节、肿块。良性的结节、肿块，边缘光滑锐利。肺癌的结节、肿块多呈分叶状，边缘多不锐利或有毛刺。

6. 空洞与空腔

空洞为肺内病变组织发生坏死后经引流支气管排出后形成，可见于结核、肺脓肿、肺癌、真菌病及韦氏肉芽肿等，其中以结核、肺脓肿与肺癌比较多见。虫蚀样空洞多见于干酪性肺炎。薄壁空洞多见于肺结核、肺脓肿、肺转移癌。厚壁空洞可见于肺脓肿、肺结核及周围型肺癌。肺脓肿的空洞外壁为边缘较模糊的片状阴影，空洞内多有液平面。结核性空洞外壁整齐清楚，空洞内常无或仅有少量液体。周围型肺癌的空洞外壁多有深分叶，内壁凹凸不平，有时可见壁结节。

空腔是肺内生理腔隙的病理性扩大，如肺大疱、含气肺囊肿及肺气囊等。X 线表现为边缘清晰光滑、壁厚约 1mm 类圆形透亮区。

（三）肺门的改变

1．肺门大小改变

（1）肺门增大：肺门增大可见于肺血管病变、淋巴结增大以及支气管腔内、外肿瘤等，可为单侧或双侧。一侧肺门增大多见于结核或肺癌转移造成的淋巴结肿大，两侧肺门增大多见于结节病、淋巴瘤、两侧肺动脉瘤或肺动脉高压。

（2）肺门缩小：肺门缩小主要为血管细小所致，一侧肺门缩小可见于肺动脉分支先天狭窄或闭锁，两肺门缩小可见于法洛四联症。

2．肺门密度改变

肺门增大多伴密度增高。百日咳、麻疹肺炎、慢性支气管炎等引起肺门血管及支气管周围间质病理改变时，也可无肺门增大而只表现密度增高。

3．肺门位置改变

心、肺病变均可使肺门发生移位。上叶肺不张或大量纤维化常使肺门升高，而下叶肺不张可使肺门下移。

（四）胸膜病变

1．胸腔积液

分为游离性胸腔积液和局限性胸腔积液，按积液性质分为渗出液或漏出液。渗出液多见于炎症、结核、肿瘤等，漏出液多见于心衰、肝硬化失代偿期、肾功能不全等。少量积液首先在侧位胸像上显示后肋膈角变钝，继之在后前位胸像上显示患侧外肋膈角变钝。中等量积液指积液量超过整个膈面，立位后前位胸像表现为患侧肋膈角消失，患侧下肺野均匀致密，上缘呈内低外高的弧线影，膈肌显示不清。大量积液指积液面内上缘超过肺门角水平，X线表现为患侧肋间隙增宽，患侧肺野大部分均匀致密，纵隔向健侧移位。

2．气胸与液气胸

多见于壁层胸膜直接损伤，如外伤、手术后及胸腔穿刺后，也可见于严重肺气肿、胸膜下肺大疱、肺结核和肺脓肿等引起的脏层胸膜自发性破裂。气胸的X线表现为患侧肺萎陷致透亮度减低，并向肺门侧压缩，脏层胸膜线清晰可见，肺与胸壁间出现无肺纹理的透亮带，横膈下降变平，伴有矛盾运动，张力性气胸可有纵隔向健侧移位。液气胸为胸膜腔内同时有气体和液体，X线表现为气液平面横贯患侧胸腔。

3．胸膜增厚、粘连及钙化

炎症性纤维素渗出、肉芽组织增生、外伤出血机化均可引起胸膜增厚、粘连及钙化。胸膜增厚与粘连常同时存在，胸膜钙化多见于结核性胸膜炎、脓胸、出血机化和肺尘埃沉着症。轻度胸膜增厚、粘连的X线表现为患侧肋膈角变钝，膈肌运动减弱，广泛胸膜增厚、粘连的X线表现为患侧胸壁与肺野之间条带样、边界清晰的致密阴影，患侧胸廓缩小，膈肌运动减弱。胸膜钙化表现为沿肺表面的线状、条状或斑点状高密度影。

4．胸膜结节、肿块

胸膜肿瘤（间皮瘤、转移瘤等）、肉芽组织增生等病可引起胸膜结节、肿块。间皮瘤可伴胸腔积液，转移瘤常伴有肋骨破坏。包裹性胸腔积液、胸膜结核瘤常与胸膜肿瘤表现相似。

（五）纵隔的改变

1．形态的改变

局限性、弥漫性纵隔增宽引起纵隔形态变化，主要原因为炎症性、出血性、肿瘤性、淋巴性和血管性病变，其中以纵隔肿瘤最常见。

2．密度的改变

绝大多数致纵隔增宽、变形的病变，X线均表现为高密度影。纵隔气肿表现为纵隔内低密度的气带影。畸胎瘤所含牙齿、动脉瘤壁钙化、淋巴结结核钙化均表现为纵隔内更高密度影。

3．位置的改变

胸腔、肺内及纵隔病变均可使纵隔移位。肺不张、肺纤维化及广泛胸膜增厚等引起肺容积缩小，纵隔向患侧移位。一侧严重的肺气肿可出现纵隔疝，纵隔向健侧移位。一侧主支气管异物引起不完全阻塞时，出现纵隔摆动。

（六）膈的改变

膈的改变包括形态、位置和运动的改变。除了膈本身的病变外，膈上的肺内病变、胸膜病变、纵隔病变，膈下的肝、胃病变以及腹腔病变等均可引起膈的改变。膈肌囊肿、转移瘤、棘球蚴病等引起膈肌肿块。肺气肿可引起膈平直、下降。胸膜增厚、粘连可引起膈平直、升高。膈麻痹、腹水、腹部肿物等可使膈升高。

二、先天性支气管肺疾病

（一）肺隔离症

又称"支气管肺隔离症"，分为肺叶内型和肺叶外型，为胚胎时期一部分肺组织和正常肺分离而单独发育，与正常支气管树不相通，其血供来自体循环的分支，引流静脉可经肺静脉、下腔静脉或奇静脉回流。

【影像学表现】

1．X线：下叶后基底段密度均匀，边缘清楚致密阴影。合并感染时，病灶可增大模糊，形成单发或多发含气囊腔阴影。

2．CT：肺叶内型：膈上肺基底部脊柱旁软组织密度影，呈蜂窝状改变。肺叶外型：边缘清楚，密度均匀，软组织密度影。增强扫描，实质部分强化，动态检查可显示肺隔离症供养动脉源于体循环（主动脉最多见）。

3．MRI：信号不均，多方位显示病灶与周围组织关系及供血动脉起源，内部血管结构及静脉引流情况，利于区别肺内及肺外型。

4. 血管造影：主动脉造影显示来自体循环的供血动脉和引流静脉。

【鉴别诊断】

肺脓肿，多房性肺囊肿，阻塞性肺不张，肺炎，肺癌。

【影像检查优选评价】

CT 为首选检查手段。

（二）肺动静脉瘘

又称"肺动静脉畸形"，是肺部动脉和静脉直接相通而引起血流短路。

【影像学表现】

1. X 线：单发或多发结节。异常血管影。瘤囊搏动。大小可改变。肋骨下缘切迹。

2. CT：肺门附近肺内带圆形致密影。动态增强检查病变强化，清楚显示供应动脉及引流静脉。

3. MRI：多方位成像，血流呈流空信号，根据所选序列及血流快慢不同，病灶内血流信号亦可呈高或等信号。

4. 血管造影：显示 AVM 供养动脉来源、血管粗细、数目及瘤囊情况。

【鉴别诊断】

典型表现结合病史诊断明确。不典型者需要与肺结核球、良性肿瘤、肺癌鉴别。

【影像检查优选评价】

CT 和 MRI 可更清晰显示病灶，必要时行动脉造影确诊。疑为本病时避免穿刺活检。

（三）先天性支气管囊肿

一种由胚胎发育障碍引起的先天性疾病，最常见。囊肿为单发或多发，发生于肺内者称"肺囊肿"。

【影像学表现】

1. X 线：单发囊肿：下叶多见，分含液、含气及液气囊肿，边界清晰，壁薄，大小可改变。多发囊肿：见于一叶、一侧或双肺野，含气囊肿大小不等，占据整侧肺时，称"蜂窝肺"，伴胸膜增厚，肺体积缩小改变。伴发感染时边界模糊，壁厚。

2. 超声：位于胸膜下含液囊肿或气液囊肿，前者显示无回声区及包膜回声，后者显示液平线。

3. CT：有助于定位及定性诊断。

4. MRI：囊内液体成分不同，MR 信号强度不同，T1WI 呈低或高信号。

【鉴别诊断】

与肺隔离症，肺结核空洞，肺包虫囊肿，急性肺脓肿鉴别。

【影像检查优选评价】

X 线可诊断，CT 有助于确诊，MRI 有助于了解囊液成分，超声显示含液囊肿包膜。

三、支气管疾病

（一）慢性支气管炎

一种多病因呼吸道常见病，老年人多见，是指支气管黏膜及其周围组织的慢性非特异性炎症。

【影像学表现】

1. X线：早期无异常，进展期表现：①肺纹理改变：增多、紊乱、扭曲及变形；②肺气肿：弥漫性及小叶中心性；③肺动脉高压：肺门处血管纹理增粗；④肺部炎症。

2. CT：支气管壁增厚，管腔狭窄、扩张，肺组织密度低，胸膜下肺大疱，气管"刀鞘状"改变，HRCT可显示肺间质及实质微细改变。

【鉴别诊断】

结合临床病史及症状不难诊断，需要与间质性肺炎、结缔组织病、肺尘埃沉着症鉴别。

【影像检查优选评价】

X线胸片为首选方法，CT或高分辨CT检查可观察细微变化。

（二）支气管扩张

常见，多见于儿童及青壮年，常继发于支气管、肺化脓性炎症，肺不张及肺纤维化。

【影像学表现】

1. X线：①柱状扩张表现为管状透明影或杵状致密影，囊状扩张表现为多个薄壁空腔，可有液平；②肺内炎症：小斑片状影；③肺不张。

2. CT：①柱状支扩："双轨"征或呈"戒指"环状；②囊状支扩：葡萄串状阴影；③曲张形支扩：管径粗细不均，囊柱状改变；④支扩内充满黏液栓时显示棒状、结节状高密度阴影。

【鉴别诊断】

结合临床及X线、CT检查不难诊断，需要与特发性肺纤维化的蜂窝肺鉴别。

【影像检查优选评价】

高分辨CT是最佳检出方法。

（三）支气管异物

80%～90%见于5岁以下儿童，植物性异物最多见。

【影像学表现】

1. X线

（1）直接征象：显示不透X线异物、部位、形态及大小。

（2）间接征象：①肺不张；②纵隔摆动；③阻塞性肺气肿；④肺部感染。

2. CT：发现不透及透X线异物，确定位置、大小、形态。

【影像检查优选评价】

CT较X线敏感，对X线不能确诊的可行CT检查。

四、肺结核

是由人型或牛型结核分枝杆菌引起的肺部慢性传染病，分四型：原发性肺结核、血行播散型肺结核、继发性肺结核及结核性胸膜炎型。

【影像学表现】

1．X线

（1）原发性肺结核：初次感染而发生的结核，多见于儿童，也可见于成人。表现为原发综合征及胸内淋巴结结核，前者典型表现为：①原发病灶：肺内云絮状阴影，多在肺中部近胸膜下；②淋巴管炎：病变与肺门间形成条索状影；③淋巴结炎：右侧气管旁及气管支气管增大淋巴群，内缘与纵隔相连外缘突出肿块影，边缘清楚或模糊，原发病灶吸收后，原发性肺结核即表现为胸内淋巴结结核。

（2）血行播散型肺结核：急性表现为均匀分布 1.5～2mm 大小，密度相同的粟粒状病灶。亚急性或慢性表现为大小不一，密度不同，分布不均的多种性质病灶。

（3）继发性肺结核：为成年人结核中最常见类型。多在肺尖、锁骨下区及下叶背段，表现为陈旧病灶周围炎或新渗出性病变，常为渗出、增殖、播散、纤维化及空洞多种性质病变同时存在。肺段或大叶性渗出性病变发生干酪样坏死可形成大叶性干酪性肺炎，表现为一肺段或肺叶致密实变，密度高，其中可见多发虫蚀样空洞影，发生支气管播散可形成小叶性干酪性肺炎。肺内干酪性病变被纤维组织包绕可形成结核球，多在肺上野，轮廓光滑，密度均匀或有小空洞及钙化影，周围常有散在卫星灶。继发性肺结核晚期可形成纤维厚壁空洞，广泛纤维化及支气管播散病灶混合存在，可引起代偿肺过度充气、支扩及慢性肺心病。

（4）结核性胸膜炎型：与肺部结核病变同时出现或单独发生，多为单侧胸腔积液。

2．CT

（1）原发性肺结核：显示各组增大淋巴结，早期发现肺内原发病灶内干酪样坏死及空洞形成，肺不张改变。

（2）血行播散型肺结核：早于胸片诊断急性粟粒型肺结核，表现为两肺广泛分布 1～2mm 小点状影，密度均匀，边界清楚，分布均匀，与支气管走行无关。亚急性慢性血行播散型肺结核，表现为多发大小不一结节影，上肺多且大于下肺结节，部分可有钙化。

（3）继发性肺结核表现为：①上叶尖后段或下叶背段，单发或多发小叶实变或腺泡结节状影，融合可呈肺段或肺叶实变；②干酪性肺炎，大叶性实变及其中小空洞，下肺野可见播散灶；③上叶尖后段、下叶背段以空洞为主病变，壁内、外缘较光滑；④结核球直径 2～4cm，边界清晰，环状强化。

【鉴别诊断】

结核球与外围型肺癌，结核性空洞与癌性空洞鉴别。

【影像检查优选评价】

胸部 X 线片为基本检查方法，必要时以 CT 作为补充检查手段，发现胸片难以显示隐蔽性病灶，提供病灶细节，助于鉴别诊断。

五、肺寄生虫病

（一）肺吸虫病

肺吸虫病是以肺部病变为主的寄生虫病，引起的肺部病变的病期可分为游走期、囊肿期、囊肿后期和硬结期。

【影像学表现】

在游走期可发生胸腔积液、心包积液及气胸，以后可转化为胸膜增厚及缩窄性心包炎。在肺内可见边界模糊的小片絮状阴影及条索状阴影。囊肿期可见由纤维组织包绕形成囊肿，囊内可为实性或空泡，并可见其周围向肺野延伸的不规则管状或索条状阴影。囊肿后期表现为肺内边缘比较锐利的结节状阴影，也可为小空泡状囊状阴影。硬结期表现为大小不等的斑条状阴影及钙化灶。

【鉴别诊断】

肺吸虫肺部病变很似肺结核，但肺结核无咯果酱样痰的症状，且病变多分布在两肺尖及上野，肺吸虫病变多分布在肺的中下野。肺结核的空洞周围有较多的卫星病灶，肺吸虫囊肿形成后常为数个囊肿聚在一起。结合病史和化验检查可鉴别。

【影像检查优选评价】

X 线平片和 CT 为主要诊断手段。

（二）肺棘球蚴病

肺棘球蚴病是畜牧业地区常见病。肺包虫囊肿多发生于肺的外围或叶间表面。包虫囊肿分为内囊与外囊，囊肿可穿破与支气管相通而将囊内容物咳出，同时有气体进入囊内形成含气囊肿，也可外囊破裂使空气进入内外囊之间，随囊液排出的头节可在邻近组织内形成新的囊肿。

【影像学表现】

1. X 线平片

肺包虫囊肿多为圆形或椭圆形，密度均匀，边界整齐锐利，多分布在肺中下野的外围部分，囊壁可发生钙化，周围的肺血管纹理可受推压而呈抱球征。当合并感染时，边缘粗糙，界限模糊，密度增高。当肺包虫囊肿外囊破裂，气体进入内外囊之间，在其上部形成狭长的弧形气带。如内外囊均破裂，则内囊内出现液平，内外囊之间出现气带，并可见内囊壁塌陷，漂浮于囊液上。内外囊均破裂，囊液全部排出，内囊壁皱缩附于外囊壁上。当囊肿破入胸腔可形成胸腔积液。

2. CT

包虫囊肿表现为圆形或椭圆形均匀水样密度的囊性阴影，如囊腔内有多个子囊形成则可见囊内有花瓣状或蜂窝状分隔。强化后可显示囊壁呈环形强化。

【鉴别诊断】

较小的包虫囊肿应与结核球及周围型肺癌鉴别，结核球常位于上叶尖后段与下叶背段，密度较包虫囊肿高，边缘不甚锐利光滑，多有卫星灶。包虫囊肿边缘清楚锐利，与肺癌的分叶、毛刺、胸膜凹陷表现不同，且包虫囊肿穿破后气体进入囊内的各种表现与肺癌的空洞以及壁结节等表现不同。另外，病史及化验检查有助于鉴别。

【影像检查优选评价】

CT 结合 X 线平片为主要诊断手段。

六、肺血液循环障碍性疾病

（一）肺水肿

肺水肿是由于毛细血管内液体大量渗入肺间质和肺泡所致。根据病理肺水肿分为间质型肺水肿和肺泡型肺水肿，根据病因临床上较常见心源性肺水肿和肾性肺水肿。X 线检查是诊断肺水肿的重要方法，可用于肺水肿的早期诊断和了解病变的动态变化。

【影像学表现】

1．X 线平片

（1）间质性肺水肿

①两上肺静脉分支增粗，两下肺野的血管纹理较细。

②肺纹理和肺门阴影边缘模糊。

③肺脏透亮度下降。

④支气管袖套征：常见的为上叶前段支气管，表现为支气管的环形阴影厚度增加，外缘模糊。

⑤间隔线阴影：主要是 KerleyB 线，在 X 线上表现为边缘清楚、锐利的细线形阴影，厚度为 1～2mm，长约 2cm，与胸膜垂直，后前位胸片上于两下肺野外带肋膈角处胸膜下最为清楚，侧位胸片 B 线在后肋膈角处可见。

⑥胸膜下水肿：类似胸膜增厚的阴影。

⑦胸腔积液：严重的肺水肿可引起少量胸腔积液。

在间质性肺水肿的 X 线征象中，肺纹理模糊和间隔线是主要的。常合并心脏扩大。

（2）肺泡型肺水肿：表现为肺泡结节、斑片状和大片融合阴影，有时可见支气管气像，病变边缘模糊。中央性分布的肺水肿肺内阴影主要分布在两侧肺野的中内带，呈蝶翼征。弥漫性分布的肺水肿是指肺内病变广泛分布于肺野的各个部位。

2．CT

（1）间质性肺水肿：高分辨 CT 表现为：

①小叶间隔增厚，其边缘光滑。

②支气管血管束增粗，光滑。

③肺内磨玻璃影像。

④胸膜增厚，可有叶间积液。

（2）肺泡型肺水肿：小片状、大片融合阴影，有支气管气像。

【鉴别诊断】

1. 不同病因的肺水肿 X 线表现有差异

（1）心源性肺水肿：最常见病因是左心衰竭，间质性肺水肿的 X 线表现无特殊，肺水肿实变影像为中心性分布，或主要位于两肺基底部，左心室增大。

（2）肾源性肺水肿：见于急性和慢性肾衰竭。患者除有心源性肺水肿 X 线表现外，肾源性肺水肿时，上下肺野肺纹理均较正常时增粗，上腔静脉、奇静脉等大血管增宽。

（3）肺微血管损伤性肺水肿：可由多种原因引起：毒性气体吸入、胃液吸入、过量使用毒麻药、溺水、颅内压升高、高原性肺水肿、复张性肺水肿等。其 X 线表现为肺血分布正常，无袖套征，无间隔线，肺泡实变时为斑片状阴影，往往在肺野外围部分布，心影不大。

2. 急性肺水肿的肺泡实变阴影应与肺炎鉴别

（1）肺水肿的阴影密度较均匀，如磨玻璃状。

（2）肺水肿可有间质改变，如肺纹理模糊、增粗及间隔线影。

（3）肺水肿阴影动态变化快，几天或几小时内可有显著增多或减少，而肺炎阴影明显变化一般在两周左右。

（4）肺水肿的病因和临床表现对鉴别诊断有重要的参考价值。

【影像学优选评价】

本病主要采用胸部 X 线平片检查，为和其他疾病鉴别，少数患者使用 CT 检查。

（二）成人型呼吸窘迫综合征（ARDS）

成人型呼吸窘迫综合征是指患者在严重损伤如休克、严重创伤、严重感染、体外循环术后所发生的急性、进行性、缺氧性呼吸困难及顽固性低氧血症。死亡率可达 50%～80%。其主要病理改变为毛细血管通透性增高性肺水肿。本病主要依靠 X 线检查，X 线与临床相结合，有助于早期诊断，观察疾病的动态变化，判断有无胸部并发症及预后。

【影像学表现】

1. X 线检查

发病 12 小时以内 X 线可无异常表现，根据 X 线表现分为四期：

（1）早期：发病 12～24 小时内。肺纹理模糊、增粗，可有小斑片状阴影。有的患者无异常表现。

（2）中期：在发病后 1～3 天。两肺斑片或大片状融合阴影，外带病变常较内带重。

（3）晚期：在发病 2～3 天后。两肺广泛片状阴影，当肺脏基本完全实变时两肺野普遍变白，称之为"白肺"，心影轮廓消失，如合并感染，可见肺叶、段实变阴影，团块和空洞，可合并脓胸。

（4）恢复期：约在发病 7 天后，X 线阴影逐渐消失，少数患者可出现肺纤维化。

2．CT

肺内弥漫性或斑片状磨玻璃密度或肺实变影像，以外围肺野较重。

【鉴别诊断】

本病需要与其他原因的肺水肿鉴别：

1．心源性肺水肿：有肺血重新分布、间隔线、左心增大，肺内片状实变阴影中心性分布或主要位于肺基底部。本病无此特点。

2．肾源性肺水肿：肺纹理普遍增粗，血管蒂增宽。

【影像学优选评价】

X线平片对本病可做出正确诊断，CT检查用于与其他肺弥漫性病变的鉴别，及合并感染时出现的空洞和胸腔积液。

（三）肺栓塞和肺梗死

肺栓塞是以各种栓子阻塞肺动脉系统为其发病原因的一组疾病或临床综合征的总称，深静脉血栓脱落是肺血栓栓塞症的主要原因。肺梗死是肺动脉栓塞后，其支配区的肺组织因血流受阻或中断而发生坏死。

【影像学表现】

1．X线平片

（1）区域性肺血管纹理变细、稀疏或消失，肺野透亮度增高。

（2）肺野局部浸润阴影。

（3）尖端指向肺门的楔形阴影。

（4）肺不张或膨胀不全。

（5）右下肺动脉主干增宽或伴截断征。

（6）肺动脉膨隆及右心室扩大征。

（7）患侧横膈增高。

（8）少至中量胸腔积液。

2．超声心动图

（1）直接征象：右心和肺动脉内观察到血栓回声。

（2）间接征象：

①右心室和（或）右心房扩大。

②右室壁运动幅度明显减低。

③室间隔运动异常。

④右肺动脉、肺动脉主干可见扩张。

⑤下腔静脉呼吸变化率减小。

⑥三尖瓣反流峰值速度增大。

3．核素肺通气/灌注扫描：肺叶、肺段或亚段性分布的灌注缺损，而肺通气影像正常，呈不匹配显像征。结果可判定为高度、中度或低度可能性。

4. 螺旋 CT 和电子束 CT 血管成像

（1）直接征象：肺动脉内低密度充盈缺损、管腔狭窄及梗阻。

①急性肺栓塞：中心型充盈缺损或血管截断征；完全梗阻时血管扩大。

②慢性肺栓塞：血栓为偏心性；血管管壁不规则增厚；血栓钙化；有血栓再通征象；受累部位血管减少，未受累部位血管增粗、增多。

（2）间接征象：

①肺实质浸润改变：多发、多形性浸润灶，楔形、斑点状、云雾状、片状，多位于肺外周与胸膜密切联系。

②马赛克征。

③瘢痕及纤维素条影。

④肺底部盘状肺不张。

⑤膈肌抬高。

⑥肺纹理减少和增多。

⑦胸腔积液。

⑧肺动脉高压和（或）右心功能不全征象：肺动脉扩张、右心房室增大、心包积液、腔静脉扩张。

5. 磁共振肺动脉造影

（1）直接征象：恒定的血管腔内的充盈缺损或突然的血管中断。慢性肺栓塞者可见血管壁上的血栓物质和血管壁增厚，血管截断，血管突然变细、管径不规则及腔内网状影。

（2）间接征象：肺实质内不均匀强化。

6. 肺动脉造影

（1）腔内充盈缺损。

（2）血管完全阻塞。

（3）外周血管缺失：呈截断或枯枝现象。

（4）未受累及的血管增粗、扭曲。

（5）肺实质期局限性显像缺损和（或）肺动脉分支充盈、排空延迟。

（6）肺动脉高压征象：中心肺动脉扩张，外周分支变细，右心扩大。

【鉴别诊断】

1. 不同类型栓子引起的肺栓塞鉴别：包括血栓栓塞、脂肪栓塞、空气栓塞、肿瘤栓塞和羊水栓塞。

2. 肺动脉内充盈缺损或阻塞应与淋巴结病压迫，转移性或局部肿物压迫、侵蚀肺动脉，肺动脉原发肿瘤，及大动脉炎累及肺动脉等疾病相鉴别。

【影像检查优选评价】

肺动脉造影目前仍为诊断"金标准"，但其是有创检查，限制了临床应用。螺旋 CT/

电子束 CT 或 MRI 是临床常用的重要检查方法，特别是多排 CT 的出现，越来越成为一线确诊手段。核素肺通气，灌注扫描检查结果当为高度或低度可能性时，具有较为重要的确定或排除诊断的意义，中度可能性时需进一步检查。

七、肺间质病变

（一）特发性肺纤维化

又称为"寻常性间质性肺炎"（UIP），是一种特发性纤维性肺泡炎，病因不明。男女发病率相近，可见于任何年龄。可急或慢性起病，典型症状为进行性呼吸困难。

【影像学表现】

1. X 线

（1）早期 X 线表现可正常，或两肺中下部磨玻璃阴影。

（2）细小网状或点状阴影，向中上肺野发展，不对称。

（3）两肺呈粗网状或结节状改变，可见厚壁囊状阴影，呈蜂窝状。

（4）肺体积缩小，肺动脉高压，肺源性心脏病表现。

2. CT

本病特点为病变呈外围胸膜下分布，向心性减轻。在 HRCT 上表现：

（1）毛玻璃样密度：见于肺野周围。

（2）网状改变：小叶间隔增厚，肺外围和肺底部多边形次级肺小叶结构。

（3）蜂窝状改变：多见于胸膜下，囊腔 5～20mm 大小不等。

（4）胸膜下间质纤维化：表现为胸膜下不规则条索影或胸膜及叶间裂增厚。

（5）肺内小结节影。

（6）肺气肿。

（7）肺实变。

（8）支气管扩张。

【鉴别诊断】

本病需要与结缔组织疾病、组织细胞增多症、肺尘埃沉着症、结节病及囊状支气管扩张鉴别。必要时需肺活检确诊。

【影像检查优选评价】

CT 尤其是 HRCT 能准确可靠地显示病变征象，是最常用的检查手段。

（二）非特异性间质性肺炎（NSIP）

多在 40～50 岁发病，没有性别差异，其治疗依赖于全身性皮质激素联合应用细胞毒性药物，如环磷酰胺和环孢素，分为细胞型和纤维化型，在细胞型 NSIP，肺泡间隔增厚主要是炎症细胞所致。在纤维化型 NSIP，可以看到间质纤维变性和轻度炎症。

【影像学表现】

1. X 线

（1）早期 X 线表现可正常。

（2）进展期病变最典型的表现是双侧肺部的浸润，双肺下叶较易受累。

2. CT

HRCT 显示病变位于胸膜下，呈对称性分布。

（1）斑片状磨玻璃影。

（2）线状或网格状不透明影。

（3）散在的微小结节。

（4）牵拉性支气管扩张。

（5）肺实变。

（6）胸膜下囊变，但与 UIP 相比，囊变小且比较局限。

第二节　心脏大血管系统

心脏大血管全面的影像学诊断信息应包括：①心脏大血管形态变化的解剖信息；②心脏功能和血流动力学信息；③心肌灌注和代谢信息；④心肌的组织特征。影像学技术如 X 线检查、超声心动图（US）和多普勒、放射性核素显像、计算机体层成像（CT）、磁共振成像（MRI）、心导管检查和心血管造影、数字减影血管造影（DSA）等均用于心脏大血管病的诊断，但不同疾病或同一疾病的不用病期，对影像学诊断又有不同的要求。应结合患者诊治的具体要求，遵循由无创、少创到有创技术的顺序，以最少的检查收到最大的诊治效益为原则优选应用。

一、基本病变的影像表现与分析

（一）心脏

1. 心脏及各房室增大

心脏病变的主要表现为心脏增大，心脏增大包括心肌肥大或肥厚与心腔扩大或扩张两方面。X 线平片可以粗略地判断心脏各房室的增大，主要的确诊手段是 CT、MRI 和超声心动图，可以比较准确地评价心肌和心腔的情况。

2. 心肌的异常表现

（1）心肌厚薄的改变：增强 CT 扫描和 MRI 均可良好显示心肌的厚度。肥厚性心肌病可显示非对称性肌肥厚和肌小梁肥大。心肌梗死可见心肌局部变薄及室壁瘤形成。

（2）心肌密度或信号的改变：增强 CT 扫描可以显示心肌密度的变化，心肌缺血坏死表现为局部心肌密度减低或无强化区，而心肌原发或继发性肿瘤均表现为与正常心肌不同的增强表现。磁共振扫描可显示心肌信号的改变，包括信号强度的改变和信号连续性的中断。

（3）心肌运动的异常：电子束 CT、多层螺旋 CT 和电影 MRI 可动态显示心壁运动的情况。

3．心腔的异常表现

（1）心腔大小的改变：心腔扩大可见于扩张性心肌病，心腔狭小见于肥厚性心肌病。心肌梗死后室壁瘤可见心室腔局部向外扩张，心脏各房室心腔大小变化的不同组合可见于多种先天性心脏病或风湿性心脏病等。

（2）心腔内密度或信号的改变：主要见于心腔内肿块或血栓。

（二）心包

1．心包缺损：大多数缺损是部分性的，多发生于左侧，常合并其他先天性变异。

2．心包渗出：引起心包渗出的病因很多，渗出液的性质亦有不同。根据信号特点，MRI 可以鉴别单纯渗出与血性积液或心包积血。

3．心包增厚和钙化：结核性或放射性心包炎常引起心包增厚，部分增厚的心包内可出现钙化。

4．心包新生物：原发性心包肿瘤极为少见。常见的良性心包肿瘤为畸胎瘤、脂肪瘤、纤维瘤和血管瘤，恶性心包肿瘤为间皮瘤和肉瘤。转移性心包肿瘤远多于原发性肿瘤，以淋巴瘤、乳腺癌和肺癌的转移最常见。

（三）其他

1．大血管的异常表现：主要包括主、肺动脉位置、管径和密度的异常，心血管造影、CT 和 MRI 能够良好显示这些异常。

2．冠状动脉的异常表现：主要包括冠状动脉开口异常、异常交通、钙化、管腔狭窄等。

二、风湿性心脏病

心脏瓣膜病变是由于心脏瓣膜（包括瓣叶、腱索、乳头肌和瓣环）的炎症，退行性变，先天畸形等引起的结构损害。使单个或多个瓣膜发生急性或慢性狭窄和（或）关闭不全的结构和功能的异常。我国以风湿热所致的心脏瓣膜病最常见，称为"风湿性心脏病"，简称"风心病"。二尖瓣损害最常见，主动脉瓣次之，三尖瓣和肺动脉瓣少见。

（一）二尖瓣狭窄（MS）

风湿性心脏病最常受累的瓣膜，瓣叶增厚、瓣交界粘连、开放受限造成瓣口狭窄，合并二尖瓣关闭不全和（或）主动脉瓣病变者并不少见。除传统的手术治疗外，经皮穿刺二尖瓣球囊成形术（PBMV）现已为首选的治疗方法。

【影像学表现】

1．X 线：心影呈二尖瓣型，轻至中度心腔增大，左房和右室增大，二尖瓣区和左房壁钙化，不同程度的肺循环高压。

2．US：瓣叶增厚钙化，开放受限。腱索增粗、短缩和融合，瓣口呈"鱼口状"。左房、右室增大。

3．CT（电子束 CT）：瓣叶增厚，运动受限，瓣口狭窄，左房增大和腔内血栓。

4．MRI：舒张期二尖瓣口下方无信号区，左房扩张，右室增大。

5．心血管造影：拟行瓣膜置换术者，左室造影舒张期见二尖瓣区的"圆顶状"充盈缺损。

【鉴别诊断】

左房黏液瘤。

【影像检查优选评价】

X 线平片是常用的初步诊断技术，其对肺循环变化的评价是其他方法无法替代的。二维及多普勒超声技术是诊断的首选可靠的方法。CT 和 MRI 不常用。怀疑合并冠心病时可考虑放射性核素检查。

（二）二尖瓣关闭不全（MI）

常与 MS 并存，可形成明显增大的左心房。MS 和 MI 两者损害程度不同，而出现相应的临床表现和影像学征象。

【影像学表现】

1．X 线：肺淤血和不同程度的左房、左室增大，左房、室搏动增强和左房段的收缩期扩张波。

2．US：瓣叶增厚、钙化，收缩期闭合不拢，左房、左室增大。多普勒超声可对 MI 起定性定量作用。

3．CT：诊断受限。

4．MRI：心脏收缩期左房反流可产生无信号区，与 MI 程度有关。左房、左室扩张。

5．心血管造影：左室收缩期可见造影剂反流入左房。

【鉴别诊断】

先天性和后天性的腱索病变、乳头肌功能障碍、心内膜炎、马方综合征等引起的二尖瓣关闭不全。

【影像检查优选评价】同 MS。

（三）主动脉瓣狭窄（AS）

瓣膜粘连、融合，瓣口开放受限产生狭窄。单纯 AS 少见，大多同时合并主动脉瓣关闭不全和二尖瓣病变。

【影像学表现】

1．X 线：心影主动脉型，左室增大及搏动增强，升主动脉扩张，主动脉瓣区钙化。

2．US：瓣叶增厚，开放受限，不同程度的钙化，左室壁增厚。

3．CT：半月瓣增厚、舒张受限及瓣叶钙化。左室肥厚和升主动脉扩张。

4．MRI：心脏收缩期升主动脉根部无信号区及向心性的左室壁肥厚和升主动脉扩张。

5．心血管造影：半月瓣不可舒张呈"幕状""或"鱼口状"的凸出。瓣口有喷射征。

【鉴别诊断】

单纯 AS 需要与主动脉瓣退行性改变、钙化所致的 AS 鉴别。

【影像检查优选评价】

同 MS。

（四）主动脉瓣关闭不全（AI）

主动脉瓣环扩大、瓣叶缩短和变形使主动脉瓣不能关闭。常与二尖瓣损害并存，中度以上反流者常伴有狭窄。

【影像学表现】

1．X 线：心影增大呈主动脉型，主动脉升弓部普遍扩张，左室增大及左室、主动脉搏动增强或呈陷落脉。

2．US：左室舒张期主动脉瓣关闭时可见一裂隙，左室增大，舒张期左室流出道探及主动脉口的反流信号。

3．CT：主动脉瓣环、升主动脉根部扩张和左室腔扩张。

4．MRI：心脏舒张期左室显示无信号区。

5．造影 DSA：主动脉根部注药，舒张期造影剂向左室反流。

【鉴别诊断】

需要与二叶式主动脉瓣、马方综合征、感染性心内膜炎所致的主动脉瓣脱垂和Ⅰ型主动脉夹层、高位室间隔缺损合并的 AI 相鉴别。

【影像检查优选评价】同 MS。

（五）联合瓣膜损害

风湿性心脏病常发生多个瓣膜的损害，如 MS＋主动脉瓣病变、二尖瓣病变＋相对性三尖瓣关闭不全（TI），组合形式多种多样，是引起心腔鼓增大的原因之一。

【影像学表现】

1．X 线：能反映受累较重的瓣膜损害征象。

2．US：是受累瓣膜病变的组合，但多普勒改变与单纯一瓣膜病变的血流动力学改变有所不同。

3．CT：显示相应瓣膜受损的直接征象及继发的心腔扩张和室壁增厚，以占主导地位的瓣膜损害为主。

4．MRI：同 CT。

5．心血管造影：左室及升主动脉根部造影检查可分别观察二尖瓣和主动脉瓣的病变。

【鉴别诊断】

需要与大心脏如扩张型心肌病、大量心包积液、三尖瓣下移畸形等鉴别。

【影像检查优选评价】

同 MS。

三、冠心病

由冠状动脉粥样硬化使血管腔狭窄、阻塞导致心肌缺血缺氧而引起的心脏病。是一种严重危害健康的常见、多发病。影像学表现与临床表现如心肌梗死或出现梗死后并发症、左心功能衰竭密切相关。

【影像学表现】

1. X线：心绞痛者平片无异常发现。心肌梗死者可出现：①心影增大，以左室增大为主，心衰时可有左心房和右心室增大；②左心室段搏动减弱或消失以及反向搏动，是心室壁瘤的表现；③有左心衰竭时出现肺淤血和（或）间质性肺水肿等肺静脉高压的征象；④室间隔穿孔时双心室增大尤以左室增大明显，同时有肺充血和左心衰竭的征象。乳头肌功能不全或断裂时有肺静脉高压和左心房、室增大。

2. US：①局部室壁运动异常，如运动减低、无运动或矛盾运动；②室壁瘤时局部室壁膨出、变薄、回声减弱；③左主干和右冠状动脉近端管腔狭窄、闭塞及钙化引起的斑片状强回声。

3. CT：①冠状动脉走行区的致密钙化影；②局部心肌膨突、变薄、运动异常和附壁血栓；③CTA技术可重建冠状动脉血管像，观察狭窄阻塞的部位、形态和范围。

4. MRI：①急性心肌梗死 T1WI 上梗死区心肌信号增高；②梗死区心肌变薄、运动减弱；③陈旧心肌梗死 T2WI 上心肌信号强度减弱；④室壁瘤腔内常有附壁血栓形成和缓慢血流。

5. 冠状动脉造影：①不同程度的不规则的狭窄和阻塞；②冠状动脉痉挛；③血栓、栓塞和再通；④冠脉扩张和动脉瘤形成；⑤侧支循环形成。左心室造影可出现节段性运动功能异常。

6. 核医学：心肌灌注显像时梗死区表现为放射性稀疏或缺损。亲心肌梗死显像表现为异常增高的放射性浓聚区。心肌代谢显像鉴别存活心肌与坏死心肌。

【鉴别诊断】

心肌炎、心肌病（主要是充血型心肌病和克山病）、高血压性心脏病。

【影像检查优选评价】

对发现冠心病重要并发症如室壁瘤、室间隔穿孔、乳头肌断裂，普通 X 线检查可提供有价值的资料。对检出左心功能不全，X 线可早于临床。超声检查是定期随访、评价预后的重要方法。CT 和 MRI 已成为冠心病检出很有价值的手段，多层螺旋 CT 的冠状动脉重建和 MR 冠状动脉成像已能直接显示冠状动脉的解剖形态，MRI 可同时对左心功能、心肌组织定性进行分析，已是冠心病常用诊断检查技术。核素心肌代谢显像是鉴别存活心肌与坏死心肌的"金标准"。冠状动脉造影是显示冠脉及分支解剖和病理形态变化最基本、可靠的方法。应从冠心病临床需要解决的问题，如病变的解剖、心肌血流灌注、心功能、心肌代谢、心肌组织定性五个方面选择影像技术，优选应用。

四、高血压和高血压性心脏病

高血压是冠心病的主要危险因素之一，最严重的并发症是脑血管病，Ⅱ期以上的高血压可发展成高血压性心脏病。

【影像学表现】

1．X线：左心室增大：左室向左或略向下圆隆，显著左室增大时，可继发相对性MI，出现肺淤血和间质性肺水肿。胸主动脉扩张。

2．US：室间隔和左室各壁呈对称性肥厚，测定心功能。

3．CT：显示心腔大小，室间隔及心室壁的厚度，主动脉管腔和管壁，测定心功能。显示肾动脉，肾、肾上腺肿块的主要方法。

4．MRI：显示心脏、动脉内腔或管壁及与周围的结构关系。显示主动脉病变、肾动脉病变和肾脏疾患。

5．DSA：对继发性高血压如先天性主动脉缩窄的显示是最可靠的方法。

【鉴别诊断】

对继发性高血压的病因诊断要注意有否先天性主动脉缩窄、大动脉炎主动脉缩窄综合征、胸内嗜铬细胞瘤的可能。

【影像检查优选评价】

对原发性高血压所致的心、脑、肾损害的评价以及继发性高血压的病因诊断如源于主动脉疾患、肾动脉和肾疾患、肾上腺疾患，X线平片有较大的帮助，超声简便易行，肾上腺病变以CT为宜，主动脉疾患首选CT，肾病变特别是肾功能不全不宜行增强检查时首选MRI。血管造影可作为明确诊断、手术或介入治疗的依据。

五、心肌病

所有侵犯心肌的病变统称为"心肌病"。特定性心肌病多原因不明，分为扩张型、肥厚型、限制型、致心律失常性右室心肌病以及未分类的心肌病。

（一）扩张型心肌病

主要侵犯左心室，以心腔扩张为主，室壁变薄较显著。

【影像学诊断】

1．X线：心脏中至高度增大，心脏搏动普遍减弱。有肺淤血及间质性肺水肿等左心功能不全的X线征象。

2．US：全心扩大，左室为著，室间隔及左室后壁运动幅度普遍降低。

3．CT：心脏增大以左室扩张为主，左室整体收缩功能减弱以至消失，左室附壁血栓。

4．MRI：心肌厚度变薄，收缩期增厚率下降。

5．核医学：左、右心室扩张，容积增大，心室收缩功能减弱，无节段性心肌缺血或梗死。

6．冠状动脉造影：无冠心病征象，对鉴别有肯定价值。

【鉴别诊断】

需要与冠心病或高血压-冠心病、风湿性心脏病、大量心包积液、三尖瓣下移畸形等鉴别。

【影像检查优选评价】

本病无特殊临床、心电图、影像学征象，属"排除性"诊断。X线平片仍为常见，US、CT 和 MRI 可提供重要诊断信息，但 US 简便应为首选。核医学和冠状动脉造影很少应用。

（二）肥厚型心肌病

多见于青少年，心肌肥厚，心腔不扩张且多缩小变形。病变最常累及肌部室间隔，引起非对称性间隔肥厚。也可主要侵犯心尖部。

【影像学诊断】

1. X线：诊断限度大，心脏不大或仅有左室肥厚为主的轻度增大。心脏明显增大者有肺淤血和间质性肺水肿。

2. US：室间隔增厚及运动减弱，与左室后壁厚度之比＞1.5 为诊断指标，左室流出道变窄＜20mm。二尖瓣、主动脉瓣运动异常。

3. CT：显示室壁及肌部室间隔肥厚，CT 冠状动脉造影可同时显示冠脉、心腔和室壁。

4. MRI：全面、准确地观察左室游离壁和肌部间隔各部心肌厚度、心脏大小和形态。

5. 心血管造影：左室流出道为倒锥形狭窄，心腔中部压迹加深，心腔变形变小。继发的 MI，冠状动脉正常或轻度扩张。

【鉴别诊断】

要与室间隔缺损、二尖瓣关闭不全、主动脉瓣狭窄鉴别。

【影像检查优选评价】

X线：平片诊断限度大，超声为普遍应用的首选方法。MRI 与超声的作用相同。CT 冠状动脉造影用于诊断肥厚型心肌病并可除外冠心病。核医学和心血管造影很少应用。

（三）限制型心肌病

主要指心内膜心肌纤维化和嗜酸细胞增多性心内膜心肌病。病变主要侵犯心室流入道和心尖，引起收缩变形以至闭塞。本病分三型：左心、右心和双室型。

【影像学诊断】

1. X线：右心型：心脏普遍增大，似大量心包积液，上腔静脉扩张，两肺血减少，心缘搏动减弱。左室型：似二尖瓣病变，但左房增大较轻，肺淤血和不同程度的肺循环高压。双室型：为两型征象的组合，中至高度心脏增大，以右室损害表现为著。

2. US：右心室心尖部心内膜回声增强增厚，心肌壁厚薄不均，心尖部心腔闭塞，形成一个僵硬变形的异常回声区域，心腔变形，长径缩短。三尖瓣叶固定变形。右房明显增大。左心室心尖部变钝，可伴有 MI，左房增大。

3．MRI：右心型者：右心房明显扩张，上、下腔静脉、肝静脉亦扩张，右室腔变形，流入道缩短，心尖闭塞，流出道扩张，中-重度三尖瓣关闭不全。左室型者：心尖变形，左心房扩张，伴二尖瓣关闭不全。双室型为上述征象的组合。

4．CT：可显示心脏形态和功能变化，类似 MRI。CT 血管造影（CTA）可同时显示心脏和肺血管形态。

5．心血管造影：右室型者：右室心尖闭塞，流入道收缩变形，舒缩功能消失，流出道扩张，中至大量三尖瓣反流，肺动脉分支纤细，充盈延迟。左室型者：左室不大，但心腔变形，舒缩功能受限，MI，左房增大。双室型为上述所见的综合，常以右心病变为主。

【鉴别诊断】

右心型与三尖瓣下移畸形的鉴别难度较大。左心型病变需要与二尖瓣关闭不全鉴别。

【影像检查优选评价】

X 线平片对右室型可提示或初步诊断，对左室型的诊断和鉴别限度较大。MRI 和超声是主要检查手段、可提供重要诊断信息，CT 血管造影优势在于同时提供心脏和肺血管信息。心血管造影和核医学较少应用。

六、主动脉疾患

（一）主动脉动脉瘤

动脉某部病理性扩张称为"动脉瘤"。胸主动脉直径大于 4cm 或大于 1/3 邻近管腔者即为动脉瘤。病因以动脉粥样硬化最常见。

【影像学表现】

1．X 线：纵隔影增宽及扩张性搏动，瘤壁钙化。

2．US：升主动脉内径大于 40mm，主动脉弓降部内径大于 35mm 且扩张程度超过近心端正常血管内径的 30% 考虑动脉瘤。局部突出的包块，中心为囊性，周围强回声或回声不均匀的血栓组织，瘤体与血管之间有小交通即为假性动脉瘤。

3．CTA：显示瘤体的大小、形态、部位及周围结构的关系，对瘤壁钙化、附壁血栓和动脉瘤渗漏显示较好。

4．MRI：能直接显示主动脉瘤的形态、大小、类型、病变范围、瘤壁、附壁血栓及瘤体与主动脉的关系。主动脉根部梨形扩张，左心室明显扩张，高信号附壁血栓。

5．DSA：主动脉的梭形扩张，或主动脉显影时瘤囊内有造影剂充盈。瘤腔内造影剂外溢或进入邻近组织提示动脉瘤外穿。

【鉴别诊断】

纵隔肿瘤，血肿。

【影像检查优选评价】

X 线平片为初步或筛选的方法。诊断效用上，CTA＞MRI＞US，手术或介入治疗前仍需 DSA。

（二）主动脉夹层

主动脉壁中膜的血肿或出血，形成"双腔"主动脉。本病危害严重，并不少见。

【影像学表现】

1．X线：主动脉影明显增宽，搏动减弱或消失。

2．US：增宽的主动脉内探及撕裂的内膜片和真假腔，可探及真假腔内的血流速度和方向。假腔内的强回声团为血栓形成。

3．CTA：显示内膜片和双腔主动脉及假腔内的血栓。对内膜钙化内移、夹层外渗、纵隔（包括心包）和胸腔的积血均能显示。

4．MRI：①主动脉内膜片和真假腔；②内（膜）破口；③假腔内血栓；④主动脉分支的受累。

5．DSA：①内破口和再破口；②内膜片；③双腔主动脉及其与主动脉分支的关系。

【鉴别诊断】

急性主动脉夹层需要与心肌梗死鉴别，慢性主动脉夹层需要与主动脉瘤鉴别。

【影像检查优选评价】

US、MRI、CTA 和 DSA 均为有用的技术，急性夹层 CTA 为首选。US 和 X 线平片可用于随诊观察。

（三）大动脉炎

我国和亚洲地区常见的血管病，青年女性多见，是以中膜损害为主的非特异性全层动脉炎，不仅引起动脉的狭窄、阻塞，还可引起管腔的扩张和动脉瘤。肾动脉的受累最常见，其次为主动脉弓及头臂动脉病变。

【影像学表现】

1．X线：降主动脉中下段内收，搏动减弱，胸主动脉弓和降主动脉边缘不规整兼有扩张表现，左室可有增大。

2．US：显示胸、腹主动脉的扩张和狭窄。

3．CTA：主动脉壁增厚，全周或局部。主动脉中膜或全层钙化。活动期血管壁可有异常强化。CTPA 可显示肺动脉狭窄及扩张。

4．MR：I 同时显示主动脉腔全长和管壁全周变化。

5．DSA：①管腔不均、比较光滑的向心性狭窄和阻塞；②动脉扩张和动脉瘤形成；③最常累及腹主动脉、胸降主动脉、肾动脉、头臂动脉；④多发病变，不同组合。

6．核医学：血流和通气显像结合，诊断肺动脉病变。主要表现为按叶、段分布的灌注显像缺损，无相应区域的通气显像异常。

【鉴别诊断】

单发病变需要同动脉粥样硬化鉴别。肾动脉病变要与肾动脉的纤维肌性结构不良鉴别。

【影像检查优选评价】

X 线平片对初步诊断筛选有一定帮助。CTPA 用于对肺动脉病变的筛选。CTA 是诊断的主要方法。CT 和 MRI 有助于观察管壁结构变化。DSA 是诊断的"金标准",并指导手术或介入治疗。

七、先天性心脏病

（一）房间隔缺损

最常见的先天性心脏病之一,可单发,也可合并其他多种畸形。继发孔型（Ⅱ孔型）房间隔缺损多见,根据缺损部位又分为中央型、下腔型、上腔型和混合型四种。

【影像学表现】

1. X 线:肺血增多,"二尖瓣"型心脏及右房室增大,主动脉结缩小或正常,肺动脉段膨隆,搏动增强。

2. US:房间隔回声中断,可测定缺损的大小,右房、右室扩大,右室流出道增宽。

3. CT:右房、右室增大,肺动脉扩张。

4. MRI:房间隔中断、缺失,同时观察右心房、室大小及主肺动脉弓扩张。

5. DSA:右上肺静脉充盈后,造影剂沿房间隔下行,经缺损流入右心房。

【鉴别诊断】

室间隔缺损,心内膜垫缺损,鲁登巴赫综合征。

【影像检查优选评价】

首选 US,X 线表现典型者可初步诊断,MRI 或 CT 显示房间隔缺损和心腔大小更为直观,不能明确诊断者,需行心血管造影。

（二）室间隔缺损

发病率居先天性心脏病的首位,常发或为其他复杂先天心内畸形的组成部分,分膜周部、漏斗部和肌部三类。

【影像学表现】

1. X 线:心影增大,二尖瓣型。左、右心室增大,以左室增大更显著,左房轻度增大。肺动脉段突出,主动脉结正常,肺血增多。

2. US:左心室增大,右室流出道增宽,主动脉前壁与室间隔连续性中断或室间隔回声脱失。

3. CT:主动脉瓣下和其上的层面见两室之间造影剂的沟通,有时可显示肌部小缺损。

4. MRI:室间隔结构的缺失和血流通过缺损快速喷射而产生的无信号区。

5. DSA:左室造影见左室充盈后右室立即显影。

【鉴别诊断】

房间隔缺损,动脉导管未闭,室间隔缺损合并主动脉瓣关闭不全。

【影像检查优选评价】

X线平片为初步或筛选诊断技术，US 为首选和普遍应用的技术，MRI 或 CT 显示室间隔缺损和心腔大小更为直观，心血管造影主要用于合并复杂或复合畸形时 VSD 的诊断。

（三）动脉导管未闭

最常见的先天性心脏病之一，可单发，也可与其他畸形并存。某些畸形因有 PDA 患者得以存活，未闭的动脉导管可呈圆柱、漏斗、窗形三种类型。

【影像学表现】

1．X线：肺血多，左室大，主动脉结宽，可见"漏斗征"。肺动脉段突。

2．US：主、肺动脉间的异常通道，呈五彩镶嵌的异常血流束，左心室增大，左心容量负荷增加。

3．CT：增强扫描显示降主动脉与左肺动脉或主肺动脉之间的管道。

4．MRI：左肺动脉或主肺动脉与降主动脉之间的异常管道，呈无或低信号。

5．DSA：动脉显影主动脉弓降部充盈后，主肺动脉显影。

【鉴别诊断】

主-肺动脉间隔缺损，主动脉瘤破裂，室间隔缺损合并 AI。

【影像检查优选评价】

X线平片为初步或筛选诊断技术，超声为常用而有效的技术，心血管造影导管技术用于疑难病例或并发复杂畸形的 PDA 的诊断。MRI 和 CT 也有重要作用。

（四）法洛四联症

法洛四联症为复杂的心血管畸形，是最常见的发绀属先天性心脏病之一。本症包括四种畸形：肺动脉狭窄（PS）＋室间隔缺损（VSD）＋主动脉骑跨＋右心室肥厚。

【影像学表现】

1．X线："靴形"心，肺动脉段凹，主动脉影宽，右室大，肺血减少。

2．US：主动脉明显增宽，主动脉前壁与室间隔之间连续中断并骑跨在室间隔之上，右室流出道变窄，右心室腔扩大，前壁及室间隔增厚。

3．CT：显示右心室流出道（漏斗部）、主或左、右肺动脉狭窄，VSD 和右室肥厚。

4．MRI：显示右室漏斗部狭窄，主肺动脉瓣环的发育状态，升主动脉与主肺动脉的相对大小关系和左、右肺动脉的发育状态，室间隔缺损的大小和部位，右心室肥厚和心腔的扩张。

5．心血管造影：心室水平右向左分流和主动脉骑跨，漏斗部和肺动脉瓣狭窄，肺动脉细小，升主动脉扩张，右心室肥厚。

【影像检查优选评价】

X线平片为常规应用，US 和 MRI 为主要无创技术，US 为首选，MRI 和 CT 较昂贵，均为二线技术。心血管造影仍为"金标准"，主要用于疑难病例的诊断和鉴别诊断。

第三节　骨关节系统

一、基本病变的影像表现与分析

（一）骨骼基本病变

1. 骨质疏松：骨质疏松是指骨量减少，骨的有机成分和钙盐的比例正常。分为全身性和局限性两大类。全身性骨质疏松主要是由于成骨减少，其主要原因有：①先天性疾病，如成骨不全；②内分泌紊乱，如甲状旁腺功能亢进症；③医源性，如长期使用激素治疗者；④老年及绝经后骨质疏松；⑤营养性或代谢障碍性疾病，如维生素 C 缺乏症；⑥乙醇中毒；⑦原因不明，如青年特发性骨质疏松等。局限性骨质疏松多见于肢体失用、炎症、肿瘤等。

骨质疏松的 X 线表现主要是骨密度减低。在长骨可见骨松质中骨小梁变细、减少，间隙增宽，骨皮质出现分层和变薄的现象。在脊椎，椎体内结构呈纵行条纹，周围骨皮质变薄，严重时，椎体内结构消失，椎体变扁，呈双凹形，椎体压缩骨折时可呈楔形。

2. 骨质软化：骨质软化是指单位体积内骨组织有机成分正常，而矿物含量减少。骨质软化的 X 线表现主要是骨密度减低，以腰椎和骨盆为明显，与骨质疏松不同的是骨小梁和骨皮质边缘模糊，承重骨骼常发生各种变形。此外，还可见假骨折线，表现为宽约 1~2mm 的光滑透明线，与骨皮质垂直，边缘稍致密，好发于耻骨支、肱骨、股骨上段和胫骨等。

骨质软化的原因包括维生素 D 缺乏，肠道吸收功能减退，肾排泄钙磷过多和碱性磷酸酶活性减低。骨质软化是全身性骨病，发生于生长期为佝偻病，于成人为骨质软化症。

3. 骨质破坏：骨质破坏是局部骨质为病理组织所代替而造成的骨组织消失。骨质破坏的 X 线表现是骨质局限性密度减低，骨小梁稀疏消失而形成骨质缺损，其中全无骨质结构。骨质破坏见于炎症、肉芽肿、肿瘤或瘤样病变。

4. 骨质增生硬化：骨质增生硬化是单位体积内骨量的增多，X 线表现是骨质密度增高，伴有或不伴有骨骼的增大变形。骨小梁增粗、增多、密集，骨皮质增厚。局限性骨质增生见于慢性炎症，外伤后的修复和某些成骨性骨肿瘤。全身性骨增生，可见于代谢性骨病、中毒或遗传性骨发育障碍，如肾性骨硬化、氟中毒、铅中毒、石骨症等。

5. 骨膜增生：又称"骨膜反应"，是因骨膜受刺激，骨膜内层成骨细胞活动增加所引起的骨质增生，通常表示有病变存在。骨膜增生的 X 线表现包括单层、多层、葱皮样、花边样和针状骨膜增生。骨膜增生的形态与范围同病变发生的部位、性质和发展阶段有关。一般长骨的骨干明显，炎症者较广泛，而肿瘤则较局限。骨膜增生多见于炎症、肿瘤、外伤、骨膜下出血等，也可继发于其他脏器病变（如继发性肥大性骨关节病）和生长发育异常等。

6. 软骨钙化：可为生理性钙化和病理性钙化。喉软骨及肋软骨的钙化为生理性钙化，瘤软骨钙化是病理性钙化。表现为环形或半环形高密度影，良性肿瘤的软骨钙化密度高，环形影完整清楚，恶性肿瘤的瘤软骨钙化环形影模糊，多不完整。

7. 骨质坏死：骨质坏死是骨组织局部代谢的停止，坏死的骨质称为"死骨"，早期X线上无异常表现，继而死骨周围出现疏松带或囊变，新骨形成，晚期小的骨坏死和囊变可被新生骨充填，大的骨坏死引起关节面塌陷。骨质坏死多见于慢性化脓性骨髓炎、骨结核，也见于骨缺血性坏死和外伤骨折后。

8. 骨内矿物质沉积：铅、磷、铋等进入体内后，大部分沉积于骨内。在生长期主要沉积于生长较快的干骺端，X线表现为干骺端多条横行的相互平行且厚薄不一的致密带。于成年则一般不易显示。氟骨症可引起骨量增多，也可引起骨质疏松或软化，骨质结构变化以躯干骨明显，有的X线表现为骨小梁粗糙、紊乱且骨密度增高。

9. 骨骼变形：多与骨骼的大小改变并存，可累及单骨、多骨或全身骨骼。局部病变和全身性疾病均可引起，如骨的先天性发育异常、创伤、炎症以及代谢性、营养性、遗传性、地方流行性和肿瘤性病变均可导致骨骼变形。

（二）关节基本病变

1. 关节肿胀：关节肿胀常由于关节积液或关节囊及其周围软组织充血、水肿、出血和炎症所致，其X线表现是周围软组织影膨隆，脂肪垫和肌肉间脂肪层移位变形或模糊消失，整个关节区密度增高。关节肿胀可见于炎症、外伤和出血性疾病。

2. 关节破坏：关节破坏是指关节软骨及下方骨质为病理组织代替，常见于各种急慢性关节感染、肿瘤及痛风等疾病。关节破坏的X线表现是当破坏只累及关节软骨时，仅见关节间隙狭窄。当累及关节面骨质时，则出现相应的骨破坏和缺损。严重时可引起关节半脱位和变形。

急性化脓性关节炎时软骨破坏开始于关节持重面或从关节边缘侵及软骨下骨质、软骨与骨的破坏进展迅速，破坏范围可十分广泛。关节滑膜结核时软骨破坏常开始于关节的边缘，进展缓慢逐渐累及骨质，表现为边缘部分的虫蚀状骨破坏。类风湿关节炎到晚期才引起关节破坏，也是从边缘开始，多呈小囊状骨破坏。

3. 关节退行性变：关节退行性变的基本病理变化为关节软骨变性坏死。关节退行性变多见于老年人，以承受体重的脊柱、髋、膝关节为明显，也可以由慢性创伤和长期关节炎负担过度引起，还常继发于其他关节病变导致的关节软骨和骨质的破坏。

关节退行性变的早期X线表现主要是骨性关节面模糊、中断和部分消失。中晚期表现是关节间隙狭窄，骨性关节面增厚，不光滑，关节面下骨质增生致密并可出现囊变区，关节边缘骨赘形成，但一般不发生明显的骨质破坏，亦无骨质疏松。

4. 关节强直：关节强直可分为骨性和纤维性两种，骨性强直X线表现为关节间隙明显变窄或消失，并有骨小梁通过关节连接两侧骨端，多见于化脓性关节炎愈合后、强直性脊柱炎。纤维性强直X线片上可见关节间隙狭窄，但无骨小梁贯穿，临床上关节活动消失，常见于关节结核。

5.关节脱位:构成关节的两个骨端正常相对位置的改变或距离增宽称为"关节脱位"。关节脱位从病因上可分为外伤性、先天性和病理性三种。外伤性脱位有明显的外伤史并常伴有骨折。先天性者常见于婴幼儿有一定的好发部位,如先天性髋脱位。继发于关节和邻近组织的疾病的脱位为病理性脱位,例如化脓性、结核性和类风湿关节炎均可引起关节脱位。

（三）软组织基本病变

1. 软组织肿胀:局部软组织肿胀时其密度可略高于邻近正常软组织,皮下脂肪层内可出现网状结构影,皮下组织与肌肉之间境界不清,肌间隔模糊,软组织层次不清。软组织肿胀可由于炎症、水肿、出血或邻近骨的急性化脓性骨髓炎而引起。

2. 软组织肿块:可因软组织的良恶性肿瘤和瘤样病变引起,也见于骨恶性肿瘤突破骨皮质侵入软组织内以及某些炎症性的包块。

3. 软组织内钙化和骨化:软组织内的出血、退变、坏死、肿瘤、结核、寄生虫感染和血管病变均可导致软组织内发生钙化。钙化多表现为不定型无结构的斑片状高密度影。软组织中的骨化影可见于骨化性肌炎和来自骨膜和软组织内的骨肉瘤。

4. 软组织内气体:可见于外伤或手术后以及产气菌感染时,为软组织内不同形态的极低密度影。

5. 肌肉萎缩:先天性骨疾病可引起全身肌肉发育不良,神经系统的疾病和肢体运动长期受限可导致肌肉萎缩,X线表现为肢体变细、肌肉较正常薄而小。

二、化脓性感染

（一）化脓性骨髓炎

是常见的细菌性骨关节感染疾患,常见致病菌为金黄色葡萄球菌,常见感染途径为血源性及外源性,好发于儿童和少年,男性多见,发病部位以胫骨、股骨、肱骨和桡骨多见,根据病情发展和临床表现分为急性和慢性（活动性与静止性）,即急性化脓性骨髓炎、慢性化脓性骨髓炎和慢性硬化性骨髓炎。

急性化脓性骨髓炎起病急,进展快,多有高热、寒战,局部可出现红、肿、热、痛等炎症表现。慢性化脓性骨髓炎多无全身症状,但常出现患骨局部的肿痛、窦道形成、流脓,病情迁延。慢性硬化性骨髓炎无全身症状,主要表现为反复发作的患骨肿胀、疼痛。

【影像学表现】

1. 急性化脓性骨髓炎

（1）X线:感染发病2周内可见软组织肿胀。相对密度增高,皮下脂肪内有粗大网状结构,骨骼可无明显变化。骨骼变化多出现在发病2周后,主要表现为干骺端松质骨内斑片状低密度骨质破坏,随着脓肿的发展,破坏范围扩大、融合,累及骨皮质,也可累及骨干,可有小片状死骨出现。骨膜反应明显。骨骺多不受侵犯。

（2）CT:表现为骨髓密度增高,可显示软组织感染,骨膜下脓肿、骨质破坏和死骨。

（3）MRI：可明确显示髓内炎性浸润范围，在 T1WI 上表现为低信号，与正常骨髓信号形成明显对比，对于周围软组织肿胀及骨膜下脓肿，T2WI 呈明显高信号，增强后脓肿壁可出现明显强化。

2. 慢性化脓性骨髓炎

（1）X 线：可见到骨质破坏和死骨，死骨多位置表浅，长轴平行于骨干，周围为肉芽组织或脓液形成的低密度环。骨质破坏区大量骨质增生，骨小梁增粗紊乱，密度增高。髓腔骨质破坏趋于局限，瘘孔呈一通向软组织的低密度影。骨膜反应显著，与残余骨皮质融合，表现为骨轮廓不规整。

（2）CT：骨皮质明显增厚，骨髓腔变窄，骨干增粗，边缘不整。

（3）MRI：对残留感染病灶十分敏感，T1WI 呈低信号，T2WI 呈高信号。骨质增生、硬化死骨及骨膜反应在 T1WI 和 T2WI 上均为低信号。皮下脂肪水肿在 TIWI 上表现为垂直于表面的低信号条索状影。

3. 慢性硬化性骨髓炎：X 线可见患骨呈梭形膨大，边缘光整，密度增高，皮质增厚，骨髓腔变窄，系局灶性或广泛的骨质增生、硬化所致，且骨质硬化区内通常无低密度破坏灶。骨膜反应少见，软组织一般正常。

【鉴别诊断】

急性化脓性骨髓炎结合独特临床表现一般不需要鉴别。慢性化脓性骨髓炎由于抗生素广泛应用常有多种不典型 X 线表现，应注意与恶性骨肿瘤鉴别。

【影像检查优选评价】

X 线仍为首选检查方法和主要确诊手段。MRI 可更好评价病变范围及软组织受累情况。对于早期急性化脓性骨髓炎应首选 MRI，以发现骨髓水肿和软组织改变。

（二）化脓性关节炎

常为血行感染或骨髓炎继发侵犯关节，多见于婴幼儿和儿童，易侵犯承重关节，单发常见。一般起病急，表现为高热、寒战，关节的红、肿、热、痛、压痛和波动感，关节可因肌肉痉挛而呈强迫体位。

【影像学表现】

（1）X 线：急性期表现为关节囊肿胀和关节间隙增宽，此时易见病理性脱位，关节间隙变窄及关节骨端破坏可于发病 1 个月后出现，以承重部位出现早和明显。晚期表现为关节纤维性强直或骨性强直。

（2）CT：显示关节内积液及肿胀范围，可进行 CT 导引下穿刺活检。

（3）MRI：显示关节积液，周围软组织受累范围优于 X 线和 CT，并可显示关节软骨破坏。

【鉴别诊断】

急性起病、症状明显、发展迅速、早期出现关节间隙窄、骨端破坏开始于承重面、破坏广泛可与其他关节炎鉴别。

【影像检查优选评价】

CT、MRI 可更清楚显示脓肿部位及范围，对于早期诊断及指导关节穿刺引流，具有重要意义。

三、骨肿瘤

（一）骨瘤

骨瘤是组织成分完全为骨性组织的肿瘤，一般只发生于颅盖骨和面骨等膜化骨，鼻窦最常见。位于表面的骨瘤通常仅表现为局部无痛性隆起，位于鼻窦内的较大骨瘤，可出现继发性鼻窦炎的症状。

【影像学表现】

X 线：分为致密型和海绵型。致密型成分为致密骨质，多呈丘状突出，海绵型为松质骨的膨大，多呈扁平状。

【鉴别诊断】

X 线表现有时需要与脑膜瘤等所致继发性颅骨骨质增厚鉴别，可行 CT 检查，明确诊断。

【影像检查优选评价】

X 线为基本诊断手段。

（二）骨软骨瘤

是最常见的良性骨肿瘤。多发生于四肢长骨干骺端，多见于儿童和青少年。一般无症状，多为意外发现，少数可出现局部轻微疼痛及触及肿块。常为单发，多发者具有遗传性，较易恶变为软骨肉瘤。

【影像学表现】

典型表现为起于干骺端，背离关节向外生长，骨皮质、骨松质与母骨相互移行。

1. X 线：可显示肿瘤基底或骨柄，及软骨钙化带，宽基底与母骨相连。

2. CT：除 X 线显示信息外，CT 可观察到非钙化软骨帽及软组织情况。

3. MRI：在 T1WI 像上可显示中低信号的软骨帽，钙化带呈光滑或波浪分叶状低信号，在 T2WI 脂肪抑制像上，软骨帽呈高信号，对于软骨帽的观察可用于判断骨软骨瘤活跃程度，MRI 还可显示相关并发症。

【鉴别诊断】

多不需要鉴别。如果软骨帽厚度超过 2cm，提示病变恶变为周围型软骨肉瘤的可能性。

【影像检查优选评价】

X 线为基本诊断手段。

（三）骨巨细胞瘤

为良性骨肿瘤发病率第二位。70%发生于 20～40 岁，好发于四肢长骨的骨端，以股骨下端，胫骨上端和桡骨下端，根据肿瘤分化不同有良性、生长活跃与恶性之分。

【影像学表现】

1. X线：位于骨端的偏心性膨胀生长的囊状溶骨性破坏区，有光滑完整或中断的骨壳，其内可有或无纤细骨嵴，无反应性骨硬化边及骨增生，骨壳局部膨出或肿瘤侵及骨壳外形成软组织肿块，在肿块表面再次形成骨壳者提示肿瘤局部生长活跃，形成巨大软组织肿块或表现为弥漫浸润性骨破坏者提示恶变。

2. CT：可显示骨端的囊性膨胀性骨破坏区，无钙化和骨化影，良性骨壳基本完整，外缘光滑，其内可见骨嵴，生长活跃的骨巨细胞瘤和恶性骨巨细胞瘤骨壳不完整并常可见骨壳外的软组织肿块。

3. MRI：肿瘤在T1WI上呈均匀中等或低信号，T2WI呈混杂信号。

4. DSA：可显示肿瘤血管，提示良恶性，血运丰富，循环加快，出现动静脉中断等现象提示生长活跃。

【鉴别诊断】

良性骨巨细胞瘤应与骨囊肿鉴别，恶性骨巨细胞瘤应与溶骨性成骨肉瘤鉴别，骨巨细胞瘤以其发病年龄，骨端的发病部位和膨胀性破坏为特征。

【影像检查优选评价】

首选X线。

（四）成骨肉瘤

好发于青少年，20岁以下占半数，男性多于女性，肿瘤多发生于骨端、干骺端，病程短，生长迅速，可产生剧烈疼痛。

【影像学表现】

1. X线

（1）骨肉瘤对骨的破坏在X线上不具特异性，可出现溶骨性、虫蚀性等多种形态。可破坏软骨。在儿童表现为先期钙化带中断、不连续。在成人表现为关节间隙增宽，骨性关节面破坏。

（2）骨肉瘤多可见骨膜反应，形态多样，一般反应越厚提示生长越迅速。

（3）肿瘤骨的形成是X线主要观察指标，一般分化好的肿瘤形成象牙质样瘤骨，较差的呈棉絮状。针状瘤骨是肿瘤突破骨皮质，在骨旁形成。骨肉瘤中，肿瘤骨成分越少，恶性度越高。

（4）X线可显示软组织肿块，但其内出血，坏死显示不清，软组织内钙化可反映肿瘤分化程度，一般钙化越多，密度越高，表示分化越好。

2. CT：显示肿瘤区骨质破坏及骨内骨外肿块，密度不均，分界不清。可显示软组织肿块内液化坏死，出血及钙化。可显示肿瘤侵犯关节情况及髓内受侵范围，可更好地显示不规则骨的骨肉瘤。

3. MRI：可清楚显示肿瘤边界，肿瘤骨、瘤软骨、钙化、坏死及水肿等在T1WI上均为低信号，与正常骨髓高信号呈鲜明对比，T2WI 上肿瘤骨、瘤软骨一般为高信号，陈旧出血可为低信号，增强扫描时，生长活跃的肿瘤组织呈明显高信号。

【鉴别诊断】

骨肉瘤应与以下疾病鉴别：

1. 软骨肉瘤发病多在 20～30 岁，可见溶骨性破坏及软组织肿块，其内见钙化，不见瘤骨。

2. 纤维肉瘤发病年龄大（25～45 岁），如发于骨干，呈溶骨性破坏，MRI 上 T1WI 与'T2WI 均为等信号可用以鉴别。

3. 骨巨细胞瘤：起病缓慢，症状轻，边界分明无骨膜反应。恶性巨细胞瘤可见残存骨壳及皂泡样骨间隔。

4. 骨转移瘤：无论成骨或溶骨，病灶多发，界限分明，骨膜反应少见。

5. 早期骨肉瘤应与限局性骨髓炎鉴别：前者骨破坏周围无新生骨，在骨硬化中无破坏，无死骨，无急性发病，无向全骨蔓延的倾向，后者发病较急，骨破坏周围有新生骨环绕，中心可见死骨。

【影像检查优选评价】

X 线多可确诊，MRI 可更好地评价骨髓及软组织受侵范围及程度，可发现骨髓内的跳跃性子灶。

（五）软骨肉瘤

男性多见，发病部位多为在骨干骺端，分为原发性和继发性，前者多见于 30 岁以下，后者多见于 40 岁以上。

【影像学表现】

1. X 线：软骨基质的钙化是 X 线及 CT 的主要征象，其钙化程度可反映肿瘤恶性程度，其特征表现为环状钙化，肿瘤骨多为高密度象牙质样瘤骨，骨膜反应少。

2. CT：除更好地显示钙化外，可显示软组织肿块的情况，对比增强可显示肿块间的血管。

3. MRI：显示钙化及瘤骨能力差，但可显示软组织中的组织结构，增强可见肿瘤边缘增强明显。

【鉴别诊断】

有大量钙化的软骨肉瘤应与硬化性骨肉瘤鉴别，前者骨膜反应少，软组织肿块可有骨化包壳，后者以瘤骨为主，并出现各种骨膜反应。仅限于干骺端而无钙化的软骨肉瘤应与骨巨细胞瘤和骨感染鉴别，骨巨细胞瘤多为偏心性膨胀性生长。骨感染多有局部炎症和全身症状。

【影像检查优选评价】

X 线为主要影像诊断手段。

（六）尤文瘤

好发年龄 10～25 岁，以四肢长骨骨盆多见，好发于骨干，本病生长迅速，早期可转移至肺。

【影像学表现】

1. X 线

（1）骨质破坏不具有特征性，可有骨皮质侵蚀或髓腔呈鼠咬状破坏，骨旁型可不发生骨质破坏。

（2）骨膜反应常见，呈多层或葱皮状。

（3）多伴有不同程度的骨质硬化及软组织肿块。

2. CT：可显示骨质破坏和硬化及软组织肿块，对骨膜反应的显示较 X 线差。

3. MRI：T1WI 及 T2WI 均呈不均匀高信号影，可清楚显示肿瘤累及范围，髓腔受侵程度及软组织肿块形状，增强后可见中等强化。

【鉴别诊断】

1. 急性骨髓炎：病史短，多以周计。骨破坏与增生常同时存在并平行发展，常有死骨。表面无血管怒张及血管杂音，软组织肿胀而并非出现肿块，必要时可行试验性放射治疗区分。

2. 应力性骨折：有相应病史，骨折区骨膜新生骨光整，无骨质破坏，MRI 可见骨折线。

3. 转移性成神经细胞瘤：多在 2 岁以前发病，常对称性在长骨干骺端出现多发骨破坏，在颅骨呈多发小圆形破坏或大片状骨缺损。

【影像检查优选评价】

X 线基本可满足诊断需要。

（七）骨髓瘤

多见于 40 岁以上成人，男性多于女性，好发于富含红骨髓部位，可出现多系统症状，同时伴有高钙血症、高蛋白血症和本周蛋白尿。

【影像学表现】

X 线：

1. 10%的患者骨骼 X 线表现可正常。

2. 可仅表现为全身骨质疏松及胸腰的压缩性骨折。

3. 可表现为多发性多种形状的骨质破坏，如虫蚀状、穿凿样及大片溶骨性破坏或囊状纤维性改变。

4. 可表现为弥漫性骨质硬化或硬化与骨破坏混合并存。

【鉴别诊断】

主要与骨转移瘤鉴别，后者具有相应肿瘤病史，骨质疏松不明显，椎体病灶多累及椎弓根，化验检查不具有骨髓瘤的特点。

【影像检查优选评价】

由于本病为多骨骼病变，致使 X 线为主要影像诊断手段。

（八）转移性骨肿瘤

多于中年后发病，以躯干骨最常见，长骨通常以膝、肘以上好发，血清碱性磷酸酶升高。原发瘤以乳腺癌、鼻咽癌、肺癌、前列腺癌、甲状腺癌、肾癌较多见，其次为消化道肿瘤和生殖系统肿瘤。

【影像学表现】

1．X 线：可分为溶骨型、成骨型和混合型，以溶骨型多见。

（1）溶骨型转移瘤多表现溶骨性骨破坏，一般无骨膜增生，常并发病理骨折，发生于椎体者相邻椎间隙多保持完整，椎弓根多破坏。

（2）成骨型骨转移瘤少见，表现为松质骨内均匀一致的斑片或结节状影，边界不清，常无软组织肿块，多发生于腰椎与骨盆，常见于前列腺癌、乳癌、肺癌或膀胱癌的转移。

（3）混合型兼有两者的特点。

2．CT：较 X 线敏感，还能显示骨外软组织肿块的情况。

3．MRI：对骨髓组织中的瘤组织及周围水肿最为敏感，因此能发现尚未引起骨质破坏的转移瘤，T1WI 呈低信号，T2WI 呈高信号。

4．核素扫描：在 X 线检查骨转移瘤破坏前 18 个月即可有阳性发现，极其敏感但特异性差，某些乳癌和肺癌的骨转移灶可形成冷结节，应注意。

【鉴别诊断】

与骨髓瘤鉴别见前。

单发的转移瘤应注意与原发骨肿瘤鉴别，可依据发病年龄、病程长短、是否有骨膜增生及软组织肿块帮助判断，但有时比较困难。

【影像检查优选评价】

一般发生于四肢骨、肋骨的转移瘤，X 线平片易于发现。

发生于脊椎、骨盆的较早期转移瘤，应选用 CT 或 MRI 检查。

核素可作为筛选手段。MRI 敏感阳性率高，可作为早期确诊手段。

四、关节疾患

（一）类风湿关节炎

以慢性多发性关节炎为主要临床表现的多系统自身免疫病。好发于 20～50 岁女性，常为对称性多关节受累，易侵犯手、足小关节。病理改变主要为滑膜炎。

【影像学表现】

X 线表现：

1．关节周围软组织肿胀。

2．骨质疏松。

3．关节间隙狭窄，关节边缘骨侵蚀，晚期关节半脱位，关节强直。

4．病变对称性分布于手、足近端小关节。

【鉴别诊断】

1．与 3 种常见的血清阴性关节炎（强直性脊柱炎、牛皮癣性关节炎、Reiter 综合征）鉴别：这 3 种疾病的特点是骨质疏松不明显，骨质增生及骨性融合明显，肌腱与韧带附着处明显骨侵蚀及硬化，与类风湿关节炎不同。

2．骨性关节炎：多发生于中年以后，累及双手的远端指间关节和髋、膝等负重关节。主要表现为关节边缘刺状骨质增生，关节面中部侵蚀缺损，无骨质疏松。

3．硬皮病关节炎：硬皮病关节炎以远侧指间、第一掌腕关节及桡关节显著，常合并爪粗隆骨吸收和软组织、关节囊钙化。

【影像检查优选评价】

类风湿关节炎主要通过临床诊断，影像学是主要的辅助诊断手段。其中 X 线检查仍是最常用的方法。CT 对于显示寰枢关节、髋关节病变及关节面小的骨质破坏优于 X 线。MRI 和骨扫描能发现早期炎症病变，MRI 在早期 RA 优于平片，但具有费用高、体位难摆、不能同时检查多关节等不足。在常规类风湿关节炎诊断中极少需要这些检查。

（二）强直性脊柱炎

累及中轴骨及近端大关节的血清阴性脊柱关节病（血清类风湿因子阴性而 HLA-B27 增高的关节炎性病变）。发病率男性远大于女性，HLA-B27 阳性占 95%。好发年龄为 13～31 岁。

【影像学表现】

X 线：

1．骶髂关节是最初受累关节：双侧、对称。

（1）早期：侵蚀。

（2）中期：硬。

（3）晚期：强直。

2．连续性胸腰椎受累。

（1）方形椎：早期骨炎。

（2）竹节椎：韧带骨化。

（3）Anderson 损害（椎间盘椎体连接部的侵蚀性破坏）和强直脊柱假关节（骨折）。

3．附着点炎：近端关节炎（髋＞肩）占 50%。

【鉴别诊断】

强直性脊柱炎应与其他血清阴性关节炎、类风湿关节炎、肠源性骶髂骨炎、髂骨致密性骨炎、痛风性关节炎等鉴别。根据躯干及四肢大关节对称性受累，缺乏明显骨质疏松，关节间隙普遍变窄及骨性强直，脊椎竹节状表现，结合相应临床及化验结果可以鉴别。只依据末梢关节变化区分各种血清阴性关节炎困难。

【影像检查优选评价】

CT、MRI 能发现强直性脊柱炎的早期病变，但对于骶髂关节炎病因诊断特异性差。

1．CT：用于临床怀疑强直性脊柱炎而骶髂关节平片阴性患者。对于骶髂关节侵蚀、软骨下钙化、脊柱小关节病变、并发症的诊断也优于平片。

2．MRI：对于脊髓损伤等并发症也适用。

3．骨扫描：对于平片正常患者有意义，具有高敏感性低特异性。

（三）退行性骨关节病

退行性关节病是以关节软骨及其相关结构退行性病理改变为特点的进展性非炎症性疾病。脊柱的退行性关节病发生于小关节面、颈椎钩椎关节、肋椎关节及骶髂关节。

【影像学表现】

1．关节间隙狭窄，常呈非对称性。

2．软骨下骨硬化及骨质增生。

3．软骨下骨囊性吸收区。

4．晚期关节变形、游离体。

【鉴别诊断】

根据中老年发病，慢性进展，X 线主要表现为关节间隙变窄，关节面骨质增生、硬化并形成骨赘，可有关节游离体，诊断多可明确，但对继发性退行性关节病的病因推断，影像学较困难。

【影像检查优选评价】

平片是首选，目前平片还是退行性关节病诊断的影像标准。CT 很少使用，MRI 对软骨显示佳，可早期诊断退行性关节病。超声虽被用于监测软骨退变，但不用于退行性关节病诊断。

（四）颈椎病

颈椎病一般指退行性椎间盘病变，可以合并退行性关节病，但并不一定。可有或无椎间盘突出。以下仅描述退行性椎间盘病变。

【影像学表现】

1．X 线平片：椎间隙狭窄，椎间盘真空征，终板骨质增生、硬化。

2．MRI：是检测椎间盘的影像手段。

（1）早期椎间盘信号异常（T2 亮信号消失）提示退变。

（2）晚期椎间盘高度减少，T1WI、T2WI 均呈低信号。

（3）终板改变

①Modic Ⅰ：暗 T1/亮 T2（血管组织向内生长）。

②Modic Ⅱ：亮 T1/亮 T2（脂肪变）。

③Modic Ⅲ：暗 T1/暗 T2（硬化）。

（4）椎间盘形状异常：椎间盘膨出、突出。

【鉴别诊断】

最可靠的影像证据是椎间隙狭窄、椎间盘突出。

【影像检查优选评价】

首选平片，侧位、前后位足够，如有必要加照双斜位。怀疑椎间盘突出，平片一般不能诊断，MRI 是首选。CT 脊髓造影的优点是能看清硬膜囊内的神经根，缺点是具有创伤性、费时。

（五）股骨头无菌坏死

无菌性坏死（骨坏死、缺血性坏死）定义为血管因素引起的骨髓内细胞成分死亡。其病理生理为：缺血—再灌注—修复—变形—骨关节病。

【影像学表现】

1．X 线平片分期标准：

（1）0 期：正常。

（2）Ⅰ期：骨小梁模糊或轻度骨质疏松。

（3）Ⅱ期：斑片状骨硬化及不规则透亮区。

（4）Ⅲ期：骨硬化及透亮区附近出现"新月征"。

（5）Ⅳ期：大块骨碎裂、塌陷及股骨头不完整。

（6）Ⅴ期：合并退行性骨关节病，关节间隙变窄。

2．MRI 是最敏感的影像检查手段（敏感性 95%～100%）。

（1）超早期表现为骨髓水肿（无特异性）。

（2）早期：局灶软骨下异常（很特异），T1WI 暗带/T2WI 暗带。双线征（double line sign）（T2WI）：亮内带/暗外带。

（3）晚期：软骨下骨纤维化、T1WI/T2WI 低信号、股骨头塌陷。

3．CT：早于 X 线发现病变，能清楚显示小囊变、软骨下骨折及关节面小的塌陷。

4．骨扫描：敏感性比 MRI 差。

【鉴别诊断】

典型 X 线表现结合临床资料及表现，一般不需要鉴别。对 MRI 应该注意与转移瘤、骨髓瘤、白血病、骨髓硬化征等鉴别，单纯影像学表现不易鉴别，需结合临床。

【影像检查优选评价】

1．怀疑无菌性坏死首选平片。

2．CT 对关节面下小囊变、小硬化、小骨折较 X 线敏感，有助于早期诊断。

3. MRI 对无菌性坏死的诊断具有高度敏感性和特异性。

4. 如果平片、MRI 阴性，对高度怀疑股骨头骨骺骨软骨病（LCP）的儿童须考虑行 SPECT。

5. MRI 分期比骨扫描准确，同时可检查软组织损害情况，监测 LCP 及治疗反应。

6. 注意若 MRI 阴性，如果高度怀疑无菌性坏死，可行骨扫描或 MRI 随诊，偶尔 MRI 会假阴性。

第四节　消化系统

一、基本病变的影像表现与分析

（一）胃肠道

1. 胃肠道轮廓改变

（1）龛影：龛影是由于胃肠道壁产生溃烂，达到一定深度，造影时被钡剂填充，切线位投影时，形成一突出于腔外的钡斑影像。主要见于胃溃疡、十二指肠溃疡等良性溃疡和溃疡型肿瘤，分析龛影的位置、大小和数目有助于鉴别诊断。

（2）憩室：常见者为食管憩室、十二指肠憩室和小肠憩室。

（3）充盈缺损：指充钡的胃肠道轮廓某局部向腔内突入而未被钡剂充盈的影像，主要见于胃肠道肿瘤、炎性肉芽肿和异物等。CT 有助于较好地显示其形态和性质。

2. 消化道管壁增厚：主要依靠 CT 显示，常见于炎症性疾病和肿瘤等，如 Crohn 病、癌、平滑肌瘤、肉瘤和淋巴瘤等。

3. 黏膜皱襞的改变

（1）黏膜皱襞破坏，大多由于恶性肿瘤侵蚀所致。

（2）黏膜皱襞平坦，主要由于黏膜和黏膜下层的炎性水肿或恶性肿瘤浸润。

（3）黏膜皱襞增宽和迂曲，多见于慢性胃炎或黏膜下静脉曲张。

（4）黏膜皱襞纠集：常因慢性溃疡性病变产生的纤维结缔组织增生，瘢痕收缩而造成。有时浸润型胃癌的收缩作用也可造成类似改变，但显示僵硬而不规则，有黏膜中断征象。

4. 管腔大小的改变：胃肠道管腔的狭窄和扩张是常见的征象，它包括功能性和器质性，腔内和腔外病变以及炎性和肿瘤等均可引起。

（1）管腔狭窄：病变性质不同，引起管腔狭窄的形态也不相同。炎症性狭窄范围较广泛，或为分段性，边缘较整齐，病变区和正常分界不明显。肿瘤性狭窄的范围较局限，边缘不整齐，管壁僵硬，病变区与正常分界较明显。先天性狭窄边缘多光滑而局限。肠粘连引起的狭窄形状不规则，肠管移动度受限或互相聚拢。痉挛造成的狭窄，形状可以改变，痉挛解除后即恢复正常。外压性狭窄多位于管腔一侧，并可见整齐的压迹，管腔伴有移位。

（2）管腔扩张：各种原因造成的胃肠道机械性梗阻产生近端胃肠道扩张，累及范围比较长，可见积气和积液，肠管蠕动增强。血运障碍或麻痹性肠梗阻也可引起管腔扩张和积气积液，但肠管蠕动减弱。

5. 位置及移动度改变：胃肠道有多种原因可产生位置和移动度改变的征象。如腹部占位性病变、肠管粘连、牵拉以及肠管先天性位置异常等。

6. 功能性改变：胃肠道器质性病变常伴有功能性改变，包括张力、蠕动、运动力和分泌功能等改变，但功能性改变也可单独存在。

（二）肝胆胰脾

1. 肝脏

（1）肝脏体积或形态异常：肝脏弥漫性增大，常见于血液系统疾病、自身免疫性疾病、肝淤血、早期肝炎或严重的胆汁淤积。肝脏局限性增大见于多种良、恶性肝内占位性病变。肝脏缩小多为肝硬化所致，常同时伴有肝脏边缘不规则、肝脏左右叶比例失常。

（2）肝实质密度及信号强度异常

①高密度改变：肝脏的局灶性密度增高改变：肝内钙化灶可见于结核、寄生虫感染后遗留改变或转移瘤（尤以胃肠道腺癌的转移性肿瘤常见）。肝内出血灶可由外伤或肿瘤所致。

肝脏的弥漫性密度增高改变：主要见于肝血红蛋白沉积症，此外晚期肝硬化肝脏密度也可出现不均匀的弥漫性增高。

②低密度改变：肝脏局灶性密度减低改变：肝绝大多数病变都表现为密度减低。肝的良、恶性肿瘤及炎症性病变都呈单发或多发的局限性低密度灶。需要注意的是，弥漫性重度脂肪肝时肝脏占位性病变的密度反而相对升高。肝脏良性病变的边缘多光滑整齐，而恶性病变则往往边缘模糊不清。肝内胆管扩张、肝内胆管积气表现为条状的低密度影，横切面呈圆形低密度影。

肝脏弥漫性密度减低改变：常见于脂肪肝、药物性肝损伤及重度肝淤血等。

③混杂密度改变：多为局灶性，见于由多种成分组成的肝内病变。

④病灶信号强度改变：与正常肝实质信号相比，分为高信号、等信号、低信号及混杂信号，大多数肝内病变为 T1WI 低信号 T2WI 高信号。

（3）肝脏实质强化异常：包括肝脏增强 CT 及 MRI 扫描的多种异常强化表现。不强化病灶多为囊性病变或完全坏死性病变。对于强化病灶来说，不同的病理特征的病灶强化特征不尽相同，可根据强化曲线的差异进行病变性质的鉴别，如肝癌为"快进快出"型、肝海绵状血管瘤为"快进慢出"型等。

（4）肝脏插管血管造影的基本异常表现：占位征象：血管受压移位。肿瘤血管：异常新生血管，管径粗细不均，走行杂乱。肿瘤异常染色：异常肝实质的延迟染色，宫血供病变。血管浸润：血管狭窄、闭塞或走行僵直，可见于肿瘤侵犯血管。充盈缺损：实质期出现无对比剂染色区，乏血供病变。静脉早显：动脉期可见门脉或肝静脉显影，可见于肿瘤破坏所致的动静脉短路。

2. 胆管系统：根据检查方法不同，胆系疾病有不同的影像学征象，如胆道结石在 X 线平片和 CT 上表现为高密度影，而在胆道造影和 ERCP 或 MRCP 上则表现为充盈缺损，常见的征象包括：

（1）胆道狭窄与扩张：胆道结石、炎症或肿瘤等引起的胆道狭窄可造成胆道梗阻致使上方胆管系统出现不同程度的扩张，仔细分析狭窄的部位、范围、形态和程度有助于鉴别造成狭窄的原因。先天性硬化性胆管炎等自身免疫性疾病也可损伤胆管上皮，使胆管系统出现不规则扩张的表现。此外，先天性胆管囊肿也可造成肝内外胆管系统的囊性扩张。

（2）密度异常：胆管系统腔内的密度异常包括高密度如结石、出血、造影剂滞留等。等密度如结石、寄生虫、肿瘤等。低密度如阴性结石、积气等。胆管系统壁内的密度异常主要包括肿瘤及炎症，常常伴有胆管系统管壁的增厚。

（3）胆管内充盈缺损：胆道造影、ERCP 或 MRCP 所见的胆道内充盈缺损常由于结石、蛔虫或肿瘤所致，超声和 CT 或 MRI 能较好地鉴别病变的性质。

（4）胆囊形状异常：胆囊增大常由于胆道梗阻、胆囊炎引起。胆囊缩小，则多为慢性胆囊炎纤维化收缩所致。

3. 胰腺

（1）胰腺大小和外形的异常：弥漫性缩小可见于慢性胰腺炎、老年性胰腺改变等。弥漫性增大多见于急性胰腺炎。局限性增大见于胰腺的多种占位性病变，部分胰头癌除胰头部肿块外还伴有胰腺体尾部萎缩，部分慢性胰腺炎也可表现为局限性炎性团块，需要与胰腺癌鉴别。

（2）胰管的异常：胰管全程狭窄或闭塞可见于急性胰腺炎，局部狭窄或闭塞见于胰腺占位性病变的压迫或直接浸润。胰管全程扩张多见于慢性胰腺炎或胰腺导管内乳头状瘤。部分性扩张常见于胰头癌、壶腹癌或胰管结石造成的梗阻部位以远的部分胰管。分支胰管的囊性扩张可见于胰腺导管内乳头状瘤。

（3）胰腺密度、信号强度及强化的异常：

①胰腺实质内的高密度灶可见于钙化或出血。胰腺实质内的低密度灶可见于多种胰腺囊、实性肿瘤及多种原因所致的胰腺坏死。

②胰腺实质内的液性长 T1、长 T2 信号可见于胰腺囊性病变或坏死。稍长 T2、稍长 T1 信号可见于急性胰腺炎及多种胰腺实性肿瘤，部分实性病变也可表现为等 T1、等 T2 信号。

③无强化特征常见于胰腺囊性病变。低强化或延迟强化见于胰腺腺癌。高强化常见于胰岛细胞瘤。

4. 脾脏

（1）大小或数目异常

①脾脏增大：脾脏下缘低于肝脏下缘或脾脏高度超过 13cm，多见于肝硬化、自身免疫性疾病或血液系统疾病。

②脾脏数目异常：无脾脏或多个脾脏可见于一些先天性异常，如多脾综合征等。

（2）形态异常：脾内的占位性病变可致脾脏局部膨出。

（3）密度异常

①脾脏低密度灶：见于脾脏肿瘤、脾梗死等。

②脾脏高密度灶：见于脾结核钙化、外伤或肿瘤出血等。

二、食管疾患

（1）反流性食管炎

又称"消化性食管炎"，为最常见的一种食管炎，系因胃食管连接部的抗反流功能不全，造成胃、十二指肠内容物反流至食管所引起的食管黏膜的炎症糜烂和纤维化等病变。

【影像学表现】

X 线钡餐检查：

1. 早期不敏感，可为阴性。

2. 炎症进展可表现为食管壁毛糙，黏膜增粗，走行紊乱，黏膜糜烂所致针尖状钡点。

3. 胃内对比剂反流，尤其在卧位时。

4. 晚期由于瘢痕形成可致食管腔狭窄。

5. 部分患者可显示食管裂孔疝。

【鉴别诊断】

1. 与其他食管炎相鉴别（念珠菌食管炎、病毒性食管炎、药物性食管炎）。

2. 管腔狭窄时需要与硬化性食管癌相鉴别食管炎时狭窄段与正常部分分界不清，为渐进性。癌性狭窄与正常部分分界清楚，且狭窄段较短，一般不超过 5cm。

【影像检查优选评价】

X 线造影简单易行，特异性差。内镜除可确定有无食管炎外，尚可对其程度进行分级。

（二）腐蚀性食管炎

由于吞服或误服腐蚀剂造成食管的损伤，其病变范围和损伤程度与服用腐蚀剂的性质、浓度、剂量及吞服速度有明显关系，也和治疗是否及时有关。

【影像学表现】

1. X 线钡餐造影：依据病变损伤程度及病史长短，造影表现不一。病变轻者：早期食管显示轻度水肿，黏膜增粗、紊乱，后期可未见明显异常表现或食管壁稍显僵硬，管腔轻度狭窄。病变严重：早期则有广泛狭窄，食管壁不规则，可伴有多发溃疡，后期有不同程度的管腔狭窄，严重者呈漏斗状或鼠尾状。特别注意如临床考虑食管穿孔时应用碘水造影而不用钡剂。

2. CT：可了解食管穿孔并发纵隔炎的范围、程度。

【鉴别诊断】

病史很重要，结合 X 线造影可诊断。必要时需和硬化型食管癌及反流性食管炎相鉴别。食管癌时管壁僵硬，病变与正常分界明显。反流性食管炎可见胃内容物的反流或食管裂孔疝的存在。

【影像检查优选评价】

X 线造影首选，CT 可了解并发症范围、程度。

（三）食管贲门失弛缓症

又称"贲门痉挛""食管失蠕动""巨食管"等。是指食管无任何器质性狭窄病变，而只因食管神经肌肉功能障碍所致的一种疾病，是最早为人类所认识和肯定的食管动力性疾病。

【影像学表现】

1. X 线平片：病变初期胸片可无异常。随着病情的进展，扩张的食管可使纵隔影增宽，甚至在纵隔中出现液平面，胃泡内极少或无气体。

2. 食管钡餐造影：典型表现为食管下端呈漏斗样或鸟嘴样狭窄。狭窄以上食管不同程度扩张。钡剂通过贲门受阻，呈间歇性流入胃内。食管蠕动减弱或消失。

【鉴别诊断】

1. 浸润型贲门癌：病史短，吞咽困难进行性加重，狭窄段局限呈固定状态，黏膜破坏，局部可见软组织肿块。

2. 弥漫性食管痉挛：食管弥漫性收缩，影响正常蠕动，但吞咽时食管下端括约肌可松弛。

3. 硬皮病食管表现：有明显免疫学及皮肤损害来加以鉴别。

【影像检查优选评价】

X 线造影为首选，内镜可用于鉴别诊断。

（四）食管和胃底静脉曲张

是门脉高压的重要并发症，发生率相当高，主要见于肝硬化、脾静脉或脾门脉系统的血栓形成及上腔静脉综合征等。依据病变发展的部位可分为始于食管下段的上行性静脉曲张和始于食管上段的下行性静脉曲张，一般指前者。

【影像学表现】

1. X 线造影：食管静脉曲张早期可见食管下段局限性黏膜增粗或稍迂曲，管腔边缘略呈锯齿状。随着病变加重典型表现可见管腔内呈串珠样或蚯蚓样充盈缺损，管壁边缘明显不规则，管腔扩张，管壁蠕动减弱、排空延迟。严重者可见管腔明显扩张不易收缩。胃底部静脉曲张可见胃底及贲门附近黏膜皱襞呈多发息肉样，呈圆形、椭圆形或弧形充盈缺损。偶有呈分叶状团块影。

2．CT：胃底后内侧壁团块状或结节状软组织肿块影，突向胃腔，可单发或多发，表面光滑。增强后明显强化，与同一层血管密度相当。食管、胃壁局限性或广泛性增厚，增强后可见由多数扭曲条状或圆形高密度影组成。腹部侧支循环形成，肝门及脾门可见增粗扭曲血管影。并可见肝硬化表现。CTA（CT angiography）可显示增粗扭曲的食管静脉和胃冠状静脉，并显示脾静脉及门静脉增粗扭曲，腹部侧支循环形成。

3．MRI：不仅可显示 CT 所见，还可显示门脉系统血流变化。MRI 对显示腹部静脉曲张是一种无创伤的技术，能使侧支静脉及其他邻近结构同时显示。

4．血管造影表现：可明确显示食管及胃底静脉迂曲、扩张。

【鉴别诊断】

1．食管癌：其管壁僵硬，管腔狭窄固定。

2．裂孔疝：膈上的粗大胃黏膜，在胃内充盈钡剂时易鉴别。

3．食管第三收缩波：造成的锯齿状食管壁是形态多变的。

【影像检查优选评价】

早期病变 X 线造影不能发现，中晚期较典型。CT 可确定病变的部位、范围，还可显示门脉高压的病因，并显示腹内的侧支循环。MRI 不需造影剂可显示血管，在显示血管方面优于 CT。血管造影为最可靠的方法，但为有创检查。

（五）食管裂孔疝

是指腹内脏器通过膈的食管裂孔进入胸腔的疾病，主要由于食管裂孔周围、韧带及结缔组织弹性减退及长期腹内压增高引起，是膈疝中最常见的一种，疝入的腹腔脏器又以胃多见。食管裂孔疝按形态可分为：短食管型、食管旁型、滑动型、混合型，最常见的为滑动型裂孔疝。

【影像学表现】

1．X 线平片：可显示心后软组织块影，内含液-气平。纵隔可向对侧移位，横膈显示不清。

2．X 线钡餐造影：直接征象有膈上疝囊、食管胃环即 B 环、疝囊内出现胃黏膜皱襞。间接征象有食管胃角变钝、存在胃食管反流及反流性食管炎征象、胃底贲门区黏膜呈幕状牵引。

3．CT：突向膈上的囊，形如圆球形或蘑菇形，边缘光整，内壁凹凸不平，囊内可见液平，口服造影剂显示更清晰。MPR（multiplanar reconstruction）技术可显示疝囊与横膈及膈下结构的关系。

4．MRI：冠状位可显示疝囊与横膈及膈下结构的关系，可见膈下结构进入胸腔，横断面疝囊呈类圆形，疝囊的信号取决于内容物。

【鉴别诊断】

1．食管膈壶腹：为生理性表现，远端食管椭圆形膨大，边缘光滑，随其上方食管蠕动到达而变小，显示出纤细平行的黏膜。

2．膈上食管憩室：为带有狭颈的囊状影，囊内无胃黏膜。

3．胃黏膜脱入食管：表现为食管下端管腔较宽，黏膜增粗或可见蕈伞样充盈缺损，立位后即可消失。

【影像检查优选评价】

主要依靠胃肠 X 线造影检查确诊。

（六）食管憩室

指食管局部较固定的向外膨出的病变。按发生机制可分为：牵引性、内压性及牵引内压性憩室。

【影像学表现】

X 线造影：牵引性憩室一般较小，如三角形或帐篷状，尖端指向外方或外上方，广基底，常单发。牵引内压憩室较大，呈囊状，也可有带蒂者，可见钡剂存留。

【鉴别诊断】

1．小的憩室应与溃疡鉴别：溃疡多发生在食管下端，龛影呈不规则卵圆形，周围有黏膜聚拢现象。

2．主动脉压迹与左主支气管之间的食管段也常呈轻度膨出状，需注意勿误认为憩室。

3．膈上较大憩室应与食管裂孔疝相鉴别，后者疝囊内可见有胃黏膜。

【影像检查优选评价】

食管钡剂造影为显示本病的主要方法。

（七）食管平滑肌瘤

其来自食管壁的肌层，肿瘤质地坚硬，边缘光滑，包膜完整，向食管腔内外膨胀性生长。多发生于食管下段，单发为主，亦可有多发，大小不一。

【影像学表现】

1．X 线造影：充盈相时病变显示为圆形、椭圆形或分叶状充盈缺损，边缘光整。切线位时病变呈突向腔内的半圆形阴影，与食管影常成钝角。管壁柔软，扩张良好，黏膜完整无破坏，典型的可见肿瘤表面黏膜呈桥样绕行。

2．CT：可见食管壁增厚，呈等密度软组织肿块。

【鉴别诊断】

1．食管的其他良性肿瘤：脂肪瘤 CT 值为负值，血管瘤增强后明显强化。

2．纵隔肿物：CT 可加以鉴别。

3．血管异常对食管的压迹：可通过 CTA 或血管造影来证实。

【影像检查优选评价】

食管造影首选，CT 可显示肿瘤的腔外部分的大小、轮廓、边缘、密度及与周围脏器的相互关系，也可用于鉴别诊断。

（八）食管癌

我国最常见的恶性肿瘤之一，河南林县为世界上发病率最高的地区之一。食管癌多发生在 30 岁以上者，50～70 岁者占 2/3，男性多于女性，食管癌以中下段多见，鳞癌居多，因食管无浆膜层，癌易穿透肌层而侵及邻近器官，也可淋巴道及血行转移。

【影像学表现】

1. 食管钡剂造影：早期食管边缘略显不规则，扩张性略差，黏膜面粗糙，呈细颗粒状，黏膜粗细不均、扭曲、聚拢、中断。也可呈不规则斑片状隆起，颗粒状或小结节状。中晚期影像学诊断较容易，黏膜破坏，管壁僵硬，管腔狭窄，不规则充盈缺损，腔内龛影等。

2. CT：主要用于中晚期食管癌患者，显示为管壁环形增厚或偏心性不规则增厚或呈现不规则肿瘤团块，并可显示肿瘤的邻近侵犯情况，有无肿大淋巴结，以利于对其进行分期。

3. MRI：三维成像，还可清楚显示肿瘤是否侵及周围气管、心包及主动脉等，显示纵隔有无肿大淋巴结。

【鉴别诊断】

1. 食管炎：其溃疡较小，黏膜皱襞放射状分布，无破坏中断现象。

2. 贲门失迟缓症：管壁光滑，无黏膜破坏。

3. 食管良性狭窄：常有明确病史。

4. 食管静脉曲张：管壁柔软，无黏膜破坏。

【影像检查优选评价】

诊断食管癌的方法各有其特点。X 线造影方法简便，能很好地显示病变形态、大小，对早期病变显示较差。内镜除可显示病变以外，可做组织活检。CT、MRI 主要对中晚期癌，可了解肿瘤浸润范围、程度及与周围脏器的关系，对食管癌进行分期，有助于临床制订治疗方案。

三、胃部疾患

（一）胃溃疡

仅次于十二指肠溃疡，居消化道溃疡的第二位。胃溃疡多为单发，常于小弯侧，境界清楚，大多数直径小于 2cm，一般为圆形或椭圆形，溃疡可穿孔而与周围组织粘连，长期不愈合的慢性溃疡难与恶性溃疡相鉴别。

【影像学表现】

X 线造影包括直接征象和间接征象。直接征象指溃疡龛影及与龛影有关的征象。正面观龛影多呈圆形、椭圆形，溃疡口边缘整齐，皱襞向龛影口呈放射状聚拢。侧面观为腔外呈半圆形或乳头状龛影，并可见狭颈征、项圈征。间接征象有小弯短缩、相应大弯侧痉挛性切迹、幽门或胃窦部痉挛、幽门梗阻。

【鉴别诊断】

主要与恶性溃疡相鉴别。良恶性溃疡的鉴别是一个综合性的工作，常需要结合临床、X线、内镜，进行综合分析得出全面的结论。X线造影可从溃疡的部位、形状、大小、深度、边缘、溃疡底、周围黏膜等方面加以鉴别。

【影像检查优选评价】

X线造影及内镜为主要确诊手段。

（二）胃腺瘤

起源于胃上皮组织的良性肿瘤。

【影像学表现】

X线造影：显示为腔内圆形或椭圆形的充盈缺损，轮廓光滑，病变区黏膜消失，周围胃壁柔软，蠕动正常，带蒂的肿瘤可随蠕动或推压改变其位置。多发性腺瘤呈多个圆形充盈缺损，类似蜂窝状。

【鉴别诊断】

其他胃的良性肿瘤，X线造影有一定困难。

【影像检查优选评价】

X线造影首选，可结合内镜及内镜下超声。

（三）胃平滑肌瘤

最常见的胃良性肿瘤，约占胃良性肿瘤的30%～60%，由于起始部位及发展方向不同，可分为：壁间型、腔内型、腔外型。

【影像学表现】

1. X线造影：圆形或椭圆形充盈缺损，轮廓光整，病变区黏膜完整，肿瘤较大时可见表面溃疡形成，表现为充盈缺损区有脐样凹陷。当肿瘤向肌层外浆膜下生长时，可见胃壁受压改变。

2. CT：为等密度软组织肿块，不但可显示胃壁的瘤体，同时还能确定其与胃壁的关系。

3. MRI：SE序列上瘤体的信号为，T1WI呈略低信号，T2WI为等高混杂信号，病变与胃壁的关系较CT显示更清晰。

【鉴别诊断】

与其他良性肿瘤相鉴别，除脂肪瘤外，与其他鉴别较困难。脂肪瘤因其CT值为负可与平滑肌瘤相鉴别。

【影像检查优选评价】

X线造影首选，CT、MRI可进一步明确肿瘤的范围、大小及与周围脏器关系，并可用于鉴别诊断。

（四）胃间质瘤

胃肠道间质瘤（gastrointestinal stromal tumors，GIST）是一种独立的肿瘤，起源于

胃肠道原始非定向多潜能间质干细胞。临床并非十分罕见，肿瘤最常见于胃，其次为小肠，还可发生于腹腔软组织如网膜、肠系膜或腹膜后。CD34 和 CD117 是 GIST 相对特异的免疫组化标记物。

【影像学表现】

1. X 线造影：钡剂造影检查可发现小肠受压、推移、拉伸等征象，伴或不伴表面黏膜溃疡。肿瘤内部发生坏死、囊变，并与肠腔相通时，可见钡剂进入及气液平面。

2. CT：为类圆形或分叶状不规则形肿块，主要向腔外生长。CT 平扫绝大多数可见多灶性低或稍低密度区，CT 增强扫描肿块实性部分中度或显著强化。肿块较大时或化疗后病变常表现为坏死、囊变。由于病变常向腔外生长，不利于判断病变来源，多平面重建图像有助于显示病变与胃肠道的关系。

3. MRI：SE 序列上瘤体的信号为，T1WI 呈低或稍低信号，信号不均匀，出血灶可表现为高信号。T2WI 混杂信号，以高或稍高信号为主。灶周常可见细线样低信号包膜。

【鉴别诊断】

主要与平滑肌源性肿瘤相鉴别，消化道平滑肌肿瘤绝大多数为良性，出血、坏死及囊变少见，而 GIST 常见出血、坏死及囊变。

【影像检查优选评价】

CT、MRI 首选，明确肿瘤的范围、大小及与周围脏器关系，并可用于鉴别诊断。X 线造影可进一步了解病变与胃肠道的关系。

（五）胃癌

胃癌为我国常见肿瘤之一，可分为早期胃癌及进展期胃癌。前者指癌位于黏膜及黏膜下层，不论有无淋巴结的转移。早期胃癌分为隆起型、浅表型、凹陷型。进展期可分为蕈伞型、浸润型、溃疡型、混合型。

【影像学表现】

1. X 线造影：早期胃癌可表现为孤立的息肉样肿物、单个盘状肿物表面有溃疡、多个小结节状隆起、单个或多个浅溃疡。表面平坦性病变表现黏膜变平、略显粗糙。进展期胃癌表现为黏膜破坏、突出腔内的充盈缺损，直径较大，轮廓不规则可分叶，表面凹凸不平。局限或弥漫性胃壁僵硬，蠕动消失，腔内不规则龛影，有指压迹征、半月征、环堤征。

2. CT：主要对于进展期胃癌，表现为胃壁局限或弥漫性增厚，内膜明显不规则，腔内突入的软组织肿块，并可见对周围脏器的侵犯，腹腔与腹膜后淋巴结的肿大，远处转移等。

3. MRI：形态学与 CT 相似，主要表现为肿瘤 T1WI 为与肌肉相等的略低信号，T2WI 信号高于同层面的肝脏信号，能更好地显示肿瘤浸润情况及淋巴结转移。

【鉴别诊断】

主要与胃的腺瘤性息肉、良/恶性平滑肌瘤、单发肿块型淋巴瘤、良性溃疡、淋巴瘤的溃疡及胃窦炎等相鉴别。见具体各章节。

【影像检查优选评价】

X 线造影、内镜加活检多可确诊，CT、MRI 可显示病变周围受累情况，用于分期。

（六）胃淋巴瘤

以非霍奇金淋巴瘤多见，病变起自胃黏膜下淋巴组织，常多发，多在胃体部，生长方式多样，早期黏膜增粗、肿胀。晚期淋巴瘤可分为肿块型、溃疡型、浸润型和多发结节型、混合型。

【影像学表现】

1．X 线造影：早期黏膜增粗、可有糜烂溃疡形成。晚期可见充盈缺损，形态不规则，基底宽大，表面可见多发的溃疡或粗大迂曲的黏膜。腔内巨大龛影，外形多样，深浅不一，同正常胃壁境界不清。胃壁增厚变硬，胃腔稍缩窄变形。

2．CT：为光滑的向心性胃壁增厚或局限性肿块，广泛的胃黏膜皱襞增厚，有时可见脾大，肠系膜、腹膜后淋巴结肿大。

【鉴别诊断】

1．应与各型进展胃癌相鉴别：淋巴瘤有黏膜下肿瘤的特征，多发溃疡，多发结节，病变广泛，胃壁伸展性可，胃窦病变可跨越幽门侵及十二指肠。

2．有时需要与胃窦炎相鉴别：炎症时黏膜柔软，无圆隆结节和多发溃疡。

【影像检查优选评价】

典型表现诊断 X 线造影诊断不困难，必要时可进行内镜下活检。

（七）胃平滑肌肉瘤

起源于固有肌层或黏膜下肌层，肿瘤呈圆形或分叶状，无包膜，切面如鱼肉状，可伴有坏死出血囊变。按肿瘤部位和生长方向，可分为胃内型、胃外型、胃壁型。

【影像学表现】

1．X 线造影：依类型不同而表现各异。可呈球形、半球形充盈缺损。胃受压移位或胃壁局限凹入，类似胃外肿物。胃壁型较小时可不引起异常，增大呈哑铃形时有胃内外型两者特点。

2．CT：对腔外型显示较佳，可见肿块的形态及大小，并可见其内的囊变、出血、钙化等征象。

【鉴别诊断】

1．胃癌：胃内型有黏膜下肿瘤的特征可与胃癌相鉴别。

2．胃外的占位：可借助 B 超、CT 明确肿块与胃壁的关系。

3．良性平滑肌瘤：一般小于 5cm，表面光滑无多发溃疡。

【影像检查优选评价】

X 线造影结合内镜活检多可确诊。

四、十二指肠

（一）十二指肠溃疡

是消化道溃疡中最常见者，男性多见，溃疡一般呈圆形或椭圆形，大多为直径小于 1cm，约 95%发生于十二指肠球部，多在前、后壁，偶尔见于十二指肠球后。也可见对吻溃疡、复合溃疡的存在。

【影像学表现】

X 线造影：龛影为诊断直接征象，十二指肠球变形、假憩室形成、球黏膜增粗纠集、反射性幽门痉挛、伴发胃窦炎、胃空腹潴留液增多为其他一些继发征象。并可见穿孔、幽门梗阻等并发症的征象。

【鉴别诊断】

若见龛影及球部恒定变形诊断并无困难，但要与愈合性溃疡相鉴别。后者无龛影，如有点状钡斑系瘢痕形成的浅凹陷所致，轮廓模糊浅淡，临床症状消失。巨大溃疡需要与恶性肿瘤的溃疡鉴别，后者在球部发病率低，主要为黏膜破坏消失，并可有腔外蔓延形成肿块。长期不愈合及多发溃疡应与卓-艾综合征鉴别，后者有胃酸过多、腹泻及胃部多发溃疡。

【影像检查优选评价】

X 线造影简便易行，诊断多无困难。

（二）十二指肠腺瘤

即为发生于十二指肠上皮的腺瘤性息肉。可无临床症状，仅在做钡餐或内镜时偶然发现，少数则引起上消化道出血或阻塞性黄疸。

【影像学表现】

X 线造影：病变呈圆形或椭圆形充盈缺损，突向腔内，直径小于 2cm，单个生长，表面光滑，可呈无蒂的息肉样病变。

【鉴别诊断】

应与平滑肌瘤相鉴别，但有困难。大于 2cm 时有恶变潜在危险，应手术切除。

【影像检查优选评价】

X 线造影及内镜发现较容易，但定性有时较难。

（三）十二指肠憩室

在我国消化道憩室中占首位，大多无临床症状，是黏膜、黏膜下层通过肠壁肌层薄弱处向肠腔外突出而形成的囊袋状结构。十二指肠降段内侧缘壶腹周围区是其最常见部位。多为单发，少数为多发，可合并憩室炎引起临床症状。

【影像学表现】

X 线造影：典型表现为光滑而境界清楚的充钡的单个或多个囊袋影，突出于肠腔外，可见十二指肠黏膜进入憩室内。

【鉴别诊断】

表现典型，诊断并不困难。

【影像检查优选评价】

X 线钡餐造影首选。

五、小肠疾患

（一）肠结核

是结核分枝杆菌引起的肠道慢性特异性感染，大多继发于肺结核，常见于青年女性。回盲部是其好发部位，依据机体的免疫状态和结核菌的毒力，病理上主要分为溃疡型、增殖型。

【影像学表现】

1. X 线检查：多以钡餐检查为主，辅以钡灌肠检查。依据病理类型不同而造影表现不同。溃疡型病变肠管激惹现象明显，透视下钡剂排空快，无钡剂或仅有少量钡剂存留，呈线状，而病变肠管的近端和远端充盈良好，犹如跳跃一段肠管，称"跳跃征"。增殖型肠结核主要表现为不规则狭窄变形，黏膜粗乱及多发小息肉样或较大的充盈缺损，激惹征不明显，因肠腔狭窄而近端扩张。肠结核常有局部腹膜结核而使肠祥分布紊乱，位置固定。回盲部结构不清，向上牵拉移位。

2. CT：可发现某些增殖型结核已形成的肿块，也可发现肠系膜淋巴结增大、钙化，约 1/3 病例可见环形强化的淋巴结。也可观察小肠的邻近结构如肝、脾、附件是否受累，腹膜有无增厚。

【鉴别诊断】

1. Crohn 病：两者鉴别困难，都可呈节段性受累，但 Crohn 病小肠系膜侧损害严重，游离缘有假憩室形成，纵行溃疡，黏膜呈铺路石样，另外肠瘘、窦道较结核常见。肠系膜淋巴结环形强化为肠结核特征性改变。

2. 肠道肿瘤：肿瘤充盈缺损较大，境界较清，而结核呈移位性，充盈缺损较小而多发，回盲瓣受累率高。

【影像检查优选评价】

依据造影表现结合临床诊断一般不困难，必要时需内镜检查。

（二）Crohn 病

Crohn 病为病因不明、主要侵犯青壮年消化道伴有溃疡和纤维化的炎性肉芽肿性病变。回肠末端为好发部位。病变呈节段性分布，可累及肠壁全层。

【影像学表现】

1. X 线造影：尤其小肠双对比造影更佳。病变早期肠道分泌增多，钡剂涂抹不良，肠壁增厚，肠间距加大，黏膜增粗不规则。病变进展可见口腔溃疡，纵行、横行溃疡，纵行溃疡呈不规整、深而长的线样，多在肠系膜侧，与长纵轴平行。铺路石征为其典型表现。病变呈节段性分布。病变呈非对称性，肠系膜侧重，对侧可见假憩室形成。可见瘘管及腹腔脓肿形成。

2．CT：可见节段性小肠壁增厚，1/3可见有局部淋巴结增大，肠系膜侧纤维脂肪增生改变。增强可见病变肠管的横切面呈单环、双环、三环状改变，病变后期可见多发固定的节段性肠腔狭窄和扩张，CT小肠重建可以显示病变肠壁增厚、异常强化、肠周渗出性改变、肠系膜"木梳征"、腹腔淋巴结肿大等，对腹腔脓肿、小肠-腹壁瘘的显示较X线造影有明显优势。

3．MRI：小肠壁阶段性增厚在T1WI上为低信号，在T2WI上为稍高信号。增强后增厚肠壁可有强化。

4．血管造影：病变区供血增多，血管增粗，周围节段性动脉扩张迂曲，实质期染色加强，静脉回流加快，早期显影。

【鉴别诊断】

1．肠结核：两者鉴别困难，根据Crohn病纵行溃疡、铺路石征、肠系膜侧较重等有助于与结核鉴别。肠系膜淋巴结环形强化为肠结核特征性改变。

2．小肠淋巴瘤：其充盈缺损较大，表面可有溃疡，管腔狭窄不明显，甚至可扩张，无裂隙样溃疡。

【影像检查优选评价】

主要依靠钡剂造影，尤其小肠双对比造影和增强CT小肠重建。钡剂造影有利于观察黏膜病变、肠腔改变、肠瘘，CT检查有利于观察肠壁、肠周及系膜病变。

（三）小肠腺瘤

又称"腺瘤性息肉"，单发或多发，多在1cm左右，圆形或椭圆形，少数可分叶，有蒂或无蒂，常见症状为继发性肠套叠及肠出血。

【影像学表现】

1．X线造影：小肠造影表现为圆形或椭圆形充盈缺损，表面光滑，境界清晰，带蒂者可活动。

2．CT：肠腔内圆形软组织密度肿块，密度均匀，边缘光滑。

3．血管造影：一般腺瘤为少血管肿瘤，可见末梢血管粗细不均，推挤移位以及肠壁染色中的无血管区。

【鉴别诊断】

与其他突入肠腔的良性肿瘤难以鉴别，需要病理确诊。

【影像检查优选评价】

X线造影简便易行但定性较困难。

（四）小肠平滑肌瘤和平滑肌肉瘤

皆属间胚叶组织肿瘤，影像学表现相似，以腹痛、便血、腹部包块为常见症状，按其发生部位及发展方向可分为壁内型、腔内型、腔外型及混合型。约10%～15%平滑肌瘤可恶变。

【影像学表现】

1. X线造影：随肿瘤生长方式、大小及部位而异。表现为偏心性圆形或椭圆形充盈缺损。腔外型可见肠管弧形受压，相邻肠管移位。肿瘤大于5cm时，表面如有溃疡、轮廓不规则呈分叶时考虑平滑肌肉瘤。

2. CT：对显示腔外型有帮助，表现为圆形或类圆形肿物，较大者中心可有囊变区。

3. 血管造影：为多血管肿瘤，表现为一团粗细不均、形状杂乱的肿瘤血管，实质期可见较浓的肿瘤染色，静脉早期显影，有坏死时中心可为无血管区，

【鉴别诊断】

除平滑肌瘤与肉瘤鉴别以外，还需要与其他小肠良性肿瘤性鉴别，但较困难。

【影像检查优选评价】

小肠造影尤其双对比造影结合动脉造影可提高肿瘤检出率。

（五）小肠腺癌

罕见，好发于空肠近段，其次为回肠远端。可分为浸润型、肿块型、溃疡型。以浸润型常见。

【影像学表现】

1. X线钡剂造影：管壁僵硬，环形狭窄，黏膜破坏，息肉样或菜花样充盈缺损，表面可有不规则溃疡。

2. CT：局灶性肿块伴有相邻肠壁增厚，管腔环形或偏心性狭窄，增强可见肿块中度强化，密度不均匀，肝脏、腹腔淋巴结可见转移。

3. 血管造影：多为少血管肿瘤，可见肠壁血管的移位以及肠壁染色中的无血管区。

【鉴别诊断】

1. 小肠淋巴瘤：多发生于回肠，可为多发，充盈缺损较大，肠管有时扩张，黏膜破坏轻。

2. Crohn病：结肠可同时受累，节段性，纵行溃疡，铺路石征可加以鉴别。

【影像检查优选评价】

小肠双对比造影目前为最常用方法。

（六）小肠淋巴瘤

分为原发性与继发性两类，前者发生于小肠黏膜下淋巴组织，后者为全身淋巴瘤的组成部分。多见于青壮年，男多于女。

【影像学表现】

X线造影：多发、大小不等的结节样充盈缺损，可伴有溃疡。肠壁增厚、僵硬、管腔不规则狭窄并有扩张。腔外浸润时小肠外压移位，形成多弧状边缘。少数可形成巨大溃疡，且可多处发生，局部管腔无明显狭窄，反而可见扩张。

【鉴别诊断】

1．小肠癌：见前其他章节。

2．Crohn 病：见前其他章节。

【影像检查优选评价】

以小肠钡餐检查为主，尤其双对比造影对早期诊断帮助较大。

（七）小肠类癌

又称"嗜银细胞癌"，主要见于阑尾、末端回肠。来源于内胚叶上皮的嗜银细胞，肿瘤可分泌组胺、5-羟色胺等活性物质，而产生相应临床症状，其为黏膜下肿瘤，多为单发。

【影像学表现】

1．X 线造影：较小时表现为边界清楚、光滑的息肉样充盈缺损。较大时可向腔内外生长，并可致肠腔狭窄。肠系膜可纤维化，导致肠粘连、固定。

2．血管造影：由于肠系膜增厚和短缩可见肠系膜终末动脉扭曲狭窄，可见肿瘤新生血管，呈星状，肿瘤边缘光滑，通常无肿瘤染色。有时可见小分支众多而拥挤。无静脉早期显影与其他恶性肿瘤有所区别。

【鉴别诊断】

造影结合临床表现、血尿中 5-羟色胺及前体的测定有利于确诊，较小时应与小肠的良性肿瘤相鉴别，较大时或环状狭窄时应与小肠癌鉴别，但较困难。

【影像检查优选评价】

钡餐造影不具特异性，血管造影可帮助和其他恶性肿瘤相鉴别。小肠间质瘤见前胃间质瘤部分。

六、结肠疾患

（一）溃疡性结肠炎

为原因不明的原发于结肠的慢性非特异性炎症性疾患，其特点为侵犯结肠黏膜，以弥漫性溃疡糜烂为主，累及结肠一部分或全部，好发于左半结肠，可伴有肠外表现如大关节炎、虹膜炎等。

【影像学表现】

1．腹平片：对观察本病有无穿孔或中毒性巨结肠有一定意义。

2．钡灌肠：急性期肠管痉挛、黏膜分泌增多，黏膜表面呈颗粒状或絮状，黏膜水肿明显时肠壁外缘呈对称的花边状，双对比相可见多发小斑点状，有时可见靶征，溃疡融合时可见肠壁呈不规则锯齿状，出现"T"字形溃疡。亚急性期：溃疡继续进行，黏膜增生开始。黏膜表面呈结节状及息肉样改变，肠外形不规则，结肠袋可变形，肠管略显僵硬。慢性期：结肠变短，结肠袋消失，可见肠腔狭窄、僵硬呈铅管样。可出现并发症中毒性巨结肠。5%可发生癌变。

【鉴别诊断】

1．结肠 Crohn 病：见前。

2．肠结核：好发于回盲部，病变不连续。

3．大肠息肉病：有家族史，除可见息肉外，结肠管径、结肠袋均正常。

【影像检查优选评价】

临床表现结合钡灌肠典型表现可确诊，鉴别困难时可内镜活检。

（二）结肠癌

消化道肿瘤中发病率仅次于胃癌、食管癌。早期局限于黏膜及黏膜下层。进展期可分为肿块型、溃疡型、浸润型。组织学上以腺癌为主。临床症状依发病部位不同而有所不同。

【影像学表现】

1．结肠双对比造影：早期表现为小的息肉样充盈缺损，肠管扩张度稍差。进展期：依据病理类型表现可为：①结节样充盈缺损；②局部肠壁僵硬；③菜花样肿物，表面不平分叶，明显宽基底；④不规则的环状狭窄，管壁僵硬，黏膜中断，狭窄两端截然分开；⑤不规则的腔内龛影；⑥完全性肠梗阻或肠套叠。

2．CT：局部肠壁增厚，肠腔内不规则软组织肿块，并可观察到腔外肿块与周围关系，目前可用螺旋 CT 仿真结肠镜技术可观察结肠癌的整体轮廓，并可用来分期。

3．血管造影：结肠癌为少血供肿瘤，但某些可见病理血管，供血动脉粗细不均、扭曲破坏、杂乱不整，静脉引流快。

【鉴别诊断】

1．良性息肉：外形光滑，黏膜正常，随访变化小。

2．结核：见前述。

3．阿米巴结肠炎：慢性阿米巴肉芽肿类似癌，但其有阿米巴感染史，结肠其他部位有小溃疡，经抗阿米巴有效。

4．结肠淋巴瘤：若肠管其他处无淋巴瘤病变，仅孤立一个部位，鉴别较困难。

【影像检查优选评价】

进展期结肠癌诊断一般不难，对于早期有时需结合内镜明确诊断。

（三）结肠淋巴瘤

结肠淋巴瘤是仅次于结肠癌的结肠恶性肿瘤，好发于回盲部，以非霍奇金淋巴瘤常见，全身性淋巴瘤的结肠改变与结肠原发淋巴瘤的病理所见基本相同，多开始于黏膜下层淋巴组织。

【影像学表现】

1．X 线造影：随淋巴瘤生长方式及发展方向可有不同表现。局限于黏膜下层时，可表现为局限性狭窄，附近可有充盈缺损。可形成巨大龛影，肠腔扩张形成类似动脉瘤状的巨大肠管，为较特征的改变。沿肠壁浸润生长时，肠管轻度不规则狭窄、僵硬、黏膜增粗与正常肠管之间没有明确界限。向腔内、腔外呈肿块型生长时，表现为充盈缺损及肠外压表现，有时可形成肠套叠。弥漫生长可见狭窄与扩张交替出现，黏膜皱襞极为不规则。

2. CT：可见肠壁部分或全周性增厚、腔内结节或肿块、盆腹腔及腹膜后淋巴结肿大。

【鉴别诊断】

1. 结肠癌：见前述。

2. 结肠息肉：淋巴瘤的息肉样病变可伴有明显粗大的黏膜皱襞，常在回盲部有较大肿块。

3. 结肠 Crohn 病：见前述。

【影像检查优选评价】

钡灌肠结合内镜。

（四）乙状结肠扭转

乙状结肠扭转多发生在乙状结肠过长而肠系膜过短时，多见于老年人，可分为闭袢性及非闭袢性两种。

【影像学表现】

1. X 线平片：非闭袢性表现扭转以上结肠扩张，因梗阻系不全性，扩张一般不超过10cm。扩张结肠位于中腹部或左腹部，回肠可轻度扩张；立位扩张结肠内无或有少量液面。闭袢性可见结肠明显扩张，可超过 10cm，甚至可达 20cm，立位可见两个较宽的液平面形成，扩张的乙状结肠呈马蹄形，马蹄形阴影可高达中及上腹部。

2. 钡灌肠：如完全梗阻，钡剂充盈至乙状结肠下部时，尖端逐渐变细，指向一侧如鸟嘴状。如梗阻不完全，可有少量钡剂进入扭转的肠袢，此时可见螺旋状、变细肠管。

3. CT：主要 CT 征象包括漩涡征和"双鸟嘴"征。漩涡征指乙状结肠系膜连同其扩张的血管在梗阻点附近纠集扭曲呈漩涡状。"双鸟嘴"征指扭转的乙状结肠闭襻两端扭结点处狭窄，表现为"双鸟嘴"状。

【鉴别诊断】

表现典型诊断不困难。

【影像检查优选评价】

典型平片及钡灌肠即可诊断。

第五节　中枢神经系统

中枢神经系统包括脑和脊髓，X 线检查主要用于显示颅骨和脊柱骨质结构的改变，对于脑实质和脊髓本身的病变主要通过 CT 或 MRI 进行检查。在某些脑血管性病变的诊断中，DSA 目前仍具有不可替代的作用。CT 检查方法主要有平扫和增强。三维重建有利于对颅骨病变的观察，对颅内病变的定位更加直观。CTA 的价值已经在脑血管病变诊断中得到确认，在一些方面已经可以取代诊断性的 DSA。MRI 的检查方法除了传统 T1WI、T2WI 序列外，FLAIR 序列、DWI、MRA 也已成为检查颅内病变的常规技术。

一、基本病变影像表现

（一）头颅

1．头颅大小与形状变化：头颅增大主要见于婴儿脑积水、畸形性骨炎、骨纤维异常增殖症和肢端肥大症等。头颅变小或变形主要见于狭颅症或脑发育障碍等。

2．颅骨骨质结构变化：颅骨骨质结构变化包括颅骨缺损、颅骨增生硬化和颅骨连续性中断，分析病变的范围和形态特征，有助于对病因进行鉴别诊断。

3．颅内压增高：肿瘤、血肿、脓肿以及脑水肿等均可引起颅内压增高，其基本 X 线征象包括颅缝增宽、脑回压迹增多、蝶鞍改变以及脉管压迹加深等。

4．颅内钙化

（1）生理性钙化：松果体、脉络丛、大脑镰常见。在中老年人，基底节及小脑齿状核也可见较小的钙化。

（2）病理性钙化

①肿瘤：常发生钙化的脑肿瘤包括颅咽管瘤、少突胶质细胞瘤、脑膜瘤、室管膜瘤和松果体瘤等，根据钙化的位置和形态有助于对肿瘤的性质进行鉴别。

②感染性病变：主要见于脑结核病、TORCH 感染、寄生虫感染等。

③代谢性和内分泌性疾病：常见于甲状旁腺功能减低，其他可引起钙磷代谢异常的疾病如 VD 中毒、继发性甲状旁腺功能亢进症也可出现颅内钙化。

④血管性疾病：常见于血管畸形、动脉瘤、颈内动脉虹吸部以及椎基底动脉钙化。颅内血肿、慢性硬膜下血肿有时也可伴有钙化。

⑤其他：结节病、脑三叉神经血管瘤病（Sturge-Weber 综合征）、特发性家族性脑血管铁钙质沉着症（Farh 病）等常见颅内钙化。

5．脑实质密度改变：CT 扫描上，脑实质密度变化可分为以下几种类型：

（1）高密度灶：可见于钙化、急性硬膜外和硬膜下血肿、脑出血以及某些转移瘤等。

（2）等密度灶：亚急性出血，部分脑肿瘤，脑梗死的某一阶段可显示为等密度改变，增强扫描有助于作出定性诊断。

（3）低密度灶：脑肿瘤、脂肪瘤、囊肿、脑梗死、慢性出血、脑水肿或脑积水均显示为低密度病灶，需要对比增强扫描，才能做出诊断。

（4）混合密度灶：颅咽管瘤、恶性胶质瘤和畸胎瘤等常为混合密度病变。

6．脑实质信号异常：脑内病变在 CT 上表现为密度的变化，在 MRI 上则表现为信号的异常。

（1）长 T1、长 T2：即在 T1WI 上呈低信号，T2WI 上呈高信号。见于绝大多数的脑内原发肿瘤、转移瘤、梗死灶、脑软化、脱髓鞘瘤变、脑脊液种植或脑脊液播散、脑积水、脑脓肿及其他颅内炎性病变、肿瘤或颅内其他病变引起的周围脑水肿。

（2）长 T1、短 T2：即在 T1WI、T2WI 上均呈低信号。主要见于动脉瘤、动静脉畸形、烟雾病、肿瘤内血管、钙化、骨化、纤维组织增生等。

（3）短 T1、长 T2：即在 T1WI、T2WI 上均呈高信号。主要见于脑出血的亚急性期、肿瘤内出血以及脂肪类肿瘤等。

（4）短 T1、短 T2：在 T1WI 上呈高信号，T2WI 上呈低信号。见于出血亚急性早期、黑色素瘤、少数垂体瘤以及肿瘤卒中等。

（5）混杂信号：动静脉瘤出现湍流、AVM 伴有血栓形成、肿瘤合并出血、坏死、囊变、钙化和肿瘤血管等，表现为混杂信号。

（二）脊椎和脊髓

1．脊柱曲度、形态变化：包括脊柱生理曲度消失、变直、反向屈曲、侧弯甚至后突畸形、椎管扩大、椎间孔扩大、椎体楔形变、脊柱脱位等变化，主要见于先天性发育异常、脊柱创伤、脊柱结核、退行性病变、强直性脊柱炎、肿瘤等。

2．脊柱骨质破坏：分为良性和恶性破坏两种，前者主要见于脊柱结核、原发良性肿瘤（如骨巨细胞瘤、骨囊肿、嗜酸性肉芽肿、血管瘤）等，破坏边缘可出现反应性增生硬化。后者多见于转移瘤或原发恶性肿瘤等，破坏边缘多模糊无硬化。

3．脊柱骨质增生：见于慢性病如脊柱退行性变、氟骨症、石骨症、畸形性骨炎、特发性肥大性骨关节病、强直性脊柱炎以及脊柱结核愈合期等。

4．椎间隙变化：表现为椎间隙的异常增宽，狭窄或消失，主要见于脊柱创伤、椎间盘突出、脊柱结核、肿瘤及先天性发育异常等。

5．脊髓病变：CT 只能大概评估脊髓病变，MRI 是最准确的检查手段。

（1）脊髓增粗：可见于脊髓空洞症、肿瘤、外伤后血肿及水肿、脊髓血管畸形等。

（2）脊髓变细：见于各种原因引起的脊髓萎缩。

（3）脊髓异常信号：根据不同的信号特点，可以鉴别脊髓内病变的性质，如出血、水肿、钙化、囊性变、脂质等，从而对病变进行鉴别诊断。

（4）脊髓移位：主要见于局部占位性病变或椎间盘突出等。

二、脑血管疾病

（一）脑梗死

脑梗死为脑血管闭塞或栓塞导致的脑组织缺血坏死。常见于动脉粥样硬化，亦可继发于心源性栓子、感染性病变、动脉瘤、动静脉畸形、低血压或凝血状态。病理上分为缺血性、出血性、腔隙性脑梗死。

【影像学表现】

1．腔隙性脑梗死：好发于基底节、丘脑、小脑、脑干，梗死灶小于 15mm。CT 上表现为小的低密度。MRI 比 CT 敏感，呈长 T1、长 T2 信号。FLAIR 序列上为高信号。

2. 缺血性脑梗死：CT 上表现为与血管供应区一致的大片低密度灶，多呈扇形分布。2～3 周时由于"模糊效应"而不明显。1～2 个月后形成软化灶。大部分脑梗死在 CT 上出现明确表现常需在 24 小时后。MRI 可以早期发现脑梗死，应用 DWI，可在缺血 30 分钟发现病灶。超急性期（6 小时内），梗死灶在 DWI 上为高信号，ADC（表观弥散系数）图上低信号，此时 T1WI 和 T2WI 可能无明显异常。在急性期大约发病后 6～8 小时 T2WI 上表现为高信号，T1WI 上呈低信号，DWI 上呈高信号，ADC 值降低。降低的 ADC 值在发病后约 7～10 天逐渐上升，ADC 图上呈与脑组织等信号，之后逐渐上升呈高信号，但 DWI 上高信号可持续数月。至慢性期梗死灶多发生明显的软化，此时病灶软化部位的信号类似于脑脊液信号，周围可见胶质增生，FLAIR 上为高信号。

3. 出血性脑梗死：CT 上表现为梗死低密度灶内出现不规则的点、片状高密度。MRI 上梗死灶内出现出血信号。

【鉴别诊断】

急性起病、病变符合血管区分布、有卒中高危因素，为缺血性脑梗死的特点，一般不需要鉴别诊断。病史不明确，表现不典型时应与胶质瘤、转移瘤、脑脓肿、脑脱髓鞘疾病等病变相鉴别。

（二）脑出血

非外伤性脑内出血常继发于高血压、动脉瘤、血管畸形、肿瘤等。高血压性脑出血常见于中老年人，以基底节、丘脑、脑桥、小脑等部位多见，易于破入脑室系统。

【影像学表现】

1. 急性期血肿在 CT 上表现为境界清楚的高密度，CT 值 60～90Hu。吸收期血肿密度渐变淡，边界变模糊。2 个月左右形成囊腔。

2. 血肿可有明显的占位效应，脑室受压明显。严重者可形成脑疝。

3. 血肿周围的水肿一周左右最明显。此时，占位效应也最明显。

4. 丘脑、基底节区的血肿易于破入侧脑室。

5. MRI 上血肿信号随血肿期龄而变化。急性期血肿为 T2WI 稍低信号，T1WI 等信号。亚急性早期 T1WI 呈高信号，T2WI 仍呈低信号。亚急性晚期 T1WI 上呈高信号，T2WI 上呈高信号。至慢性期 T1WI、T2WI 均为高信号，周边可见低信号环（含铁血黄素沉积所致）。小的血肿吸收后可以不留痕迹，大的血肿吸收后可形成残腔，T2WI 上表现为脑脊液信号伴周围低信号环。

（三）动脉瘤

颅内动脉管腔的局部异常扩张为颅内动脉瘤。是蛛网膜下腔出血的最常见原因。多见于 Willis 环大动脉分叉部。

【影像学表现】

1. CT 平扫：未破裂动脉瘤多呈类圆形或椭圆形稍高密度，境界清楚。增强扫描呈血管密度强化。合并血栓时肿瘤呈偏心强化。合并并发症时不易显示瘤体。

2. MRI：瘤体常表现为流空信号。

3. 动脉瘤破裂形成蛛网膜下腔出血，颅内血肿、脑缺血水肿、脑梗死等并发症。

4. 血管造影：直接征象表现为颅内动脉的囊状、梭状或任意形状的局部膨突。边缘可光整或不整齐。间接征象包括血管痉挛、血肿或脑组织缺血引起的血管移位、纤细、纤直或血管闭塞。

5. 动脉瘤未破裂时，CTA 和 MRA 均可用来明确动脉瘤的部位、大小和类型。但当出现颅内出血等并发症时，DSA 是明确诊断的最终方法。

【鉴别诊断】

有时需要与鞍区肿瘤如垂体瘤、脑膜瘤、颅咽管瘤鉴别。根据增强前后影像学表现并结合临床，常能鉴别。DSA 是诊断颅内动脉瘤最可靠的检查。

（四）血管畸形

为先天性血管发育异常，一般分为动静脉畸形、毛细血管扩张症、静脉畸形和海绵状血管瘤四种基本类型。其中动静脉畸形最多见。

【影像学表现】

1. 动静脉畸形：CT 上特征表现为脑表浅部位不规则形混杂密度病灶，无占位表现，增强扫描显示出点状或弧线状血管影。

2. MRI 上的特征表现为毛线团状或蜂窝状血管流空影。

3. 血管造影：可直接显示病变的部位、深度、范围、供血动脉和引流静脉的数目以及血流动力学的变化。

【鉴别诊断】

CT 和 MRI 表现不典型时需要与脑肿瘤、脑梗死及脑软化灶鉴别。MRI 上血管流空影可以帮助诊断。MRA 和 CTA 有一定的价值。最终诊断需要血管造影。

（五）脑血管病变影像学检查优选评价

CT 是首选的检查方法，可以首先排除脑出血。MRI 早期诊断脑梗死最敏感，临床有明确的脑梗死病史，也可直接进行 MRI 检查。对血管畸形和动脉瘤的诊断，血管造影是最明确的诊断手段，但 CTA 和 MRA 技术进步已大大减少了诊断性 DSA 的临床应用。

三、颅脑外伤

颅脑外伤可造成颅骨骨折、脑挫裂伤及颅内出血。

（一）颅骨骨折

X 线平片可发现明显的骨折线或颅骨凹陷，CT 可发现颅骨骨折、颅内碎骨片或异物、气脑等改变。

（二）脑挫裂伤

脑挫伤（cerebral contusion）病理上为脑皮质和深层散在小的出血灶、脑水肿和脑肿胀。脑裂伤（laceration of brain）指脑与软脑膜血管的断裂。两者常同时合并存在，故统称"脑挫裂伤"。

【影像学表现】

1．多位于受力点或对冲部位脑表面，额颞叶多见。

2．CT：脑内低密度水肿，伴散在点状高密度出血灶。

3．MRI：脑水肿在T1WI上为低信号，T2WI上为高信号。其内可见出血信号。

4．有的表现为广泛的脑水肿或脑内血肿。脑内血肿的表现同高血压性脑血肿。

（三）弥漫性轴索损伤

弥漫轴索损伤由旋转加速和减速力产生脑组织的剪切应变导致，主要发生在灰白质交界区、胼胝体及上部脑干的背外部。弥漫轴索损伤通常临床状态较差。

【影像学表现】

1．CT：不敏感，可见大脑半球灰白质交界区、胼胝体及上部脑干的背外部的低密度影，偶可见点状高密度影。

2．MRI：可很好地显示出血及非出血性损伤。大部分病变较小（1～5mm），多发、双侧、圆或卵圆形，长轴平行于纤维束走行方向。非出血性T1WI上低信号，T2WI上高信号。磁敏感加权像、梯度回波T2像是显示弥漫轴索损伤小出血灶的理想序列，可见位于上述部分的低信号。

（四）硬膜下出血

出血位于硬膜和蛛网膜之间，沿脑表面广泛分布。多由桥静脉或静脉窦损伤所致。

【影像学表现】

1．CT：急性期表现为颅骨内板下方新月形或半月形高密度，血肿范围广泛。脑水肿和占位效应明显。亚急性期或慢性血肿，表现为略高、等、低或混杂密度。

2．MRI：颅骨为低信号，因此显示硬膜下血肿较CT敏感，特别是CT上等密度的血肿，在MRI上有较明确的显示。血肿的形态同CT所见，血肿的信号变化随时间不同而有所变化。

3．血肿一般不跨过中线。

4．慢性血肿内偶可出现分层现象，与血肿吸收缓慢或再出血有关。

（五）硬膜外血肿

血肿位于颅骨内板和硬膜之间，多由脑膜动脉损伤所致。

【影像学表现】

1．CT：表现为颅骨内板下方梭形或半圆形高密度灶。病变较局限。占位效应较轻。

2．血肿很少跨越颅缝。

3．并发骨折较多见。

4．MRI：血肿信号与血肿形成的时间有关。

（六）蛛网膜下腔出血

【影像学表现】

1．蛛网膜下腔出血多位于纵裂和基底池。亦可见于外侧裂和脑室内。

2．CT：表现为脑裂、脑沟内高密度。纵裂常增宽。

3．出血一般 7 天左右吸收。此时 FLAIR 像上仍可见高信号出血灶的痕迹，MRI 梯度回波 T2WI 可见低信号。

（七）开放性脑损伤

经常合并颅骨粉碎性骨折、脑内碎骨片或异物存留，并发气脑、脑脊液漏和颅内感染等。属严重脑损伤。

（八）脑外伤影像学检查优选评价

CT 平扫为首选检查方法。对颅内出血的亚急性期和慢性期，MRI 可提供更多的信息。临床上怀疑蛛网膜下腔出血，而 CT 表现阴性时，可进行 MRI FLAIR 序列检查。平片价值不大。DSA 很少用于脑外伤检查。

四、颅内肿瘤

在小儿和儿童，以幕下肿瘤常见，其中以髓母细胞瘤和室管膜瘤为多。年龄稍长，幕下可见星形细胞瘤，幕上可见颅咽管瘤。在成人常见神经上皮肿瘤、脑膜瘤、垂体瘤、神经鞘瘤和脑转移瘤。

（一）神经上皮肿瘤

神经上皮肿瘤占全部脑肿瘤的 40%～50%。包括星形细胞肿瘤、少突胶质细胞瘤、室管膜肿瘤、神经元来源肿瘤、胚胎性肿瘤、脉络丛肿瘤等。星形细胞肿瘤约占颅内胶质瘤的 75%。

A．星形细胞肿瘤

根据肿瘤的分化程度分为四级。Ⅰ～Ⅱ级为低分级，Ⅲ级间变性星形细胞瘤，Ⅳ级为胶质母细胞瘤。Ⅰ～Ⅱ级肿瘤的边缘较清楚，肿瘤血管较成熟，Ⅲ～Ⅳ肿瘤呈浸润性生长，肿瘤轮廓不规则，分界不清，肿瘤血管丰富且分化不良，Ⅳ级易发生坏死、出血和囊变。

【影像学表现】

1．CT：低级别肿瘤多表现为均匀低密度，境界欠清晰，占位效应轻，无或轻度强化，高级别肿瘤形态不规则，边界不清，水肿和占位效应明显，增强扫描多有明显强化。胶质母细胞瘤多呈高、低或混杂密度肿块，增强扫描多呈不规则环形伴壁结节强化，有的不均匀强化，可有囊变坏死或出血。

2．MRI：表现同 CT 相似。但低级别肿瘤的境界多表现清楚，T1WI 多为低信号，T2WI 为高信号。肿瘤级别越高，信号越混杂（肿瘤出血表现为短 T1、长 T2 高信号）。肿瘤囊壁和壁结节强化也越明显。

3．星形细胞瘤可伴有钙化，其发生率约 15%。CT 显示钙化较 MRI 敏感。

【鉴别诊断】

CT 上低密度无强化肿瘤应与脑梗死、胆脂瘤、蛛网膜囊肿等鉴别。囊性胶质瘤应与脑脓肿、转移瘤、血管网状细胞瘤等鉴别。

B．少突胶质细胞瘤

多发生于脑实质浅部，钙化发现率在 50%以上。

【影像学表现】

1．平片：可发现钙化。

2．CT 平扫：呈不均匀密度肿块，形态不规则，弯曲条状或团块状钙化具有特征性。周围可无或轻度水肿，增强扫描轻度强化。

3．MRI：T1WI 呈混杂或低信号，T2WI 呈高信号。增强扫描不均匀轻度强化。

【鉴别诊断】

有时需要与星形细胞肿瘤和脑膜瘤鉴别。

C．室管膜肿瘤

包括室管膜瘤、室管膜下瘤、黏液乳头状室管膜瘤和间变性室管膜瘤。室管膜瘤多发生于儿童和少年，绝大多数位于四脑室内，成年人可发生于幕上，发生于幕上者多位于脑室外。

【影像学表现】

1．CT 平扫：呈等密度分叶状肿块，20%～50%有钙化，呈点状，肿瘤常发生部分囊变，并伴有梗阻性脑积水。增强扫描常呈均匀或不均匀强化。

2．MRI：信号常不均匀，T1WI 呈等或低信号，T2WI 呈高信号。形态学表现同 CT。

【鉴别诊断】

幕下肿瘤需要与髓母细胞瘤、星形细胞瘤鉴别。幕上脑室外者难与星形细胞肿瘤、转移瘤等鉴别。

D．髓母细胞瘤

髓母细胞瘤属于胚胎性肿瘤，主要见于儿童，多位于小脑蚓部，并突向四脑室，多伴有脑积水。少数肿瘤可位于小脑半球。

【影像学表现】

1．CT 平扫：呈颅后窝中线区等或高密度肿块，钙化和囊变少见。四脑室受压变性，并伴有脑积水。增强扫描多呈均匀强化。

2．MRI：显示肿瘤形态较 CT 清楚。T1WI 信号略低，T2WI 信号不定，可呈稍低至高信号。

3．肿瘤室管膜下转移表现为脑室壁或蛛网膜下腔的结节影，明显强化。

4．血管造影：多表现为少血管肿瘤，仅显示颅后窝中线区占位征象。

【鉴别诊断】

不典型表现时需要与室管膜瘤，小脑的星形细胞瘤鉴别。

（二）脑膜瘤

约占颅内肿瘤的 15%～20%，中老年女性多见。多居于脑外，与硬脑膜关系密切。

好发部位为矢状窦旁、脑凸面、蝶骨嵴、嗅沟、桥小脑角、大脑镰和小脑幕。多数单发，少数为多发。极少数肿瘤可位于脑室内或颅外。

【影像学表现】

1. 平片：偶可见颅内压增高现象。

2. CT平扫：呈等或略高密度，常可见斑点状钙化，偶可见囊变。肿瘤多为圆形或分叶状，境界清楚，边缘光滑。以广基与颅骨或硬膜相连。肿瘤较大常有明显的占位效应，肿瘤周围水肿并不少见。

3. MRI平扫：多表现为皮质等T1和T2信号，因肿瘤内血管丰富可见血管流空信号，T2WI上肿瘤周边可见假包膜形成的低信号环。形态学表现同CT。

4. CT或MRI增强扫描：肿瘤可见明显强化。MRI上可见与肿瘤相连的硬脑膜呈窄带状强化（脑膜尾征）。

5. 血管造影：可见供血的脑膜动脉。动脉期肿瘤血管呈放射状排列的小动脉，毛细血管期和静脉期则呈致密块影，边界清楚，其中可见代表囊变的低密度区。

【鉴别诊断】

约90%～95%的脑膜瘤具有典型影像学表现，结合发病部位、临床特征易于做出诊断。对不典型的脑膜瘤，需要与胶质瘤、转移瘤、脑脓肿以及神经鞘瘤等鉴别。

（三）颅内转移瘤

转移瘤多发生于中老年人。可发生于脑内或累及软脑膜、硬脑膜，发生于脑内的发病部位以顶枕叶皮髓质交界处为多见。常为多发，少数单发。脑转移瘤多来自于肺癌、乳腺癌、结肠癌、胃癌、肾癌、甲状腺癌等，10%～15%查不到原发灶。

【影像学表现】

1. CT：表现为脑内多发或单发结节，多发者多呈圆形低、等或高密度，境界清楚，边缘有广泛水肿。单发转移瘤常较大，形态不规则，多伴囊变及坏死。小的结节多有明显均匀强化。有坏死的肿瘤常呈不规则厚壁强化。

2. MRI：转移瘤一般呈长T1、长T2信号，瘤内可见出血信号。增强扫描明显强化。多发肿瘤的检出率比CT高。

【鉴别诊断】

多发转移瘤应注意与多发结核球、多中心胶质瘤等鉴别。单发转移瘤表现多无特征性，需要与胶质母细胞瘤、有囊变的淋巴瘤等鉴别。

（四）垂体肿瘤

以垂体腺瘤多见。

【影像学表现】

1. 平片：可见蝶鞍扩大。

2. CT：检查一般采用冠状位或冠状位重建。平扫可见蝶鞍扩大，鞍内及鞍上池内见类圆形等密度或稍高密度影，边界清楚。肿瘤内部可有低密度囊变或坏死区。增强扫描肿瘤可均匀或周边中度增强。

3．MRI：肿瘤呈等或长 T1、等或长 T2 信号。有囊变或出血则信号不均。增强扫描强化弱于正常腺体。

4．直径小于 1cm 的肿瘤称为"垂体微腺瘤"，大于 1cm 称为"大腺瘤"。

5．除了见到垂体瘤本身，还可见到垂体柄偏移。

6．垂体瘤可引起鞍底骨质破坏，大的肿瘤可向鞍上、鞍下、鞍旁发展。

【鉴别诊断】

主要与颅咽管瘤、鞍区脑膜瘤鉴别。

（五）颅咽管瘤

起源于颅咽管残存的鳞状细胞，属良性肿瘤。发病年龄有两个高峰，儿童和青少年多见，另一个高峰为 60 岁以上。肿瘤好发于鞍上，鞍内少见。

【影像学表现】

1．平片：可见鞍上斑块状或蛋壳状钙化。

2．CT：表现为鞍上实性或囊实性肿块，囊壁可见蛋壳样或斑块样钙化。实性部分呈低、等或高密度。肿瘤边界清楚。增强扫描见囊壁和实性部分明显强化。

3．MRI：信号较为复杂，T1WI 信号多变，T2Wl 多为高信号。实性部分和囊壁强化。

4．肿瘤较大时，可压迫三脑室侧孔形成脑积水。

【鉴别诊断】

囊性颅咽管瘤需要与鞍上囊性占位鉴别，如蛛网膜囊肿、Rathke 裂囊肿、表皮样囊肿。表现为实性肿瘤时要与鞍上脑膜瘤鉴别。

（六）听神经瘤

多起源于听神经前庭支的神经鞘膜，为良性肿瘤。

【影像学表现】

1．平片：可见内耳道、内耳道口的扩大和邻近骨质吸收。

2．CT：表现为桥小脑角区肿瘤。平扫为等或低密度，内部可见囊变和坏死。肿瘤境界清楚，与颅板夹角呈锐角，骨窗见内耳道开口扩大。增强扫描明显强化。

3．MRI：表现为内听道内、桥小脑角区圆形或分叶状肿块，呈不均匀长 T1、长 T2信号，多有囊变。增强扫描显示更清楚。

【鉴别诊断】

主要与桥小脑角区的脑膜瘤、胆脂瘤、三叉神经瘤鉴别。

（七）颅内肿瘤的影像学检查优选评价

平片在颅内肿瘤的诊断中价值不大。诊断主要依赖于 CT 和 MRI。血管造影除在脑膜瘤介入治疗前用来明确肿瘤血供外，一般不用于脑肿瘤的诊断。

参考文献

[1] 崔爽.妇产科护理风险管理研究 [J/OL].当代医学，2018（09）：176-178[2018-04-02].http：//kns.cnki.net/kcms/detail/11.4449.R.20180329.1150.168.html.

[2]马玉琴，刘叶芳，张蕾.临床药师对肿瘤内科保肝药物合理使用的干预作用[J/OL].中国现代应用药学，2018（03）：426-430[2018-04-02].https：//doi.org/10.13748/j.cnki.issn1007-7693.2018.03.027.

[3]陈淑芳，杨波，张晨.妇产科日间手术分级转诊模式探索[J].中国医院管理，2018，38（01）：31-32＋35.

[4]涂淑敏，姚思佳，李友瑶，刘筱璨.分级培训制度在麻醉科护士培训中的应用[J].中华护理教育，2017，14（11）：844-847.

[5]张华萍.探讨精细护理模式在肿瘤内科护理管理中的应用效果[J].中国医学创新，2017，14（31）：84-87.

[6]胡小素.儿童放射诊断检查辐射风险认知研究[D].中国疾病预防控制中心，2017.

[7]张利君.骨科手术患者术中护理风险评估指标体系的构建研究[D].山西医科大学，2017.

[8]康健.骨科手术患者平均住院日影响因素分析[D].山西医科大学，2017.

[9]钟剑平，张岩，胥建党，潘英，何绍旋.麻醉科患者医院感染的危险因素分析及预防措施[J].中华医院感染学杂志，2017，27（11）：2625-2627＋2631.

[10]陈梅香.专家与新手放射科医生医学图像视觉搜索差异研究[D].天津师范大学，2017.

[11]易隽，万绍平，闵丽华，彭玉娇，黄敏.妇产科医务人员艾滋病知识、培训及诊疗态度现状分析[J].预防医学情报杂志，2017，33（05）：407-412.

[12]刘国军，姬星，郭佑民，杨宏志.基于 B/S 架构放射科工作量统计系统的设计与实现[J].中国医学装备，2017，14（05）：108-111.

[13]张建琴.南方医院睡眠中心及心内科住院病人阻塞性睡眠呼吸暂停低通气综合征流行病学调查及其与心血管病关系研究[D].南方医科大学，2017.

[14]刘宏涛，蒋睿.性别与身份：中国大陆妇产科医患冲突的一个分析维度[J].思想战线，2017，43（03）：25-37.

[15]王维.神经内科专科护士核心能力指标体系初步构建[D].重庆医科大学，2017.

[16]郭海.胸外科肺癌患者围手术期高凝状态合并静脉血栓栓塞的临床试验研究[D].广西医科大学，2017.

[17]郑维江.广州柔济医院对近代中国妇产科的贡献（1899-1950）[D].广州医科大学，2017.

[18]李林.VTE 防控体系在预防骨科大手术围手术期 VTE 中的作用[D].广西医科大学，2017.

[19]钟胜.北京市药物临床试验现状及对策研究[D].北京中医药大学，2017.

[20]沈晶.综合设计性实验在高职护生《内科护理学》教学中的应用探索[D].郑州大学，2017.

[21]曾密.何氏骨科外敷中药疗法治疗椎动脉型颈椎病的临床研究[D].广州中医药大学，2017.

[22]刘敏.呼吸内科出院患者医院社区一体化延续护理模式构建与应用研究[D].南京中医药大学，2017.

[23]谢煜.基于系统评价与 Delphi 法构建骨科大手术患者深静脉血栓的护理预防策略研究[D].南京中医药大学，2017.

[24]杜娜，郭成林，杨梅，戢艳丽，王维，李洁，李川，刘伦旭，车国卫.加速康复外科在中国大陆胸外科临床现状——基于胸外科医生及护士调查分析[J].中国肺癌杂志，2017，20（03）：157-162.

[25]刘佳坤.医用粘合剂在胸外科的应用现状与前景[D].河北医科大学，2017.

[26]商大巍.某院436名骨科患者围手术期抗菌药物应用分析[D].河北医科大学,2017.

[27]郑朋飞.3D 打印技术在骨组织工程学和儿童骨科临床的应用研究[D].南京医科大学，2017.

[28]刘佳宝.CT 肺结节诊断的计算机辅助系统研究[D].首都医科大学，2017.

[29]吕进，刘佳帅，邓贝贝.基于探索性因子分析的妇产科护士胜任力模型构建[J].护理管理杂志，2017，17（02）：81-84.

[30]王相岩.妇产科非计划再次手术临床分析[D].安徽医科大学，2017.

[31]方静，裴美丽，薛艳，安瑞芳.PBL 教学法在留学生妇产科见习中的实践[J].海南医学，2017，28（02）：326-328.

[32]梅建东，车国卫，杨梅，刘伦旭.加速康复外科（ERAS）理念开启胸外科新篇章——记第一届胸科 ERAS 华西论坛[J].中国胸心血管外科临床杂志，2017，24（01）：1-5.

[33]刘安.3D 打印骨科内植物在兔膝关节损伤修复中的实验研究[D].浙江大学，2017.

[34]李荣，李小涛.妇产科学 ESI 高被引论文的可视化分析[J].中华医学图书情报杂志，2016，25（11）：42-48.

[35]彭莉，夏黎明，朱文珍，罗馨，宋黎.PDCA＋情景模拟教学在放射科低年资护士与技术员急救培训中的应用[J].放射学实践，2016，31（09）：890-892.

[36]邹焱，刘婷，张艳云，马珊珊，汪小华.妇产科手术患者留置导尿管拔管时机的 Meta 分析[J].中华护理杂志，2016，51（09）：1076-1081.

[37]戎佩佩.糖皮质激素在肿瘤内科临床应用的评价[J].安徽医药，2016，20（07）：1401-1404.

[38]陈晨，曾浩霞.利用微信构建妇产科移动教学平台[J].中华疝和腹壁外科杂志（电子版），2016，10（03）：235-237.

[39]谢煜，任冰，刘云.间歇性充气加压装置预防骨科大手术患者深静脉血栓的研究进展[J].中华护理杂志，2016，51（06）：667-670.

[40]刘辰.骨植入用新型可降解镁合金材料设计及生物医学功能研究[D].南京理工大学，2016.

[41]崔金锐.呼吸内科护理敏感性质量指标的构建及实证研究[D].华中科技大学，2016.

[42]黄小芳.经阴道及经腹部彩色多普勒超声在妇产科急腹症中的应用[J].实用临床医学，2016，17（04）：54-57.

[43]葛晓霞，张兰凤，钱玉兰.肿瘤内科 PICC 导管非计划性拔管的危险因素分析[J].护理管理杂志，2016，16（04）：284-285.

[44]高燕凤，霍雄伟，王强，谭敬，关正，丁晓英，袁伟.非麻醉专业规培住院医师麻醉科轮转的教学改革[J].中国医学教育技术，2016，30（02）：217-220.

[45]董晨辉.骨科 DCS 救治 90 岁以上或肾衰或脑卒中后并髋部骨折的临床研究[D].第三军医大学，2016.

[46]段娜，李婵，李小妹.陕西省二级及以上医院麻醉科护士人力资源情况及任职资格需求的调查研究[J].护理学报，2016，23（05）：54-57.

[47]陈敏，王小芬，平永美.基于 JCI 标准指导下的麻醉科麻醉药品安全管理[J].中医药管理杂志，2016，24（02）：77-78.

[48]张辉，屈中玉，武跃宾，柏璐，王思杰.手卫生综合干预对肿瘤内科患者医院感染的影响研究[J].中华医院感染学杂志，2016，26（02）：467-469.

[49]张永玉，宋迪，张希苗.肿瘤内科护士工作压力及其相关因素调查分析[J].中华全科医学，2015，13（12）：2007-2008＋2043.

[50]曲大为，赵福政.基于 SPOC 下大学网络教学资源的设计与开发探索～～以吉林大学《妇产科学》课程为例[J].中国医学教育技术，2015，29（06）：622-626.

[51]王琳，郭燕鑫.经腹与经阴道彩色多普勒检查妇产科急腹症临床价值分析[J].医学影像学杂志，2015，25（11）：2078-2080.

[52]陈冯琳，董舒婧，陈春玲，王红艳.5S 管理法用于麻醉科医院感染控制的调查[J].中华医院感染学杂志，2015，25（22）：5256-5258.

[53]陈春林.妇产科介入治疗的过去、现在和未来[J].中国实用妇科与产科杂志，2015，31（10）：881-885.

[54]郑臣校.复方四黄液联合 VSD 治疗骨科感染创面的实验与临床研究[D].广州中医

药大学，2015.

[55]王双坤，翟晓力，王立侠，郭晓娟，刘敏，蒋涛.基于微信平台对放射科住院医师培训的教学改革及效果评价[J].中国病案，2015，16（06）：69-71.

[56]黄旭宇，叶彩眉.人性化护理在妇产科护理中的应用效果观察[J].中国现代医生，2015，53（17）：144-147.

[57]陈晓莉，张瑞，楚尧娟，杜书章.智能麻醉药品管理系统在我院麻醉科的应用实践及体会[J].中国药房，2015，26（16）：2247-2250.

[58]王宇光，史新元，金锐，李红燕，孔祥文，乔延江.基于不良反应/事件文献分析的骨科中成药安全用药通则规律的初步研究[J].中国中药杂志，2015，40（06）：1192-1197.

[59]催明华.加强细节护理管理在妇产科中对风险事件及护患纠纷的影响[J].川北医学院学报，2015，30（01）：112-115.

[60]鲍立杰，张志平，吴培斌.3D打印技术在骨科的研究及应用进展[J].中国矫形外科杂志，2015，23（04）：325-327.

[61]潘瑜凡.肿瘤内科治疗的现状与发展[J].当代医学，2015，21（01）：10-11.

[62]郭彩虹，卢桂龙，郭宏伟，李文文，李莉，郝玮，韩磊，王祥立.PBL联合微信平台在肿瘤内科临床教学的应用[J].河北医药，2014，36（24）：3812-3814.

[63]李跃宇.医院放射科病人就诊精益价值流研究[J].工业工程，2014，17（06）：7-11.

[64]李洪艳，陈松兰.麻醉科护士工作现状及其对麻醉前访视的认知研究[J].中华护理教育，2014，11（11）：805-808.

[65]齐慧敏，陈菊飞.经阴道与经腹部超声在妇产科急腹症中的临床价值[J].医学影像学杂志，2014，24（08）：1425-1427.

[66]王燎，戴尅戎.骨科个体化治疗与3D打印技术[J].医用生物力学，2014，29（03）：193-199.

[67]王慧.胸外科患者术后慢性疼痛预测模型的建立[D].北京协和医学院，2014.

[68]潘丽芬，谭淑芳，梁安靖.应用医护合作培训方法提高骨科手术护士的实践能力[J].中华护理杂志，2014，49（02）：193-196.

[69]李雪，陈金华，曾登芬，刘俊伶，赵丽，冉启胜，张乐天，张伟国.护理与影像技术一体化管理在提高放射科护理质量中的作用[J].中华护理杂志，2014，49（01）：49-52.

[70]殷翔.LRRFIP1基因干扰预防骨科深静脉血栓形成的实验研究[D].第三军医大学，2013.

[71]杜恒，廖虎，宋志芳，林琳，马林，车国卫，刘伦旭.胸腔镜手术在中国地市级医院胸外科应用现状的问卷调查[J].中国胸心血管外科临床杂志，2013，20（03）：347-351.

[72]朱立桓.经自然腔道内镜外科技术在胸外科的实验研究及初步临床应用[D].福建医科大学，2013.

[73]张斌.现代骨科康复观指导下的新型股骨远端前外侧入路的探索与实践[D].南昌

大学，2013.

[74]毛莉.妇产科护理中感染问题的分析和探讨[J].护士进修杂志，2013，28（09）：815-817.

[75]支修益，卫生部临床路径专家委员会胸外科专家组.胸外科围手术期气道管理专家共识（2012年版）[J].中国胸心血管外科临床杂志，2013，20（03）：251-255.

[76]江会.三级综合医院神经内科患者分类及护理人力配置研究[D].第二军医大学，2013.

[77]许苹.医疗风险影响因素分析及预警预控研究[D].第二军医大学，2013.

[78]朱兆金.骨科新型医用可降解植入材料JDBM镁合金的生物毒性、髓内针及植入物感染细菌生物膜的基础研究[D].苏州大学，2013.

[79]庄海英，颜波儿，潘海燕，王姚娜.品管圈活动提早胸外科出院患者离院时间的效果[J].解放军护理杂志，2013，30（04）：67-68＋71.

[80]张雪，郭威，黄芬，万艳平.神经内科护士脑卒中偏瘫康复护理认知和活动现状及其影响因素分析[J].中国护理管理，2013，13（02）：38-42.

[81]王莲莲，曹霞，罗希，施展.几丁糖和透明质酸钠防粘连材料在妇产科的应用[J].中国组织工程研究，2012，16（47）：8923-8930.